ELOGIOS PARA *EL ESTUD*

"*El Estudio de China*" brinda información de importancia fundamental que puede salvar la vida de todos los americanos que aspirana tener buena salud. Pero implica mucho más que eso; las revelaciones del Dr. Campbell sobre la profesión médica y de sus investigaciones contribuye a que la lectura de este libro resulte fascinante y que sea un posible factor de cambio para todos nosotros en el futuro. Todos los investigadores y los profesionales de la salud de mundo deberían leerlo".

DR. JOEL FUHRMAN, autor de *Eat to Live*

"Está respaldado por estudios muy bien documentados —revisados por sus colegas— así como por abrumadoras estadísticas. Nunca antes se había logrado postular a la dieta vegetariana como la base para una vida sana con tanto rigor".

BRADLEY SAUL, OrganicAthlete.com

"*El Estudio de China* es el libro más importante sobre nutrición y salud que se haya publicado en los últimos setenta y cinco años. Todo el mundo debería leerlo y debería servir de modelo para los programas de nutrición que se enseñan en las universidades. La lectura del libro es apasionante, por no decir increíble. Los estudios scientíficos son concluyentes. El libro trasluce la integridad del Dr. Campbell y su compromiso con la verdadera educación nutricional".

DAVID KLEIN, Editor
Living Nutrition Magazine

"*El Estudio de China* es un estudio colosal sobre la dieta y la tasa de mortalidad por cáncer en más de 2,400 provincias chinas y los esfuerzos desmedidos por investigar su importancia y sus implicaciones para la nutrición y la salud. El Dr. Campbell y su hijo Thomas han escrito un libro importante, provocativo y vital que merece la atención de todos nosotros".

DR. FRANK RHODES
Presidente Emérito (1978–1995), Universidad de Cornell

"*El Estudio de China* de Colin Campbell es un libro importante que merece la pena leer. En colaboración con su hijo Tom, Colin estudia la relación entre dieta y enfermedad y sus conclusiones son sorprendentes. *El Estudio de China* es una historia que debe ser atendida".

DR. ROBERT RICHARDSON
Premio Nobel de Física en 1996 y
Vicerrector de Investigación en la Universidad de Cornell

"*El Estudio de China* es una investigación de avanzada que responde las preguntas que médicos, científicos y lectores interesados en la salud se han formulado durante muchos años. Tras laboriosas investigaciones, proporciona la respuesta a los problemas nutricionales más importantes de nuestro tiempo: ¿Cuál es la causa real del cáncer? ¿Cómo podemos vivir más?¿Qué conseguirá revertir la epidemia de obesidad? Prescindiendo de dietas de moda, basado en sólidas evidencias y redactado con claridad por una de las autoridades más respetadas en el campo de la nutrición, *El Estudio de China* marca el punto crucial en nuestra comprensión de la salud".

DR. NEAL BARNARD,
Presidente del Comité de Médicos
para la Medicina Responsable

"Todos los que trabajamos en nutrición debemos estar agradecidos al Dr. Campbell, quien es una de las grandes eminencias en el tema. Este es uno de los libros más importantes que jamás se haya escrito sobre nutrición-leerlo puede salvarte la vida".

DR. DEAN ORNISH,
Fundador y Presidente del Instituto de Investigación en Medicina
Preventiva en Sausalito, California. Profesor Clínico de Medicina
en la Universidad de California, San Francisco. Autor de *Dr. Dean
Ornish's Program for Reversing Heart Disease* y de *Love & Survival*

"*El Estudio de China* es la prueba más convincente de que las enfermedades cardiovasculares y otras enfermedades muy frecuentes en el mundo occidental se pueden prevenir mediante la dieta. Es una lectura obligada para países económicamente desarrollados y también para aquellos que estén experimentando un auge económico y un cambio en el estilo de vida".

DR. JUNSHI CHEN
Profesor Titular de Investigaciones, Instituto de Nutrición
y Seguridad Alimentaria, Centro Chino para
el Control y la Prevención de Enfermedades

"Todos aquellos que estén preocupados por la actual epidemia de obesidad, por su propia salud y por el impacto social y medioambiental tan impresionante que causa la dieta occidental, encontrarán soluciones sensatas y prácticas en el libro *El Estudio de China* del Dr. Campbell".

ROBERT GOODLAND, Asesor Principal sobre Medioambiente del Grupo del Banco Mundial (1978–2001)

"El libro *El Estudio de China* del Dr. Campbell es la historia conmovedora y perspicaz sobre la vigente lucha por comprender y explicar la conexión que hay entre lo que comemos y nuestra salud. El Dr. Campbell conoce el tema a la perfección, pues fue uno de los primeros en investigar la relación entre dieta y cáncer desde la época del primer Estudio de China, el informe NAS, el informe *Diet, Nutrition and Cancer* y el informe del panel de expertos del Instituto Americano de Investigación del Cáncer (AICR, por sus siglas en inglés), *Food, Nutrition and the Prevention of Cancer: a Global Perspective*. Por lo tanto, está capacitado para esclarecer todos los aspectos de este tema. Gracias al excelente trabajo iniciado por el Dr. Campbell y otros visionarios como él hace más de 25 años, en la actualidad, el Instituto Americano de Investigación en Cáncer promueve el consumo de una dieta predominantemente vegetariana para reducir el riesgo de esta enfermedad".

MARILYN GENTRY, Presidente del Instituto Americano para la Investigación del Cáncer

"*El Estudio de China* es un análisis muy bien documentado sobre las falacias de la dieta, el estilo de vida y la medicina modernos, así como de enfoques usualmente utilizados, que suelen ser un completo fracaso. Las lecciones aprendidas en la China proporcionan argumentos más que convincentes para promover una dieta vegetariana como la base de una vida saludable que reduce los riesgos de enfermedades producto de los excesos".

DRA. SUSHMA PALMER, Directora Ejecutiva de la Junta de Alimentos y Nutrición, Academia Nacional de Ciencias de Estados Unidos

"*El Estudio de China* es un libro extraordinariamente útil, maravillosamente bien escrito y considerablemente importante. El trabajo del Dr. Campbell es revolucionario por sus implicaciones y espectacular por su claridad. Este libro, valiente y sabio, me ha enseñado mucho. Si quieres desayunar con huevos y tocino para luego tomar un medicamento reduzca el colesterol, estás en todo tu derecho. Pero si lo que realmente deseas es asumir el control de tu salud, lee *El Estudio de China*, ¡y hazlo pronto! Si sigues los consejos de esta magnífica guía, tu cuerpo te lo agradecerá por el resto de tu vida.

JOHN ROBBINS, autor de los best-sellers
Diet for a New America y *The Food Revolution*

"*El Estudio de China* es una gema preciosa. Por fin un especialista en nutrición de fama mundial nos explica la verdad sobre la relación entre dieta y salud de un modo accesible. Se trata de una verdad sorprendente que todos deben conocer. En este extraordinario volumen, el Dr. Campbell, en colaboración con su hijo Tom, destila la sabiduría de su brillante carrera. Si te sientes confundido y no consigues encontrar el camino más saludable para ti y tu familia, hallarás valiosas respuestas en *El Estudio de China*. ¡No te lo pierdas!"

DR. DOUGLAS J. LISLE Y DR. EN QUIROPRÁCTICA ALAN GOLDHAMER
Autores de *The Pleasure Trap: Mastering the Hidden
Force That Undermines Health and Happiness*

"Muchos libros de dietas y salud contienen consejos contradictorios, pero la mayoría tiene algo en común: la intención de vender algo. La única intención del Dr. Campbell es contar la verdad. Como eminente profesor de la Universidad de Cornell, el Dr. Campbell es el Einstein de la nutrición. El libro *El Estudio de China* está basado en una exhaustiva investigación científica y no en meras especulaciones como ocurre con los libros la Zona, Atkins, Sugarbusters o cualquier otra dieta de moda. El Dr. Campbell nos presenta los resultados de las investigaciones de su vida de una forma accesible y amena. Lee este libro y sabrás por qué".

JEFF NELSON, Presidente de VegSource.com
(la página Web sobre alimentación más visitada en todo el mundo)

"Si lo que deseas es mejorar tu salud, tu rendimiento y tu éxito, lee ahora *El Estudio de China*. Por fin disponemos de una guía científicamente válida para conocer cuántas proteínas necesitamos y de dónde debemos obtenerlas. El impacto de estos descubrimientos es enorme".

JOHN ALLEN MOLLENHAUER,
Fundador de MyTrainer.com y NutrientRich.com.

T. COLIN CAMPBELL, PhD Y
DR. THOMAS M. CAMPBELL II

——————EL——————
ESTUDIO
DE
CHINA

EFECTOS ASOMBROSOS EN LA DIETA,
LA PÉRDIDA DE PESO Y LA SALUD
A LARGO PLAZO

Derechos de autor © 2012 por T. Colin Campbell, PhD, y el Dr. Thomas M. Campbell II

Todos los derechos reservados. Ninguna parte de este libro puede ser utilizada o reproducida en cualquier forma sin un permiso escrito, excepto en el caso de citas breves en críticas de artículos o reseñas.

BenBella Books, Inc.
10300 N. Central Expressway
Suite #530
Dallas, TX 75231
www.benbellabooks.com
Enviar comentarios a: feedback@benbellabooks.com

Impreso en los Estados Unidos de América
10 9 8 7 6 5 4 3

Esta publicación está catalogada en la Biblioteca del Congreso de los Estados Unidos:
ISBN 978-1-935618-78-2

Traducido por Editorial Sirio
Revisión de texto por Cape Cod Compositor, Inc. y Victory Productions
Indexado por WordCo Indexing Services, Inc.
Impreso por Sarah Dombrowsky, Laura Matura, y Melody Cadungog
Diseño de texto y composición por Neuwirth Associates
Impreso por Lake Book Manufacturing

Distribuido por Perseus Distribution
perseusdistribution.com

Para realizar pedidos a través de Perseus Distribution:
Tel: 800-343-4499
Fax: 800-351-5073
Correo electrónico: orderentry@perseusbooks.com

Se ofrecen mayores descuentos para ventas al por mayor. Por favor contactarse con Glenn Yeffeth a: glenn@benbellabooks.com o al número de teléfono 214-750-3628.

Para Karen Campbell, cuyo amor y apoyo
incondicionales han hecho posible este libro.

———————————————

Y para Thomas Campbell y Betty DeMott
Campbell por sus dotes maravillosas.

Índice

Agradecimientos

D esde la idea original hasta su forma final, la preparación de este libro duró varios años, pero solo conseguí organizarlo definitivamente durante los últimos tres. Y ello se debió a que Karen, el amor de mi vida y mi esposa durante cuarenta y tres años, lo hizo posible. Yo quería escribir este libro, pero ella lo deseaba aún más. Me decía que había que hacerlo para los niños del mundo. Me persuadió, me presionó y me insistió para que me concentrara en el trabajo. Leyó cada una de las palabras que contiene, tanto las que permanecen como las que fueron descartadas —unas cuantas veces.

Lo más importante es que Karen me sugirió que trabajara con Tom, el menor de nuestros cinco hijos. Sus dotes para la escritura, su perseverancia en la tarea de mantener la integridad del mensaje y la rapidez excepcional para familiarizarse con el tema hicieron que este proyecto fuera posible. Él mismo redactó varios capítulos del libro y reescribió varios más, logrando aclarar el mensaje que yo deseaba transmitir.

El resto de nuestros hijos (Nelson y su mujer, Kim, LeAnne, Keith y Dan) y nuestros nietos (Whitney, Colin, Steven, Nelson y Laura) no hubieran podido alentarnos más. No es posible medir su amor y su apoyo con palabras.

También estoy en deuda con mi otra familia: mis alumnos sobresalientes de la universidad, los estudiantes de posgrado, los investigadores asociados al posgrado y los colegas que trabajaron en mi grupo de investigación y que fueron las perlas de mi carrera. Lamentablemente, en este libro solo he podido citar un pequeño ejemplo de sus hallazgos, pero podría haber incluido muchísimos más.

Muchos otros amigos, compañeros y familiares contribuyeron también de una forma extraordinaria, leyendo meticulosamente las diversas versiones del manuscrito y comentándome sus impresiones con todo detalle. En orden alfabético son: Nelson Campbell, Ron Campbell, Kent Carrol, Antonia Demas, Mark Epstein, John y Martha Ferger, Kimberly Kathan, Doug Lisle, John Robbins, Paul Sontrop y Glenn Yeffeth. Además, recibí consejos, apoyo y la generosa ayuda de Neal Barnard, Jodi Blanco, Junshi Chen, Robert Goodland, Michael Jacobson, Ted Lange, Howard Lyman, Bob Mecoy, John Allen Mollenhauer, Jeff Nelson, Sushma Palmer, Jeff Prince, Frank Rhodes, Bob Richardson y Kathy Ward.

Por supuesto, estoy muy agradecido con todos los que trabajan en BenBella Books, incluyendo a Glenn Yeffeth, Shanna Caughey, Meghan Kuckelman, Laura Watkins y Leah Wilson, por convertir un confuso documento de Word en el libro que tienes ahora en tus manos. Además, Kent Carroll agregó su profesionalidad, su comprensión y una visión clara con su valioso trabajo de edición.

El corazón de esta obra es el estudio de China. Es evidente que no constituye la historia completa, pero es el punto de inflexión en el desarrollo de mis ideas. El estudio en China no hubiera sido posible sin el extraordinario liderazgo, el trabajo duro y la dedicación de Junshi Chen y Li Junyao, en Pekín, sir Richard Peto y Jillian Boreham, de la Universidad de Oxford, Inglaterra, y Linda Youngman, Martin Root y Banoo Parpia, miembros de mi propio equipo de trabajo en Cornell. El doctor Chen dirigió a más de doscientos profesionales mientras realizaban el estudio en todo el territorio chino. Sus características profesionales y personales han sido una inspiración para mí; su tipo de personalidad y forma de trabajar hacen de este mundo un lugar mejor.

También quiero agradecer a los doctores Caldwell Esselstyn júnior y John McDougall (y a Ann y Mary, respectivamente) por haber aceptado participar generosamente en este libro. Su dedicación y su coraje me resultaron inspiradores.

Por supuesto, todo esto ha sido posible gracias al excepcional estímulo inicial de mis padres, Tom y Betty Campbell, a quienes dedico este libro. Su amor y dedicación nos brindaron a mis hermanos y a mí muchas más oportunidades de las que ellos jamás soñaron.

También debo agradecer a todos los colegas que han trabajado para desacreditar mis ideas y, con frecuencia, a mí personalmente. Ellos me han inspirado de una forma diferente. Me han obligado a preguntarme por qué existe tanta hostilidad innecesaria hacia unas ideas que deberían formar parte del debate científico. Al buscar las respuestas, he adquirido una perspectiva mucho más amplia y singular que acaso nunca hubiera llegado a considerar.

Y, por último, debo agradecer al público americano que, al pagar sus impuestos, ha financiado mi trabajo durante cuatro décadas. Espero que al transmitirles las lecciones que he aprendido, pueda pagar la deuda que he contraído con ustedes.

T. Colin Campbell, PhD

Además de todas las personas nombradas previamente, quiero dar las gracias a mis padres. Mi participación en este libro fue, y aún es, un regalo que me han hecho ellos y que agradeceré el resto de mi vida. No se puede describir con palabras lo afortunado que soy por contar con unos padres que son unos maestros maravillosos y que siempre nos han respaldado y estimulado enormemente.

No puedo olvidarme de Kimberley Kathan que, con su apoyo, sus consejos, su compañía y su pasión por este proyecto consiguió que en la montaña rusa de esta gran aventura los momentos bajos fueran soportables y los buenos excepcionales.

Thomas M. Cambell II, MD

Prefacio

En su fuero interno, Colin Campbell sigue siendo un niño criado en una granja del norte de Virginia. Cuando estamos juntos, inevitablemente compartimos nuestras respectivas historias de la granja. Los dos compartimos la tradición rural, ya sea esparciendo estiércol en el campo, conduciendo tractores o pastoreando el ganado.

Pero desde estos orígenes ambos emprendimos más tarde otros caminos. Mi admiración por Colin radica precisamente en los logros que ha obtenido en su profesión. Participó en el descubrimiento de una sustancia química que más adelante se denominó digoxina y, posteriormente, dirigió uno de los estudios más importantes sobre la relación entre la dieta y la salud, El Estudio de China. Ha sido coautor de cientos de documentos científicos, participado en numerosos paneles de expertos del gobierno y colaborado en la creación de organizaciones sobre dieta y salud tanto a nivel nacional como internacional, como por ejemplo el Instituto Americano para la Investigación del Cáncer o el Fondo Mundial de Investigación del Cáncer. Como científico, ha jugado un papel decisivo en el enfoque de nuestro país respecto a la dieta y la salud.

A medida que he llegado a conocer a Colin personalmente, he llegado a respetarlo por otras razones además de la larga lista de sus logros profesionales. Respeto valor e integridad.

Colin cuestiona seriamente el sistema y, aunque las evidencias científicas están de su parte, ir en contra de la corriente nunca ha sido ni será fácil. Lo sé de buena fuente porque un grupo de ganaderos decidió demandarnos a Oprah Winfrey y a mí después de que ella manifestara su intención de dejar de comer carne. He acudido a Washington D. C. para ejercer presión a fin de mejorar las prácticas agrícolas habituales y luchar por modificar el sistema de cultivo de los alimentos en este país. He confrontado a algunos de los grupos más influyentes y mejor financiados del país y sé que no es una tarea fácil.

Debido a nuestros caminos paralelos, me siento muy vinculado a la historia de Colin. Comenzamos nuestra vida en una granja, aprendiendo el concepto de independencia, honestidad e integridad en pequeñas comunidades y, más tarde, ambos nos dedicamos a nuestras carreras. Y aunque los dos hemos cosechado éxitos profesionales (aún recuerdo el primer cheque de siete cifras que firmé para financiar mi gigantesca operación ganadera en Montana), también hemos advertido que el sistema en el que vivimos se puede mejorar. Para desafiar el sistema que nos ha ofrecido tamañas recompensas es necesario contar con una voluntad de hierro y una integridad inquebrantable. Colin dispone de ambas y este libro es un brillante broche de oro para una prolongada y digna carrera. Haríamos muy bien en aprender de Colin, una persona que ha llegado a alcanzar la cima de su profesión y, sin embargo, ha tenido el coraje de exigir cambios, llegando aún más alto.

Si tienes interés en mejorar tu salud personal o te preocupa el maltrecho estado de la salud pública en Estados Unidos, este libro te satisfará ampliamente. Léelo despacio, asimila su información y aplícalo a tu vida.

HOWARD LYMAN,
autor de *Mad Cowboy*

Prólogo

Si eres como la mayoría de los norteamericanos de hoy en día, estás rodeado de cadenas de restaurantes que sirven comida rápida y bombardeado por anuncios de comida basura. Seguramente, también ves otros anuncios de programas para perder peso que afirman que puedes comer lo que quieras, no hacer ningún tipo de ejercicio y, aun así, adelgazar. Es más fácil encontrar una chocolatina Snickers, un Big Mac o una Coca-Cola que una manzana. Y tus hijos comen en la cafetería del colegio, donde la idea que se tiene de las hortalizas es el *ketchup* de las hamburguesas.

Acudes al médico para que te aconseje cómo mejorar tu salud y en la sala de espera encuentras una revista muy vistosa de 243 páginas titulada *Family Doctor: Your Essential Guide to Health and Well-Being (Médico de familia: tu guía esencial para la salud y el bienestar)*. Se trata de una publicación de la Academia Americana de Médicos de Familia que se envió de forma gratuita a las consultas de los cincuenta mil médicos de familia de Estados Unidos en 2004. Está llena de coloridos anuncios a página entera de McDonald's, Dr. Pepper, budín de chocolate y galletas Oreo.

Empiezas a leer un artículo de *National Geographic Kids*, una revista publicada por la Sociedad Geográfica Nacional "para lectores de seis años en adelante", esperando encontrar una lectura sana para los niños. Sin embargo, sus páginas están llenas de anuncios de Twinkies, M&Ms, Frosted Flakes, Froot Loops, Hostess Cup Cakes y Xtreme Jell-O Pudding Sticks.

Esto es lo que los científicos y activistas de la Universidad de Yale que reclaman una buena nutrición denominan un entorno alimenticio tóxico. Éste es el entorno en el cual vivimos la mayoría de nosotros en la actualidad.

El hecho ineludible es que determinadas personas están amasando fortunas vendiendo alimentos que no son saludables. Quieren que sigas consumiendo los alimentos que venden, a pesar de que al hacerlo engordas, agotas tu vitalidad, y acortas y degradas tu vida. Desean que seas obediente, ignorante y sumiso. No quieren que te informes, que estés activo y animado. Además, están absolutamente dispuestas a invertir miles de millones de dólares al año para conseguir sus objetivos.

Tú puedes consentirlo, sucumbiendo a los vendedores de comida basura, o puedes encontrar una relación más sana y vital entre tu cuerpo y los alimentos que ingieres. Si quieres estar rebosante de salud, permanecer delgado, tener la mente despejada y sentir tu cuerpo lleno de energía, sólo necesitas un aliado en el entorno actual.

Afortunadamente, tienes en tus manos a ese aliado. El doctor Colin Campbell es un médico reconocido por su erudición, por su compromiso y entrega con la investigación y por ser un gran humanitario. Puedo dar fe de ello porque tengo el placer y el privilegio de ser su amigo. También puedo añadir más: es una persona de gran humildad y profundamente humana, un hombre cuyo amor por los demás guía cada uno de sus pasos.

El nuevo libro del doctor Campbell —*El estudio de China*— es un enorme rayo de luz en la oscuridad de nuestros tiempos que ilumina el paisaje y las realidades de la dieta y la salud tan clara y plenamente que ya nunca volverás a ser presa fácil de aquellos que se benefician de mantenerte desinformado y confuso para que consumas dócilmente los alimentos que venden.

Una de las muchas cosas que aprecio de este libro es que el doctor Campbell no se limita a dar sus conclusiones. No predica con arrogancia, indicándote lo que debes y no debes comer, como si fueras un niño. Por el contrario, se comporta como un buen amigo en el que confías plenamente, que ha aprendido, descubierto y hecho a lo largo de su vida mucho más de lo que la mayoría de nosotros podría imaginar. Su habilidad reside en ofrecerte, de una manera clara y sencilla, toda la información y los datos que necesitas para saber qué sucede con la dieta y la salud de nuestros días, contribuyendo así a que tomes tus propias decisiones. Evidentemente, hace recomendaciones y sugerencias —algunas de ellas increíbles— pero siempre te revela cómo ha llegado a sus conclusiones. Lo realmente importante son los datos y la verdad. Su único objetivo es ayudarte a estar informado y a vivir de la forma más sana posible.

He leído dos veces *El estudio de China* y en ambas ocasiones he aprendido muchísimo. Se trata de un libro sabio e inteligente, extraordinariamente útil y muy bien escrito. El trabajo del doctor Campbell es revolucionario por sus implicaciones y espectacular por su claridad.

Si quieres desayunar con huevos y tocino y, luego, tomar medicamentos para bajar el colesterol, estás en todo tu derecho. Pero si realmente deseas tomar las riendas de tu salud, lee *El estudio de China*, ¡y hazlo pronto! Si sigues los consejos de esta extraordinaria guía, tu cuerpo te lo agradecerá por el resto de tu vida.

JOHN ROBBINS,
autor de *Diet for a New America,
Reclaiming Our Health* y *The Food Revolution*

Introducción

La sed de información que tiene el público en general sobre nutrición nunca deja de sorprenderme, incluso después de dedicar toda mi vida profesional a la investigación experimental en los campos de la nutrición y la salud. Los libros de dietas son eternos *best-sellers*. Casi todas las revistas populares incluyen consejos sobre nutrición, los periódicos publican con frecuencia artículos y los programas de radio y televisión debaten constantemente el tema de la salud.

Teniendo en cuenta el bombardeo de información, ¿crees que sabes lo que deberías hacer para mejorar tu salud? ¿Acaso tendrías que comprar alimentos etiquetados como orgánicos para evitar exponerte a los pesticidas? ¿Son las sustancias químicas en el medio ambiente una de las causas principales del cáncer? ¿O tu salud está "predeterminada" por los genes heredados al nacer? ¿Engordan realmente los carbohidratos? ¿Deberías prestar más atención a las grasas que ingieres o únicamente a las grasas saturadas y a las trans? ¿Qué vitaminas deberías tomar, si fuera necesario? ¿Compras alimentos que están fortalecidos con fibra adicional? ¿Deberías comer pescado y con cuánta frecuencia? ¿Tomar alimentos que incluyan soja previene las enfermedades cardiovasculares?

Apuesto a que no estás demasiado seguro de cuáles son las respuestas adecuadas con cuánta frecuencia estas preguntas. Si este es el caso, no estás solo. A pesar de haber una infinidad de opiniones e información, *muy pocas personas saben realmente qué deben hacer para mejorar su salud.*

Y no se debe a que no se haya investigado el tema. Sí se ha hecho. Sabemos muchas cosas sobre los vínculos existentes entre la nutrición y la salud. Sin embargo, lo científico ha quedado enterrado debajo de un montón de información irrelevante, e incluso perniciosa —ciencia basura, dietas de moda y propaganda de la industria alimentaria—.

Mi deseo es modificar esta situación. Quiero ofrecer un nuevo contexto para comprender la nutrición y la salud, uno que elimine la confusión, prevenga y trate las enfermedades y te permita vivir una vida más satisfactoria.

He estado "en el sistema" durante casi cincuenta años, en los más altos niveles, diseñando y dirigiendo grandes proyectos de investigación, decidiendo cuáles había que financiar y traduciendo grandes cantidades de investigaciones científicas en informes destinados a paneles de expertos nacionales.

Tras una larga carrera dedicada a la investigación y a la toma de decisiones sobre las políticas que hay que aplicar, comprendo ahora por qué los estadounidenses se sienten tan confundidos. Como contribuyente que paga las investigaciones y las políticas sanitarias, mereces saber que muchas de las ideas más habituales que te han enseñado sobre los alimentos, la salud y la enfermedad son erróneas:

* Las sustancias químicas sintéticas presentes en el medio ambiente y en tus alimentos, a pesar de ser problemáticas, no son la causa principal del cáncer.
* Los genes heredados de tus padres no son los factores más importantes para determinar si fallecerás por alguna de las diez enfermedades más frecuentes.
* La esperanza de que la investigación genética llegue a encontrar curas para esas enfermedades a través de fármacos pasa por alto que, hoy en día, se pueden aplicar soluciones más efectivas.
* El control obsesivo de la ingesta de cualquier nutriente como, por ejemplo, carbohidratos, grasas, colesterol o los ácidos grasos omega 3, no resultará en una buena salud a largo plazo.
* Los suplementos vitamínicos y de nutrientes no ofrecen protección a largo plazo contra las enfermedades.
* Los fármacos y la cirugía no curan las enfermedades que matan a la mayoría de los americanos.
* Probablemente tu médico desconoce lo que debes hacer para estar lo más sano posible.

Lo que propongo es nada más ni nada menos que redefinir todo aquello que relacionamos con la nutrición apropiada. Los sugestivos resultados de las cuatro décadas en las que he trabajado en investigación biomédica, incluyendo los hallazgos de un programa de laboratorio de veintisiete años de duración (financiado por agencias de las más reputadas), demuestran que comer adecuadamente puede salvarte la vida.

No voy a pedirte que confíes en mis observaciones personales, como hacen algunos autores que gozan de gra popularidad. En este libro hay más de setecientas cincuenta referencias, en su gran mayoría fuentes primarias de información, entre ellas cientos de publicaciones científicas de otros investigadores que apuntan hacia un mundo con menos cáncer, enfermedades cardíacas, derrames cerebrales, obesidad, diabetes, enfermedades autoinmunes, osteoporosis, Alzheimer, piedras en los riñones y ceguera.

Algunos de esos hallazgos, publicados en las revistas científicas más reconocidas, demuestran que:

* El cambio en la dieta puede conseguir que los pacientes diabéticos abandonen su medicación.
* Las enfermedades coronarias pueden revertirse mediante meros cambios en la dieta.
* El cáncer de mama se relaciona con los niveles de hormonas femeninas en la sangre, determinadas por los alimentos ingeridos.
* Consumir productos lácteos puede aumentar el riesgo de cáncer de próstata.
* Los antioxidantes presentes en frutas y hortalizas promueven un mejor rendimiento mental en la vejez.
* Los cálculos en los riñones se pueden prevenir mediante una dieta sana.
* La diabetes tipo 1, una de las enfermedades más devastadoras que puede sufrir un niño, está vinculada a los hábitos alimentarios infantiles.

Estos hallazgos demuestran que una buena dieta es el arma más poderosa que tenemos para combatir las enfermedades. Comprender esta evidencia científica no solo es importante para mejorar la salud, sino que también tiene profundas implicaciones para toda nuestra sociedad. *Debemos* saber por qué la información errónea domina nuestra sociedad y por qué estamos tan equivocados en la forma de investigar la relación entre nuestra dieta y las enfermedades, de promover la salud y de tratar las enfermedades.

Desde todo punto de vista, la salud norteamericana se está deteriorando. El gasto per cápita en cuidados sanitarios es muy superior al de cualquier otra sociedad del mundo y, sin embargo, dos tercios de los norteamericanos tienen sobrepeso y más de 15 millones padecen diabetes, una cifra que está creciendo rápidamente. Sufrimos enfermedades cardíacas con la misma frecuencia que hace treinta años y la campaña de la Guerra contra el cáncer, iniciada en la década de los setenta, ha sido un enorme fracaso. La mitad de los estadounidenses tiene problemas de salud que requiere una receta semanal de fármacos y más de 100 millones presentan altos niveles de colesterol.

Para empeorar las cosas, estamos consiguiendo que nuestra juventud enferme a edades cada vez más tempranas. Un tercio de los niños de Estados Unidos tiene sobrepeso o corre el riesgo de tenerlo. Son cada vez más propensos a una forma de diabetes que antes sólo se observaba en adultos y ahora toman más fármacos que nunca.

Estos problemas pueden resumirse en tres factores: desayuno, almuerzo y cena.

Hace más de cuarenta años, al inicio de mi carrera, jamás hubiera adivinado que la alimentación estuviera tan estrechamente relacionada con los problemas de salud. Durante años no me preocupé demasiado en pensar cuáles alimentos eran más adecuados. Me limité a comer lo mismo que todo el mundo: lo que me decían que era bueno. Todos comemos lo que nos parece sabroso o práctico o lo que nuestros padres nos enseñaron a preferir. La mayoría de nosotros vive dentro de unos límites culturales que definen las preferencias y los hábitos alimentarios.

Y yo hacía exactamente eso. Me crié en una granja de vacas lecheras y la leche era esencial en nuestra vida diaria. En la escuela nos enseñaron que la leche de vaca fortalecía nuestros huesos y nuestros dientes. Era el alimento más perfecto de la naturaleza. En nuestra granja producíamos la mayoría de nuestros alimentos en el huerto y en las pasturas.

Yo fui el primero de mi familia en ir a la universidad. Cursé estudios de preveterinaria en Penn State y luego asistí a la Facultad de Veterinaria de la Universidad de Georgia. Al año, la Universidad de Cornell me concedió una beca de investigación en el campo de "nutrición animal". Una de las razones por las que me trasladé fue porque me iban a pagar para ir a la universidad, en lugar de ser yo quien les pagara. Allí hice una maestría. Fui el último estudiante de doctorado del profesor Clive McCay, un catedrático de Cornell quien fuera famoso por prolongar la vida de las ratas al alimentarlas en cantidades mucho menores de lo que comerían usualmente. Mi tesis de doctorado en Cornell pretendía encontrar formas mejores de conseguir que los carneros y los corderos se desarrollaran más rápido. Mi intención era superar nuestra capacidad para producir proteínas animales, la piedra angular de lo que, según me habían enseñado, era la "buena nutrición".

Pretendía descubrir el modo de mejorar la salud mediante el consumo de una mayor cantidad de leche, carne y huevos. Obviamente, fue a consecuenciade mi propia vida en la granja y me sentía satisfecho al creer que la dieta norteamericana era la mejor del mundo. Durante esos años de formación, me topé con un tema recurrente: supuestamente ingeríamos los alimentos adecuados, sobre todo una gran cantidad de proteínas animales de excelente calidad.

Invertí la buena parte al inicio de mi carrera trabajando con dos de las sustancias químicas más tóxicas jamás descubiertas, la dioxina y la aflatoxina. Inicialmente, trabajé en el MIT (Instituto Tecnológico de Massachusetts, por sus siglas en inglés), donde la tarea que me asignaron fue descifrar un rompecabezas sobre la alimentación de los pollos. En aquel momento millones de pollos morían anualmente debido a una sustancia química tóxica desconocida presente en sus alimentos y yo tenía la responsabilidad de aislar dicha sustancia para determinar su estructura. Después de dos años y medio de trabajo, ayudé a descubrir la dioxina, posiblemente la sustancia química más tóxica conocida. Desde entonces, se ha tenido muy en cuenta a esta sustancia, en particular porque formaba parte del herbicida —2,4,5-T o Agente Naranja— que se utilizaba en aquella época para defoliar bosques en la guerra de Vietnam.

Cuando me fui de MIT para ocupar un puesto en el Virginia Tech, me dediqué a coordinar la asistencia técnica de un proyecto nacional en Filipinas que trabajaba con niños malnutridos. Una parte de ese proyecto se convirtió en una investigación sobre la prevalencia inusualmente elevada de cáncer de hígado—usualmente una enfermedad de adultos—entre los niños filipinos. Se pensaba que la causa de este problema era el gran consumo de aflatoxina, una toxina producida por un tipo de moho y detectada en los cacahuetes y el maíz. La aflatoxina ha sido definida como uno de los agentes cancerígenos más potentes que se conozcan.

Durante diez años, nuestro objetivo principal en Filipinas fue mitigar la malnutrición infantil de los menos favorecidos, un proyecto financiado por la Agencia Estadounidense para el Desarrollo Internacional. Finalmente, establecimos alrededor de ciento diez centros educativos de "auto-ayuda" para la nutrición en todo el país.

El objetivo de todos esos esfuerzos era muy simple: asegurarnos de que los niños ingirieran la mayor cantidad posible de proteínas. Se creía que gran parte de la malnutrición infantil del mundo se debía a la falta de proteínas en la dieta y, en especial, de proteínas de origen animal. Las universidades y los gobiernos de todo el mundo trabajaban para aliviar el "déficit de proteínas" de los países en vías de desarrollo.

No obstante, en este proyecto descubrí un oscuro secreto. *¡Los niños cuyas dietas tenían la mayor cantidad de proteínas eran los que más posibilidades tenían de contraer cáncer de hígado!* Y esos niños pertenecían a las familias más pudientes.

Más tarde leí un informe de una investigación realizada en la India con algunos hallazgos muy relevantes que invitaban a la reflexión. Dos investigadores indios habían hecho ensayos con dos grupos de ratas. Administraban aflatoxina (sustancia cancerígena) a los animales de uno de los grupos y luego les ofrecían una dieta compuesta por un 20% de proteínas, un nivel cercano al que consumimos muchos occidentales. A los animales del segundo grupo les administraban la misma cantidad de aflatoxina pero su dieta sólo contenía un 5% de proteínas. Por increíble que parezca, los que consumían la dieta con un 20% de proteínas desarrollaban cáncer de hígado y los que consumían la dieta con un 5% de proteínas no contraían la enfermedad. El resultado era de 100 a 0, de modo que no había ninguna duda: la nutrición frenaba los agentes cancerígenos químicos, incluso los más potentes, y controlaba el cáncer.

Esta información contradecía todo lo que me habían enseñado. Afirmar que las proteínas no eran saludables era una verdadera herejía, con más razón sostener que promovían el cáncer. Fue un momento definitivo en mi carrera. Investigar un tema tan subversivo en los primeros años de mis estudios no fue una elección muy sensata. Al cuestionar las proteínas y los alimentos de origen animal, corría el riesgo de ser considerado un hereje, incluso aunque pasara la prueba y el trabajo fuera considerado como "buena ciencia".

No fui nunca muy proclive a acatar instrucciones por el mero hecho de hacerlo. Cuando aprendí a guiar una manada de caballos o a arrear el ganado, a cazar animales, a pescar en nuestro arroyo o a trabajar en los campos, comencé a comprender la importancia del pensamiento independiente. Los problemas que se me presentaban en el campo me obligaban a detenerme a pensar en lo que tenía que hacer para resolverlos. Era el aula ideal, como podría afirmar cualquier niño que viva en una granja. Esa sensación de independencia sigue viva en mí.

De manera que, enfrentado a una decisión difícil, decidí poner en marcha un exhaustivo programa de laboratorio para investigar el papel de la nutrición, en especial el de las proteínas, en el desarrollo del cáncer. Mis colegas y yo tuvimos mucha cautela a la hora de formular nuestras hipótesis; fuimos rigurosos en nuestra metodología y conservadores en la interpretación de nuestros hallazgos. Decidí realizar esta investigación desde las ciencias básicas, estudiando los detalles bioquímicos del desarrollo del cáncer. Era importante comprender no solo *si* las proteínas podían promover la enfermedad, sino también *de qué forma*. Ciñéndome escrupulosamente a las reglas estricamente científicas, conseguí estudiar un tema muy controvertido sin provocar respuestas viscerales derivadas de ideas radicales. Finalmente, las fuentes de financiación más competitivas y mejor consideradas (principalmente el Instituto Nacional de Salud, la Sociedad Americana del Cáncer y el Instituto Americano para la Investigación del Cáncer) tuvieron la generosidad de financiar esta investigación durante *veintisiete años*. Más adelante, nuestros resultados fueron revisados (por segunda vez) antes de publicarlos en muchas de las mejores publicaciones científicas.

Lo que descubrimos fue impactante. Las dietas bajas en proteínas inhibían el desarrollo del cáncer producido mediante la administración de aflatoxinas, independientemente de la cantidad de este carcinógeno que se administrara a los animales. Una vez iniciada la enfermedad, las dietas bajas en proteínas conseguían bloquear notoriamente su evolución. En otras palabras, los efectos cancerígenos de esta poderosa sustancia química se tornaban insignificantes gracias a una dieta baja en proteínas. *De hecho, las proteínas de la dieta demostraron tener efectos tan potentes que podíamos promover o detener el desarrollo del cáncer por el mero hecho de modificar la cantidad de proteínas consumidas.*

Más aún, las administradas a los animales eran las mismas que los humanos consumen de manera habitual. Nunca empleamos niveles extraordinariamente altos, como suele ser el caso en la mayoría de los estudios sobre carcinógenos.

Pero eso no es todo. También descubrimos que no todas las proteínas producían este efecto. Considerando todas las proteínas, ¿cuál de ellas era la causa más determinante del cáncer? La caseína, que comprende el 87% de las proteínas de la leche de vaca, favorecía todas las etapas del proceso canceroso. ¿Qué tipo de proteína no promovía el cáncer, ni siquiera al ingerirla en grandes cantidades? Las proteínas seguras eran las vegetales, incluidas las del trigo y la soja. Cuando comencé a vislumbrar este panorama, al principio se —convirtió en un desafío, pero más adelante hizo añicos algunas de mis más férreas convicciones.

Los estudios experimentales con animales no terminaron allí. Más adelante dirigí el estudio más completo sobre dieta, estilo de vida y enfermedad que jamás se haya realizado con seres humanos en la historia de la investigación biomédica. Fue una tarea de enormes proporciones organizada de forma conjunta por la Universidad de Cornell, la Universidad de Oxford y la Academia China de Medicina Preventiva. El periódico *New York Times* la denominó el "Gran Premio de la Epidemiología". Este proyecto estudió una amplia gama de enfermedades y de factores relacionados con la dieta y el estilo de vida en la China rural y, más recientemente, en Taiwán. Popularmente conocido como El estudio de China, este proyecto encontró ¡*más de ocho mil correlaciones estadísticamente significativas entre diversos factores de la dieta y la enfermedad!*

El motivo por el cual este proyecto es particularmente notorio es que de entre todas las asociaciones que demostraron ser relevantes para la dieta y la enfermedad, muchas apuntaban al mismo descubrimiento: las personas que ingerían una mayor cantidad de alimentos de origen animal contraían las dolencias más crónicas. Incluso ingestas relativamente pequeñas de alimentos de origen animal se vinculaban a efectos adversos. Los individuos que consumían alimentos de origen vegetal eran los más sanos y menos propensos a enfermedades crónicas. Era imposible ignorar estos resultados. Desde los estudios experimentales iniciales realizados con animales para investigar los efectos de la proteína animal hasta este extenso estudio sobre los patrones alimentarios en los seres humanos, los hallazgos demostraron ser consistentes. Las implicaciones para la salud eran notablemente diferentes según se consumieran nutrientes de origen animal o vegetal.

No podía —y, de hecho, no lo hice— ceñirme a los hallazgos de nuestros estudios con animales ni del monumental estudio de China con personas, a pesar de lo impresionantes que pudieran ser. También me dediqué a conocer los descubrimientos de otros médicos e investigadores que han demostrado ser algunos de los hallazgos más emocionantes de los últimos cincuenta años.

Dichos hallazgos —que constituyen la parte II de este libro— prueban que las enfermedades cardíacas, la diabetes y la obesidad se pueden revertir mediante una dieta sana. Otra investigación demuestra que diversos tipos de cáncer, las enfermedades autoinmunes, la salud de los huesos y de los riñones, así como los trastornos cerebrales (como por ejemplo, la disfunción cognitiva y el Alzheimer) y de la vista en la vejez están influidos por la dieta. Y lo más importante, se ha demostrado una y otra vez que la dieta que es capaz de revertir o prevenir dichas dolencias es la misma dieta vegetariana y de alimentos integrales que, basándome en mis investigaciones en el laboratorio y en El estudio de China, yo había identificado como la dieta que favorece una salud óptima. *Los hallazgos son consistentes.*

No obstante, a pesar del poder de esta información, de la esperanza que genera y de la urgente necesidad de comprender correctamente la relación entre la nutrición y la salud, *las personas siguen confundidas.* Tengo amigos con problemas cardíacos que se sienten abatidos y desmoralizados, resignándose a estar a merced de lo que ellos consideran una enfermedad inevitable. He hablado con mujeres tan aterrorizadas por la mera idea de padecer cáncer de mama que están dispuestas a someterse a una extirpación quirúrgica de sus pechos, e incluso los de sus hijas, como si esta fuera la única forma de minimizar el riesgo. Muchas de las personas que conozco se dejan arrastrar por la enfermedad, el abatimiento y la confusión, sin saber qué hacer para proteger su salud.

Los norteamericanos están confundidos y les diré por qué. La respuesta, que se aborda en la parte IV, tiene que ver con la manera en que se genera la información sobre la salud, cómo se comunica y quién controla dichas actividades. Como he estado tanto tiempo entre bastidores (allí donde se elabora la información sobre la salud), sé qué es lo que sucede en realidad —y estoy preparado para informar al mundo sobre cuáles son los errores del sistema—. Las diferencias entre gobierno, industria, ciencia y medicina no están claras, como tampoco lo están las diferencias entre obtener beneficios y promover la salud. Los problemas que plantea el sistema no se manifiestan en una corrupción al estilo Hollywood. Son mucho más sutiles, pero también mucho más peligrosos. El resultado es una ingente cantidad de información errónea por la cual el consumidor promedio estado unidense paga dos veces. En primer lugar, contribuyen a que las investigaciones se lleven a cabo mediante el dinero de sus impuestos y, en segundo lugar, pagan cuidados sanitarios para tratarse enfermedades que se hubieran podido prevenir.

El tema de este libro es una historia que comienza con mis antecedentes personales y que culmina con una nueva comprensión de la nutrición y la salud. Hace unos años, organicé un nuevo curso electivo en la Universidad de Cornell, denominado "Nutrición Vegetariana", que se centraba en la importancia de la dieta vegetariana para la salud. Fue el primer curso de este tipo en un campus universitario de Estados Unidos y tuvo mucho más éxito del que jamás hubiera previsto. Después de trabajar en el MIT y en el Virginia Tech, y treinta años después de haber regresado a Cornell, me encargaron la tarea de integrar los conceptos y principios de la química, la bioquímica, la fisiología y la toxicología en un curso de nivel superior sobre nutrición.

Tras cuatro décadas de investigación científica, educación y toma de decisiones respecto de las políticas que se han de aplicar en los niveles superiores de nuestra sociedad, ahora me siento capaz de integrar adecuadamente estas disciplinas en una historia convincente. Y eso es precisamente lo que he hecho en el curso que he impartido últimamente; al final del semestre muchos de mis alumnos suelen decirme que sus vidas han mejorado. Espero contribuir a que tu vida también cambie.

PARTE I

EL ESTUDIO DE CHINA

1

Los problemas que afrontamos, las soluciones que necesitamos

Quien no conoce los alimentos, ¿cómo puede comprender las enfermedades de los hombres?

HIPÓCRATES, padre de la medicina (460–357 a. de C.)

Una dorada mañana de 1946, cuando el verano tocaba a su fin y el otoño pedía paso, lo único que se podía oír en la granja lechera de mi familia era el silencio. No se percibía el motor de los autos pasando por la carretera ni las turbinas de los aviones por encima de mi cabeza. Sólo silencio. Evidentemente, se oían los cantos de los pájaros, las vacas y los gallos que metían baza de vez en cuando, pero estos sonidos no hacían más que llenar el silencio, la paz.

De pie, en el segundo piso de nuestro granero, con las inmensas puertas marrones abiertas de par en par para que el sol inundara la estancia, yo era un niño feliz de doce años. Acababa de tomar un formidable desayuno campestre de huevos, tocino, salchichas, papas fritas y jamón, con un par de vasos de leche entera. Mi madre había preparado una comida magnífica. Me había levantado a las cuatro y media de la mañana para ordeñar las vacas junto a mi padre, Tom, y mi hermano Jack, y a esa hora de la mañana ya tenía un hambre considerable.

Mi padre, que en esa época tenía cuarenta y cinco años, estaba de pie junto a mí. Entonces, abrió un saco de semillas de alfalfa de veinticinco kilos, desparramó las minúsculas semillas sobre el suelo de madera frente a no-sotros y abrió una caja que contenía un fino polvo negro. Nos explicó que aquel polvo estaba formado por bacterias y que su función era potenciar el crecimiento de la alfalfa. Las bacterias se acoplarían a las semillas para formar parte de las raíces de la planta en desarrollo a lo largo de toda su vida. Aunque sólo había asistido al colegio durante dos años, mi padre se sentía orgulloso de saber que las bacterias contribuían a que la alfalfa convirtiera el nitrógeno del aire en proteína. Nos dijo que la proteína era buena para las vacas que en el futuro pastarían en los campos de alfalfa. De manera que nuestro trabajo aquella mañana fue mezclar las bacterias con las semillas antes de plantarlas. Curioso como siempre, pregunté a mi padre por qué y cómo funcionaba aquello. Él se alegró de explicármelo y yo disfruté sus enseñanzas. Eran co-nocimientos muy importantes para un niño granjero.

Diecisiete años más tarde, en 1963, mi padre tuvo su primer ataque cardíaco. Tenía sesenta y un años. A los setenta falleció debido a un segundo ataque. Yo estaba desolado. Mi padre, que había estado junto a mis herma-nos y a mí durante tanto tiempo de nuestra tranquila existencia en el cam-po, enseñándonos todo lo que más aprecio en la vida, se había marchado.

Ahora, después de varias décadas dedicado a la investigación experi-mental de la dieta y la salud, sé que la misma enfermedad que mató a mi padre se puede prever e incluso revertir. Una buena salud vascular (las arte-rias y el corazón) es posible sin tener que recurrir a una cirugía que ponga en peligro la vida ni a fármacos potencialmente letales. He aprendido que se puede conseguir consumiendo simplemente los alimentos adecuados.

Esta es la historia de cómo los alimentos pueden cambiar nuestras vi-das. He dedicado mi carrera de investigación y docencia a desentrañar el complejo misterio de por qué la salud se muestra esquiva con algunas per-sonas, pero no con otras y ahora sé que son principalmente los alimentos los que determinan el resultado. Esta información no podía haber llegado en mejor momento. Nuestro sistema sanitario es excesivamente caro, excluye a demasiadas personas y ni promueve la salud ni previene la enfermedad. Se han escrito muchos volúmenes sobre cómo se podría solventar el problema, pero el progreso ha sido exasperadamente lento.

¿PADECERÁS ALGUNA DE ESTAS ENFERMEDADES?

Si eres hombre, la Sociedad Americana del Cáncer afirma que en Estados Unidos tienes un 47% de probabilidades de contraer cáncer. Si eres mujer, sales mejor parada, pero aún tienes un 38% de posibilidades de enfermar de cáncer a lo largo de tu vida.[1] Los índices estadounidenses de mortalidad por esta enfermedad se encuentran entre los más altos del mundo y las cosas siguen empeorando (Gráfico 1.1). A pesar de que ya han transcurrido treinta años desde el programa "Guerra contra el cáncer", al que se dedicó una financiación considerable, hemos progresado muy poco.

A diferencia de lo que muchas personas creen, el cáncer no es un suceso natural. Adoptar una dieta saludable y un estilo de vida sano puede prevenir la mayoría de los cánceres en Estados Unidos. La vejez puede y debe ser una etapa digna y tranquila.

GRÁFICO 1.1: ÍNDICES DE MORTALIDAD POR CÁNCER (POR CADA 100,000 PERSONAS)[1]

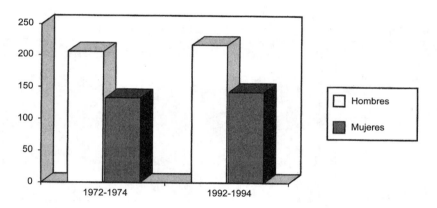

Sin embargo, el cáncer es solamente una parte del panorama de enfermedad y mortalidad en Estados Unidos. Por todos lados comprobamos que existe un modelo global de mala salud. Por ejemplo, nos estamos convirtiendo rápidamente en las personas más obesas de la Tierra. Los estadounidenses con sobrepeso superan de un modo significativo a los que mantienen un peso saludable. Como se indica en el Gráfico 1.2, nuestros índices de obesidad se han disparado durante las últimas décadas.[2]

De acuerdo con el Centro Nacional de Estadísticas sobre la Salud, ¡casi un tercio de los adultos de veinte años en adelante de este país son obesos![3] Se considera que una persona es obesa cuando pesa un tercio más de lo que corresponde a un peso saludable. Una tendencia igualmente alarmante se está manifestando en niños pequeños de hasta dos años de edad.[3]

GRÁFICO 1.2: PORCENTAJE DE LA POBLACIÓN OBESA[2]

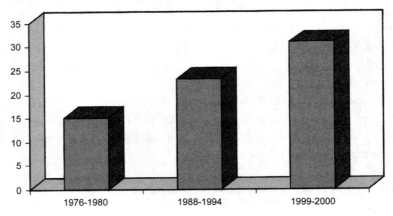

35	
30	
25	
20	
15	
10	
5	
0	
1976-1980	1988-1994	1999-2000

GRÁFICO 1.3: ¿QUÉ SIGNIFICA SER OBESO (PARA AMBOS SEXOS)?

ESTATURA	PESAR MÁS DE (EN KILOS)
1.52	69
1.57	74
1.63	79
1.68	84
1.73	90
1.78	95
1.83	100
1.88	105

Pero el cáncer y la obesidad no son las únicas epidemias que arrojan una gran sombra sobre la salud norteamericana. La diabetes también ha aumentado en proporciones sin precedentes. Hoy en día, uno de cada trece norteamericanos padece diabetes, y esta proporción está en alza. Si hacemos caso omiso de la importancia de la dieta, millones de ciudadanos desarrollarán la diabetes sin saberlo y sufrirán sus consecuencias, entre ellas ceguera, amputación de extremidades, enfermedades cardiovasculares y renales, y muertes prematuras. A pesar de ello, en casi todas las ciudades hay ahora restaurantes de comida rápida que sirven alimentos sin ningún valor nutricional. Comemos más que nunca[4] y la rapidez se ha impuesto a la calidad. Pasamos más tiempo mirando televisión, entreteniéndonos con videojuegos y usando el ordenador y, en consecuencia, realizamos menos actividad física.

Tanto la diabetes como la obesidad son meros síntomas de una mala salud general. Raramente existen aisladas de otras dolencias y a menudo predicen problemas de salud más serios y profundos, como puede ser una enfermedad cardíaca, algún tipo de cáncer o un derrame cerebral. Dos de las estadísticas más preocupantes revelan que en menos de diez años la diabetes ha aumentado en un 70% entre las personas de treinta años. El porcentaje de obesos prácticamente se ha duplicado en los últimos treinta años. Un incremento tan rápido de estas enfermedades, que representan una "señal" entre la población de estadounidenses jóvenes y de mediana edad, anuncia una catástrofe sanitaria para las próximas décadas. Puede convertirse en una carga intolerable para un sistema sanitario que ya está soportando innumerables presiones.

ESTADÍSTICAS SOBRE LA DIABETES

Incremento del porcentaje en la incidencia de la enfermedad de 1990 a 1998[5]
30–39 años (70%) • 40–49 años (40%) • 50–59 años (31%)

Porcentaje de diabéticos que no son conscientes de su enfermedad:[5] 34%

Resultados de la diabetes:[6] enfermedad cardíaca infarto cerebral, ceguera, enfermedad renal, desórdenes del sistema nervioso, enfermedad dental, amputación de extremidades

Coste económico anual de la diabetes:[7] 98,000 millones de dólares

---

Pero el asesino más extendido en nuestra cultura no es ni la obesidad, ni la diabetes, ni el cáncer, sino las enfermedades cardiovasculares, que matan a uno de cada tres estadounidenses. Conforme a la Asociación Americana del Corazón, más de 60 millones de estadounidenses sufren actualmente alguna forma de enfermedad cardiovascular, incluyendo tensión alta, derrames cerebrales y enfermedades cardíacas.[8] No cabe ninguna duda de que, igual que yo, conoces a alguien que ha muerto por un ataque al corazón. Pero desde que mi propio padre falleciera por esa misma causa hace más de treinta años, se ha hecho pública una gran cantidad de información que ha permitido comprender dicha enfermedad. Los descubrimientos recientes más importantes afirman que la enfermedad cardíaca se puede prevenir e incluso revertir mediante una dieta sana.[9, 10] Las personas que ni siquiera pueden realizar la actividad física más básica debido a una grave angina de pecho pueden iniciar una nueva vida simplemente modificando su dieta. Teniendo en cuenta esta revolucionaria información, podríamos vencer colectivamente a la enfermedad más peligrosa de este país.

¡CARAMBA! ¡NO PRETENDÍAMOS QUE SUCEDIERA ESO!

Ante el número cada vez mayor de estadounidenses que son víctimas de enfermedades crónicas, tenemos la esperanza de que nuestros hospitales y nuestros médicos hagan todo lo que está en sus manos para ayudarnos. Lamentablemente, tanto los periódicos como los tribunales están llenos de historias y casos que demuestran que los cuidados erróneos o inadecuados se han convertido en norma.

Uno de los portavoces más respetados de la comunidad médica, el *Journal of the American Medical Association (JAMA)* publicó recientemente un artículo de la doctora Barbara Starfield, donde se afirmaba que los errores médicos, los fallos en la prescripción de medicamentos, los efectos adversos producidos por los fármacos o la cirugía matan a 225,400 personas cada año (gráfico 1.5).[11] Esto hace de nuestro sistema sanitario la tercera causa de muerte en Estados Unidos, inmediatamente después del cáncer y de las enfermedades cardíacas (gráfico 1.4).[12]

GRÁFICO 1.4: CAUSAS MÁS IMPORTANTES DE MORTALIDAD[12]

CAUSA DE MORTALIDAD	MUERTES
Enfermedades del corazón	710,760
Cáncer (neoplasmas malignos)	553,091
Cuidados sanitarios[11]	225,400
Derrame cerebral (enfermedades cerebro vasculares)	167,661
Enfermedades crónicas del aparato respiratorio	122,009
Accidentes	97,900
Diabetes mellitus	69,301
Gripe y neumonía	65,313
Enfermedad de Alzheimer	49,558

GRÁFICO 1.5: MORTALIDAD DEBIDA A LOS CUIDADOS SANITARIOS[11]

NÚMERO DE AMERICANOS QUE MUEREN CADA AÑO DEBIDO A:	
Errores médicos[13]	7,400
Cirugía innecesaria[14]	12,000
Otros errores evitables en hospitales[11]	20,000
Infecciones hospitalarias[11]	80,000
Efectos adversos de los fármacos[15]	106,000

La última categoría —y la mayor— relacionada con la mortalidad corresponde a los pacientes hospitalizados que fallecen debido a un "efecto nocivo, imprevisto y no deseado de un fármaco"[15] que se produce con dosis normales.[16] Incluso utilizando medicamentos autorizados y procedimientos correctos en relación con la medicación, más de 100,000 personas mueren cada año debido a reacciones imprevistas para la "medicina" que, se supone, debe revitalizar su salud.[15] Por cierto, este mismo informe, para el que se resumieron y analizaron innumerables estudios, reveló que casi un 7% (uno de cada quince) de todos los pacientes hospitalizados ha experimentado una grave reacción adversa a los fármacos, una reacción que "requiere hospitalización o la prolonga, provoca invalidez irreversible o resulta en la muerte del paciente".[15] Todos ellos tomaron su medicación tal como les habían indicado. Y esta cifra no incluye las decenas de miles de personas afectadas por una incorrecta administración y un uso indebido de dichos fármacos. Tampoco incluye los efectos secundarios de los fármacos que han sido etiquetados como "efectos posibles", ni de medicamentos que no consiguen el objetivo previsto. En otras palabras, "uno de cada quince" corresponde a una cifra moderada.[15]

Si se comprendiera mejor el concepto de la nutrición y la comunidad médica aceptara la prevención y los tratamientos naturales, no estaríamos llenando nuestro cuerpo de semejante cantidad de medicinas tóxicas y potencialmente letales en la última fase de la enfermedad. No buscaríamos frenéticamente un nuevo medicamento que, en general, alivia los síntomas pero no suele tener ningún efecto sobre las causas fundamentales de nuestras dolencias. Tampoco estaríamos gastando nuestro dinero para desarrollar, patentar y comercializar fármacos tenidos por "recetas mágicas" que con frecuencia causan otros problemas de salud. El sistema actual no ha cumplido su promesa. Es hora de cambiar nuestra forma de pensar por una perspectiva más amplia sobre la salud que incluya conocer cuál es la nutrición adecuada y adoptarla como forma de vida.

Cuando miro hacia atrás y compruebo todo lo que he aprendido, me asombran las circunstancias que rodean la muerte de los norteamericanos, a menudo innecesariamente temprana, dolorosa y cara.

UNA TUMBA MUY CARA

Pagamos más por nuestra asistencia sanitaria que ningún otro país del mundo (gráfico 1.6). En 1997 invertimos más de un billón de dólares en cuidados sanitarios.[17] De hecho, los costes de nuestra "salud" se están

GRÁFICO 1.6: GASTO EN SERVICIOS DE SALUD POR PERSONA, EN DÓLARES – 1997[17]

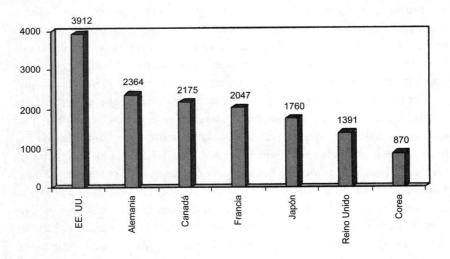

disparando tanto que la Administración para la Financiación de los Servicios de Salud predijo que nuestro sistema llegaría a costar 16 billones de dólares en 2030.[17] Los costes han superado la inflación de una forma tan constante que ahora gastamos uno de cada siete dólares que produce la economía en asistencia sanitaria (gráfico 1.7). Hemos presenciado un aumento de casi un 300% del gasto, como porcentaje del PIB, ¡en menos de cuarenta años! ¿Qué está comprando toda esa financiación adicional? ¿Está fomentando la salud? Yo diría que no y muchos líderes de opinión serios y responsables están de acuerdo conmigo.

Recientemente, se comparó el estado de salud de doce países, incluyendo a Estados Unidos, Canadá, Australia y varios países europeos occidentales, tomando como base dieciséis indicadores diferentes sobre la eficacia de la asistencia sanitaria.[19]

En promedio, otros países gastan per capita solamente la mitad de lo que gasta Estados Unidos en servicios de salud. Por lo tanto, ¿no sería razonable que nuestro sistema fuera superior al del resto de esos países? Desafortunadamente, cuando se comparan esos doce países, el sistema estadounidense siempre se sitúa entre los peores.[11] En un análisis aparte, la Organización Mundial de la Salud situó a Estados Unidos en el escalafón treinta y siete del mundo en lo que concierne a la eficacia del sistema sanitario.[20] Como resulta evidente, nuestro sistema sanitario no es el mejor a pesar de que invertimos mucho más dinero en él.

GRÁFICO 1.7: PORCENTAJE DEL PIB NORTEAMERICANO INVERTIDO EN ASISTEN-CIA SANITARIA[17, 18]

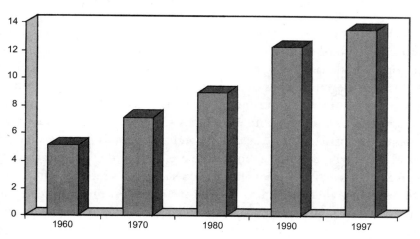

Con frecuencia, en este país las decisiones que toma un médico sobre un tratamiento específico se basan en el dinero y no en la salud. Sospecho que las consecuencias de no tener cobertura sanitaria nunca han sido más alarmantes: cerca de 44 millones de estadounidenses carecen de seguro médico.[21] Me resulta inaceptable que gastemos más dinero en cuidados sanitarios que ningún otro país de este planeta y aún tengamos decenas de millones de personas sin acceso a los servicios más básicos.

Desde tres perspectivas –prevalencia de la enfermedad, eficacia de los cuidados médicos y economía– tenemos un sistema médico muy problemático. Pero no estaría haciendo justicia en este asunto si me limitara a dar cifras y citar estadísticas. Muchos de nosotros hemos pasado momentos espantosos en hospitales o sanatorios observando cómo un ser querido sucumbía a la enfermedad. Quizá tú mismo hayas pasado por un trance semejante y conozcas de primera mano que el sistema a veces funciona terriblemente mal. ¿No resulta paradójico que el mismo sistema que se supone que debe curarnos sea precisamente el que a menudo nos hace más daño?

TRABAJANDO PARA REDUCIR LA CONFUSIÓN

Los ciudadanos necesitan conocer la verdad. Deben saber lo que hemos descubierto en nuestras investigaciones. Tienen que conocer el motivo por el cual muchos de nosotros estamos enfermos y morimos tempranamente a pesar de los miles de millones de dólares invertidos en investigación. La ironía es que la solución es sencilla y económica. La respuesta para la crisis de la salud norteamericana reside en los alimentos que cada uno de nosotros elige comer cada día. Así de simple.

Aunque muchos de nosotros creemos estar bien informados sobre la nutrición, en verdad no lo estamos. Tendemos a hacer una dieta de moda tras otra. Desdeñamos las grasas saturadas, la mantequilla o los carbohidratos pero luego tomamos vitamina E, suplementos de calcio, aspirinas o zinc y concentramos nuestra energía y esfuerzo en consumir componentes alimenticios extremadamente específicos, como si con ello pudiéramos desentrañar los secretos de la salud. Con frecuencia, la fantasía supera la realidad. Acaso recuerdes la moda de la dieta a base de proteínas que imperó en el país en los últimos años de la década de los setenta. Dicha dieta prometía una rápida pérdida de peso si sustituías los alimentos reales por un batido de proteínas. En muy poco tiempo, alrededor de sesenta mujeres murieron a causa de esas recomendaciones. Más recientemente, millones de personas se aficionaron a las dietas altas en proteínas y en grasas, basadas en libros como *Dr. Atkins' New Diet Revolution* (La nueva revolución dietética del doctor Atkins), *Protein Power* (El poder de la proteína) y *The South Beach Diet* (La dieta South Beach). Sin embargo, cada vez existen más pruebas de que estas dietas modernas basadas en proteínas implican una gran variedad de trastornos de salud muy peligrosos. Todo aquello que ignoramos —o que no comprendemos— de la nutrición *puede* ser muy pernicioso.

He luchado contra esta confusión del público durante más de dos décadas. En 1988, el Comité de Asuntos Gubernamentales del Senado de Estados Unidos, presidido por el senador John Glenn, me invitó a exponer mi opinión sobre los motivos por los que el público norteamericano se halla tan confundido respecto a la dieta y la nutrición. Después de analizar el tema, tanto antes como después de haber ofrecido mi testimonio, puedo afirmar rotundamente que una de las mayores fuentes de confusión es la siguiente: es bastante habitual que los científicos nos centremos en los detalles, ignorando el contexto. Por ejemplo, concentramos nuestros esfuerzos y esperanzas en un solo nutriente a la vez, sea la vitamina A para prevenir el cáncer o la vitamina D para evitar los ataques cardíacos. Tendemos a simplificar en exceso, sin considerar la enorme complejidad de la naturaleza. A menudo, el hecho de investigar ciertas partes bioquímicas ínfimas de los alimentos y el deseo de llegar a amplias conclusiones sobre la dieta y la salud conducen a resultados contradictorios, cuya consecuencia es un público cada vez más confundido.

UN TIPO DIFERENTE DE RECETA

La mayoría de los autores de varios *best-sellers* sobre el tema de la "nutrición" afirman ser investigadores, pero no estoy demasiado seguro de que su "investigación" implique una experimentación desarrollada a un nivel profesional. Es decir, no han diseñado ni dirigido estudios supervisados posteriormente por colegas, compañeros o amigos; han presentado muy pocos artículos, o ninguno, en publicaciones científicas revisadas por otros científicos; carecen de formación oficial en la ciencia de la nutrición; no pertenecen a ninguna sociedad de investigación profesional y tampoco han participado en la revisión de trabajos realizados por otros investigadores. No obstante, a menudo ponen en marcha proyectos muy lucrativos y lanzan al mercado productos que llenan sus bolsillos, al tiempo que dejan al lector a merced de otra de esas dietas de moda inútiles y de corta vida.

Si estás familiarizado con los libros de "salud" que hay en la librería que está cerca de tu casa, seguramente habrás oído hablar de *La nueva revolución dietética del Dr. Atkins (Dr. Atkins' New Diet Revolution)*, *La dieta South Beach (The South Beach Diet)*, *La dieta anti-azúcar (Sugar Busters)*, *La revolucionaria dieta de la zona (The Zone)* o *Los grupos sanguíneos y la alimentación (Eat Right for Your Type)*. Estos libros han contribuido a generar más confusión en lo que respecta a la salud, además de ofrecer una información difícil de comprender y, en última instancia, de asimilar. Es posible que al hacer alguna de estas dietas que prometen soluciones rápidas no te encuentres cansado, no estés estreñido ni te sientas famélico, pero seguramente estarás algo mareado por el hecho de tener que contar calorías y pesar los gramos de carbohidratos, proteínas y grasas. Y por otra parte, ¿cuál es el problema real?, ¿es la grasa?, ¿son los hidratos de carbono?, ¿qué proporción de nutrientes facilita la mayor pérdida de peso?, ¿son las hortalizas crucíferas buenas para mi grupo sanguíneo?, ¿estoy tomando los suplementos adecuados?, ¿qué cantidad de vitamina C necesito al día?, ¿padezco cetosis?, ¿cuántos gramos de proteínas debo consumir diariamente?

¿Comprendes ahora la situación? Eso no es salud. Se trata sólo de dietas de moda que representan lo peor de la medicina, de la ciencia y de los medios de comunicación populares.

Si lo único que te interesa es una dieta que te permita perder peso en pocas semanas, este libro no es para ti. Yo apelo a tu inteligencia y no a tu capacidad para seguir una receta o una dieta planificada. Quiero ofrecerte una visión más beneficiosa y profunda de la salud. Tengo una receta muy sencilla para conseguir una salud óptima, fácil de aplicar y que ofrece más beneficios que ningún medicamento o cirugía y, además, carece de efectos secundarios. Esta receta no es una mera dieta planificada; no requiere gráficos diarios ni cómputos de calorías y, por otra parte, no la recomiendo porque sirva a mis propios intereses económicos. Pero lo más importante es que se basa en evidencias científicas sorprendentes. Para conseguir un estado de salud óptimo, debes cambiar tu forma de alimentarte y de vivir.

Entonces, ¿cuál es mi receta para gozar de buena salud? En pocas palabras, consiste en los múltiples beneficios derivados de consumir alimentos de origen vegetal y en los peligros, mayoritariamente ignorados, que implica el consumo de alimentos de origen animal, entre los cuales se encuentran todos los tipos de carne, los productos lácteos y los huevos. Para demostrar que merece la pena llevar una dieta vegetariana, no me basé en ideas preconcebidas, filosóficas o cualquier otra clase de ideas. Al contrario, comencé en el extremo opuesto del espectro: como un individuo criado en una granja lechera al que le encantaba comer carne, en mi vida personal, y como un científico que trabajaba para instituciones oficiales en mi vida profesional. Y cuando enseñaba bioquímica nutricional a alumnos que aspiraban a ser médicos, solía lamentarme de las opiniones de los vegetarianos.

Mi único interés actual es explicar de la forma más clara posible las bases científicas de mis afirmaciones. Modificar los hábitos alimentarios sólo es posible cuando las personas creen en la evidencia y experimentan los beneficios. La gente elige lo que come por un sinnúmero de razones; las consideraciones sobre la salud son sólo una de ellas. Mi única tarea es presentar las pruebas científicas de un modo que sea fácil de entender. El resto te corresponde a ti.

La base científica para mis opiniones es principalmente empírica, obtenida a través de la observación y de la medición. No es ilusoria, hipotética ni anecdótica; procede de legítimos hallazgos en las investigaciones. Es un tipo de ciencia que Hipócrates, el padre de la medicina, ya defendía hace dos mil cuatrocientos años. Él afirmaba: "Existen, en efecto, dos cosas: saber y creer que uno sabe. El saber es la ciencia. Creer que uno sabe es ignorancia". Mi objetivo es demostrarte todo lo que he llegado a saber.

Muchas de las pruebas en las que me baso proceden de estudios con personas realizados por mí, por mis estudiantes y por los colegas de mi grupo de investigación. Estos estudios fueron diversos, tanto en diseño como en objetivos. Incluyeron una investigación de la relación entre el cáncer de hígado de niños filipinos y el consumo de una toxina derivada del moho y denominada aflatoxina,[22,23] un programa nacional de centros de nutrición de autoayuda para niños preescolares malnutridos en Filipinas,[24] un estudio de los factores dietéticos que afectan la densidad ósea y la osteoporosis en 800 mujeres en China,[25-27] un estudio de biomarcadores que caracterizan el surgimiento del cáncer de mama[28-29] y un exhaustivo estudio a escala nacional de los factores de la dieta y del estilo de vida asociados con la mortalidad en 170 pueblos continentales de China y Taiwán (ampliamente conocido como El estudio de China).[30-33]

Estos estudios, excepcionalmente diversos en cuanto a su alcance, se ocuparon de analizar enfermedades que se consideraban vinculadas con diversas prácticas dietéticas, ofreciendo así la oportunidad de investigar la dieta y su asociación con las enfermedades de una forma muy completa. El estudio de China, que yo mismo dirigí, se inició en 1983 y aún continúa.

Además de estos estudios con personas, durante veintisiete años dirigí un programa de investigación en el laboratorio realizando experimentos con animales. Este programa comenzó a finales de la década de los sesenta y fue financiado por el Instituto Nacional de la Salud. La investigación se centró específicamente en el vínculo entre la dieta y el cáncer. Nuestros hallazgos, que salieron a la luz en las publicaciones científicas más reconocidas, cuestionaron los principios esenciales de las causas de esta enfermedad.

Cuando todo estaba dicho y hecho, mis colegas y yo tuvimos el honor de que nos garantizaran una financiación para un periodo total de setenta y cuatro años. Como realizábamos más de un programa de investigación al mismo tiempo, finalmente llevamos a cabo esos setenta y cuatro años de investigación financiada en menos de treinta y cinco. Gracias a esta investigación, he sido autor o coautor de más de trescientos cincuenta artículos científicos. Mis colegas, mis estudiantes y yo mismo hemos recibido numerosos premios por esta larga serie de estudios y publicaciones. Entre otros, el premio otorgado en 1998 por el Instituto Americano para la Investigación del Cáncer "en reconocimiento a una vida llena de logros importantes en la investigación científica . . . en el campo de la dieta, la nutrición y el cáncer"; el premio de la revista *Self* ese mismo año, por ser "una de las veinticinco personas más influyentes en el ámbito de la alimentación" o el premio científico Burton Kallman de 2004, concedido por la Asociación de Alimentos y Nutrición Natural. Más aún, hemos recibido varias invitaciones para dar conferencias en instituciones médicas de investigación de más de cuarenta estados y en varios países extranjeros, que dan fe de la atención que han recibido estos hallazgos por parte de las comunidades profesionales. Además, mi comparecencia ante comités del Congreso y en agencias federales y estatales indicó el enorme interés público suscitado por nuestros descubrimientos. Otras actividades públicas han sido una serie de entrevistas en el programa *McNeil-Lehrer News Hour*, al menos otras veinticinco en otros programas de televisión, varios artículos importantes publicados en *USA Today*, *New York Times* y *Saturday Evening Post* y documentales de televisión de gran difusión sobre nuestro trabajo.

LA PROMESA DEL FUTURO

Gracias a todo esto he comprobado que los beneficios de una dieta vegetariana son mucho más diversos y valiosos que cualquier fármaco o cirugía empleados en la práctica médica. Las enfermedades cardíacas, los diferentes tipos de cáncer, la diabetes, los derrames cerebrales, la hipertensión, la artritis, las cataratas, el Alzheimer, la impotencia así como también otras enfermedades crónicas se pueden prevenir. Dichas dolencias, que generalmente se producen debido al proceso de envejecimiento y por degeneración de tejidos, matan a la mayoría de las personas antes de que haya llegado su hora.

Por otra parte, existe actualmente una clara evidencia de que los problemas cardíacos graves, ciertos tipos de cáncer relativamente avanzados, la diabetes y algunas enfermedades degenerativas se pueden revertir mediante la dieta. Recuerdo cuando mis superiores aceptaban con reparo la evidencia de que una correcta nutrición era capaz de *prevenir* las enfermedades cardíacas y, sin embargo, negaban con vehemencia su capacidad para *revertirlas* cuando ya se encontraban en una fase avanzada. Sin embargo, a estas alturas resulta imposible seguir ignorando la evidencia. Quienes trabajan en el campo de la ciencia o de la medicina y rechazan esta idea no solamente son obstinados sino también irresponsables.

Uno de los beneficios más interesantes de una nutrición adecuada es la prevención de enfermedades a las que se adjudica una predisposición genética. Sabemos ahora que podemos evitar las enfermedades "genéticas" aunque tengamos el gen (o los genes) responsable(s) de ellas. Pero la financiación de la investigación genética sigue aumentando vertiginosamente debido a la convicción de que existen genes específicos que son responsables de determinadas enfermedades, y también por la esperanza de que llegará un momento en que seremos capaces de "desactivar" esos fastidiosos genes.

Hoy en día, los programas de relaciones públicas de las compañías farmacéuticas describen un futuro en el que cada uno de nosotros tendrá una tarjeta de identificación donde se catalogarán todos nuestros genes, los favorables y los perjudiciales. Gracias a esta tarjeta, cuando acudamos a la consulta de nuestro médico de familia, él nos recetará una única pastilla para suprimir nuestros genes negativos. Sospecho que estos milagros no llegarán a cumplirse y creo que una situación semejante acarrearía graves e imprevistas consecuencias. Estas quimeras no hacen más que oscurecer las soluciones eficaces y económicamente asequibles que ya existen para promover la salud: soluciones basadas en la nutrición.

En mi propio laboratorio hemos trabajado con animales para demostrar que el desarrollo del cáncer se puede promover o detener mediante la nutrición, incluso aunque exista una predisposición genética muy importante. Hemos estudiado estos efectos con todo detalle y divulgado nuestros hallazgos en las publicaciones científicas más reconocidas. Como podrás comprobar más adelante, estos descubrimientos no tienen nada de espectaculares y los mismos efectos descritos para los animales se han señalado una y otra vez también para las personas.

Comer de la forma adecuada no sólo previene la enfermedad, sino que además fomenta la salud y crea una sensación de bienestar físico y mental. Algunos atletas de talla mundial, como Dave Scott —considerado el mejor triatleta del mundo y de una resistencia excepcional— y estrellas como Carl Lewis, Edwin Moses, la gran tenista Martina Navratilova, el campeón mundial de lucha libre Chris Campbell (con el cual no tengo ninguna relación familiar a pesar del apellido) y la maratonista de sesenta y ocho años Ruth Heidrich descubrieron que una dieta vegetariana y baja en grasas supone una ventaja considerable para su rendimiento. En el laboratorio, hicimos el experimento de alimentar a un grupo de ratas con una dieta similar a la que toma la media de los norteamericanos —es decir, rica en proteínas de origen animal— y las comparamos con otras ratas a las que administramos una dieta baja en proteínas animales. ¿Adivinas lo que sucedió cuando ambos grupos tuvieron la oportunidad de usar voluntariamente las ruedas para hacer ejercicio? El grupo al que se había administrado una dieta baja en proteínas animales hizo mucho más ejercicio y se cansó menos que el alimentado con un tipo de dieta semejante a la de la mayoría de los norteamericanos. Este es el mismo efecto que observaron estos atletas de primera categoría.

Para la medicina oficial esto no debería ser novedoso. Hace un siglo el profesor Russell Chittenden, famoso y reconocido investigador de nutrición en la Facultad de Medicina de la Universidad de Yale, investigó si una dieta vegetariana podía afectar la capacidad física de los alumnos.[34-35]

Algunos de sus estudiantes, de sus compañeros de la facultad y él mismo adoptaron una dieta vegetariana. Cuando más tarde midió el rendimiento físico, obtuvo los mismos resultados que nosotros conseguimos con nuestras ratas un siglo más tarde –y eran igualmente espectaculares.

Por otra parte, también existe la cuestión de nuestra excesiva dependencia de los fármacos y de la cirugía para controlar nuestra salud. Algo tan sencillo como alimentarse de la forma adecuada evitaría en gran medida los enormes costes derivados del uso de medicamentos, así como también sus efectos secundarios. Menos personas se verían obligadas a permanecer hospitalizadas, librando largas y costosas batallas con sus enfermedades crónicas durante sus últimos años de vida. Los costes de los servicios de salud y los errores médicos se reducirían y las muertes prematuras disminuirían notoriamente. De este modo, nuestro sistema sanitario por fin protegería nuestra salud, como debe ser.

INICIOS SIMPLES

Cuando miro atrás, pienso a menudo que mi vida en la granja modeló mi forma de pensar de muy diversas maneras. Mi familia vivía en contacto con la naturaleza en todo momento. Durante el verano, estábamos al aire libre desde el amanecer hasta la puesta de sol, plantando y cosechando los cultivos y también cuidando a los animales. Mi madre tenía el mejor huerto de la región y trabajaba duramente durante el verano para mantener a su familia bien alimentada con productos frescos de nuestra granja.

Sin lugar a dudas, el viaje fue maravilloso. Nunca he dejado de sorprenderme por todo lo que aprendí. Cómo me hubiera gustado que mi familia y otras personas cercanas hubiesen tenido a mediados del siglo XX la misma información que tenemos en la actualidad. De ser así, mi padre podría haber evitado su enfermedad cardíaca o haberse curado. Podría haber conocido a mi hijo menor, que lleva su nombre y colabora conmigo en este libro. Podría haber vivido muchos años más con mejor calidad de vida. Mi recorrido a través de la ciencia durante los últimos cuarenta y cinco años me ha convencido de que ahora es más urgente que nunca mostrar a todo el mundo que estas tragedias se pueden evitar. La ciencia está ahí y se debe divulgar. No podemos aceptar sumisamente el sistema establecido y presenciar cómo nuestros seres queridos sufren sin necesidad. Es hora de ponernos de pie, aclarar las cosas y asumir el control de nuestra salud.

2

Una casa de proteínas

Durante toda mi trayectoria profesional en investigación biomédica, me concentré en las proteínas. Era como una correa invisible que me tenía amarrado dondequiera que fuera, desde el laboratorio de investigación básica hasta los programas prácticos de alimentación para niños filipinos con malnutrición y los gabinetes gubernamentales en los que se gestionaba la política sanitaria a escala nacional. Las proteínas, a menudo consideradas con un respeto reverencial sin igual, son el hilo común que une todos los conocimientos pasados y presentes sobre nutrición.

La historia de las proteínas es en parte ciencia, en parte cultura y finalmente una buena dosis de mitología. Recuerdo las palabras de Goethe que me hizo conocer mi amigo Howard Lyman, un prominente conferenciante, autor y antiguo ganadero: "Somos los mejores en ocultar todas aquellas cosas que están a la vista". Nada ha permanecido tan bien escondido como la historia secreta de las proteínas. El dogma referente a ellas censura, reprocha y guía, directa o indirectamente, casi todos los conceptos que se utilizan en la investigación biomédica.

Desde que, en 1839, el químico holandés Gerhard Mulder descubrió esta sustancia química que contiene nitrógeno, la proteína ha ocupado un lugar preponderante, como si fuera el más sagrado de todos los nutrientes. La palabra "proteína" procede del término griego *proteios,* que significa "de importancia esencial".

En el siglo XIX, proteína era sinónimo de carne, y esta asociación perduró y se consolidó entre nosotros durante más de cien años. Hoy en día, muchas personas siguen equiparándola con los productos de origen animal.

Si te pidiera que pronunciaras el primer alimento que acude a tu mente cuando menciono "proteína", probablemente dirías un filete. Y seguramente no serías el único.

Con respecto a las preguntas más básicas sobre las proteínas reina una completa confusión:

* ¿Qué alimentos constituyen una buena fuente de proteínas?
* ¿Qué cantidad de proteínas deberíamos consumir?
* ¿Las proteínas vegetales son tan beneficiosas como las animales?
* ¿Es necesario combinar determinados alimentos vegetales en una misma comida para obtener proteínas completas?
* ¿Es aconsejable consumir suplementos proteínicos o de aminoácidos, en especial las personas que hacen deporte o ejercicios vigorosos?
* ¿Deberíamos tomar suplementos proteínicos para desarrollar los músculos?
* Algunas proteínas se consideran de gran calidad; otras, de baja calidad. ¿Qué significa esto?
* ¿Qué proteínas toman los vegetarianos?
* ¿Pueden los niños vegetarianos desarrollarse correctamente sin consumir proteínas animales?

Lo que tienen en común todas estas preguntas y preocupaciones frecuentes es la convicción de que la carne es proteína y la proteína es carne. Esta idea proviene del hecho de que el "alma" de los alimentos de origen animal es la proteína. Si retiramos la grasa de muchos productos cárnicos y lácteos, seguimos teniendo productos cárnicos y lácteos reconocibles. Eso es lo que usualmente hacemos para obtener cortes magros de carne y leche desnatada. Pero si decidimos eliminar la proteína de los alimentos de origen animal, no nos quedará nada que se asemeje al producto original. Un filete sin proteínas, por ejemplo, sería un charco de agua, grasa y una pequeña cantidad de vitaminas y minerales. ¿A quién podría apetecerle comer eso? Para decirlo en pocas palabras, para determinar que un alimento es de origen animal, debe contener proteínas. Estas son el elemento fundamental de los alimentos de origen animal.

Los primeros científicos, como Carl Voit (1831–1908), un prestigioso investigador alemán, eran defensores incondicionales de las proteínas. Voit descubrió que los seres humanos necesitaban solamente 48.5 gramos al día y, a pesar de ello, recomendaba 118 gramos diarios por seguir la tendencia cultural de la época. Proteína equivalía a carne, y todo el mundo aspiraba a tomarla en las comidas, igual que nosotros aspiramos a tener casas más grandes y coches más veloces. Voit pensaba que lo que es bueno nunca es excesivo.

Voit fue el mentor de varios reconocidos investigadores en el campo de la nutrición a principios del siglo XX, entre ellos Max Rubner (1854-1932) y W. O. Atwater (1844-1907). Estos dos estudiantes siguieron al pie de la letra el consejo de su maestro. Rubner afirmó que la ingestión de proteínas —en referencia a la carne— era un símbolo de la misma civilización: "El hombre civilizado tiene derecho a consumir una gran cantidad de proteínas". Atwater, por su parte, organizó el primer laboratorio sobre nutrición en el USDA (sigla en inglés del Departamento de Agricultura de Estados Unidos). Como director del USDA, recomendó una ingesta diaria de 125 gramos de proteínas (en la actualidad se recomienda únicamente 55 gramos al día). Más adelante veremos la importancia de este precedente para dicha agencia gubernamental.

Esta tendencia cultural llegó a arraigarse firmemente. Si eras una persona civilizada, consumías una enorme cantidad de proteínas. Si eras rico, tomabas carne y si eras pobre, te contentabas con los alimentos básicos, como las patatas y el pan. Antiguamente se creía que las clases sociales inferiores eran perezosas e ineptas por el hecho de no comer suficiente carne o proteínas. El elitismo y la arrogancia dominaron gran parte del floreciente campo de la nutrición en el siglo XIX. El concepto general de "cuanto más grande, mejor, más civilizado y quizá también más espiritual" impregnó todas las ideas relacionadas con las proteínas.

Major McCay, un reconocido físico inglés de principios del siglo XX, fue el protagonista de uno de los momentos más entretenidos y, a la vez, más desafortunados de esta historia. En 1912, McCay estaba destinado en la colonia inglesa de la India para encontrar entre las tribus hombres que fueran buenos luchadores. Entre otras cosas, afirmó que las personas que consumían menos proteínas poseían una "psique más frágil, y todo lo que se podía esperar de ellas era una disposición servil y femenina".

EJERCIENDO PRESIÓN PARA OBTENER CALIDAD

Las proteínas, las grasas, los hidratos de carbono y el alcohol nos proporcionan prácticamente todas las calorías que consumimos. La grasa, los carbohidratos y las proteínas, como *macronutrientes*, conforman prácticamente la totalidad del peso del alimento, aparte del agua, mientras que la pequeña cantidad restante corresponde a los *micronutrientes,* compuestos por vitaminas y minerales. Para tener una salud óptima, solo necesitamos una cantidad ínfima de dichos *micronutrientes* (de miligramos a microgramos).

La proteína, el más sagrado de todos los nutrientes, es un componente vital de nuestro organismo. Hay cientos de miles de tipos diferentes de proteínas. Funcionan como enzimas, hormonas, tejido estructural y moléculas de transporte que hacen posible la vida. Las proteínas se construyen como largas cadenas de cientos o miles de aminoácidos, de los cuales hay entre quince y veinte clases distintas, dependiendo de cómo se los cuente. Las proteínas se desgastan y es preciso reemplazarlas. Esto se logra mediante el consumo de alimentos que las contengan. Una vez digeridas, nos proporcionan un nuevo aporte de bloques de formación de aminoácidos que serán utilizados para producir nuevas proteínas que reemplazarán a las que se han deteriorado. Se afirma que las diversas proteínas de los alimentos son de diferente calidad, dependiendo de lo adecuadamente que proporcionen los aminoácidos necesarios para reemplazar nuestras proteínas orgánicas.

Este proceso de desmontar y volver a montar los aminoácidos es como si alguien nos diera un collar de cuentas multicolores para sustituir otro que acabamos de perder. Sin embargo, las coloridas cuentas ensartadas que nos ofrecen no están en el mismo orden que las del collar extraviado, por lo que nos vemos obligados a romper el hilo y guardar las cuentas para reconstruir luego un nuevo collar en el que las cuentas de colores estarán ordenadas igual que en el antiguo. Pero si, por ejemplo, no tenemos suficientes cuentas azules, tendremos que postergar el nuevo collar hasta que consigamos más abalorios de ese color. Esta misma idea se puede trasladar a la producción de nuevas proteínas específicas de tejidos, que sean equivalentes a las viejas proteínas deterioradas.

Los alimentos que ingerimos deben proporcionarnos alrededor de ocho aminoácidos ("cuentas de colores") que son necesarios para crear las proteínas que formarán nuevos tejidos. Los denominamos aminoácidos esenciales porque nuestro cuerpo no puede producirlos. Si, como sucedía con nuestro collar de abalorios, las proteínas que proceden de los alimentos no contienen suficiente cantidad de alguno de estos ocho aminoácidos esenciales —o incluso de uno solo de ellos—, la síntesis de las nuevas proteínas se demorará o se interrumpirá. Y aquí es donde entra en juego el concepto de "calidad de la proteína". Las proteínas de mayor calidad procedentes de los alimentos son simplemente aquellas que, una vez digeridas, ofrecen la cantidad y el tipo adecuados de aminoácidos necesarios para sintetizar nuevas proteínas de manera eficaz. Esto es lo que significa realmente la palabra "calidad": la capacidad de las proteínas procedentes de los alimentos que ingerimos para proporcionarnos la cantidad y el tipo idóneos de aminoácidos que permiten producir nuevas proteínas.

¿Puedes adivinar qué alimentos deberíamos consumir a fin de desarrollar eficazmente los bloques de formación para nuestras proteínas de reemplazo? La respuesta es la carne humana. Su proteína contiene precisamente la cantidad exacta de los aminoácidos que necesitamos. Pero, dado que no podemos alimentarnos de nuestros prójimos, obtenemos de otros animales las proteínas que las siguen en calidad. Las procedentes de otros animales son muy similares a nuestras proteínas porque, en general, contienen las cantidades idóneas de cada uno de los aminoácidos esenciales. Se dice que son de "gran calidad" porque se pueden utilizar con eficiencia. Entre los alimentos animales, las proteínas de la leche y los huevos representan los aminoácidos que mejor se adaptan a nuestras proteínas. Con respecto a las proteínas vegetales de "calidad inferior", aunque pueden carecer de uno de los aminoácidos esenciales (o de varios), como grupo los contienen a todos.

El concepto de calidad se refiere realmente a la eficacia con que se emplean las proteínas de los alimentos para potenciar el crecimiento. Esto sería positivo y además correcto si "mayor eficacia" equivaliera a "mejor salud". Sin embargo, al no ser así los términos "eficacia" y "calidad" son engañosos. De hecho, como anticipo de lo que va a suceder, existe una montaña de investigaciones muy persuasivas que demuestran que las proteínas vegetales de "baja calidad" —que son las que producen una síntesis lenta pero constante de nuevas proteínas— constituyen el tipo más sano de proteína. Lento pero constante, eso es lo que gana la carrera. La calidad de la proteína hallada en un determinado alimento se determina observando con qué rapidez se desarrollan los animales que la consumen. Algunos alimentos, principalmente los de origen animal, producen un valor y una proporción de eficacia muy elevados en la producción de proteínas.[1]

El hecho de que la investigación se centre en la eficacia del desarrollo corporal, como si ello fuera un indicio de buena salud, fomenta el consumo de proteínas de mayor "calidad". Como afirmaría cualquier observador del mercado, un producto definido como "de gran calidad" se gana instantáneamente la confianza de los consumidores. Durante más de cien años hemos estado atrapados en este lenguaje engañoso y muchas veces hemos llegado a la desafortunada conclusión de que más calidad equivale a más salud.

La base para el concepto de "calidad de la proteína" no era conocida entre el público general, pero su impacto fue –y todavía sigue siéndolo– muy revelador. Por ejemplo, las personas que deciden llevar una dieta vegetariana con frecuencia siguen preguntándose de dónde pueden obtener proteínas, como si las verduras no las contuvieran. Aunque se sabe que las plantas tienen proteínas, persiste la preocupación de que sean de baja calidad. Por este motivo, muchos creen que deben combinar proteínas de distintas fuentes vegetales en cada comida para compensar el déficit de aminoácidos de cada una de ellas. No obstante, esto resulta exagerado. Sabemos ahora que, a través de sistemas metabólicos muy complejos, el cuerpo humano puede obtener todos los aminoácidos esenciales de la variedad natural de proteínas vegetales ingerida cada día. No es necesario consumir más cantidad de proteínas vegetales ni tampoco hacer una meticulosa planificación de cada comida. Lamentablemente, el persistente concepto de "calidad de la proteína" ha ocultado en gran medida esta información.

DESNUTRICIÓN PROTEICA

Durante los primeros años de mi carrera profesional, el tema más importante en el campo de la nutrición y en el de la agricultura era descubrir nuevos modos de aumentar el consumo de proteínas, cerciorándose de que fueran de la mejor calidad posible. Mis colegas y yo creíamos en ese objetivo común. Desde mi infancia en la granja hasta mi época universitaria, acepté este respeto reverencial por las proteínas. De mis años infantiles recuerdo que el producto más caro para los animales de la granja eran los suplementos proteínicos que proporcionábamos a las vacas y a los cerdos. Mientras hacía el doctorado en la universidad, investigué durante tres años (1958–1961) la forma de mejorar las proteínas de alta calidad que se suministran a las vacas y a las ovejas con el fin de poder conseguir más carne.[2, 3]

A lo largo de mi educación universitaria creía fervientemente que era fundamental promocionar proteínas de alta calidad, es decir, las que se encuentran en alimentos de origen animal. Aunque durante la siguiente década mis investigaciones fueron mencionadas en algunas ocasiones, únicamente representaron una pequeña parte de los considerables esfuerzos que hicieron otros grupos de investigación para abordar la situación de las proteínas en todo el mundo. Durante los años sesenta y setenta, escuché una y otra vez el concepto de "desnutrición proteica" del mundo en desarrollo.[4]

La desnutrición proteica estipulaba que el hambre y la malnutrición infantil en el tercer mundo se debía a que los niños no consumían una cantidad suficiente de proteínas, especialmente las de alta calidad (es decir, las de origen animal).[1, 4, 5]

Según este punto de vista, los habitantes del tercer mundo tenían una especial deficiencia de proteínas de "alta calidad", o proteínas animales. Por todos lados surgían proyectos para abordar el problema de la "desnutrición proteica". En 1976, un afamado profesor del MIT y su joven colega concluyeron que "el suministro adecuado de proteínas es un aspecto esencial del problema nutricional del mundo"[5] y que "a menos que [. . .] se añadan modestas cantidades [suplementos] de leche, huevos, carne o pescado, las dietas en las que predominan los cereales [que caracterizan a las naciones pobres] [. . .] son deficientes en proteínas para los niños en desarrollo".

Para ocuparse de este grave problema:

* El MIT desarrollaba un suplemento alimenticio rico en proteínas denominado INCA-PARINA.
* La Universidad de Purdue cultivaba un maíz con mayores concentraciones de lisina, el aminoácido "deficiente" de la proteína del maíz.
* El gobierno americano subsidiaba la producción de leche en polvo para ofrecer proteína de alta calidad a los pobres del mundo.
* La Universidad de Cornell envió a un grupo de expertos a Filipinas para que ayudaran a desarrollar una variedad de arroz rico en proteínas y a potenciar la industria ganadera.
* La Universidad de Auburn y el MIT trituraban el pescado para producir un "concentrado de proteínas de pescado" con el fin de alimentar a los más necesitados.

Las Naciones Unidas, el Programa para la Alimentación y la Paz del gobierno estadounidense, las principales universidades del país e innumerables organizaciones y otras universidades asumieron la batalla destinada a erradicar el hambre del mundo con proteínas de alta calidad. Conocí la mayoría de los proyectos de primera mano, así como también a quienes los organizaron y dirigieron.

La FAO (sigla en inglés de la Organización para la Agricultura y la Alimentación) de las Naciones Unidas, ejerce una considerable influencia sobre los países en vías de desarrollo a través de sus programas de desarrollo agrícola. Dos de sus empleados[6] declararon en 1970 que "en términos generales, el déficit de proteínas es, sin lugar a dudas, la deficiencia cualitativa más grave de la nutrición de los países en desarrollo. La mayor parte de la población de dichos países subsiste alimentándose de productos derivados de plantas que suelen ser deficientes en proteínas. El resultado es la mala salud y una baja productividad por parte del hombre". M. Autret, un influyente cargo de la FAO, añadió que "debido al bajo contenido de proteínas animales de la dieta y a la falta de diversidad de alimentos de los países en desarrollo, la calidad de las proteínas resulta insatisfactoria".[4] Autret declaró que existe una relación muy importante entre el consumo de alimentos de origen animal y los ingresos anuales. Abogó insistentemente por aumentar la producción y el consumo de proteínas animales para resolver la creciente desnutrición proteica en el mundo. También defendió que "se deben movilizar todos los recursos de la ciencia y la tecnología para crear nuevos alimentos ricos en proteínas o para obtener los mayores beneficios de los recursos insuficientemente utilizados hasta la fecha con el objetivo de alimentar a la humanidad".[4]

Bruce Stillings, un defensor de las dietas basadas en alimentos de origen animal que trabaja en la Universidad de Maryland y el Departamento de Comercio de Estados Unidos, admitió en 1973: "Aunque en una dieta per se no es necesaria la proteína animal, a menudo se considera que la cantidad de proteínas de origen animal ingeridas a través de los alimentos es una indicación de la calidad general de las proteínas de la dieta".[1] Stillings añadió que "en general se considera que suministrar cantidades adecuadas de productos animales es la forma ideal de mejorar la nutrición proteica del mundo".

Es innegable que el suministro de proteínas puede ser importante para mejorar la nutrición en el tercer mundo, en especial si la población obtiene todas sus calorías de fuentes vegetales. Sin embargo, no es el único modo y, como veremos, no coincide necesariamente con el concepto de salud a largo plazo.

ALIMENTAR A LOS NIÑOS

Así era la situación en aquella época y yo formaba parte de ella, como muchos otros. En 1965 abandoné el MIT para ocupar un puesto de profesor en el Virginia Tech. El profesor Charlie Engel, que entonces era el director del Departamento de Bioquímica y Nutrición en el Virginia Tech, demostraba un considerable interés por desarrollar un programa de nutrición internacional para combatir la malnutrición infantil. Aspiraba a poner en práctica un proyecto de autoayuda en el ámbito de la puericultura en Filipinas, ya que su objetivo era educar a las madres de niños malnutridos. Se basaba en la idea de que si se enseñaba a las madres cuáles eran los alimentos más convenientes para sus hijos entre los que se cultivaban en la región, ellas no tendrían que recurrir a las escasas medicinas de las que disponían ni a los médicos prácticamente inexistentes. Engel inició el programa en 1967 y me invitó a participar como coordinador del campus y a pasar largas temporadas en Filipinas durante el periodo de tiempo que residió permanentemente en Manila.

Dado que se insistía en la importancia de la proteína como el medio para resolver la malnutrición, nos vimos obligados a hacer de este nutriente la pieza fundamental de nuestros centros educativos de puericultura y, por lo tanto, a conseguir que la población ingiriera más cantidad. El consumo de proteínas procedentes del pescado estaba limitado a las regiones costeras. Por tanto, nos inclinamos por promocionar los cacahuetes como fuente de proteínas porque se podían cultivar prácticamente en cualquier región. El cacahuete es una legumbre, como la alfalfa, la soja, el trébol, los guisantes y las judías. Al igual que estos "fijadores" de nitrógeno, los cacahuetes son ricos en proteínas.

No obstante, existía un fastidioso problema. Un considerable número de pruebas procedentes en primer lugar de Inglaterra[7-9] y más tarde del MIT (el mismo laboratorio en el cual yo había trabajado)[10, 11] demostraron que los cacahuetes estaban frecuentemente contaminados con una toxina producida por un hongo y denominada aflatoxina (AF). Se trataba de un inconveniente alarmante porque ya se había demostrado que la AF provocaba cáncer de hígado en ratas. Incluso se afirmaba que era el carcinógeno químico más potente descubierto hasta la fecha.

De manera que tuvimos que abordar dos proyectos estrechamente vinculados: reducir la malnutrición infantil y resolver el problema de la contaminación producida por la AF.

Antes de viajar a Filipinas, había estado en Haití con el fin de observar unos centros de puericultura experimentales organizados por mis colegas del Virginia Tech, los profesores Ken King y Ryland Webb. Era mi primer viaje a un país subdesarrollado, y fue muy instructivo para mí. Papá Doc Duvalier, el presidente de Haití, esquilmaba los escasos recursos que poseía su país para mantener su propio próspero estilo de vida. En esa época, el 54% de los niños haitianos moría antes de cumplir cinco años, principalmente a causa de la malnutrición.

Cuando llegué a Filipinas, encontré más de lo mismo. Basándonos en el porcentaje de malnutrición que existía en cada población, planificamos dónde se ubicarían los centros educativos de puericultura. Concentramos todos nuestros esfuerzos en las que más lo necesitaban. Realizamos un estudio preliminar de cada población (barrio), pesando a los niños y comparando luego el peso por edad con una referencia estándar de los países occidentales, que se subdividió en primero, segundo y tercer grado de malnutrición. La malnutrición de tercer grado, la más grave, representaba a los niños clasificados por debajo del percentil 65. Es preciso tener en cuenta que un niño situado en el percentil 100 representa únicamente la media para Estados Unidos. Un nivel inferior al percentil 65 prácticamente significa inanición.

En las áreas urbanas de algunas de las grandes ciudades, entre el 15 y el 20% de los niños con edades comprendidas entre tres y seis años correspondía al tercer grado. Recuerdo muy bien algunas de mis primeras imágenes de aquellos chiquillos: una madre, extremadamente menuda, intentando que los gemelos de ojos saltones que tenía en sus brazos abrieran la boca para comer unas gachas de avena —los niños tenían tres años, uno de ellos pesaría apenas unos 5 kilos y el otro alrededor de 6,300—; niños mayores que se habían quedado ciegos debido a la malnutrición, pidiendo limosna por las calles acompañados por sus hermanos pequeños; niños sin piernas o sin brazos buscando un poco de comida.

UNA REVELACIÓN POR LA CUAL MORIR

Parece innecesario decir que dichas visiones nos ofrecieron una motivación enorme para llevar adelante nuestro proyecto. Como ya he mencionado, primero tuvimos que resolver el problema de la contaminación de los cacahuetes causada por la AF, nuestro alimento proteico preferido.

El primer paso en la investigación de la AF fue reunir la información básica. ¿Quién estaba consumiendo AF en Filipinas? ¿Quién había desarrollado cáncer de hígado? Para responder estas preguntas, necesitaba realizar una investigación. Por lo tanto, solicité una subvención al NIH (sigla en inglés del Instituto Nacional de Salud) y me la concedieron. También adoptamos una segunda estrategia, formulando otra pregunta: ¿en qué medida la AF causaba realmente cáncer de hígado? Deseábamos estudiar este tema a nivel molecular utilizando ratas de laboratorio. Conseguí una segunda subvención del NIH para llevar adelante esta exhaustiva investigación bioquímica. Gracias a estas dos subvenciones pudimos poner en marcha una investigación en dos niveles, uno básico y uno aplicado, que continuaría durante el resto de mi trayectoria profesional. Me resultó muy gratificante estudiar el tema desde una perspectiva básica y otra aplicada, porque de este modo no solo se obtiene información sobre el impacto de un alimento o de una sustancia química para la salud, sino también sobre los motivos que lo generan. Así pudimos comprender mejor la base bioquímica de los alimentos y de la salud, además de la relación que podría tener con las personas en la vida cotidiana.

Iniciamos una serie progresiva de estudios. En primer lugar, deseábamos conocer qué alimentos contenían la mayor cantidad de AF. Aprendimos que los cacahuetes y el maíz eran los más contaminados. Por ejemplo, los treinta y nueve tarros de mantequilla de cacahuete que adquirimos en las tiendas locales estaban contaminados con unos niveles de AF que eran trescientas veces superiores a la cantidad considerada aceptable para los alimentos en Estados Unidos. Por el contrario, los cacahuetes enteros estaban mucho menos contaminados; ninguno superaba las cantidades de AF autorizadas en Estados Unidos. Esta disparidad entre la mantequilla de cacahuete y los cacahuetes enteros tenía su origen en la planta de procesamiento. Allí se seleccionaban manualmente los cacahuetes de mejor calidad, se retiraban de la cinta transportadora y se destinaban a los recipientes de "cóctel". La mantequilla se producía con los de peor calidad.

Nuestra segunda pregunta se relacionaba con quiénes eran más susceptible a la contaminación producida por la AF y cuáles eran sus efectos en el desarrollo del cáncer. La respuesta a la primera parte de la pregunta fueron los niños; eran los únicos que consumían la mantequilla de cacahuete que contenía AF. Estimamos la ingesta de esta toxina analizando la excreción de productos metabólicos de la AF presentes en la orina de niños en cuyos hogares se había consumido parte del contenido de un bote de mantequilla de cacahuete.[12] Mientras reuníamos esta información, se puso de manifiesto un dato muy interesante: las dos regiones del país con la mayor proporción de cáncer de hígado eran las ciudades de Manila y Cebu, las mismas zonas donde se había ingerido la mayor parte de la AF. La mantequilla de cacahuete se había consumido casi exclusivamente en Manila, y el maíz en Cebu, la segunda ciudad más poblada de Filipinas.

Pero, como pudimos ver más adelante, esta historia no terminaba aquí. Nuevos datos surgieron a partir de mi relación con el prominente doctor José Caedo, consejero del presidente Marcos. Él me comentó que el problema del cáncer de hígado en Filipinas era muy grave. Lo más tremendo era que la enfermedad estaba segando la vida de los niños antes de que cumplieran diez años –por lo general, en Occidente esta enfermedad se desarrolla en personas mayores de cuarenta–. ¡Caedo me contó que él personalmente había operado de cáncer de hígado a niños menores de cuatro años!

Este dato por sí solo ya era increíble, pero lo que me dijo a continuación fue aún más impactante. *En general, los niños que sufrían cáncer de hígado procedían de los hogares mejor alimentados.* Las familias más favorecidas económicamente tenían una dieta similar a la que nosotros considerábamos como la más sana, es decir, la que más se parecía a nuestra propia dieta carnívora americana. *Dichas familias consumían más proteínas que ninguna otra en el país (y además eran proteínas animales de gran calidad) ¡y, aun así, los niños enfermaban de cáncer de hígado!*

¿Cómo podía ser? En todo el mundo los mayores índices de cáncer de hígado se registraban en los países cuya ingesta media de proteínas era inferior a la media. Por este motivo, la tendencia generalizada era adjudicar este tipo de cáncer a una deficiencia de proteínas. Más aún, el problema de la deficiencia proteica era precisamente la razón principal por la cual estábamos trabajando en Filipinas: para aumentar lo máximo posible el consumo de proteínas en el mayor número de niños malnutridos. Pero ahora el doctor Caedo y sus colegas me decían que la mayor tasa de cáncer de hígado se observaba en niños con una dieta rica en proteínas. Al principio esta información me pareció muy extraña pero con el paso del tiempo mi propia experiencia llegó a confirmar sus observaciones.

En aquella época, un periódico médico poco conocido publicó una investigación realizada en la India.[13] Se trataba de un experimento relacionado con el cáncer de hígado y el consumo de proteínas en dos grupos de ratas de laboratorio. A uno de los grupos se le administró AF y luego una dieta que contenía un 20% de proteínas. El segundo grupo recibió el mismo nivel de AF pero fue alimentado con una dieta que contenía solamente un 5% de proteínas.

Cada una de las ratas alimentada con la dieta de un 20% de proteínas contrajo cáncer de hígado o alguna de las lesiones que anuncian la enfermedad. Ninguno de los animales que ingirió la dieta de un 5% de proteínas desarrolló la enfermedad ni las lesiones previas. No se trataba de una diferencia trivial: era el 100% contra el 0%. Este dato concordaba perfectamente con mis observaciones de los niños filipinos. Los más vulnerables al cáncer de hígado eran los que tenían una dieta con un alto contenido de proteínas.

Nadie parecía aceptar el informe de la India. Compartí el vuelo de regreso de Detroit, a donde había viajado para dar una conferencia, con un antiguo colega del MIT, el profesor Paul Newberne. En esa época, era la única persona que se había dedicado a estudiar el papel de la nutrición en el desarrollo del cáncer. Le comenté mis impresiones en Filipinas y le hablé de la investigación realizada en la India. Él rechazó categóricamente el informe, afirmando: "Deben de haber cometido un error con los números de las jaulas de los animales. Una dieta rica en proteínas de ninguna manera puede aumentar el desarrollo del cáncer".

Me percaté de que me había topado con una idea que provocaba rechazo, desconfianza e incluso ira entre mis colegas. ¿Debía considerar seriamente la observación de que las proteínas aumentaban el desarrollo del cáncer y correr el riesgo de ser tomado por un idiota? ¿O debía volver la espalda a esta historia?

En varios sentidos, ciertos sucesos de mi vida personal parecían haber anticipado este momento de mi carrera profesional. Cuando tenía cinco años, mi tía, que vivía con nosotros, estaba muriendo de cáncer. En varias ocasiones mi tío nos llevó a mi hermano Jack y a mí a ver a su esposa, que estaba en el hospital. A pesar de que era demasiado pequeño para comprender lo que estaba sucediendo, recuerdo que me impresionó esa enorme palabra que empieza con c: cáncer. Me acuerdo de haber pensado: "Cuando sea mayor, quiero encontrar una cura para el cáncer".

Muchos años más tarde, aunque solo algunos después de haberme casado, mientras estaba empezando mi trabajo en Filipinas, la madre de mi mujer padecía un cáncer terminal de colon a la temprana edad de cincuenta y un años. En aquella época comenzaba a darme cuenta de la posible relación entre el cáncer y la dieta gracias a la investigación que habíamos iniciado. El caso de mi suegra fue particularmente complicado: no recibió la atención adecuada porque no tenía seguro médico. Mi esposa, Karen, era su única hija y estaban muy unidas. Estas difíciles y penosas experiencias me ayudaron a tomar una decisión profesional: llegaría hasta donde me llevara la investigación con el fin de conocer mejor esta tremenda enfermedad.

Mirando hacia atrás, puedo decir que aquel fue el momento en que decidí dedicarme a estudiar la relación entre la dieta y el cáncer. Y el punto de inflexión fue cuando opté por investigar las proteínas y el cáncer. Si quería seguir adelante, había una sola solución: iniciar una investigación de laboratorio fundamental para demostrar no solo *si* el hecho de consumir más proteínas podía conducir a una mayor incidencia de la enfermedad, sino también *cómo*. Y eso es exactamente lo que hice. El trabajo me llevó mucho más lejos de lo que nunca hubiera podido imaginar. Los extraordinarios descubrimientos que compartí con mis colegas y alumnos conseguirán que te detengas a pensar en tu propia dieta. Y aún más, nuestros hallazgos nos condujeron a preguntas más amplias, preguntas que finalmente llevarían a una quiebra de los conceptos básicos de la nutrición y la salud.

LA NATURALEZA DE LA CIENCIA: LO QUE DEBES SABER PARA COMPRENDER LA INVESTIGACIÓN

En las investigaciones científicas, no es fácil conseguir pruebas. Las pruebas *absolutas* son aún más difíciles de obtener en el campo de la medicina y la salud que en las ciencias "básicas" como la biología, la química y la física. Es más, son prácticamente imposibles. El objetivo esencial de la investigación es determinar únicamente lo que constituye una verdad *probable*. Esto se debe a que la investigación sobre la salud es inherentemente estadística. Cuando arrojas un balón al aire, ¿volverá a caer? Por supuesto que sí. Eso es física. Si fumas cuatro cajetillas de cigarros al día, ¿contraerás cáncer de pulmón? La respuesta es: posiblemente. Sabemos que las probabilidades de contraer cáncer de pulmón son muy superiores para los fumadores. Podemos decir cuáles son dichas probabilidades (estadística) pero no saber con certeza si tú, como individuo, enfermarás de cáncer de pulmón.

Cuando se investiga el campo de la nutrición, no es tan sencillo desentrañar la relación entre la dieta y la salud. Las personas tienen vidas y antecedentes genéticos muy diferentes, y además consumen todo tipo de alimentos. Las limitaciones experimentales, como por ejemplo las restricciones de costes o de tiempo y los errores en las mediciones, son obstáculos importantes. Y quizá lo más relevante sea que los alimentos, el estilo de vida y la salud interactúan a través de sistemas tan complejos y multifacéticos que resulta prácticamente imposible establecer una prueba para cualquiera de estos factores y enfermedades, incluso a pesar de disponer de un conjunto perfecto de sujetos, de suficiente tiempo y de recursos económicos ilimitados.

Debido a estas dificultades, realizamos nuestra investigación recurriendo a muchas estrategias diferentes. En algunos casos, evaluamos si una causa hipotética produce un efecto hipotético *observando* en primer lugar las diferencias que ya existen entre distintos grupos de personas y midiendo luego dichas diferencias. Podríamos *observar* y comparar sociedades que consumen distintas cantidades de grasa y luego *observar* si estas diferencias corresponden a diferencias similares observables en los índices de cáncer de mama, osteoporosis o cualquier otra enfermedad. Podríamos *observar* y comparar las características de la dieta de personas que ya padecen la enfermedad con un grupo comparable de individuos sanos. Podríamos *observar* las tasas de la enfermedad en 1950 y compararlas con las de 1990, para luego comprobar si se han producido modificaciones que correspondan a los cambios introducidos en la dieta.

Además de *observar* lo que ya existe, podríamos hacer el experimento de *intervenir* de forma intencionada aplicando un tratamiento hipotético para comprobar sus efectos. Intervenimos, por ejemplo, cuando ensayamos la seguridad y eficacia de los fármacos. Se administra a un grupo de personas el medicamento que se investiga y a un segundo grupo se le ofrece un placebo (una sustancia de apariencia semejante, farmacológicamente inerte y capaz de provocar un efecto positivo en algunos pacientes). Pero *intervenir* en la dieta es mucho más complicado, en especial si las personas no se encuentran en un contexto clínico, ya que, en este caso, tenemos que fiarnos de que los individuos estudiados acaten las dietas indicadas.

Mientras progresamos en nuestra investigación *observacional* e *intervencionista,* comenzamos a acumular hallazgos y a sopesar las evidencias a favor o en contra de cierta hipótesis. Cuando el peso de la evidencia favorece tan rotundamente una idea que resulta imposible rechazarla, anticipamos que dicha idea es una verdad probable. De la misma forma, en este libro anticipo un argumento a favor de una dieta basada en alimentos integrales y hortalizas. A medida que avances en la lectura, advertirás que quienes se dediquen a leer uno o dos estudios buscando las pruebas absolutas de una nutrición óptima se sentirán defraudados y confundidos. No obstante, confío en que este libro sorprenda a todos aquellos que esperan encontrar respuestas para la dieta y la salud estudiando el peso de las evidencias de los diversos estudios disponibles, y que lo consideren instructivo. Cuando se pretende determinar el peso de la evidencia, es preciso tener en cuenta algunas ideas, entre ellas las que se exponen a continuación.

CORRELACIÓN CONTRA CAUSALIDAD

En muchos estudios encontrarás que las palabras "correlación" y "asociación" se emplean para describir una relación entre dos factores, y acaso también indiquen una relación causa-efecto. Esta idea ocupa un lugar prominente en El estudio de China. Nuestro objetivo era comprobar si existían patrones de asociación para las diferentes características de la dieta, del estilo de vida y de la enfermedad de 130 poblaciones y 6,500 adultos con sus familias, en 65 condados. Si, por ejemplo, el consumo de proteínas es mayor entre la población con un alto índice de cáncer de hígado, podemos afirmar que la proteína está correlacionada o asociada *positivamente* con la incidencia de cáncer de hígado; el incremento de uno de los factores produce el aumento del otro. Si la ingesta de proteínas es superior entre la población con una baja incidencia de cáncer de hígado, podemos decir que la proteína está *inversamente* asociada con el cáncer de hígado. En otras palabras, ambos factores se desplazan en direcciones opuestas; mientras uno de ellos aumenta, el otro disminuye.

En nuestro ejemplo hipotético, que la proteína esté correlacionada con la incidencia de cáncer de hígado no demuestra que la proteína cause o prevenga esta enfermedad. Una forma clásica de ilustrar esta dificultad es recordar que los países que tienen más postes telefónicos son los que a menudo registran una mayor incidencia de enfermedades cardíacas y de muchas otras dolencias. Por lo tanto, los postes telefónicos y las enfermedades cardíacas están positivamente correlacionados. Sin embargo, esto no demuestra que los postes de teléfono causen enfermedades cardíacas. En efecto, correlación no equivale a causalidad.

Lo antedicho no significa que las correlaciones sean inútiles. Cuando se las interpreta de la manera correcta, se las puede utilizar eficazmente para estudiar las relaciones existentes entre nutrición y salud. Por ejemplo, en El estudio de China hay más de ocho mil correlaciones estadísticamente significativas, lo cual tiene un enorme valor. Cuando existen tantas correlaciones como en este caso, los investigadores pueden comenzar a identificar los patrones de relación entre la dieta, el estilo de vida y la enfermedad. A su vez, dichos patrones representan el funcionamiento real de los procesos de la dieta y la salud, que son inusualmente complejos. No obstante, una sola correlación no es suficiente si lo que se pretende demostrar es que un único factor provoca un único resultado.

FACTORES ESTADÍSTICAMENTE SIGNIFICATIVOS

Podrías pensar que definir si dos factores están correlacionados es algo bastante obvio. O bien lo están, o no lo están. Pero no es así. Cuando dispones de una gran cantidad de datos, debes realizar un análisis estadístico para determinar si dos factores están correlacionados. La respuesta no es sí o no, sino una probabilidad a la que denominamos *importancia estadística*. La importancia estadística es una medida para determinar si un efecto experimental observado es realmente fiable o si solo se debe a una casualidad. Si arrojas una moneda al aire tres veces y siempre cae del lado de la cara, probablemente se trate del azar. Si la arrojas cien veces y siempre cae en cara, puedes estar seguro de que ambos lados de la moneda son cara. Ese es el concepto de *importancia estadística* —las probabilidades de que la correlación (o cualquier otro hallazgo) sea real y no un suceso meramente aleatorio.

Se dice que un hallazgo es estadísticamente significativo cuando existe menos de un 5% de probabilidades de que se deba al azar. Esto significa, por ejemplo, que tendríamos un 95% de probabilidades de obtener el mismo resultado si se repitiera el estudio. Este límite del 95% es arbitrario; sin embargo, es el valor estándar. Otro límite arbitrario es el 99%. En este caso, si el resultado concuerda con este porcentaje, se lo considera estadísticamente muy significativo. Cuando en este libro abordamos el tema de la investigación de la dieta y la enfermedad, de vez en cuando surge el concepto de importancia estadística, que se puede utilizar como una ayuda para juzgar la fiabilidad o el "peso" de la evidencia.

MECANISMOS DE ACCIÓN

A menudo las correlaciones se consideran más fiables si otra investigación demuestra que dos factores correlacionados están biológicamente vinculados. Por ejemplo, los postes telefónicos y la enfermedad cardíaca se hallan positivamente correlacionados, pero no existe ninguna investigación que demuestre de qué manera los postes de teléfono están biológicamente asociados con las enfermedades cardíacas. No obstante, sí existe una investigación que revela los procesos por los cuales la ingesta de proteínas y el cáncer de hígado podrían estar biológica y causalmente relacionados (como podrás ver en el capítulo 3). Conocer un proceso del organismo significa conocer su "mecanismo de acción", y conocer su mecanismo de acción refuerza la evidencia. Otra forma de expresarlo es que los factores correlacionados se vinculan de un modo "biológicamente plausible". Si una relación es biológicamente plausible, se la considera mucho más fiable.

METANÁLISIS

Finalmente, deberíamos comprender el concepto de metanálisis. Un metanálisis tabula los datos combinados de múltiples estudios y los analiza como un conjunto de datos. Al acumular y analizar un gran conjunto de datos combinados, el resultado puede ser considerablemente más consecuente. Por este motivo, los hallazgos de los metanálisis son más sustanciales que los de estudios de investigación únicos aunque, como suele suceder en todos los campos, puede haber excepciones.

Después de obtener los resultados de diversos estudios, podemos comenzar a utilizar estas herramientas y conceptos para evaluar el peso de la evidencia. Por medio de este esfuerzo llegaremos a comprender cuál es la hipótesis más probable y proseguir el estudio basándonos en ella. Las hipótesis alternativas quedan descartadas y podemos confiar plenamente en el resultado. Es imposible obtener una prueba absoluta, en el sentido técnico del término, y además esto carece de importancia. Pero lo que sí se puede lograr, y además es esencial, es una prueba de sentido común (una certeza del 99%). Por ejemplo, todas nuestras creencias en torno al tabaco y la salud están basadas en esta forma de interpretar la investigación. Nunca se ha demostrado al 100% que el tabaco provoque cáncer de pulmón pero las probabilidades de que el hábito de fumar no esté asociado con él son tan astronómicamente bajas que el asunto se ha zanjado definitivamente.

3

Detener el desarrollo del cáncer

Los norteamericanos temen más al cáncer que a ninguna otra enfermedad. Consumirse lenta y dolorosamente durante meses, e incluso años, antes de morir es una perspectiva aterradora. Esta es la razón por la cual el cáncer es la enfermedad más temida.

De manera que, cuando los medios difunden que se ha descubierto una nueva sustancia química carcinógena, el público toma nota y reacciona con rapidez. Algunos carcinógenos causan un pánico total. Ese fue el caso del Alar hace unos años. El Alar es una sustancia química con la que se pulverizaba a las manzanas para regular su crecimiento. Poco tiempo después de que el NRDC (sigla en inglés del Consejo para la Defensa de los Recursos Naturales) presentara un informe titulado "Riesgo intolerable: plaguicidas en los alimentos de nuestros hijos",[1] el programa de televisión *60 Minutes* emitió la historia del Alar. En febrero de 1989, un representante del NRDC afirmó en el programa *60 Minutes* que la sustancia química empleada en la industria de la manzana era "el carcinógeno más potente de la cadena alimenticia".[2, 3]

La reacción del público fue muy rápida. Una mujer llamó a la comisaría local para que detuvieran el autobús escolar en el que viajaba su hijo para recuperar la manzana que le había dado.[4] Los comedores escolares de todo el país, en Nueva York, Los Ángeles, Atlanta y Chicago, entre otros, dejaron de servir manzanas y sus productos derivados. De acuerdo con John Rice, antiguo presidente de la Asociación de la Manzana de Estados Unidos, la industria de la manzana sufrió una debacle económica, ya que perdió más 250 millones de dólares.[5] Finalmente, en respuesta a las protestas generales, se suspendió la producción y el uso de Alar en junio de 1989.[3]

La historia del Alar no es infrecuente. En las últimas décadas, algunos artículos de periódicos muy populares han clasificado a varias sustancias químicas como agentes cancerígenos. Quizá hayas oído hablar de alguna de ellas:

* Aminotriazol (herbicida utilizado en cultivos de arándanos, que causó el "miedo al arándano" declarado en 1959).
* DDT [ampliamente conocido después del libro de Rachel Carson *Silent Spring* (Primavera silenciosa)].
* Nitritos (conservante de carne potenciador del color y sabor, empleado en los perritos calientes y en el tocino).
* Tinte rojo nº 2.
* Edulcorantes artificiales (incluidos los ciclamatos y la sacarina).
* Dioxina (contaminante de los procesos industriales y del agente naranja, un defoliante utilizado durante la guerra de Vietnam).
* Aflatoxina (toxina derivada de un hongo hallada en cacahuetes y maíz mohosos).

Conozco muy bien estas desagradables sustancias químicas. Fui miembro de la Academia Nacional del Panel de Científicos Expertos para la Sacarina y la Política de Seguridad Alimentaria (1978–1979), cuya tarea era evaluar el riesgo potencial de la sacarina, en una época en la que el público estaba furioso porque la FDA (sigla en inglés de la Administración de Alimentos y Medicamentos) había propuesto prohibir este edulcorante artificial; fui uno de los primeros científicos en aislar la dioxina; conocí de primera mano el trabajo fundamental realizado por el laboratorio del MIT en la investigación de los nitritos, y pasé muchos años investigando y publicando artículos sobre la aflatoxina, una de las sustancias químicas más cancerígenas jamás descubiertas —al menos para las ratas.

Estas sustancias químicas son significativamente diferentes en cuanto a sus propiedades, pero todas tienen una historia similar con respecto al cáncer. En todos y cada uno de los casos, la investigación ha demostrado que pueden aumentar los índices de esta enfermedad en animales de laboratorio. El caso de los nitritos sirve como un excelente ejemplo.

EL MISIL DE LOS PERRITOS CALIENTES

Si estás en la mediana edad o incluso ya la has superado, cuando digo "nitritos, perritos calientes y cáncer", quizá te eches hacia atrás en tu asiento, muevas afirmativamente la cabeza y pienses: "Oh sí, recuerdo algo acerca de eso". Los más jóvenes, presten atención porque la historia tiende a repetirse de una forma curiosa.

La época: los primeros años de la década de los setenta. La escena: la guerra de Vietnam empezaba a decaer. Richard Nixon estaba a punto de quedar asociado para siempre con el caso Watergate, debido a la crisis energética se empezaban a ver colas en las gasolineras y los nitritos comenzaban a ser noticia.

Nitrito sódico: un conservante para la carne utilizado desde la década de los años veinte.[6] Elimina las bacterias y otorga un bonito color rosado y un sabor apetitoso a los perritos calientes, el tocino y la carne en conserva.

En 1970 el periódico Nature informó que el nitrito que consumimos puede reaccionar en nuestro organismo y formar nitrosaminas.[7]

Nitrosaminas: una temida familia de sustancias químicas. No menos de diecisiete nitrosaminas son "razonablemente consideradas como agentes carcinógenos humanos por el Programa Nacional de Toxicología de Estados Unidos.[8]

Pero detengámonos un segundo. ¿Por qué estas temidas nitrosaminas se consideraban carcinógenos humanos? La respuesta breve es que los experimentos con animales han demostrado que a medida que aumenta la exposición a estas sustancias químicas, se incrementa también la incidencia del cáncer. Sin embargo, esto no es suficiente. Necesitamos una respuesta más completa.

Examinemos una de las nitrosaminas, la NSAR (N-nitrosarcosina). En un estudio, veinte ratas se dividieron en dos grupos, cada uno de los cuales fue expuesto a un nivel diferente de NSAR. Las ratas pertenecientes al grupo de dosis alta recibieron una cantidad que era el doble de la que se administró a las del grupo de dosis baja. Solo un porcentaje ligeramente superior al 35% de las ratas a las que se administró la dosis inferior de NSAR murió de cáncer de garganta. En contraste, el 100% de las que recibieron niveles superiores de la sustancia murió de cáncer durante el segundo año del experimento.[9–11]

¿Qué cantidad de NSAR recibieron las ratas? Se administró a ambos grupos una cantidad increíblemente alta. Voy a explicar qué significa una dosis "baja" describiendo una pequeña escena. Supongamos que todos los días te dejas caer en la casa de un amigo a la hora de comer. Tu amigo ya está harto de ti y decide provocarte un cáncer de garganta exponiéndote a la NSAR. Entonces te ofrece el equivalente a la dosis "baja" administrada a las ratas. Cuando vas a su casa, te ofrece un bocadillo con casi medio kilo de mortadela. Tú te lo comes. Él te da otro y otro y otro . . . Y tú tienes que comer 270,000 bocadillos de mortadela antes de que tu amigo te deje marchar.[9–12] Será mejor que te guste la mortadela porque tu amigo va a alimentarte de la misma forma todos los días durante más de treinta años. Si así lo hace, te habrá expuesto al mismo nivel de NSAR (por peso corporal) que recibieron las ratas del grupo de dosis "baja".

Al utilizar diferentes tipos de exposición se observaron índices superiores de cáncer en ratones y también en ratas; por lo tanto, se puede "anticipar razonablemente" que es un agente carcinógeno humano. Aunque en esta evaluación no se incluyeron estudios con personas, es probable que un determinado nivel de exposición a una sustancia química como esta, que consecuentemente causa cáncer tanto en ratas como en ratones, resulte cancerígena para los humanos. Es imposible saber, no obstante, cuál puede ser ese nivel de exposición, en especial porque las dosis animales son astronómicas. De cualquier manera, los experimentos con animales se consideran suficientes para concluir razonablemente que la NSAR es carcinógena para las personas.[9]

Por este motivo, en 1970, todo el mundo se alarmó cuando el prestigioso periódico *Nature* publicó un artículo donde se afirmaba que los nitritos colaboran en la formación de nitrosaminas en el organismo, lo que significa que pueden causar cáncer. Esta era la declaración oficial: "Reducir la exposición humana a los nitritos y a determinadas aminas secundarias, particularmente a través de los alimentos, puede dar como resultado una disminución de la incidencia del cáncer".[7] De repente, los nitritos se convirtieron en un asesino potencial. Cuando comemos carne procesada, como por ejemplo perritos calientes o tocino, estamos expuestos a los nitritos y por este motivo algunos productos fueron duramente criticados. Los perritos calientes eran un objetivo fácil. Además de incluir aditivos como los nitritos, pueden contener morros triturados, bazo, lenguas, gargantas y otras "variedades de carne".[13] De manera que cuando el debate de los nitritos y la nitrosamina empezó a subir de temperatura, los perritos calientes no parecían tan calientes. Ralph Nader afirmó que este alimento se encontraba "entre los misiles más mortales de Estados Unidos".[14] Algunos grupos de apoyo a los consumidores solicitaron la prohibición de los nitritos como aditivos y los funcionarios del gobierno comenzaron a examinar seriamente los problemas de salud potenciales derivados de ellos.[3]

El asunto volvió a salir a la palestra una vez más en 1978, cuando un estudio del MIT descubrió que los nitritos aumentaban el cáncer linfático en ratas. El estudio, según informó un artículo de *Science* en 1979,[15] descubrió que, como media, las ratas que habían ingerido nitritos contrajeron cáncer linfático el 10.2% de las veces, mientras que las que no lo habían consumido solo enfermaron de cáncer el 5.4% de las veces. Este hallazgo fue suficiente para producir un gran revuelo. Se inició un acalorado debate entre el gobierno, la industria y las comunidades de investigadores. Cuando las cosas se calmaron, los paneles de expertos hicieron recomendaciones, la industria restringió el uso de los nitritos y el asunto dejó de estar en primer plano.

Para resumir la historia, los resultados científicos marginales pueden generar olas de enorme tamaño entre el público cuando se trata de sustancias químicas que pueden producir cáncer. El aumento de la incidencia de esta enfermedad, que pasó de un 5 a un 10%, entre las ratas a las que se había administrado grandes cantidades de nitritos causó una explosiva controversia. Sin lugar a dudas, después del estudio del MIT se invirtieron millones de dólares para investigar y debatir los hallazgos. La NSAR, una nitrosamina presumiblemente derivada de los nitritos, fue "razonablemente considerada como un carcinógeno humano" después de varios experimentos realizados con animales expuestos a niveles muy altos de la sustancia química durante prácticamente la mitad de su vida.

VOLVAMOS A LAS PROTEÍNAS

El tema es que el nitrito es seguro. Lo que causa alarma entre el público es la mera posibilidad de que cause cáncer, independientemente de lo improbable que pueda ser. Pero ¿y si los investigadores produjeran resultados científicos considerablemente más impactantes y mucho más sustanciales? ¿Qué ocurriría si existiera una sustancia química que a nivel experimental causara cáncer en el 100% de los animales sometidos al ensayo y su relativa ausencia lo restringiera a un 0%? Y más aún, ¿qué sucedería si dicha sustancia química fuera capaz de actuar del mismo modo con niveles habituales de ingestión y no con los extraordinariamente elevados que se utilizaron en los experimentos realizados con la NSAR? Encontrar una sustancia química semejante sería el santo grial de la investigación del cáncer. Las implicaciones para la salud humana serían enormes. Podríamos anticipar que esa sustancia química despertaría mucha más inquietud que el nitrito y el Alar, y resultaría mucho más relevante que la aflatoxina, un importante carcinógeno.

Esto es exactamente lo que leí en el documento de investigación indio[16] cuando me encontraba en Filipinas. La sustancia química era la proteína, que se administraba a las ratas en niveles que se encuentran dentro del rango del consumo normal. ¡Las proteínas! Estos resultados eran más que asombrosos y alarmantes. En el estudio de la India, en el que todas las ratas habían sido predispuestas a contraer cáncer de hígado después de administrarles aflatoxina, los animales que sufrieron cáncer fueron solamente aquellos que tuvieron una dieta con un 20% de proteínas; ninguno de los que consumieron la dieta con un 5% de proteínas contrajo la enfermedad.

Los científicos, incluyéndome a mí mismo, tienden a ser un grupo escéptico, en especial cuando se enfrentan a resultados llamativos. De hecho, como investigadores, nuestra responsabilidad es cuestionar y analizar los hallazgos más provocadores. Podríamos sospechar que este hallazgo se refería exclusivamente a las ratas expuestas a la aflatoxina y no a las demás especies, incluidos los seres humanos. Quizá existían nutrientes desconocidos que estaban afectando los datos. Es probable que mi amigo, el distinguido profesor del MIT, tuviera razón y en el estudio indio se hubiera confundido la identidad de los animales.

Las preguntas requerían respuestas. Para estudiar más a fondo este asunto, solicité dos subvenciones para la investigación que el NIH me concedió, como ya mencioné. Una de las investigaciones consistía en un estudio con personas y la otra en un estudio experimental con animales. Me cuidé muy bien de no gritar "viene el lobo" en ninguna de las solicitudes, evitando mencionar que la proteína podía provocar cáncer. Si actuaba como un hereje, perdería toda credibilidad y no ganaría absolutamente nada. Por otra parte, no estaba convencido de que la proteína pudiera ser realmente dañina. En el estudio con animales de experimentación, propuse investigar el "efecto de *diversos factores* [la cursiva es mía] sobre el metabolismo de la aflatoxina". El realizado con personas, principalmente enfocado en los efectos de la aflatoxina sobre el cáncer de hígado en Filipinas, incluía una breve reseña en el último capítulo y se completó al cabo de tres años. Más adelante fue actualizado y transformado en un estudio mucho más sofisticado realizado en China (capítulo 4).

Era preciso elaborar, muy correctamente, un estudio sobre los efectos de las proteínas en el desarrollo de un tumor. De lo contrario, no habría convencido a nadie, ¡y mucho menos a los colegas que en el futuro revisarían a fondo cualquier solicitud que presentara para una nueva financiación! En retrospectiva, puedo afirmar que posiblemente tuvimos éxito puesto que el NIH continuó aportando fondos para este estudio durante los siguientes diecinueve años y otras agencias de investigación nos concedieron fondos adicionales (la Sociedad Americana del Cáncer, el Instituto Americano para la Investigación del Cáncer y la Fundación Americana para la Investigación del Cáncer). Basándonos exclusivamente en los hallazgos del estudio experimental con animales, este proyecto generó más de cien artículos en algunas de las mejores revistas científicas, muchas presentaciones públicas y varias invitaciones a participar en paneles de expertos.

LOS DERECHOS DE LOS ANIMALES

El resto de este capítulo trata sobre la investigación experimental con animales, que siempre incluye roedores (ratas y ratones). Sé perfectamente que muchos se oponen al uso de animales de experimentación. Respeto esa opinión y, no obstante, con el mismo respeto, sugiero que se considere lo siguiente: es muy probable que yo no defendiera una dieta vegetariana si no fuera por los experimentos realizados con animales. Los hallazgos y los principios derivados de dichos estudios han contribuido en gran medida a mi forma de interpretar mis trabajos posteriores, incluyendo *El estudio de China*, como se podrá comprobar más adelante.

Una cuestión obvia relacionada con este asunto es si existía alguna alternativa a la investigación experimental con animales para obtener la misma información. Hasta la fecha no he encontrado ninguna, ni siquiera después de pedir consejo a los colegas que defienden los "derechos de los animales". Estos estudios experimentales permitieron elaborar algunos de los principios más importantes en el desarrollo del cáncer, que no se obtuvieron en los estudios realizados con humanos. Dichos principios tienen ahora un enorme potencial para beneficiar a todas las personas y para proteger el medio ambiente.

LAS TRES ETAPAS DEL CÁNCER

El cáncer tiene tres etapas en su evolución: inicio, desarrollo y propagación. Para emplear una analogía aproximada, el proceso es similar a plantar césped. El estadio inicial corresponde al momento de colocar las semillas en la tierra, el desarrollo es cuando la hierba comienza a emerger y la propagación, cuando está completamente fuera de control, invade el camino de entrada, los macizos de arbustos y los senderos.

Entonces, ¿cuál es el proceso que "implanta" inicialmente con éxito las semillas de hierba en la tierra, es decir, activa las células propensas al cáncer? Las sustancias químicas que tienen esta capacidad se denominan agentes carcinógenos. Por lo general, dichas sustancias son subproductos de los procesos industriales, aunque pequeñas cantidades pueden formarse en la naturaleza, como es el caso de la aflatoxina. Estos carcinógenos transforman genéticamente a las células normales —o les provocan mutaciones—, produciendo células propensas al cáncer. Una mutación implica la alteración permanente de los genes de la célula que daña su ADN.

Toda la etapa inicial (gráfico 3.1) se puede desarrollar en un periodo muy breve, incluso minutos. Es el tiempo que necesita la sustancia química carcinógena para ser consumida, absorbida por los tejidos hasta llegar a la sangre, transportada hasta las células, ser transformada en su producto activo, adherirse al ADN y finalmente ser trasladada a las células hijas. El proceso se completa cuando se forman las nuevas células hijas. Estas últimas y toda su progenie resultarán genéticamente dañadas de forma definitiva, generando el potencial para el cáncer. Excepto en raras ocasiones, una vez completada la fase inicial el proceso se considera irreversible.

En este punto, volviendo a nuestra analogía con el césped, las semillas ya están en la tierra listas para germinar. La etapa inicial ha finalizado. El segundo estadio se denomina desarrollo. De la misma forma que las semillas están preparadas para producir brotes de hierba y cubrir el terreno con un césped muy verde, estas células propensas al cáncer que se acaban de formar se hallan listas para crecer y multiplicarse hasta transformarse en un cáncer detectable. Esta etapa es mucho más prolongada que la inicial —en las personas a menudo puede durar años—. Es en esta fase de desarrollo donde el grupo de células que se acaba de formar se multiplica y crece, produciendo masas cada vez más grandes hasta formar un tumor clínicamente detectable.

Pero igual que las semillas en la tierra, las células iniciales cancerosas no crecerán ni se multiplicarán a menos que encuentren las condiciones adecuadas. Por ejemplo, las semillas necesitan una suficiente cantidad de agua, luz solar y otros nutrientes antes de convertirse en césped. No se desarrollarán en ausencia de esos factores, y en el caso de que falte alguno de ellos, una vez iniciado el crecimiento, las nuevas plántulas permanecerán latentes a la espera de los elementos que necesitan. Esta es una de las características más importantes de la etapa de desarrollo. *El desarrollo es reversible, pero esto depende de si la formación inicial del cáncer encontró las condiciones idóneas para proliferar.* Y es aquí donde entra en juego la importancia de ciertos factores relacionados con la dieta. Se denominan agentes promotores y favorecen el desarrollo de la enfermedad. Existen otros factores asociados a la dieta que consiguen demorar el avance del cáncer, conocidos como agentes antipromotores. El proceso canceroso prolifera cuando hay más agentes promotores que anti-promotores; por el contrario, cuando prevalecen estos últimos el desarrollo del cáncer es más lento, e incluso puede llegar a

GRÁFICO 3.1: ETAPA INICIAL DEL TUMOR DEBIDO A LA PENETRACIÓN DE LA AFLATOXINA EN UNA CÉLULA HEPÁTICA

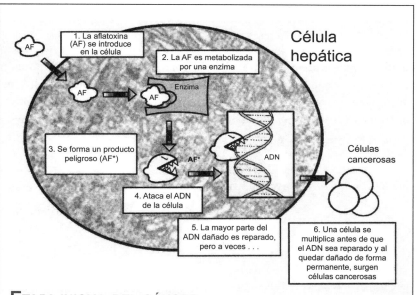

ETAPA INICIAL DEL CÁNCER

Después de introducirse en nuestras células (paso 1), la mayoría de los carcinógenos no inician por sí mismos el proceso canceroso. Primero deben ser convertidos en productos más reactivos (pasos 2 y 3) mediante la ayuda de enzimas de extrema importancia. Estos productos carcinógenos quedan luego estrechamente ligados al ADN de la célula para formar complejos de carcinógenos-ADN (paso 4).

Si los aductos carcinógenos del ADN no son reparados ni eliminados, tienen el potencial para crear el caos en el material genético de la célula. Pero la naturaleza es inteligente. Los aductos se puedan reparar, y de hecho la mayoría de ellos se reparan con bastante rapidez (paso 5). De todos modos, si permanecen en su sitio mientras las células se dividen para formar nuevas células "hijas", se produce un daño genético y este nuevo defecto genético (o mutación) se trasmite a todas las nuevas células que se formen a partir de ese momento (paso 6).[17]

detenerse. Se trata de un proceso de tira y afloja. No está de más insistir en la profunda importancia de su carácter reversible.

La tercera etapa, la propagación, comienza cuando un grupo de células cancerosas avanzadas progresa en su crecimiento hasta infligir el daño final. Es como el césped que una vez que ha crecido empieza a invadir todo lo que hay a su alrededor: el jardín, el camino de entrada y los senderos laterales. De forma similar, un tumor canceroso en desarrollo puede desplazarse desde el lugar donde se inició e invadir tejidos colindantes o distantes del organismo. Si el cáncer adquiere estas propiedades letales, se lo considera maligno. El proceso por el cual el tumor se desprende del lugar donde se originó y se desplaza por el cuerpo se conoce como metástasis. Esta es la etapa final del cáncer, cuyo resultado es la muerte.

Cuando comenzamos nuestra investigación, las etapas de formación de la enfermedad solo se conocían vagamente. Sin embargo, poseíamos suficiente información sobre ellas como para poder estructurar nuestra investigación de una forma inteligente. Teníamos muchas preguntas. ¿Podríamos confirmar los hallazgos del estudio de la India que indicaban que una dieta baja en proteínas inhibía la formación de un tumor? Y lo más importante, ¿por qué la proteína interviene en el proceso canceroso?, ¿cuáles son sus mecanismos? Es decir, ¿de qué forma actúa la proteína? Dado que había muchas preguntas que requerían respuestas, realizamos nuestros estudios experimentales profunda y meticulosamente con el fin de obtener resultados que pudieran resistir el más riguroso de los escrutinios.

PROTEÍNA Y ETAPA INICIAL

¿De qué manera la ingesta de proteínas afecta a la formación inicial del cáncer? El objetivo de nuestro primer ensayo era comprobar si esta ingesta podía influir en la enzima principal del metabolismo de la aflatoxina, la MFO (sigla en inglés de la oxidasa de función mixta). Esta enzima es muy compleja porque también metaboliza productos farmacéuticos y otras sustancias químicas, amigas o enemigas del cuerpo. Paradójicamente, ayuda tanto a desintoxicar como a activar la aflatoxina. Es una extraordinaria sustancia de transformación.

En el momento en que empezamos la investigación, establecimos la hipótesis de que las proteínas que consumimos alteran el desarrollo de un tumor, variando la forma en que la aflatoxina es desintoxicada por las enzimas presentes en el hígado.

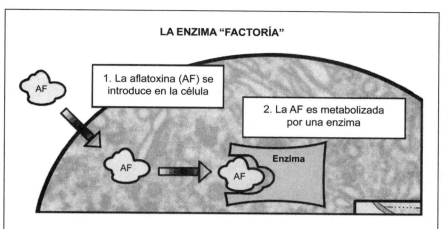

LA ENZIMA "FACTORÍA"

AF

1. La aflatoxina (AF) se introduce en la célula

2. La AF es metabolizada por una enzima

AF

Enzima

AF

Para decirlo de una forma simple, el sistema de la enzima MFO se puede considerar como una factoría en el diligente funcionamiento de la célula. Diversas "materias primas" químicas son trasladadas hacia la factoría, donde se producen todas las reacciones complejas. Las materias primas se pueden desmontar o montar. Después de un proceso de transformación, las "materias primas" químicas están preparadas para abandonar la factoría como la mayoría de los productos normales y seguros.

Pero también pueden existir subproductos de estos complejos procesos que son excepcionalmente peligrosos. Piensa en la chimenea de una fábrica real. Si alguien te pidiera que asomaras la cabeza por la chimenea y respiraras profundamente durante un par de horas, te negarías a hacerlo. En el interior de la célula, los subproductos peligrosos son los metabolitos de la aflatoxina que, al ser altamente reactivos, atacan el ADN de la célula y dañan su patrón genético.

En principio nos ocupamos de determinar si la cantidad de proteínas que consumíamos podía modificar esta actividad enzimática. Tras realizar una serie de experimentos (gráfico 3.2), la respuesta fue muy clara. La actividad enzimática podía modificarse fácilmente por el mero hecho de cambiar el nivel de ingesta de proteínas.[18–21]

GRÁFICO 3.2: EFECTO DE LAS PROTEÍNAS DE LA DIETA SOBRE LA ACTIVIDAD ENZIMÁTICA

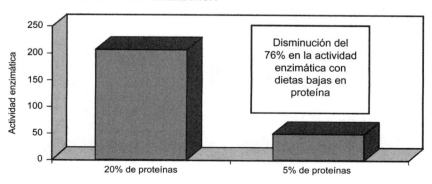

Disminución del 76% en la actividad enzimática con dietas bajas en proteína

Actividad enzimática

250
200
150
100
50
0

20% de proteínas   5% de proteínas

Al reducir la ingesta de proteínas, como se había hecho en la investigación original de la India (del 20 al 5%), la actividad enzimática se reducía considerablemente, y además con gran rapidez.[22] ¿Qué significa esto? Disminuir la actividad enzimática por medio de una dieta con bajo contenido en proteínas implicaba que una menor cantidad de aflatoxina se transformara en el metabolito peligroso de la aflatoxina, con el potencial de adherirse al ADN y provocar una mutación.

Decidimos ensayar esta implicación: ¿realmente una dieta baja en proteínas podía reducir las probabilidades de que el producto de la aflatoxina quedara ligado al ADN, dando como resultado menos aductos? Una estudiante universitaria que trabajaba en mi laboratorio, Rachel Preston, hizo el experimento (gráfico 3.3) y demostró que cuanto menor es la ingesta de proteínas, menor es también la cantidad de aductos ADN-aflatoxina.[23]

Ahora contábamos con la imponente evidencia de que una baja ingesta de proteínas podía reducir en gran medida la actividad enzimática y prevenir las peligrosas adherencias del carcinógeno al ADN. Estos hallazgos fueron impresionantes. Incluso podrían ser suficientes para "explicar" que un menor consumo de proteínas resulta en una menor incidencia de cáncer. Pero queríamos tener más información y estar muy seguros de esta afirmación, de manera que continuamos buscando otras explicaciones. Con el paso del tiempo, llegamos a aprender algo realmente notable. Prácticamente todas las veces que buscábamos la forma —o el mecanismo— en que actúa la proteína para producir sus efectos, ¡la encontrábamos! Por ejemplo,

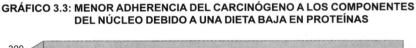

GRÁFICO 3.3: MENOR ADHERENCIA DEL CARCINÓGENO A LOS COMPONENTES DEL NÚCLEO DEBIDO A UNA DIETA BAJA EN PROTEÍNAS

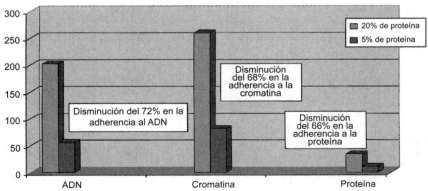

llegamos a descubrir que las dietas bajas en proteína reducen los tumores gracias a los siguientes mecanismos:

* Una menor cantidad de aflatoxina penetraba en la célula.[24-26]
* Las células se multiplicaban más lentamente.[18]
* En el complejo enzimático se producían múltiples cambios que reducían su actividad.[27]
* La cantidad de componentes esenciales de las enzimas relevantes se reducían.[28, 29]
* Se formaban menos aductos ADN-aflatoxina.[23, 30]

El hecho de identificar más de una forma de actuar (más de un mecanismo) de las dietas bajas en proteínas fue muy esclarecedor. Otorgó más peso a los resultados de los investigadores indios. Por otra parte, sugirió que los efectos biológicos, cuyo funcionamiento con frecuencia se adjudica a reacciones únicas, operan a través de un gran número de diversas reacciones simultáneas que muy probablemente actúan de un modo integrado y concertado. ¿Podía significar esto que el cuerpo tiene muchos sistemas de seguridad que entran en funcionamiento en el caso de que uno de ellos haya sido superado? Tal como reveló la investigación en los años siguientes, la verdad de esta tesis se tornó cada vez más evidente.

En nuestra exhaustiva investigación, una idea parecía ser muy clara: una menor ingesta de proteínas reducía de manera notoria la formación inicial de un tumor. Sin embargo, a pesar de estar muy bien fundamentado, este hallazgo resultó demasiado provocador para muchas personas.

PROTEÍNA Y DESARROLLO DEL TUMOR

Volviendo a la analogía con el césped, recordemos que el proceso inicial consistía en colocar las semillas en la tierra. A través de una serie de experimentos, descubrimos de forma conclusiva que, en el momento de la siembra, una dieta baja en proteínas podía reducir el número de semillas en nuestro césped "canceroso". Se trataba de un hallazgo increíble, pero necesitábamos algo más. Nos preguntamos qué sucedía durante la fase de desarrollo del cáncer, una importantísima etapa con carácter reversible. ¿Acaso los beneficios de una baja ingesta de proteínas observados durante el estadio inicial podían continuar en la fase de desarrollo del tumor?

En la práctica resultaba difícil estudiar esta etapa de la enfermedad porque carecíamos del tiempo y del dinero necesarios. Este tipo de estudio resulta muy caro, ya que se hace un seguimiento de las ratas hasta que desarrollan tumores completos. Un experimento de este tipo hubiera supuesto más de dos años de trabajo (la vida normal de las ratas) y costado más de 100,000 dólares (hoy en día, incluso más). Para responder a todas las preguntas que nos formulábamos, no podíamos dedicarnos a estudiar el desarrollo completo de un tumor. ¡Todavía estaría yo en el laboratorio, treinta y cinco años más tarde!

En ese momento oímos hablar de un trabajo muy interesante que se acababa de publicar[31] y que mostraba cómo medir pequeños grupos de células de tipo canceroso que aparecen inmediatamente después de que se complete la etapa inicial. Estos pequeños grupos microscópicos de células se denominan focos cancerosos.

Los focos cancerosos son grupos de células precursoras que se convierten en tumores. Aunque la mayoría de ellos no llegan a ser verdaderas células cancerosas, anuncian el desarrollo de un tumor.

Observando el desarrollo de los focos cancerosos, midiendo su cantidad y anticipando las dimensiones que podían llegar a tener,[32] pudimos aprender de forma indirecta cómo crecen los tumores y cuál podría ser el efecto de las proteínas. Al estudiar dichos efectos en el desarrollo de los focos, en lugar de en los tumores, pudimos evitar tener que pasar toda una vida trabajando en el laboratorio y nos ahorramos varios millones de dólares.

Lo que descubrimos fue verdaderamente asombroso. *El desarrollo de los focos dependía casi exclusivamente de la cantidad de proteínas consumidas, ¡independientemente de cuánta aflatoxina se ingiriera!*

Esto fue documentado de forma muy interesante y por primera vez por mis alumnos de la universidad Scott Appleton[33] y George Dunaif[34] (en el gráfico 3.4 se presenta una comparación típica). Después de la etapa inicial, en la que se había administrado aflatoxina, los focos crecían (se desarrollaban) mucho más con la dieta que incluía un 20% de proteínas que con aquella de tan solo un 5% de proteínas.[33, 34]

Hasta este momento, todos los animales habían sido expuestos a la misma cantidad de aflatoxina. Pero ¿que sucedería si se modificaba la exposición inicial a este tóxico? ¿Seguiría teniendo efecto la proteína? Investigamos esta cuestión administrándole a un grupo de ratas una dosis alta de aflatoxina, y una dosis baja al segundo grupo, junto con una dieta básica estándar. Con este método, los dos grupos iniciaban el proceso mórbido con diferentes cantidades de semillas "cancerosas" iniciales. Luego, durante la fase de desarrollo, suministramos una dieta baja en proteínas al grupo

**GRÁFICO 3.4: INGESTA DE PROTEÍNAS A TRAVÉS DE LA DIETA
Y FORMACIÓN DE FOCOS MICROSCÓPICOS**

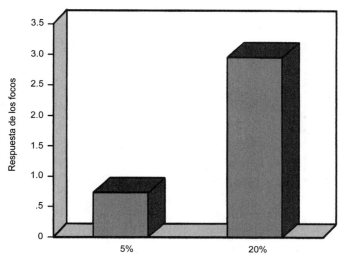

que había recibido la dosis alta de aflatoxina y una dieta alta en proteínas al grupo de dosis baja. Nuestro objetivo era conocer si los animales que inicialmente recibían una gran cantidad de semillas cancerosas eran capaces de superar esta dificultad mediante una dieta baja en proteínas.

Una vez más, los resultados fueron extraordinarios (gráfico 3.5). Las ratas que al principio habían estado más predispuestas a contraer cáncer (mediante una dosis alta de aflatoxina) desarrollaron *sustancialmente menos* focos cuando se les administró la dieta que incluía un 5% de proteínas. En contraste, las que habían recibido la dosis baja de aflatoxina produjeron *sustancialmente más* focos después de suministrárseles una dieta de alto contenido proteico.

Habíamos logrado establecer un principio. El desarrollo de los focos, determinado inicialmente por la cantidad de exposición al carcinógeno, se puede controlar mucho más mediante las proteínas consumidas a través de la dieta durante la etapa de desarrollo. En esta fase, la proteína triunfa sobre el carcinógeno independientemente de cuál sea la exposición inicial.

Con esta información de base, diseñamos un experimento mucho más contundente. Una de mis alumnas de la universidad, Linda Youngman,[35] realizó una secuencia detallada de experimentos. Todos los animales

GRÁFICO 3.5: DOSIS CARCINÓGENA CONTRA INGESTA DE PROTEÍNAS

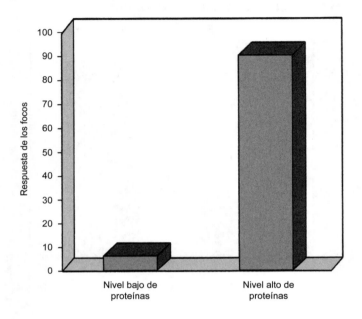

recibieron la misma dosis de carcinógeno y fueron alimentados alternativamente con las dos dietas (5 y 20% de proteínas) durante la etapa de desarrollo, de doce semanas de duración. Dividimos esas doce semanas en cuatro periodos de tres semanas cada uno. El primero correspondía al lapso comprendido entre la primera y la tercera semana, el segundo abarcaba desde la cuarta a la sexta semana, y así sucesivamente.

Cuando se alimentaron los animales con la dieta que incluía un 20% de proteínas durante el primer y segundo periodos (20-20), los focos continuaron aumentando de tamaño según lo esperado. Pero cuando al comienzo del tercer periodo cambiamos la dieta por otra con un bajo contenido de proteínas (20-20-5), observamos una pronunciada reducción en el desarrollo de los focos. Y cuando los animales volvieron a ingerir la dieta con un 20% de proteínas durante el cuarto periodo (20-20-5-20), el desarrollo de los focos volvió a activarse.

En otro experimento realizado con animales que fueron alimentados con la dieta que contenía un 20% de proteínas a lo largo del primer periodo, pero que durante el segundo consumieron solo un 5% de proteínas (20-5), el crecimiento de los focos se redujo notoriamente. Sin embargo, cuando estos mismos animales volvieron a ingerir un 20% de proteínas durante el tercer periodo (20-5-20), observamos otra vez la marcada influencia que tenían las proteínas ingeridas a través de la dieta en el desarrollo de los focos.

Estos diversos experimentos, considerados como un conjunto, fueron muy exhaustivos. El desarrollo de los focos se podía revertir, aumentar y disminuir modificando la cantidad de proteínas consumidas a través de la dieta y en todos los estadios de desarrollo de los focos microscópicos.

Los experimentos también demostraron que el cuerpo es capaz de "recordar" las afrentas tempranas de los carcinógenos[35, 36] aunque estas permanezcan latentes gracias a una baja ingesta de proteínas. Es decir, la exposición a la aflatoxina dejaba una marca genética que quedaba en estado de latencia al consumir la dieta de un 5% de proteínas hasta que nueve semanas más tarde, cuando se administraba a los animales la dieta que contenía un 20% de proteínas, volvía a activarse para formar focos. Para decirlo de una manera simple, el cuerpo *guarda rencor*. Esto sugiere que si en el pasado estuvimos expuestos a un carcinógeno que dio lugar a una formación cancerosa que permanece dormida, ese tumor puede volver a despertar en el futuro debido a una mala nutrición.

Estos estudios revelan que el desarrollo del cáncer puede ser modificado mediante cambios relativamente modestos en el consumo de proteínas. Pero ¿cómo saber qué cantidad de proteínas es excesiva o, por el contrario, insuficiente? Experimentando con ratas, investigamos un rango de dietas que contenían entre un 4 y un 24% de proteínas (gráfico 3.6).[37] Los focos microscópicos no evolucionaron con ninguna de las dietas que tenían un contenido máximo de proteínas del 10%. Por encima de ese valor, su desarrollo aumentaba drásticamente a medida que se incrementaba el porcentaje de proteínas. Más adelante, un profesor japonés que nos visitó, el doctor Fumiyiki Horio, repitió los resultados en mi laboratorio.[38]

El hallazgo más significativo de este experimento fue el siguiente: los focos se desarrollaban únicamente cuando los animales ingerían la cantidad de proteínas necesaria para satisfacer su índice de crecimiento corporal (12%),[39] o cuando superaban dicha cantidad. Es decir, la enfermedad volvía a activarse cuando los animales consumían la dosis requerida de proteínas o la sobrepasaban.

Este descubrimiento puede tener una considerable relevancia para los seres humanos, aunque se produjera en un estudio experimental con ratas. Lo aclaro porque la proteína necesaria para el crecimiento de las ratas jóvenes y de las personas jóvenes, y la proteína necesaria para conservar la

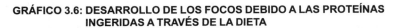

GRÁFICO 3.6: DESARROLLO DE LOS FOCOS DEBIDO A LAS PROTEÍNAS INGERIDAS A TRAVÉS DE LA DIETA

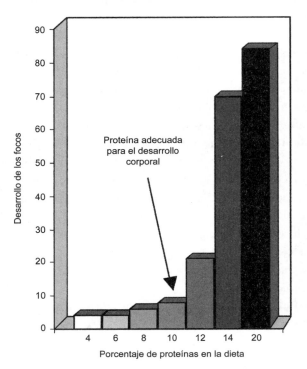

salud de las ratas adultas y de los humanos adultos son asombrosamente similares.[40, 41]

De acuerdo con la cantidad diaria recomendada (CDR) para el consumo de proteínas, deberíamos extraer el 10% de nuestra energía de las proteínas. Este porcentaje es considerablemente superior a la cantidad real necesaria. Pero como esa cifra puede variar de un individuo a otro, se recomienda consumir un 10% de proteínas a través de la dieta para garantizar una ingesta adecuada que sea aplicable a casi todo el mundo. ¿Qué cantidad ingerimos habitualmente la mayoría de nosotros? Por asombroso que pueda parecer, la cantidad supera el 10% diario recomendado. El norteamericano medio consume entre un 15 y un 16% de proteínas al día. ¿Acaso este dato significa que corremos el riesgo de contraer cáncer? Estos estudios con animales sugieren que así es, en efecto.

Consumir un 10% de proteínas a través de la dieta equivale a ingerir entre 50 y 60 gramos diarios, dependiendo del peso corporal y de la ingesta

total de calorías. El promedio nacional del 15 al 16% corresponde a alrededor de 70-100 gramos de proteínas al día. En la distribución por sexos,
los hombres ocupan la parte superior del rango y las mujeres, el extremo
inferior. En términos alimentarios, hay aproximadamente unos 12 gramos
de proteínas en 100 calorías de espinacas (425 gramos) y 5 en 100 calorías
de garbanzos crudos (un poco más de dos cucharadas). Y un filete de cos-
tilla de 100 calorías (un poco más de 45 gramos) contiene alrededor de 13
gramos de proteínas.

Otra de nuestras preguntas era si la ingesta de proteínas podía modificar la relación que existe entre las dosis de aflatoxina y la formación
de focos, que es de fundamental importancia. Por lo general, un producto
químico no se considera un agente carcinógeno a menos que administrado
en dosis cada vez más altas produzca una mayor incidencia de cáncer. Por
ejemplo, a medida que se aumenta la dosis de aflatoxina, también debería
aumentar el crecimiento del tumor y de los focos. Si una sustancia química
se ensaya para averiguar si es carcinógena y no se observa que produzca una
respuesta cada vez mayor, surgen serias dudas respecto de sus propiedades
cancerígenas.

Para investigar esta relación dosis-respuesta, se administraron cantidades cada vez mayores de aflatoxina a diez grupos de ratas y luego se las
alimentó con niveles normales (20%) o bajos (5-10%) de proteínas durante
el periodo de desarrollo (gráfico 3.7).[34]

En los animales alimentados con un nivel de proteínas del 20%, los
focos aumentaron en número y en tamaño a medida que se incrementaba
la dosis de aflatoxina, de acuerdo con las previsiones. Esta relación dosis-
respuesta era clara y contundente. No obstante, en los alimentados con un

GRÁFICO 3.7: DOSIS DE AFLATOXINA - RESPUESTA DE LOS FOCOS

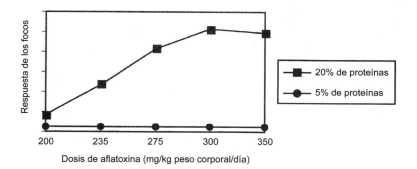

5% de proteínas, la curva dosis-respuesta desapareció completamente. No se observó ninguna respuesta de los focos, ni siquiera cuando los animales recibieron la dosis máxima tolerada de aflatoxina. Habíamos obtenido otro resultado que demostraba que una dieta con bajo contenido en proteínas podía superar el efecto cancerígeno de una sustancia carcinógena muy potente, la aflatoxina.

¿Es posible que, en general, los carcinógenos químicos no causen cáncer a menos que las condiciones nutricionales sean las "correctas"? ¿Es posible que durante gran parte de nuestra vida estemos expuestos a pequeñas cantidades de productos químicos cancerígenos pero que la enfermedad no se desarrolle a menos que consumamos alimentos que favorecen el desarrollo de un tumor? ¿Es posible controlar el cáncer a través de la nutrición?

NO TODAS LAS PROTEÍNAS SON IGUALES

Si has llegado hasta aquí, habrás comprobado que todos los hallazgos mencionados pueden provocar rechazo. Controlar el cáncer por medio de la nutrición era, y sigue siéndolo, una idea radical. Pero, como si esto no fuera suficiente, quedaba aún un asunto que daría lugar a una información explosiva: ¿había alguna diferencia asociada con el tipo de proteínas utilizado en estos experimentos? En todos ellos habíamos utilizado la caseína, que representa el 80% de la proteína presente en la leche de vaca. De manera que, lógicamente, el siguiente interrogante era si las proteínas de origen vegetal, ensayadas del mismo modo, tendrían el mismo efecto sobre el desarrollo del cáncer que la caseína. Y, aunque parezca increíble, la respuesta es NO. *En estos experimentos, las proteínas de origen vegetal no favorecieron el desarrollo del cáncer, ni siquiera con mayores niveles de ingesta.* David Schulsinger, un estudiante universitario de medicina que intentaba conseguir una matrícula de honor trabajando conmigo, se encargó del estudio (gráfico 3.8).[42] *El gluten, la proteína del trigo, no produjo el mismo resultado que la caseína, ni siquiera cuando se administró al mismo nivel del 20%.*

También analizamos si la proteína de soja tenía el mismo efecto que la caseína en el desarrollo de los focos. *Las ratas alimentadas con dietas que contenían un 20% de proteínas de soja no evidenciaron un desarrollo temprano de focos microscópicos, al igual que sucedía con las dietas que contenían un 20% de proteína de trigo.* De pronto, la proteína —en este caso, la de la leche— no era tan favorable como se afirmaba. Habíamos descubierto que una baja ingesta de proteínas reduce la formación del cáncer y actúa sincrónicamente de múltiples

GRÁFICO 3.8: TIPO DE PROTEÍNA Y RESPUESTA DE LOS FOCOS

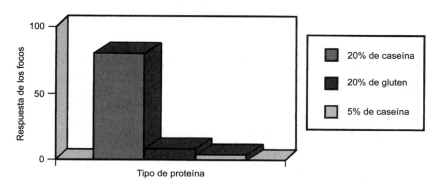

formas. Y como si esto no fuera suficiente, estábamos descubriendo que una alta ingesta de proteínas, que excediera la cantidad necesaria para el crecimiento, promovía el desarrollo del cáncer después de la etapa inicial. De la misma forma que encendemos o apagamos la luz apretando una y otra vez el interruptor, podíamos controlar el desarrollo del cáncer por el simple hecho de modificar los niveles de proteínas en la dieta, independientemente de la exposición inicial a la sustancia carcinógena. El agente cancerígeno en este caso era la proteína de la leche de vaca. A mis colegas ya les resultaba difícil aceptar la idea de que las proteínas pudieran contribuir al desarrollo del cáncer, y ahora además les señalaba específicamente la de la leche de vaca. ¿Acaso estaba loco?

OTRAS PREGUNTAS

Para aquellos de ustedes interesados en tener más información, he incluido otras preguntas en el apéndice A.

LA APOTEOSIS FINAL

Hasta ese momento nos habíamos basado en experimentos en los que solo medíamos los indicadores tempranos del desarrollo de un tumor, los focos de aspecto canceroso de aparición precoz. Ahora teníamos que abordar una tarea más importante que nos permitiría medir la formación completa de los tumores. Planificamos un estudio muy prolongado con varios cientos de ratas y examinamos la formación de tumores a lo largo de toda su vida mediante diversos enfoques.[6, 43]

Desde todo punto de vista, los efectos de las proteínas sobre el desarrollo de los tumores fueron espectaculares. Las ratas viven por lo general alrededor de dos años; por lo tanto, planificamos un estudio de cien semanas de duración. Todos los animales a los que se administró aflatoxina y una dieta con niveles asiduos de un 20% de caseína desarrollaron tumores de hígado y murieron —o estuvieron a punto de morir— al transcurrir las cien semanas.[36, 43] Al cabo del mismo periodo de tiempo, todos los que habían recibido el mismo nivel de aflatoxina, pero que habían consumido una dieta que incluía solamente un 5% de proteínas estaban vivos y activos, y con el pelaje brillante. El resultado fue una puntuación de 100 a 0, algo jamás visto en la investigación y prácticamente idéntico al estudio original de la India.[16]

En este mismo experimento,[36] a las cuarenta o sesenta semanas cambiamos la dieta de algunas de las ratas con el propósito de investigar otra vez el carácter reversible del desarrollo del cáncer. Los animales que pasaron de una dieta alta en proteínas a otra con bajo contenido proteico sufrieron menos tumores (¡35-40% menos!) que los que recibieron una dieta alta en proteínas. Por su parte, los que pasaron de una dieta de bajo contenido proteico a otra rica en proteínas comenzaron a desarrollar nuevamente tumores en la mitad de su vida. Estos descubrimientos sobre los tumores confirmaron nuestros primeros hallazgos utilizando los focos. Es decir, los cambios en la nutrición pueden promover y detener el progreso del cáncer.

En estos estudios que hacían un seguimiento de la vida de las ratas, medimos también los focos microscópicos tempranos para comprobar si la respuesta a las proteínas ingeridas a través de la dieta era similar al crecimiento del tumor. La correspondencia entre el desarrollo de los focos y del tumor no podía haber sido mayor (gráfico 3.9A).[36, 43]

GRÁFICO 3.9A: DESARROLLO DEL TUMOR A LAS CIEN SEMANAS

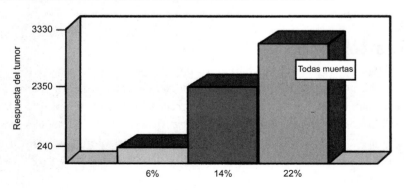

GRÁFICO 3.9B: DETECCIÓN PRECOZ, "ESPERANZA DE VIDA"

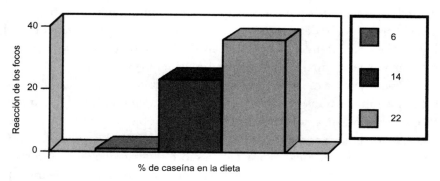

% de caseína en la dieta

¿Cuántas cosas más llegaríamos a descubrir? Jamás hubiera podido imaginar que los resultados obtenidos hasta ese momento pudieran ser tan sólidos, biológicamente convincentes y estadísticamente significativos. Habíamos confirmado por completo el estudio original de la India, y lo habíamos hecho en profundidad.

Ya no cabía ninguna duda: la proteína de la leche de vaca era un potente agente cancerígeno para las ratas a las que se administraba aflatoxina. El hecho de que este efecto se produjera debido a una ingesta de niveles de proteínas que son normales en las dietas de roedores y humanos hace de este hallazgo un hecho especialmente exasperante, y provocador.

OTROS TIPOS DE CÁNCER, OTROS CARCINÓGENOS

Pues bien, he aquí la pregunta central: ¿cómo se aplica esta investigación a la salud humana y, en particular, al cáncer de hígado humano? Una forma de abordarla es investigar otras especies, otros carcinógenos y otros órganos. Si el efecto de la caseína sobre el cáncer es consecuente en todas estas categorías, será mejor que tomemos debida nota de ello. Por consiguiente, nuestra investigación amplió su ámbito de estudio para comprobar si nuestros descubrimientos eran válidos.

Mientras realizábamos nuestras investigaciones con ratas, se publicaron algunos estudios[44, 45] en los que se afirmaba que la infección crónica con el virus de la hepatitis B (VHB) era el mayor factor de riesgo para el cáncer de hígado humano. Se pensaba que las personas con una infección crónica producida por el VHB tenían entre treinta y cuarenta veces más riesgo de desarrollar un tumor en el hígado.

Con el paso de los años se realizaron muchas investigaciones para conocer los mecanismos por los cuales este virus causa cáncer hepático.[46] En efecto, una porción del gen del virus se inserta en el material genético del hígado del ratón, donde inicia la enfermedad. Cuando el proceso se realiza de forma experimental, los animales se consideran *transgénicos*.

Prácticamente todas las investigaciones realizadas en otros laboratorios sobre los ratones transgénicos con VHB –y había un considerable número de ellas– se llevaban a cabo principalmente con el objetivo de comprender el mecanismo molecular mediante el cual actuaba el VHB. No prestaban ninguna atención a la nutrición y a su efecto sobre el desarrollo de los tumores. Durante varios años observé con cierto regocijo cómo un grupo de investigadores sostenía que la aflatoxina era la causa principal del cáncer de hígado humano, mientras otro se inclinaba por el VHB. Ninguno de los integrantes de estos dos grupos se animó a sugerir que la nutrición podía tener algo que ver con esta enfermedad.

Queríamos conocer el efecto de la caseína en el cáncer de hígado que se había inducido en los ratones. Este era un paso muy importante. No se limitaba a señalar a la aflatoxina como agente carcinógeno para la especie de las ratas. Un graduado universitario de China que trabajaba en mi grupo y era un alumno brillante, Jifan Hu, puso en marcha los estudios necesarios para responder a esta pregunta. A él se unió más adelante el doctor Zhiqiang Cheng. Necesitábamos una colonia de estos ratones transgénicos. Había dos "razas" de dichos ratones, una de ellas en La Jolla, California, y la otra en Rockville, Maryland. Cada variedad tenía una porción diferente de genes de VHB adherida a los genes del hígado y, por lo tanto, cada una de ellas presentaba una alta predisposición al cáncer de hígado. Me puse en contacto con los investigadores responsables del experimento con el fin de pedirles ayuda para establecer nuestra propia colonia de ratones. Los dos grupos de investigación nos preguntaron cuál era nuestro objetivo y, al conocerlo, ambos coincidieron en que estudiar el efecto de las proteínas era una tontería. Solicité una subvención para financiar esta investigación, pero fue rechazada. Las personas encargadas de estudiar mi solicitud no aceptaron de buen grado la idea de que la nutrición pudiera tener un efecto sobre el cáncer inducido a través de un virus, especialmente tratándose del efecto de las proteínas ingeridas a través de la dieta. Yo empezaba a preguntarme si estaba siendo demasiado explícito al cuestionar el mítico valor de las proteínas para la salud. Al parecer, eso fue precisamente lo que pensaron los responsables de valorar mi solicitud de financiación cuando la denegaron.

Al final conseguimos la financiación, hicimos el estudio con ambas variedades de ratones *y obtuvimos esencialmente el mismo resultado que habíamos conseguido con las ratas*.[47, 48] Puedes comprobarlo por ti mismo. La figura adjunta (gráfico 3.10) muestra un corte transversal del hígado de los ratones a través de la lente de un microscopio. El material de color oscuro indica el desarrollo del cáncer (ignora el "agujero" porque se trata simplemente del corte transversal de una vena). Se observa una intensa formación temprana de la enfermedad en los animales a los que se administró un 22% de caseína (D), una cifra muy inferior de casos entre aquellos que recibieron un 14% de caseína (C) y ningún caso entre los que consumieron un 6% de caseína (B); el dibujo restante (A) muestra un hígado que no tiene ningún gen del virus VHB (el control).

El gráfico siguiente (gráfico 3.11)[47] muestra la expresión (actividad) de dos genes VHB insertados en el hígado del ratón que causan

GRÁFICO 3.10: EFECTOS DE LAS PROTEÍNAS CONSUMIDAS A TRAVÉS DE LA DIETA SOBRE EL CÁNCER DE HÍGADO (RATONES) CON BASE GENÉTICA (VHB)

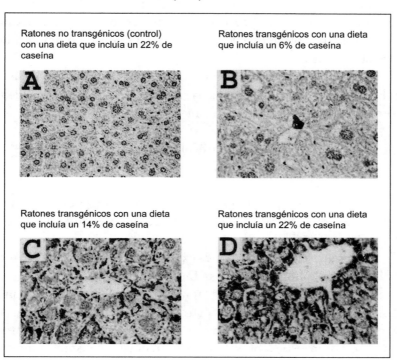

Ratones no transgénicos (control) con una dieta que incluía un 22% de caseína

Ratones transgénicos con una dieta que incluía un 6% de caseína

Ratones transgénicos con una dieta que incluía un 14% de caseína

Ratones transgénicos con una dieta que incluía un 22% de caseína

GRÁFICO 3.11: EFECTOS DE LAS PROTEÍNAS CONSUMIDAS A TRAVÉS DE LA DIETA SOBRE LA EXPRESIÓN DE LOS GENES (RATONES)

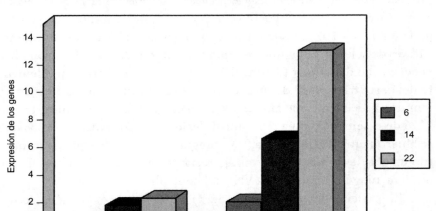

cáncer. Ambos gráficos muestran lo mismo: la dieta de un 22% de caseína activó el virus que provocó el cáncer, pero en los animales cuya dieta incluía solamente un 6% de caseína, no se observó prácticamente ninguna actividad.

En este punto teníamos una cantidad de información más que suficiente para concluir que la caseína, la sagrada proteína de la leche de vaca, favorece drásticamente el cáncer de hígado en:

* ratas a las que se administró aflatoxina y
* ratones infectados con VHB.

Y lo sustancial del estudio no se limitó al hallazgo de estos efectos, pues también descubrimos una red de vías complementarias por las cuales actúan dichos efectos.

Siguiente pregunta: ¿podemos extender estos hallazgos a otros tipos de cáncer y a otros carcinógenos? En la Universidad del Centro Médico de Illinois, en Chicago, otro grupo investigaba el cáncer de mama en ratas.[49-51] Esta investigación demostró que administrar cantidades cada vez mayores de caseína a los animales favorecía el desarrollo de este tipo de cáncer. Los investigadores descubrieron que un consumo superior de caseína:

* favorecía el cáncer de mama en ratas a las que se había administrado dos carcinógenos experimentales [7,12 dimetilbenzo(a)antraceno (DBMA) y N-nitroso-metilurea (NMU)],
* actuaba mediante una red de reacciones que se combinaban para aumentar el cáncer y
* actuaba a través del mismo sistema de hormonas femeninas que en los seres humanos.

IMPLICACIONES MÁS AMPLIAS

Comenzaba a emerger un patrón extraordinariamente sólido. La caseína promueve el desarrollo del cáncer utilizando un sistema altamente integrado de mecanismos en dos órganos, cuatro carcinógenos y dos especies diferentes. Su efecto es potente, sólido y categórico. Por ejemplo, la caseína incide sobre la forma en que las células interactúan con los carcinógenos y en que el ADN reacciona con ellos, así como también sobre el patrón de crecimiento de las células cancerosas. La profundidad y consistencia de estos hallazgos permite afirmar con rotundidad que son muy relevantes para los humanos por cuatro razones. Primero, la necesidad de ingerir proteínas en las ratas es casi idéntica a la de las personas. Segundo, la acción de las proteínas es prácticamente la misma en nosotros y en las ratas. Tercero, el nivel de ingesta de proteínas que causa desarrollo de tumores es el mismo que el de los seres humanos. Y cuarto, la etapa inicial del cáncer es mucho menos importante que la etapa de desarrollo, tanto en los roedores como en las personas. ¿Cómo se explica esto? Es bastante probable que en nuestra vida cotidiana estemos expuestos a ciertas "dosis" de carcinógenos; el hecho de que dichas dosis propicien la aparición de tumores completos depende de que su desarrollo sea o no activado.

A pesar de que estaba convencido de que una cierta ingesta de caseína promovía el cáncer, tenía que ser muy cauto para no generalizar demasiado. Se trataba de un hallazgo excepcionalmente provocador que despertaba un profundo escepticismo. No obstante, era un anticipo de lo que habría de llegar. Mi aspiración era ampliar las pruebas todavía más. ¿Qué efecto tenían otros nutrientes sobre el cáncer y cómo interactuaban con los diferentes carcinógenos y órganos? ¿Podían los efectos de otros nutrientes, carcinógenos u órganos anularse mutuamente? ¿O serían coherentes los efectos de los nutrientes dentro de cierto tipo de alimentos? ¿Seguiría siendo reversible el desarrollo del cáncer? Si así fuera, se podría controlar fácilmente —e incluso conseguir que remitiera— por el mero hecho de disminuir la ingesta de los nutrientes promotores o aumentar la de los nutrientes antipromotores.

Hicimos más estudios empleando varios nutrientes diferentes, entre ellos la proteína derivada del pescado, las grasas de la dieta y los antioxidantes conocidos como carotenoides. Dos alumnos excelentes, Tom O'Connor y Youping He, midieron la capacidad de dichos nutrientes de producir cáncer de hígado y de páncreas. *Los resultados de estos estudios, y de muchos otros, indicaron que la nutrición era mucho más importante para controlar el desarrollo del cáncer que la dosis inicial del carcinógeno administrado.* La idea de que los nutrientes afectan esencialmente al tumor durante la etapa de desarrollo estaba empezando a ser una propiedad general de las relaciones entre la nutrición y el cáncer. La publicación oficial del Instituto Nacional del Cáncer de Estados Unidos, el *Journal of the National Cancer Institute*, tomó nota de estos estudios e incluyó algunos de sus descubrimientos en la primera página.[52]

Por otra parte, comenzaba a emerger un nuevo patrón: *los nutrientes incluidos en los alimentos de origen animal aumentaban el desarrollo del tumor mientras que los nutrientes de los de origen vegetal reducían su evolución.* En el prolongado estudio que nos permitió observar la vida completa de las ratas con tumores inducidos mediante la aflatoxina, el patrón había sido consecuente. También lo había sido en el de ratones con genes alterados mediante el virus de la hepatitis B, en las investigaciones realizadas por otro equipo de científicos que había estudiado el cáncer de mama y los diferentes carcinógenos, en los ensayos sobre cáncer de páncreas y otros nutrientes,[52, 53] y en los estudios sobre los antioxidantes carotenoides y el inicio del cáncer.[54, 55] Desde la primera etapa del cáncer —fase inicial o de formación— hasta la segunda —de desarrollo—, el patrón había sido consecuente, como también lo fue para todos y cada uno de los mecanismos.

La contundencia de los resultados fue impactante. Sin embargo, había un aspecto de esta investigación que requería la máxima cautela: todas estas evidencias científicas se habían conseguido en estudios experimentales con animales. A pesar de existir argumentos sólidos que indican que estos hallazgos tan provocadores son *cualitativamente* significativos para la salud humana, no podemos conocer su relevancia *cuantitativa*. En otras palabras, ¿tienen estos principios relacionados con la proteína animal y el cáncer una importancia fundamental para todas las personas y en cualquier situación? ¿O su relevancia es meramente marginal y se pueden aplicar a una minoría de individuos en situaciones prácticamente únicas? ¿Intervienen dichos principios en mil cánceres humanos al año, en un millón, o incluso en más?

Necesitamos una evidencia directa que sólo podría proporcionarnos una investigación con humanos. De forma ideal, dicha evidencia se podría reunir mediante una metodología rigurosa que investigara en profundidad los patrones dietéticos, utilizando grandes cantidades de personas con estilos de vida y antecedentes genéticos similares; aún así, observaríamos una amplia variedad de incidencias de la enfermedad.

No es fácil tener la oportunidad de realizar un estudio semejante. No obstante, un increíble golpe de suerte nos brindó la ocasión que tanto necesitábamos. En 1980 tuve la fortuna y el honor de recibir en mi laboratorio a un científico originario de la China continental, el doctor Junshi Chen. Con este hombre excepcional, llegaron las oportunidades para investigar verdades más amplias. Nos ofrecieron llevar a cabo un estudio humano que llevaría todos los principios que habíamos comenzado a descubrir en el laboratorio hasta el siguiente nivel. Había llegado el momento de estudiar el papel de la nutrición, del estilo de vida y de la enfermedad de una forma integral, como jamás se había hecho en la historia de la medicina. Estábamos a punto de participar en El estudio de China.

4

Lecciones de China

UNA INSTANTÁNEA EN EL TIEMPO

¿Has tenido alguna vez la sensación de querer capturar un instante de forma permanente?

En general, se trata de momentos que dejan en ti una huella imborrable. Para algunas personas, se centran en la familia, en los amigos más íntimos o en actividades o situaciones relacionadas con ellos; para otras, quizá estén asociados a la naturaleza, a la espiritualidad o a la religión. Sospecho que para la mayoría de nosotros pueden contener un poco de cada cosa. Llegan a ser los momentos personales —tanto alegres como tristes— que definen nuestros recuerdos y en los cuales simplemente todo parece "unirse". Estas imágenes congeladas en el tiempo constituyen una época que define gran parte de nuestra experiencia vital.

A los investigadores no se nos escapa el valor que tiene una imagen instantánea en el tiempo. Elaboramos experimentos con la esperanza de analizar los detalles específicos de un momento puntual y preservarlos para los años venideros. Tuve la inmensa fortuna de contar con una oportunidad semejante a principios de la década de los ochenta, un tiempo después de que el distinguido científico chino Junshi Chen viniera a Cornell para trabajar en mi laboratorio. Era el director adjunto del principal laboratorio de investigación sobre la salud de China y uno de los primeros intelectuales chinos en visitar Estados Unidos poco después del establecimiento de las relaciones diplomáticas entre nuestros dos países.

EL ATLAS DEL CÁNCER

A comienzos de la década de los setenta, el primer ministro de China, Chou En-Lai, estaba muriendo de cáncer. Cuando ya se encontraba en el estado terminal de la enfermedad, puso en marcha un estudio nacional para reunir información sobre una dolencia que no se llegaba a comprender correctamente. El trabajo se convertiría en un estudio monumental de los índices de mortalidad para doce tipos diferentes de cáncer y 880 millones de personas de más de 2,400 condados chinos. El estudio era sorprendente desde varias perspectivas. Se trataba del proyecto de investigación biomédico más ambicioso jamás realizado y en él participaban 650,000 trabajadores. Su resultado final fue un hermoso atlas codificado mediante colores que mostraba en qué regiones del país había una gran incidencia de ciertos tipos de cáncer y en cuáles eran prácticamente inexistentes.[1]

GRÁFICO 4.1: ATLAS DEL CÁNCER EN CHINA

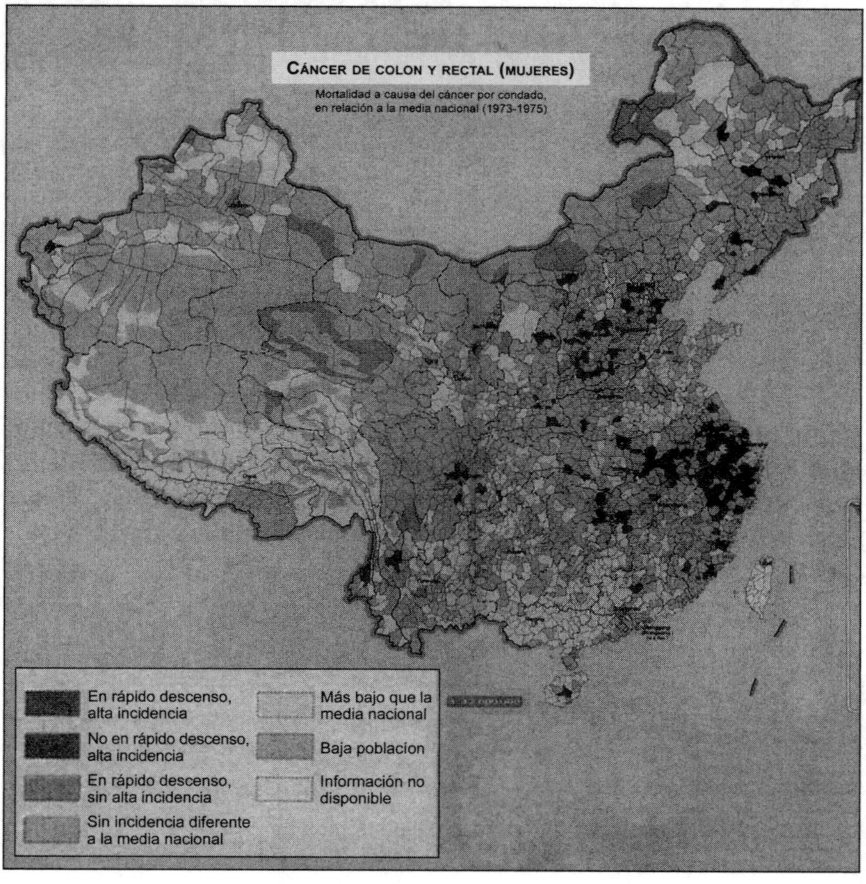

CÁNCER DE COLON Y RECTAL (MUJERES)
Mortalidad a causa del cáncer por condado, en relación a la media nacional (1973-1975)

En rápido descenso, alta incidencia
No en rápido descenso, alta incidencia
En rápido descenso, sin alta incidencia
Sin incidencia diferente a la media nacional
Más bajo que la media nacional
Baja población
Información no disponible

Este atlas dejaba claro que la incidencia de la enfermedad en China tenía una distribución geográfica específica. Algunos tipos de cáncer eran mucho más frecuentes en algunos lugares que en otros. Estudios previos habían abonado el terreno para esta idea, demostrando que la incidencia de cáncer es muy variable entre los diferentes países.[2-4] Pero estos datos sobre China eran mucho más impactantes porque las variaciones geográficas de los índices de cáncer eran muy superiores (gráfico 4.2). Y, además, esto sucedía en un país donde el 87% de la población pertenece al mismo grupo étnico, el pueblo Han.

GRÁFICO 4.2: RANGO DE LOS ÍNDICES DE CÁNCER EN LOS CONDADOS CHINOS

Tipo de cáncer	Hombres	Mujeres
Todos los tipos de cáncer	35-721	35-491
Nasofaríngeo	0-75	0-26
Esófago	1-435	0-286
Estómago	6-386	2-141
Hígado	7-248	3-67
Colorrectal	2-67	2-61
Pulmones	3-59	0-26
Mama	-	0-20

*Índices de mortalidad ajustados a la edad, representando el número de casos/100,000 personas/año

Considerando que los antecedentes genéticos eran similares en todas las regiones del país, ¿por qué se producía una variación tan marcada de los índices de cáncer entre los diferentes condados? ¿Sería posible que las causas de la enfermedad se debieran principalmente a factores medioambientales y al estilo de vida, y no a una herencia genética? Algunos reputados científicos ya habían llegado a esa conclusión. Los autores de una importante reseña sobre la dieta y el cáncer elaborada para presentarla en el Congreso de Estados Unidos en 1981 estimaron que la genética solo determina aproximadamente entre un 2 y un 3% del *riesgo total de contraer cáncer.*[4]

Los datos sobre los que se basaba el atlas del cáncer de China eran consistentes. En los condados donde se registraban los índices más altos de algunos tipos de cáncer, estos superaban en más de cien veces a los valores más bajos de los mismos tipos de cáncer presentes en otros condados. Estas cifras son realmente notables. Si comparamos esta información con lo que sucede en Estados Unidos, encontraremos que la diferencia de las tasas de la dolencia entre las distintas regiones del país puede ser, como máximo, entre dos y tres veces superior.

De hecho, las diferencias muy pequeñas y relativamente carentes de importancia que se observan entre los índices de cáncer se traducen en grandes noticias, cantidades de dinero y políticas. El estado de Nueva York, donde vivo, cuenta con una larga historia caracterizada por el aumento de la incidencia del cáncer de mama en Long Island. Se han invertido enormes sumas (alrededor de 30 millones de dólares)[5] y muchos años de trabajo para estudiar el problema. ¿Qué tipo de índices podían causar semejante furor? Dos condados de Long Island registraban índices de cáncer de mama que solo superaban a la media del estado en un 10% a un 20%. Esta diferencia fue suficiente para generar noticias que aparecieron en las portadas de todos los periódicos, asustaron a la población y consiguieron que los políticos se pusieran en acción. Comparemos estos datos con los hallazgos de China, que revelaron que los índices de cáncer en algunas regiones eran cien veces (10,000%) superiores a los de otras.

Como la población china tiene antecedentes genéticos relativamente homogéneos, quedaba claro que estas diferencias debían atribuirse a causas medioambientales, y esto dio lugar a una serie de preguntas esenciales:

* ¿Por qué el índice de cáncer era tan alto en algunos condados rurales chinos y no en otros?
* ¿Por qué estas diferencias eran tan considerables?
* ¿Por qué el cáncer, en su conjunto, era menos común en China que en Estados Unidos?

Cuanto más hablábamos el doctor Chen y yo, más deseábamos disponer de una instantánea en el tiempo de las condiciones nutricionales y medioambientales de la China rural. Si solo pudiéramos echar un vistazo a la vida de esas personas, observar lo que comían, cómo vivían, qué contenían su sangre y su orina, y cómo morían . . . Si pudiéramos representar su experiencia con una claridad y una minuciosidad sin precedentes, para estudiarla en los años futuros . . . Si de verdad pudiéramos hacerlo, conseguiríamos encontrar algunas respuestas para todos nuestros "¿por qué?".

De vez en cuando, la ciencia, los políticos y la financiación se unen de una manera que posibilita realizar un estudio extraordinario. Y esto fue precisamente lo que nos sucedió: tuvimos la oportunidad de hacer todo lo que tanto habíamos deseado, y aún más. Conseguimos crear la instantánea más completa de la relación entre la dieta, el estilo de vida y la enfermedad, algo que no se había hecho nunca.

ORGANIZANDO EL PROYECTO

Formamos un equipo de científicos de talla mundial. El doctor Chen, director adjunto del mejor laboratorio estatal de investigación de la dieta y la salud de toda China; el doctor Junyao Li, uno de los autores del Estudio del atlas del cáncer *(Cancer Atlas Survey)* y científico clave de la Academia China de Ciencias Médicas, un organismo perteneciente al Ministerio de Salud, y Richard Peto, de la Universidad de Oxford. Considerado uno de los más reputados epidemiólogos del mundo, Peto había sido nombrado caballero y había recibido varios premios por sus investigaciones sobre el cáncer. Yo completaba el equipo y era el director del proyecto.

Al parecer, todo comenzaba a unirse. El proyecto habría de ser la mayor y más importante investigación realizada conjuntamente por China y Estados Unidos. Conseguimos resolver todos los obstáculos para la financiación, soportando las impertinencias de la CIA y la reticencia del gobierno chino. Habíamos emprendido el camino.

Decidimos hacer un estudio que fuera lo más exhaustivo posible. Gracias al Estudio del atlas del cáncer, tuvimos acceso a los índices de mortalidad de más de cuatro docenas de diferentes tipos de dolencias, incluyendo cánceres individuales así como enfermedades cardíacas e infecciosas.[6] Reunimos datos sobre 367 variables y luego comparamos cada una de ellas con todas las demás. Recorrimos 65 condados de China, y realizamos cuestionarios e hicimos pruebas de sangre a 6,500 adultos. Tomamos muestras de orina, medimos directamente todo lo que consumían las familias durante un periodo de tres días y analizamos muestras de alimentos de los mercados de todo el país.

Los 65 condados seleccionados para el estudio se encontraban en zonas rurales y semirrurales. Esta selección fue intencional porque queríamos estudiar a las personas que, en general, habían vivido y se habían alimentado en la misma región durante la mayor parte de su vida. Esta estrategia fue exitosa, ya que nos permitió conocer que un promedio del 90-94% de los adultos de cada condado seguía viviendo en el mismo lugar donde había nacido.

Cuando terminamos el proyecto, habíamos reunido más de ocho mil asociaciones estadísticamente significativas entre las variables estilo de vida, dieta y enfermedad. Habíamos elaborado un estudio que no tenía parangón en términos de validez, calidad y singularidad. Teníamos lo que el *New York Times* denominó "el Gran Premio de la Epidemiología". Para decirlo en pocas palabras, habíamos creado esa reveladora instantánea en el tiempo con la que habíamos soñado.

Esta fue la oportunidad perfecta para ensayar los principios que habíamos descubierto en los experimentos con animales. ¿Los hallazgos del laboratorio serían consecuentes con la experiencia humana en el mundo real? ¿Podrían aplicarse nuestros descubrimientos sobre el cáncer de hígado en ratas, inducido por la administración de aflatoxina, a otros tipos de cáncer y a otros tipos de enfermedades humanas?

PARA TENER MÁS INFORMACIÓN

Nos enorgullecemos enormemente de la validez y calidad de El estudio de China. Para conocer los motivos, lee el Apéndice B, en la página 406. Encontrarás una presentación más completa del diseño básico del estudio y de sus características.

LA DIETA CHINA

La naturaleza de la dieta típica de la China rural fue esencial para la importancia de El estudio de China. Tener la posibilidad de analizar los efectos para la salud de una dieta prácticamente vegetariana era una oportunidad increíble.

En Estados Unidos, el 15-16% del total de calorías ingeridas procede de las proteínas, y más del 80% de dicha cantidad corresponde a alimentos de origen animal. Pero en la China rural solo el 9-10% de las calorías totales proviene de las proteínas y únicamente el 10% de estas proceden de alimentos de origen animal. Esto significa que existen importantes diferencias nutricionales entre las dietas china y norteamericana, tal como se muestra en el gráfico 4.3.

GRÁFICO 4.3: DIETAS CHINA Y NORTEAMERICANA

NUTRIENTE	CHINA	EE. UU.
Calorías (kcal/día)[7]	2,641	1,989
Total de grasas (% de calorías)	14.5	34-38
Fibra en la dieta (gr/día)	33	12
Total de proteínas (gr/día)	64	91
Proteínas animales (% de calorías)	0.8	10-11
Total de hierro (mg/día)	34	18

Los hallazgos que se presentan en el gráfico 4.3 están estandarizados para un peso corporal de sesenta y cinco kilos. Así es como las autoridades chinas registran este tipo de información, que nos permite comparar fácilmente diferentes poblaciones. (Para un hombre adulto estadounidense de setenta y siete kilos, la ingesta de calorías sería de unas 2,400 diarias. Para un hombre adulto chino del mismo peso que reside en una región rural, sería de aproximadamente 3,000 calorías diarias.)

En todas las categorías mencionadas existen enormes diferencias entre las dietas china y norteamericana: en China la ingesta total de calorías es muy superior que la de Estados Unidos. Los chinos consumen menos grasas y proteínas, una cantidad muy inferior de alimentos de origen animal, más fibra y mucho más hierro. Estas diferencias nutricionales revisten una considerable importancia.

El patrón alimentario en China no solo es muy diferente al de Estados Unidos; también existen muchas variaciones dentro del mismo país. La diversificación experimental (es decir, un rango de valores) es fundamental cuando investigamos las asociaciones entre la dieta y la salud. Por fortuna, en El estudio de China existía una disparidad considerable entre muchos de los factores medidos. Observamos una variación excepcional de los índices de la enfermedad (gráfico 4.2) y una variación adecuada de las mediciones clínicas y las ingestas de alimentos. Por ejemplo, la diferencia entre las muestras más altas y las más bajas de colesterol en sangre —como media en los condados— era de casi el doble, los betacarotenos en sangre prácticamente se multiplicaban por nueve, los lípidos en sangre por tres, la ingesta de grasas aproximadamente por seis y la ingesta de fibras por cinco. Esto fue crucial, ya que nuestro objetivo principal era comparar cada uno de los condados chinos con todos los demás.

Nuestro estudio fue el primero en investigar este rango particular de la experiencia nutricional y sus consecuencias para la salud. En efecto, dentro del rango chino comparamos dietas ricas en alimentos vegetarianos y dietas muy ricas en alimentos vegetarianos. Prácticamente en todos los demás estudios, todos ellos occidentales, los científicos comparan dietas ricas en alimentos de origen animal con dietas muy ricas en alimentos de origen animal. Existe una enorme diferencia entre las dietas rurales chinas y las occidentales, y los consiguientes patrones de enfermedad. La importancia de este estudio reside básicamente en esta diferencia.

Los medios de comunicación consideraron que El estudio de China marcaba un hito. Un artículo publicado en el *Saturday Evening Post* afirmaba que el proyecto "va a conmocionar a los investigadores médicos y nutricionales de todo el mundo".[8] Un profesional de la medicina afirmó que jamás se podría volver a hacer un estudio semejante. Yo sabía que nuestro trabajo ofrecía la oportunidad de investigar muchas de las ideas más contenciosas que comenzaba a concebir en relación con la alimentación y la salud.

Ahora quiero mostrarte lo que aprendimos de este estudio y de qué manera los veinte años de investigación, mis ideas y mi experiencia han modificado no solamente mi punto de vista sobre la relación entre la nutrición y la salud, sino también la forma en que mi familia y yo nos alimentamos.

ENFERMEDADES DE POBRES Y ENFERMEDADES DE RICOS

No es necesario ser científico para descubrir que la posibilidad de fallecer hace ya mucho tiempo que se mantiene estable en el mismo valor: 100%. Hay una sola cosa que tenemos que hacer en la vida, y es morir. A menudo he conocido personas que recurren a este hecho para justificar su ambivalencia frente a la información sobre la salud. Pero yo tengo una perspectiva diferente. Jamás he pretendido gozar de buena salud con la esperanza de ser inmortal. Tener buena salud significa ser capaz de disfrutar plenamente del tiempo del que disponemos. Quiere decir gozar del mejor estado posible a lo largo de nuestra vida y evitar penosas y prolongadas batallas con la enfermedad. Hay muchas formas mejores de morir y de vivir.

Gracias a que el Estudio del atlas del cáncer de China presenta índices de mortalidad para más de cuatro docenas diferentes de enfermedades, tuvimos la rara oportunidad de estudiar las diversas formas de fallecer de las personas. Nos preguntábamos: ¿es posible que ciertas enfermedades tiendan a agruparse en determinadas regiones del país? Por ejemplo, ¿hay cáncer de colon en las mismas regiones en que se manifiesta la diabetes? Si esto demostraba ser cierto, podíamos asumir que la diabetes y el cáncer de colon (al igual que otras enfermedades que se agrupaban en algunas zonas) compartían causas comunes, que podían incluir múltiples posibilidades que abarcaban desde factores geográficos y medioambientales hasta factores biológicos. No obstante, como todas estas enfermedades son procesos biológicos (defectuosos), podemos asumir que, cualesquiera que sean las "causas" observadas, terminarán por actuar a través de eventos biológicos.

Cuando se establecieron referencias cruzadas entre estas dolencias, que permitieron comparar cada uno de los índices de estas con cada uno de los demás índices,[9] emergieron dos grupos de enfermedades: las que, por lo general, se encontraban en las regiones de mayor desarrollo económico —enfermedades de ricos— y las que correspondían típicamente a regiones agrícolas rurales —enfermedades de pobres—[10] (gráfico 4.4).

GRÁFICO 4.4: AGRUPACIÓN DE ENFERMEDADES OBSERVADAS EN LA CHINA RURAL

Enfermedades de ricos (extravagancia nutricional)	Cáncer (colon, pulmón, mama, leucemia, cerebral infantil, estómago, hígado), diabetes, cardiopatías coronarias
Enfermedades de pobres (nutrición inadecuada y condiciones de salubridad insuficientes)	Neumonía, obstrucción intestinal, úlcera péptica, enfermedades digestivas, tuberculosis pulmonar, enfermedades parasitarias, enfermedades cardíacas reumáticas, enfermedades metabólicas y endocrinas que no sean diabetes, enfermedades del embarazo y muchas otras

El gráfico 4.4 muestra que cada una de las enfermedades de cualquiera de las listas tiende a asociarse con otras de su propia lista pero no con las de la opuesta. Por ejemplo, una región de la China rural que registra un alto índice de neumonía no presentará una alta incidencia de cáncer de mama, pero sí de una enfermedad parasitaria. La dolencia que mata a más occidentales, la cardiopatía coronaria, es más común en regiones donde también abunda el cáncer de mama. Por cierto, la cardiopatía coronaria es relativamente poco habitual en muchas sociedades del mundo en vías de desarrollo y esto de ninguna manera se debe a que sus habitantes no contraigan estas enfermedades occidentales por el hecho de tener una menor esperanza de vida. Estas comparaciones están estandarizadas por edad (lo cual significa que siempre se comparan personas de misma edad).

Este tipo de asociaciones de enfermedades se conoce desde hace tiempo. El mérito de El estudio de China fue revelar una cantidad insuperable de datos sobre los índices de mortalidad de muchas enfermedades diferentes y un rango único de hábitos nutricionales. Según lo previsto, algunos problemas de salud se agrupan en las mismas regiones geográficas, y esto implica que comparten las causas.

Estos dos grupos de dolencias siempre se han conocido como enfermedades de ricos y enfermedades de pobres, y se hallan estrechamente vinculados a los hábitos alimentarios. A medida que una población en desarrollo comienza a acumular riqueza, las personas empiezan a cambiar sus hábitos alimentarios, sus estilos de vida y sus servicios sanitarios. Y a medida que se acumula riqueza, cada vez un mayor número de invidivuos muere de enfermedades de "ricos", típicas de las sociedades con un buen desarrollo económico. Como estas afecciones relacionadas con la prosperidad están muy vinculadas a los hábitos alimentarios, sería mejor llamarlas "enfermedades derivadas de la extravagancia nutricional". La gran mayoría de los estadounidenses y de los habitantes de otros países occidentales fallecen por enfermedades típicas de las personas con una situación económica acomodada. Por este motivo, a menudo se las conoce como enfermedades "occidentales". Algunos condados rurales chinos registraban pocas enfermedades de ricos, mientras que en otros abundaban. La pregunta esencial de El estudio de China era la siguiente: ¿el motivo reside en las diferencias entre los hábitos alimentarios?

IMPORTANCIA ESTADÍSTICA

A medida que avance en este capítulo, indicaré la importancia estadística de diversas observaciones. El número romano uno [I] señala una certeza del +95%; el dos [II] corresponde a una certeza del +99%; el tres [III] indica una certeza del +99.9%. Ninguno de ellos significa que la asociación es inferior a una certeza del +95%.[11] Estas probabilidades también se pueden describir como la probabilidad de que una observación sea real. Una certeza del 95% significa que hay 19 probabilidades entre 20 de que la observación sea real. Una certeza del 99% implica que existen 99 probabilidades entre 100 de que la observación sea real. Y una certeza del 99.9% quiere decir que hay 999 probabilidades entre 1,000 de que la observación sea real.

COLESTEROL EN SANGRE Y ENFERMEDAD

Comparamos la prevalencia de las enfermedades occidentales en cada uno de los condados con las variables dieta y estilo de vida. Para nuestra sorpresa, descubrimos que uno de los mayores indicadores de enfermedades occidentales era el nivel de colesterol en sangre. [III]

EN TUS ALIMENTOS - EN TU SANGRE

Existen dos categorías principales de colesterol. *El colesterol que se ingiere a través de la dieta* está presente en lo que consumimos. Es un componente de los alimentos, como el azúcar, las grasas, las proteínas, las vitaminas y los minerales. Este colesterol solo se halla en los alimentos de origen animal, en cuyas etiquetas podemos encontrarlo. Tu médico *no* puede saber la cantidad de colesterol que consumes a través de la dieta cuando examina tus niveles de colesterol. No puede medir el colesterol de los alimentos que ingieres como tampoco puede saber cuántos perritos calientes y pechugas de pollo has consumido últimamente. Pero puede determinar la cantidad de colesterol presente en tu sangre. Este segundo tipo de colesterol, *el colesterol en sangre*, se fabrica en el hígado. El colesterol presente en la sangre y el ingerido a través de la dieta no representan lo mismo aunque sean químicamente idénticos. Algo semejante sucede con las grasas. Cuando hablamos de grasas consumidas a través de la dieta, nos referimos a las que contienen los alimentos, por ejemplo, la grasa de las patatas fritas. Por otra parte, el término "grasa corporal" designa a la que fabrica nuestro organismo, que es muy diferente a la que utilizas para untar las tostadas por la mañana (mantequilla o margarina). Las grasas y el colesterol ingeridos a través de la dieta no necesariamente se convierten en grasa corporal y colesterol en la sangre. El proceso por el cual el organismo los produce es muy complejo e incluye cientos de diferentes reacciones químicas y docenas de nutrientes. Debido a esta complejidad, los efectos que tienen las grasas y el colesterol de los alimentos que consumimos sobre la salud pueden ser muy diferentes a las consecuencias de un nivel elevado de colesterol en sangre (que tu médico puede medir) o de un exceso de grasa corporal.

En determinados condados rurales chinos, la incidencia de enfermedades "occidentales" se incrementaba a medida que aumentaban los niveles de colesterol en la sangre. Lo que resultaba sorprendente era que los valores chinos de colesterol eran muy inferiores a los valores que habíamos previsto. El nivel medio de colesterol en sangre era de solo 127 mg/dl, ¡casi 100 puntos más bajo que la media norteamericana (215 mg/dl)![12] Algunos condados registraban niveles medios muy bajos, llegando hasta 94 mg/dl. En dos grupos formados por 25 mujeres del interior del país, los niveles de colesterol en sangre alcanzaron un nivel asombrosamente bajo de 80 mg/dl.

Si conoces tus propios niveles de colesterol, comprenderás lo bajos que son dichos valores. En Estados Unidos nuestro rango es de 170-290 mg/dl. Nuestros valores bajos se acercan a los valores altos de las regiones rurales de China. De hecho, en nuestro país existía el mito de que podrían surgir problemas de salud cuando los niveles de colesterol eran inferiores a 150 mg/dl. Si siguiéramos esa línea de pensamiento, cerca del 85% de los chinos que viven en zonas rurales tendrían problemas de salud. Pero la realidad es muy diferente. *Niveles inferiores de colesterol en sangre se asocian a índices inferiores de problemas cardíacos y de otras enfermedades occidentales, incluso a niveles mucho más bajos de los que son considerados seguros en Occidente.*

Cuando iniciamos El estudio de China, nadie hubiera podido anticipar que existía una relación entre el colesterol y cualquiera de los índices de estas enfermedades. ¡Vaya sorpresa! A medida que los niveles de colesterol en sangre bajaban de 170 mg/dl a 90 mg/dl, disminuía la incidencia del cáncer de hígado[II], de recto[I], de colon[I], de pulmón, tanto en hombres[I] como en mujeres, de mama, de leucemia infantil y adulta[I], de cáncer cerebral infantil y en adultos[I], de estómago y de esófago (garganta). Como puedes ver, la lista tiene proporciones considerables. La mayoría de los norteamericanos saben que si tienes el colesterol alto debes prestar atención al corazón, pero ignoran que también deberías preocuparte por la posibilidad de contraer cáncer.

Existen diversos tipos de colesterol en sangre, entre ellos el colesterol LDL y el HDL. El LDL es el colesterol "malo" y el HDL, el colesterol "bueno". En El estudio de China los niveles superiores del colesterol malo también estaban asociados con las enfermedades occidentales.

Ten en cuenta que, según los estándares occidentales, dichas enfermedades eran relativamente raras en China y que los niveles de colesterol en sangre eran bastante bajos. Nuestros hallazgos revelaron que muchos chinos se beneficiaban del hecho de tener niveles muy bajos de colesterol, incluso inferiores a 170 mg/dl. Ahora intenta imaginar un país cuyos habitantes tuvieran niveles de colesterol en sangre muy superiores a la media de China. Se podría esperar que abundaran las dolencias relativamente infrecuentes en esas poblaciones —tales como las enfermedades cardíacas y algunos tipos de cáncer— e incluso que ellas fueran las responsables del mayor índice de mortalidad.

Esto es exactamente lo que ocurre en Occidente. Para dar un par de ejemplos, diré que en la época que realizamos nuestro estudio, la tasa de mortalidad por enfermedades coronarias era *diecisiete veces superior* entre los hombres estadounidenses que entre los hombres chinos que vivían en zonas rurales.[13] El índice de mortalidad de Estados Unidos por cáncer de mama era *cinco veces superior* que el de la China rural.

Aún más sorprendentes fueron las tasas extraordinariamente bajas de cardiopatías coronarias en dos provincias del suroeste chino, Sichuan y Guizhou. Durante un periodo de observación de tres años (1973-1975), ¡ninguno de los 246,000 hombres y 181,000 mujeres que residen en el condado de Sichuan falleció a causa de una cardiopatía coronaria antes de cumplir sesenta y cuatro años![14]

Antes de difundir estos datos sobre los niveles bajos de colesterol, tres reconocidos médicos e investigadores de enfermedades cardíacas — los doctores Bill Castelli, Bill Roberts y Caldwell Esselstyn— me comentaron que a lo largo de sus dilatadas carreras nunca habían visto que ningún paciente con niveles de colesterol en sangre inferiores a 150 mg/dl falleciera por causa de una enfermedad cardíaca. El doctor Castelli fue durante mucho tiempo el director del famoso Estudio del corazón de Framingham, del Instituto Nacional de la Salud; el doctor Esselstyn era un prestigioso cirujano de la clínica Cleveland, autor de un notable estudio sobre la remisión de las enfermedades cardíacas (capítulo 5), y el doctor Roberts había sido durante mucho tiempo el editor del periódico médico *Cardiology*.

COLESTEROL EN SANGRE Y DIETA

El colesterol en la sangre es un importante indicador del riesgo de contraer alguna enfermedad. La gran pregunta es: ¿de qué modo afectan los alimentos al colesterol en sangre? Para decirlo en pocas palabras, los alimentos de origen animal estaban correlacionados con niveles *crecientes* de colesterol en sangre (gráfico 4.5). Por el contrario, prácticamente sin excepciones, los nutrientes de los alimentos vegetarianos estaban asociados con niveles *decrecientes* de colesterol en sangre.

Existen varios estudios realizados con animales de laboratorio y también con humanos, que han demostrado que consumir proteínas de origen animal aumenta los niveles de colesterol en sangre.[15-18] Las grasas saturadas y el colesterol ingeridos a través de la dieta también aumentan el colesterol en sangre, aunque estos nutrientes no son tan determinantes como lo es la proteína animal. En contraste, los alimentos vegetarianos no solo no contienen colesterol sino que además, de diversas formas, ayudan a reducir la cantidad de colesterol producida por el cuerpo. Estos datos concuerdan con los hallazgos de El estudio de China.

GRÁFICO 4.5: ALIMENTOS ASOCIADOS CON EL COLESTEROL EN SANGRE

A medida que se incrementa la ingesta de carne [1], leche, huevos, pescado [I-II], grasas [1] y proteínas animales…	Aumenta el colesterol en la sangre
A medida que aumenta la ingesta de alimentos y nutrientes vegetarianos (incluyendo las proteínas vegetales[I], la fibra consumida a través de la dieta [II], la celulosa[II], la hemicelulosa [II], los hidratos de carbono solubles[II], las vitaminas B de las plantas (caroteno, B_2, B_3)[I], las legumbres, las hortalizas de colores claros, la fruta, las zanahorias, las patatas y diversos granos de cereales)…	Disminuye el colesterol en la sangre

La relación de estas enfermedades con el colesterol en sangre resultó asombrosa porque, en comparación con los estándares norteamericanos, los valores correspondientes al colesterol en sangre y al consumo de alimentos de origen animal eran muy bajos. En las regiones rurales de China, la ingesta de proteínas animales (para el mismo individuo) es de un promedio de solo 7.1 gr/día, mientras que en Estados Unidos la media asciende a nada menos que 70 gr/día. Para poner las cosas en perspectiva, tres *nuggets* de pollo de McDonald's contienen 7 gramos de proteína animal. Habíamos previsto que cuando el consumo de proteínas animales y los niveles de colesterol en sangre fueran tan bajos como los de la China rural, no se producirían más asociaciones con las enfermedades occidentales. Pero estábamos equivocados. Incluso estas pequeñas cantidades de alimentos de origen animal en las zonas rurales chinas aumentaban el riesgo de contraer dolencias occidentales.

Estudiamos los efectos de la dieta sobre los diferentes tipos de colesterol en sangre y observamos los mismos efectos drásticos. El consumo de proteínas animales estaba asociado con niveles cada vez más altos de colesterol "malo" [III] en sangre, mientras que el consumo de proteínas vegetales correspondía a niveles cada vez menores del mismo tipo de colesterol. [II]

Consulta con cualquier médico cuáles son los factores alimentarios que pueden afectar a los niveles de colesterol y lo más probable es que mencione las grasas saturadas y el colesterol de los alimentos. En las últimas décadas, es posible que algunos incluso indiquen que la soja o los productos ricos en fibra pueden disminuir el colesterol, pero pocos afirmarán que las proteínas animales tienen algo que ver con los niveles de colesterol en sangre.

Siempre ha sido así. Durante un año sabático en la Universidad de Oxford, asistí a algunas conferencias sobre los efectos de la dieta en las enfermedades cardíacas que uno de sus profesores de medicina más afamados daba a los alumnos de esa disciplina. El profesor mencionaba una y otra vez los efectos adversos de la ingesta de las grasas saturadas y del colesterol para las cardiopatías coronarias, como si fueran estos los únicos factores alimentarios que era necesario destacar. No estaba dispuesto a admitir que el consumo de proteínas animales se relacionaba con los niveles de colesterol en sangre, a pesar de que en esa época ya existían abundantes evidencias de que las proteínas animales se relacionaban más estrechamente con el colesterol en sangre que las grasas saturadas y que el colesterol consumido a través de la dieta.[15] Como muchos otros, su fe ciega en el sistema no le permitía incorporar nuevas ideas. Esto me llevó a reflexionar sobre el hecho de que tener una actitud abierta no era un lujo, sino una necesidad.

GRASA Y CÁNCER DE MAMA

Si existiera una especie de desfile de nutrientes y cada uno de ellos tuviera una carroza, con diferencia, la mayor de todas ellas sería la de las grasas. Durante mucho tiempo, muchas personas —desde los investigadores hasta los educadores, desde los responsables de la toma de decisiones en las políticas gubernamentales hasta los representantes de la industria— han investigado o se han pronunciado sobre las grasas. Los integrantes de un elevado número de grupos diferentes han construido este monstruo durante más de medio siglo.

Cuando este extraño desfile comenzara a avanzar por la calle principal, la atención de todos los asistentes recaería inevitablemente en la carroza de las grasas. Al verla, la mayoría de la gente diría: "Debería mantenerme alejado", y luego tomaría una enorme porción de ella. Otros se montarían en la mitad insaturada de la carroza y afirmarían que esas grasas son saludables, que solo las saturadas son perjudiciales. Muchos científicos señalarían con el dedo la carroza de grasas y asegurarían que en su interior se ocultaban los payasos del cáncer y de las enfermedades cardíacas. Mientras tanto, algunos autoproclamados gurús de las dietas, como el fallecido doctor Robert Atkins, montarían una tienda en lo alto de la carroza y comenzarían a vender libros. Al final del día, el ciudadano medio que se había atiborrado de comida en la carroza de las grasas se encontraría mareado y, rascándose la cabeza, se preguntaría qué es lo que había hecho y por qué.

Existen buenas razones para que el consumidor medio se sienta confuso. Las preguntas relacionadas con las grasas aún no han sido respondidas, tal como sucede desde hace cuarenta años. ¿Qué cantidad de grasa deben incluir nuestras dietas? ¿Qué clase de grasas? ¿Las poliinsaturadas son mejores que las saturadas? ¿Las monoinsaturadas son mejores que las dos anteriores? ¿Qué ocurre con las grasas especiales como la omega 3, la omega 6 o las grasas trans? ¿Deberíamos evitar la grasa de coco? ¿Y el aceite de pescado ¿Tiene algo de especial el aceite de semillas de lino? ¿Qué es una dieta con alto contenido en grasas? ¿Y una dieta con bajo contenido en grasas?

Esto puede resultar confuso, incluso para científicos experimentados. Los detalles que subyacen a estas preguntas resultan muy desconcertantes cuando se los *considera por separado*. Como verás, es mucho más revelador y valioso analizar cómo interactúan las sustancias químicas, en lugar de estudiarlas de manera aislada.

Sin embargo, esta tonta manía de examinar los diversos aspectos del consumo de grasas por separado es la que, en cierta manera, nos enseña las mejores lecciones. Por consiguiente, vamos a examinar más detenidamente cómo se ha desarrollado esta historia de las grasas a lo largo de los últimos cuarenta años, porque ilustra las razones de la confusión tan extendida entre el público, y no solo en relación con las grasas sino también con la dieta en general.

Como media, ingerimos entre un 35 y un 40% de nuestras calorías totales en forma de grasas.[19] Hemos estado consumiendo dietas con un alto contenido en grasas desde el siglo XIX, es decir, desde que se inició la revolución industrial. Al tener más dinero, comenzamos a consumir más carne y productos lácteos, que son relativamente altos en grasas. Era una forma de demostrar nuestra prosperidad económica.

Desde mediados hasta finales del siglo XX, sin embargo, los científicos empezaron a cuestionar las dietas con un contenido tan elevado en grasas. Las recomendaciones dietéticas nacionales e internacionales[20-23] comenzaron a sugerir que se redujera la ingesta de grasas hasta un valor inferior al 30% de las calorías. Esto se mantuvo durante un par de décadas, pero ahora los temores asociados con las dietas se están aplacando. ¡Algunos autores de libros muy populares han llegado incluso a aconsejar una mayor de ingesta de grasas! Experimentados investigadores han sugerido que no es necesario rebajar el consumo de estos nutrientes por debajo del 30%, siempre y cuando se trate del tipo adecuado de grasas.

El nivel del 30% se ha convertido en un parámetro de referencia, a pesar de no existir ninguna evidencia que permita sugerir que sea un umbral vital. Vamos a aclarar un poco las cosas considerando el contenido de grasa de algunos alimentos que se incluyen en el gráfico 4.6.

GRÁFICO 4.6: CONTENIDO DE GRASA DE ALGUNOS ALIMENTOS SELECCIONADOS

ALIMENTO	PORCENTAJE DE CALORÍAS DERIVADO DE LAS GRASAS
Mantequilla	100%
Doble hamburguesa con queso de McDonald's	67%
Leche entera de vaca	64%
Jamón	61%
Perritos calientes	54%
Soja	42%

Leche "baja en grasa" (o 2%)	35%
Pollo	26%
Espinacas	14%
Cereales para el desayuno	8%
Leche desnatada	5%
Guisantes	5%
Zanahorias	4%
Judías verdes	3.5%
Patatas enteras al horno	1%

Con unas pocas excepciones, los alimentos de origen animal contienen una cantidad considerablemente mayor de grasas que los de origen vegetal.[24] Esto queda bien ilustrado al comparar la cantidad de grasa presente en las dietas de diferentes países. La correlación entre ingesta de grasas e ingesta de proteínas animales supera el 90%.[25] Esto significa que el consumo de grasas aumenta de forma paralela al consumo de proteína de origen animal. En otras palabras, la grasa que se ingiere a través de la dieta es un indicador de la cantidad de alimentos de origen animal incluida en ella. Se trata de una concordancia prácticamente perfecta.

LAS GRASAS Y SU RELACIÓN CON EL CÁNCER

El informe de la NAS (sigla en inglés de la Academia Nacional de Ciencias) de 1982 sobre dieta, nutrición y cáncer, del cual fui coautor, fue el primero en ser elaborado por un panel de expertos después de deliberar sobre la relación entre las grasas ingeridas a través de la dieta y el cáncer. También fue el primero en recomendar una ingesta máxima de grasas de un 30% de calorías con el fin de prevenir el cáncer. Anteriormente, la Comisión Selecta del Senado de Estados Unidos para la Nutrición, presidida por el senador George McGovern,[26] había celebrado audiencias sobre la dieta y las enfermedades cardíacas que fueron ampliamente difundidas y recomendado una ingesta máxima del 30% de grasas a través de los alimentos. El informe McGovern generó un debate público sobre la dieta y la enfermedad. Sin embargo, el que realmente le dio un nuevo impulso fue el informe NAS de 1982, que se centraba en la relación de las grasas con el cáncer, en lugar de con las enfermedades cardíacas, y que despertó mayor interés entre el público y también provocó más inquietud. Fomentó más actividades de investigación y logró que la población tomara conciencia de la importancia de la dieta como medio para prevenir las enfermedades.

Muchos de los informes de esa época[20, 27, 28] se centraban en cuál era la ingesta de grasas adecuada para gozar de buena salud. La única atención que se había prestado a las grasas se debía a ciertos estudios internacionales que demostraban que la cantidad de grasa ingerida estaba estrechamente vinculada a la incidencia del cáncer de mama y de intestino grueso, así como de las enfermedades cardíacas, todas ellas afecciones que provocaban la muerte precoz de la mayoría de las personas en los países occidentales. Esta correlación estaba destinada a atraer el interés del público en general. El estudio de China se inició en medio de este ambiente.

En mi opinión, el mejor estudio conocido[29] fue elaborado por Ken Carroll, profesor en la Universidad de Ontario Occidental, en Canadá. Sus descubrimientos revelaron una importante relación entre la grasa presente en la dieta y el cáncer de mama (gráfico 4.7).

Este hallazgo, que concordaba con informes previos de otros investigadores,[3, 30] se tornó especialmente interesante cuando fue comparado con estudios de migraciones.[31, 32] Dichos estudios demostraron que cuando las personas emigraban de una región a otra y comenzaban a consumir la dieta típica de su nuevo lugar de residencia, asumían el riesgo de contraer la enfermedad más frecuente en la región a la cual se habían trasladado. Este hecho parecía

GRÁFICO 4.7: INGESTA TOTAL DE GRASAS Y CÁNCER DE MAMA

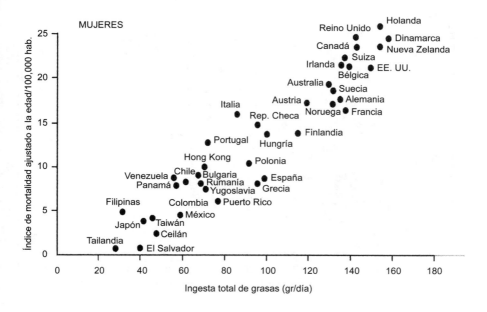

implicar de forma bastante categórica que la dieta y el estilo de vida eran las principales causas de estas enfermedades. También sugería que los genes no son necesariamente tan relevantes. Como ya he mencionado, un valioso informe elaborado por sir Richard Doll y sir Richard Peto, de la Universidad de Oxford, en el Reino Unido, y presentado en el Congreso de Estados Unidos, resumía muchos de estos estudios y concluía que solo entre un 2 y un 3% de todos los tipos de cáncer podía atribuirse a los genes.[4]

¿Acaso los datos de estos estudios internacionales y de aquellos sobre migraciones significaban que, si tomamos decisiones favorables para nuestro estilo de vida, podemos reducir nuestra tasa de cáncer de mama hasta llegar prácticamente a cero? La información parece sugerir que este podría ser el caso, en efecto. Respecto de la evidencia presentada en el gráfico 4.7, la solución parece obvia: si tomamos menos grasas, reducimos el riesgo de contraer cáncer de mama. La mayoría de los científicos llegó a esta conclusión y algunos se figuraron que las grasas ingeridas a través de la dieta causaban el cáncer de mama. Pero esa interpretación era demasiado simplista. Otros gráficos elaborados por el profesor Carroll fueron prácticamente ignorados (gráficos 4.8 y 4.9). En ellos se muestra la relación del cáncer de mama con la ingesta de grasas animales y no con las de origen vegetal.

GRÁFICO 4.8: INGESTA DE GRASAS ANIMALES Y CÁNCER DE MAMA

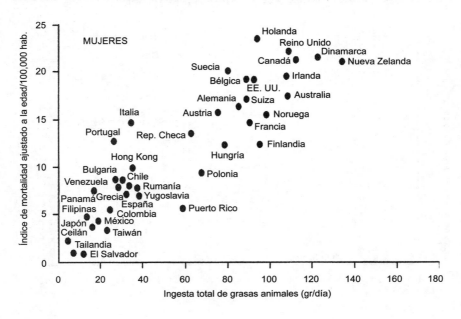

GRÁFICO 4.9: INGESTA DE GRASAS VEGETALES Y CÁNCER DE MAMA

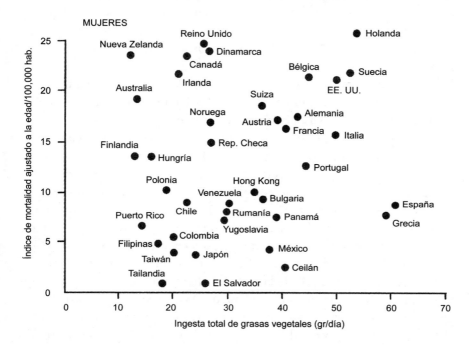

En las regiones rurales de China, el consumo de grasas a través de la dieta (en 1983, época en la que se realizó el estudio) mostraba dos diferencias notorias con Estados Unidos. En primer lugar, la grasa constituía únicamente un 14.5% de la ingesta de calorías en China, en comparación con casi el 36% de Estados Unidos. Y en segundo lugar, la cantidad de grasa presente en la dieta típica de la China rural dependía casi completamente de la cantidad de alimentos de origen animal, lo que coincidía con los hallazgos presentados en el gráfico 4.7. La correlación entre la grasa y las proteínas animales consumidas a través de la dieta en las zonas rurales chinas era muy alta, del 70-84%,[33] un valor cercano al 93% observado al comparar diferentes países.[25]

Esto es importante porque en China y en los estudios internacionales, el consumo de grasa era una mera indicación del consumo de *alimentos de origen animal*. De este modo, la asociación entre grasa y cáncer de mama podría indicar que a medida que aumenta la ingesta de *alimentos de origen animal*, se incrementa también el cáncer de mama. Este no es el caso en Estados Unidos, donde añadimos o eliminamos selectivamente la grasa de nuestros alimentos y de nuestra dieta. Tomamos la misma cantidad de grasas —o quizá más— procedentes de alimentos de origen vegetal (patatas fritas) que de alimentos procesados de origen animal (leche desnatada, filetes magros de carne). En China no se regula la grasa de los alimentos como hacemos en Estados Unidos.

Al observar que el rango de valores para la grasa ingerida a través de la dieta era tan bajo en China (6-24%), al principio pensé que la grasa de los alimentos no estaba asociada con las enfermedades cardíacas ni con los diversos tipos de cáncer, tal como se observa en Occidente. Algunas personas en Estados Unidos —como muchos de mis colegas en el campo de la ciencia y de la medicina— consideran que una dieta con un 30% de grasas es una dieta de "bajo contenido en grasa". Por lo tanto, se consideraba que una dieta que contuviera solamente un 25–30% de grasas podía ofrecer la mayor cantidad de beneficios para la salud. Y esto significaba que reducir aún más los valores no produciría ningún otro beneficio. ¡Sorpresa!

Los hallazgos realizados en la China rural demostraron que disminuir la grasa consumida a través de la dieta de un 24 a un 6% repercutía en un riesgo menor de contraer cáncer de mama. No obstante, la dieta de las regiones rurales chinas, que era todavía más baja en grasas, no solo se traducía en un menor consumo de esta sustancia, sino también de alimentos de origen animal, lo que resulta aún más relevante.

Esta relación del cáncer de mama con la grasa de la dieta, al igual que con los alimentos de origen animal, nos hizo considerar otros factores potenciales para el riesgo del cáncer de mama entre las mujeres:

* Menarquia precoz (edad de la primera menstruación).
* Alto nivel de colesterol en sangre.
* Menopausia tardía.
* Alta exposición a hormonas femeninas.

¿Qué es lo que revela El estudio de China con respecto a estos factores de riesgo? Una mayor cantidad de grasa en la dieta se asocia con niveles superiores de colesterol en la sangre[1] y ambos factores, junto con niveles más altos de hormonas femeninas, se vinculan a su vez con una mayor incidencia del cáncer de mama[1] y una menarquia más precoz.[1]

Vale la pena destacar que en las zonas rurales chinas la primera menstruación es mucho más tardía. Seleccionamos 25 mujeres de cada una de las 130 poblaciones estudiadas y les preguntamos a qué edad habían tenido su primera menstruación. El rango osciló entre los quince y los diecinueve años, con un promedio de diecisiete años. ¡El promedio en Estados Unidos es de aproximadamente once años!

Muchos estudios han demostrado que una de las consecuencias de una menarquia precoz es un mayor riesgo de contraer cáncer de mama.[34] Esto se produce por la tasa de crecimiento de la niña; cuanto más rápido es el crecimiento, más temprano es el primer periodo menstrual. Sabemos también que el rápido crecimiento de las niñas suele dar lugar a una mayor altura en la edad adulta, así como también a un mayor peso corporal, e incluso a la obesidad. Cada uno de estos factores está asociado con un riesgo superior de desarrollar cáncer de mama. Una menarquia precoz, tanto en China como en Occidente, produce también niveles superiores de hormonas en sangre, como los estrógenos. Si se consume una dieta rica en alimentos animales de manera asidua, estos niveles de hormonas permanecen altos a lo largo de todos los años reproductivos. Bajo estas condiciones, la edad de la menopausia se retrasa tres o cuatro años[I], extendiendo así la vida reproductiva en alrededor de nueve a diez años —desde la primera menstruación hasta la última— e incrementando considerablemente la exposición a las hormonas femeninas durante toda la vida. Otros estudios han revelado que cuando se prolonga la duración de la vida reproductiva, hay más peligro de enfermar de cáncer de mama.[35, 36]

Pero esta red de relaciones es aún más impactante. Un mayor consumo de grasas se asocia con niveles más altos de estrógeno en sangre durante un periodo importante de la vida de una mujer, desde los treinta y cinco hasta los cuarenta y cuatro años[III], y también con niveles más altos de la hormona femenina prolactina en sangre entre los cincuenta y cinco y los sesenta y cuatro años[III]. Estas hormonas tienen una estrecha correlación con la ingesta de proteínas animales[III], con la leche[III] y con la carne[II]. Desafortunadamente, no conseguimos demostrar si estos niveles de hormonas estaban directamente asociados con el riesgo de cáncer de mama en China debido a que la tasa de la enfermedad es muy baja en este país.[37]

De todas maneras, cuando los niveles de hormonas entre las mujeres chinas se compararon con los de las británicas,[38] los niveles de estrógeno de las primeras eran solamente la mitad que los de las segundas, cuyo perfil hormonal es equivalente al de las norteamericanas. La duración de la vida reproductiva de una mujer china es de apenas el 75% de la de una mujer británica (o norteamericana). Esto significa que, por tener niveles inferiores de estrógeno, la exposición de las chinas a esta hormona durante toda su vida representa el 35-40% de la exposición total de las británicas (y norteamericanas). Este dato se corresponde con el hecho de que los índices de cáncer de mama en China constituyen solo una quinta parte de los que se registran entre las mujeres occidentales.

Es importante observar que existe una estrecha y sólida asociación entre las dietas ricas en proteínas animales y en grasas, por un lado, y las hormonas de la reproducción y una menarquia precoz, por el otro, ya que estos dos factores elevan el riesgo de desarrollar un cáncer de mama. Esto pone de manifiesto que no deberíamos ofrecer a nuestros hijos una dieta rica en alimentos animales. Si eres una mujer, ¿hubieras podido imaginar que una dieta en la que abundan los alimentos de origen animal podría ampliar tu ciclo reproductivo entre nueve y diez años? Y una acotación: esta observación acaso nos permitiría concluir –tal como señala Gloria Steinem, fundadora de la revista *Ms.*– que consumir los alimentos adecuados podría retrasar la edad de la primera menstruación y, en consecuencia, reducir los embarazos en la adolescencia.

Además de los hallazgos relacionados con las hormonas, ¿existe algún modo de demostrar que la ingesta de alimentos de origen animal se asocia con los índices generales del cáncer? Resulta bastante difícil, pero uno de los factores que medimos durante el estudio fue la incidencia de esta enfermedad en cada familia. En El estudio de China pudimos comprobar que el consumo de proteínas animales estaba categóricamente asociado con la preponderancia del cáncer en las familias[III]. Esta asociación constituye una observación tan significativa como impactante, considerando que la ingesta de proteínas animales es inusualmente baja en este país.

Los factores relacionados con la dieta y la enfermedad, como el consumo de proteínas animales o la incidencia del cáncer de mama, modifican las concentraciones de determinadas sustancias químicas en la sangre. Dichas sustancias se conocen como biomarcadores. A modo de ejemplo, el colesterol en sangre es un biomarcador para las afecciones cardíacas. Nosotros medimos seis biomarcadores en sangre que están asociados con las proteínas animales.[39]

¿Acaso dichos marcadores confirman el descubrimiento de que la ingesta de proteínas animales está vinculada con la presencia de cáncer entre las familias? Categóricamente, sí. Cada uno de los biomarcadores en sangre relacionado con las proteínas animales se asocia de forma significativa con la cantidad de casos de cáncer que se producen en una familia[II-III].

Con respecto a este tema, múltiples observaciones estrechamente interconectadas que forman una red demuestran que los alimentos de origen animal guardan una estrecha relación con el cáncer de mama. Esta conclusión resulta especialmente convincente gracias al descubrimiento de dos tipos de evidencias. En primer lugar, las partes individuales de esta red estaban sólidamente interrelacionadas y, en la mayoría de los casos, eran estadísticamente significativas. Y en segundo lugar, este efecto se produjo con *ingestas inusualmente bajas de alimentos de origen animal*.

Nuestra investigación del cáncer de mama (que se detallará en el capítulo 7) es un ejemplo perfecto para explicar por qué El estudio de China resulta tan concluyente. Hicimos algo más que descubrir una mera y simple asociación entre la grasa y el cáncer de mama[1]: elaboramos una red de información mucho más amplia sobre los efectos de la dieta en el riesgo de contraer cáncer de mama y logramos examinar de múltiples maneras el papel de la dieta y el colesterol, la edad de la menarquia y los niveles de hormonas femeninas, todos ellos conocidos factores de riesgo para el cáncer de mama. Cuando cada nuevo hallazgo apuntaba en la misma dirección, podíamos llegar a una conclusión sólida, convincente y biológicamente verosímil.

LA IMPORTANCIA DE LA FIBRA

El profesor Denis Burkitt, del Trinity College de Dublín, sabía expresar muy bien sus ideas. Lo conocí en un seminario de Cornell y me impresionaron su sentido común, su credibilidad científica y su sentido del humor. El tema de su trabajo era la presencia de la fibra en la dieta. Había hecho más de 16,000 kilómetros de terreno accidentado en un *jeep*, con el propósito de estudiar los hábitos alimentarios de los africanos.

Afirmaba que la fibra es vital para la salud a pesar de que no se digiere. Este elemento tiene la propiedad de extraer agua del organismo y conducirla hacia los intestinos para colaborar en los movimientos peristálticos. Estas fibras sin digerir actúan como si fueran un papel adhesivo, recogiendo las sustancias químicas perjudiciales que encuentran en su camino hacia los intestinos y que pueden ser cancerígenas. Si no consumimos suficiente fibra, nos exponemos a enfermedades derivadas del estreñimiento. De acuerdo con Burkitt, dichas dolencias incluyen el cáncer de intestino grueso, la diverticulitis, las hemorroides y las venas varicosas.

En 1993, el doctor Burkitt recibió el prestigioso Premio Bower, el más cuantioso del mundo después del Premio Nobel. Me pidió que pronunciara un pequeño discurso en la ceremonia de entrega del premio en el Instituto Franklin de Filadelfia, solo dos meses antes de que falleciera. En aquella ocasión me dijo que El estudio de China era el trabajo más relevante sobre

la relación entre la dieta y la salud que se había realizado a escala internacional hasta ese momento.

La fibra se encuentra exclusivamente en alimentos de origen vegetal.
Este material, que otorga rigidez a las paredes celulares de las plantas, se
presenta en miles de variaciones químicas diferentes. Está principalmente
compuesta por moléculas complejas de carbohidratos. Nosotros no somos
capaces de digerir más que una ínfima cantidad de fibra –prácticamente
ninguna–. No obstante, por tener pocas o ninguna caloría, diluye la densidad calórica de nuestras dietas, produce sensación de saciedad y ayuda a
controlar el apetito, entre otras cosas. De este modo, satisface el hambre y
disminuye el consumo excesivo de calorías.

La ingesta media de fibra (gráfico 4.10) es casi tres veces superior en
China que en Estados Unidos.[40] Estas diferencias son excepcionales, en
especial si tenemos en cuenta que los valores medios registrados en varios
condados chinos fueron incluso muy superiores.

Pero según la opinión de algunos "expertos" estadounidenses, la ingesta de fibra a través de la dieta tiene un lado oscuro. Ellos sostienen que nuestro organismo no es capaz de absorber el hierro y los minerales asociados a
él, que son esenciales para la salud, cuando se consume una gran cantidad de
fibra. Esta puede ligarse a estos nutrientes y transportarlos a través de nuestro
organismo antes de que podamos digerirlos. Afirman que el nivel máximo
de fibra debería situarse en torno a los 30-35 gramos diarios, lo que corresponde aproximadamente a la ingesta media de las regiones rurales chinas.

En El estudio de China analizamos el tema de la relación entre el hierro y la fibra en profundidad. Parece ser que la fibra no es enemiga de la

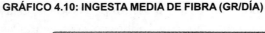

GRÁFICO 4.10: INGESTA MEDIA DE FIBRA (GR/DÍA)

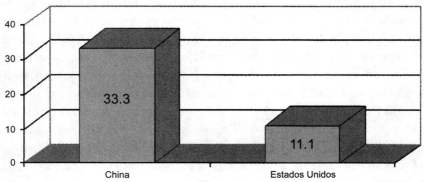

absorción del hierro, como muchos expertos afirman. Nos ocupamos de medir la cantidad de hierro que consumían los chinos y la cantidad que permanecía en su organismo, y lo hicimos de *seis* formas diferentes (cuatro biomarcadores en sangre y dos estimaciones de ingesta de hierro). Cuando estas mediciones se compararon con el consumo de fibra, *no surgió ninguna evidencia que indicara que la ingesta creciente de fibra afectara a la absorción del hierro*. De hecho, encontramos el efecto opuesto: una ingesta superior de fibra a través de la dieta aumentaba la hemoglobina, un buen indicador de la cantidad de hierro presente en la sangre[1]. Resulta que los alimentos con alto contenido en fibra, como el trigo y el maíz (pero no el arroz descascarillado que se consume en China), también son ricos en hierro, lo que significa que cuanto mayor sea el consumo de fibra, mayor será el de hierro. La ingesta de hierro en la China rural (34 mg/día) resultó sorprendentemente alta en comparación con la media americana (18 mg/día) y se asociaba mucho más con los alimentos vegetales que con los de origen animal.[41]

Los hallazgos realizados en China sobre el consumo de fibra y de hierro a través de los alimentos, como muchas otras observaciones del estudio, no respaldan la opinión habitual de los científicos occidentales. Los individuos que consumen más alimentos vegetales (y, por lo tanto, más fibra) también consumen más hierro[III], y esto resulta en niveles superiores de hemoglobina que son estadísticamente significativos. Por desgracia, el hecho de que se observaran bajos niveles de hierro en algunas de las personas que habitaban en zonas rurales chinas, incluyendo mujeres y niños, produjo cierto grado de confusión. Esto sucedía especialmente en regiones donde las enfermedades parasitarias eran muy comunes. Los niveles de hierro eran inferiores en las comarcas rurales chinas donde preponderaban las enfermedades parasitarias. Hubo quienes aprovecharon la oportunidad para afirmar que estas personas necesitaban tomar más carne, pero la evidencia indicaba que el problema mejoraría si se consiguiera reducir el parasitismo en estas regiones.

Gran parte del interés inicial por la fibra ingerida a través de la dieta surgió a partir de los viajes de Burkitt por África y de su afirmación de que el cáncer de intestino grueso tiene menor incidencia entre las poblaciones cuyas dietas son ricas en fibra. Él fue quien popularizó esta idea, pero la historia tiene al menos doscientos años de antigüedad. A finales del siglo XVIII y comienzos del XIX, algunos de los médicos más reconocidos de Inglaterra afirmaron que el estreñimiento, que estaba asociado con dietas menos abundantes (es decir, de bajo contenido en fibra), implicaba mayor riesgo de contraer cáncer (normalmente de mama y cánceres "intestinales").

Cuando iniciamos El estudio de China, nuestro punto de vista dominante era que la fibra podía prevenir el cáncer de intestino grueso, en contraste con un informe de la Academia Nacional de Ciencias sobre dieta, nutrición y cáncer que afirmaba: "No se encontró ninguna evidencia conclusiva para determinar que la fibra ingerida a través de la dieta [. . .] ejerce un efecto protector contra el cáncer colorrectal en humanos". El informe concluía: "Si existiera un efecto semejante, lo más probable es que se debiera a los componentes específicos de la fibra, más que a la cantidad total de fibra presente en la dieta".[20]

A posteriori diría que no abordamos este tema de la forma adecuada. El planteamiento, la revisión de las publicaciones de otras investigaciones y la interpretación de las evidencias estuvieron demasiado centrados en encontrar una fibra específica que fuera responsable de dicho efecto. Al no encontrar ninguna, la hipótesis de la fibra se descartó.

Fue un gran error. El estudio de China ofrecía pruebas más que suficientes para demostrar que existe un vínculo con ciertos tipos de cáncer. Los resultados indicaron que una ingesta importante de fibra se asociaba de forma consecuente con índices menores de cáncer de recto y de colon, así como también con niveles inferiores de colesterol en sangre[I-II]. Como es obvio, un alto consumo de fibra reflejaba un gran consumo de alimentos vegetales; productos como las judías, las hortalizas de hoja y los cereales integrales son ricos en fibra.

LOS ANTIOXIDANTES, UN GRUPO MAGNÍFICO

Una de las características más evidentes de las plantas es su amplia gama de colores brillantes. Si eres una persona que aprecia la forma de presentar los alimentos, coincidirás conmigo en que es difícil superar una bandeja de frutas y hortalizas. Los rojos, verdes, amarillos, púrpuras y naranjas de los vegetales son tan apetecibles como saludables. Siempre se ha hablado de la relación que existe entre las hortalizas de hermosos colores y sus beneficios excepcionales para la salud. Pues bien, detrás de la relación color/salud hay una historia de gran solidez científica.

Los colores de las frutas y las hortalizas se deben a un grupo de sustancias químicas denominadas antioxidantes. Estas sustancias se encuentran casi exclusivamente en las plantas. Solo están presentes en los alimentos de origen animal en la medida en que los animales se alimentan de plantas y almacenan una pequeña cantidad de ellas en sus propios tejidos.

Las plantas vivas ilustran la belleza de la naturaleza, tanto por su color como por sus propiedades. Absorben la energía del sol y, por medio de la fotosíntesis, la transforman en vida. En este proceso, la energía solar se convierte primero en azúcares simples y luego en grasas, proteínas y carbohidratos más complejos.

Este complicado proceso da lugar a una actividad muy potente en el interior de la planta, que se realiza mediante el intercambio de electrones entre las moléculas. Los electrones son el medio para transferir la energía. El lugar donde se produce la fotosíntesis se puede comparar con un reactor nuclear. La planta debe tratar con gran cuidado a los electrones que se desplazan rápidamente por ella mientras transforman la luz solar en energía química. Si se desvían del lugar que les corresponde en el proceso, pueden crear radicales libres, lo que causa estragos. Esto sería equivalente a lo que podría suceder en el núcleo de un reactor nuclear si se produjera una fuga de materiales radiactivos (radicales libres), algo que puede resultar muy peligroso para el área circundante.

Entonces, ¿cómo se encarga la planta de realizar estas reacciones complejas y se protege contra electrones errantes y radicales libres? Creando un escudo de protección en torno a las reacciones potencialmente peligrosas, que absorbe las sustancias muy reactivas. Este escudo protector está formado por antioxidantes que interceptan y rescatan a los electrones que, en caso contrario, se apartarían de su trayectoria.

Por lo general, los antioxidantes son coloridos porque la misma propiedad química que absorbe el exceso de electrones también crea colores visibles. Algunos de estos antioxidantes se denominan carotenoides y existen varios cientos de ellos. Su color varía desde el amarillo del betacaroteno (calabazas) y el rojo del licopeno (tomates) hasta el naranja de unas sustancias cuyo nombre es difícil de pronunciar, las criptoxantinas (naranjas). Otros antioxidantes pueden ser incoloros; entre ellos hay algunas sustancias químicas como el ácido ascórbico (vitamina C) y la vitamina E, que actúan como antioxidantes en otras partes de las plantas que necesitan protegerse del peligro que suponen los electrones díscolos.

La importancia de este notable proceso para nosotros, como animales que somos, se debe a que producimos ciertos niveles de radicales libres a lo largo de nuestra vida. El simple hecho de estar expuestos a los rayos del sol, a determinados contaminantes industriales y a ingestas mal equilibradas de nutrientes crea un ambiente propicio para los radicales libres y los consiguientes daños en el organismo. Los radicales libres son perjudiciales. Pueden provocar la rigidez de nuestros tejidos y limitar su función. Una situación parecida a la vejez, en la que nuestros cuerpos pierden flexibilidad y empiezan a crujir. En gran medida, esto es lo que significa envejecer. Este daño incontrolado que producen los radicales libres también forma parte de procesos que resultan en cataratas, endurecimiento de las arterias, cáncer, enfisema, artritis y muchas otras dolencias que se tornan más frecuentes a medida que nos hacemos mayores.

Y aquí está el problema: nosotros no podemos fabricar escudos protectores contra los radicales libres. Como no somos plantas, no realizamos la fotosíntesis y, por consiguiente, no producimos ninguno de nuestros antioxidantes. Por fortuna, los antioxidantes de las plantas funcionan en nuestro organismo de la misma forma que en ellas. Una armonía maravillosa. Las plantas producen los escudos antioxidantes y, al mismo tiempo, les confieren una apariencia apetitosa gracias a sus hermosos y atrayentes colores. Nosotros, al igual que los animales, nos sentimos atraídos por ellas y cuando las consumimos tomamos prestados sus escudos antioxidantes en beneficio de nuestra propia salud. Independientemente de si crees en Dios, en la evolución o en la mera coincidencia, debes admitir que este es un hermoso ejemplo, casi espiritual, de la sabiduría de la naturaleza.

En El estudio de China evaluamos el estado de los antioxidantes registrando las ingestas de vitamina C y de betacaroteno y midiendo los niveles en sangre de la vitamina C, de la vitamina E y de los carotenoides. De todos estos biomarcadores, la vitamina C fue la que nos proporcionó la evidencia más sorprendente.

La asociación más significativa de la vitamina C con el cáncer fue su relación con el número de familias de cada una de las regiones estudiadas que evidenciaban una disposición a contraer la enfermedad.[42] Cuando los niveles de vitamina C en sangre eran bajos, había mayores probabilidades de que en esas familias existiera una alta incidencia de cáncer.[III] Un nivel bajo de vitamina C se asociaba de forma notoria con un mayor riesgo de leucemia, cáncer de esófago,[III] nasofaríngeo, de mama, de estómago, de hígado, de recto, de colon y de pulmón. El interés inicial por el cáncer de esófago de los productores del programa de televisión *NOVA* concluyó en un informe sobre la mortalidad por cáncer en China. Este programa nos instó a llevar adelante nuestro estudio con el fin de averiguar qué había detrás de esta historia. La vitamina C procede esencialmente de la fruta, y su consumo estaba inversamente asociado con el cáncer de esófago[II].[43] Los índices de la enfermedad eran entre cinco y ocho veces superiores en las regiones donde se ingería menos cantidad de fruta. El mismo efecto que tenía la vitamina

C para estos tipos de cáncer se aplicaba también a las cardiopatías coronarias e hipertensivas y a los derrames cerebrales.[II] El aporte de vitamina C a
través del consumo de fruta tenía un potente efecto claramente protector
contra varias dolencias.

Las otras mediciones de antioxidantes –los niveles en sangre de alfa
y betacaroteno (un precursor de la vitamina E) y de alfa o gama-tocoferol
(vitamina E)– no son buenos indicadores de los efectos que estos producen.
Las lipoproteínas transportan a los antioxidantes por la sangre, así como
también al colesterol "malo". De modo que cada vez que medíamos estos
antioxidantes, al mismo tiempo estábamos midiendo biomarcadores poco
saludables. Este compromiso experimental redujo nuestra capacidad de
detectar los efectos beneficiosos de los carotenoides y de los tocoferoles, a
pesar de que son ampliamente conocidos.[44] Sin embargo, lo que sí descubrimos fue que cuanto menores eran los niveles de betacaroteno en sangre,
mayor incidencia había de cáncer de estómago.[45]

¿Podemos decir que la vitamina C, el betacaroteno y la fibra ingeridos a través de la dieta son los únicos que pueden prevenir estos tipos de
cáncer? En otras palabras, ¿puede una píldora que contiene vitamina C y
betacaroteno, o un suplemento de fibra, producir estos efectos sobre la
salud? La respuesta es no. El triunfo de la salud no reside en los nutrientes
individuales, sino en los alimentos que los contienen: los alimentos vegetales. En un cuenco de ensalada de espinacas, por ejemplo, encontramos
fibra, antioxidantes y una innumerable cantidad de otros nutrientes que
al *trabajar de forma conjunta* en nuestro organismo interpretan una maravillosa sinfonía de salud. El mensaje no puede ser más simple: consume la
mayor cantidad posible de cereales integrales, hortalizas y frutas, y probablemente notarás todos los beneficios que se han mencionado, y también
muchos más.

Desde que los suplementos vitamínicos se introdujeron en el mercado
a gran escala, no he dejado de insistir en el valor que tienen los alimentos
integrales de origen vegetal para la salud. He observado con consternación
que la industria y los medios lograron convencer a muchos norteamericanos
de que estos productos son tan nutritivos como los alimentos integrales de
origen vegetal. Como veremos en los siguientes capítulos, los prometidos
beneficios para la salud derivados de dichos suplementos han demostrado
ser muy cuestionables. El "mensaje para llevarse a casa" es: si quieres tomar
vitamina C o betacaroteno, no recurras al frasco de píldoras sino a la fruta o
a las hortalizas de hojas verdes.

LA CRISIS DE ATKINS

Por si acaso no te has dado cuenta, hay un elefante en la habitación. Se llama la "dieta baja en carbohidratos" y es muy popular. Casi todos los libros de dietas son variaciones del mismo tema: toma todas las proteínas, la carne y las grasas que te apetezca pero mantente alejado de los carbohidratos porque engordan. Por lo que has leído en este libro, ya sabes que los hallazgos de mis investigaciones y mi propio punto de vista demuestran que, en realidad, esa forma de alimentarse es la única gran amenaza actual para la salud de los norteamericanos.

Uno de los argumentos fundamentales con los que comienza la mayoría de los libros de dietas ricas en proteínas y de bajo contenido en carbohidratos es que, siguiendo el consejo de los expertos, durante los últimos veinte años Estados Unidos se ha obsesionado con la manía de consumir pocas grasas y, sin embargo, los estadounidenses están más gordos que nunca. Dicho argumento apela a la intuición, pero existe un inconveniente que tiende a ser ignorado: de acuerdo con un informe[46] que resume las estadísticas oficiales sobre los alimentos, "los estadounidenses consumieron 5.90 *kilogramos* [la cursiva es mía] más de grasas por persona en 1997 que en 1970, es decir, el consumo aumentó de 23.90 a 29.80 kilogramos". Lo cierto es que si lo consideramos en términos de porcentaje, tenemos una tendencia a consumir menos calorías totales en forma de grasas, pero esto solo se debe a que hemos dejado atrás la costumbre de atiborrarnos de grasas, para atiborrarnos de chucherías y otros dulces, lo que comúnmente llamamos "comida basura". Si echamos un vistazo a las cifras, comprobaremos que Estados Unidos no ha adoptado el experimento "bajo en grasas", ni por casualidad.

De hecho, una de las principales afirmaciones que encontramos a menudo en los actuales libros de dietas es que ha fracasado el intento de llevar a la práctica el experimento de la dieta baja en grasas, un verdadero "lavado de cerebro". Esta aseveración se puede describir como una grave ignorancia o como un engaño oportunista. Es difícil saber por dónde empezar, cuando se trata de refutar el laberinto de informaciones erróneas y falsas promesas de autores que no tienen ninguna formación en nutrición, que nunca han supervisado sus trabajos con sus colegas ni tampoco han realizado investigaciones experimentales a nivel profesional. Sin embargo, es innegable que sus libros son verdaderamente populares. ¿Por qué? Porque la gente *pierde peso*, al menos a corto plazo.

En un estudio publicado[47] y financiado por el Centro Atkins para la Medicina Complementaria, los investigadores probaron la dieta de Atkins en 51 personas obesas.[48] De ellas, los 41 sujetos que siguieron la dieta durante seis meses perdieron un promedio de nueve kilos. No obstante, acaso el dato más importante sea que los niveles medios de colesterol en la sangre disminuyeron ligeramente.[47] Debido a estos dos resultados, los medios presentaron el estudio como una evidencia real y científica de que la dieta era efectiva y segura. Resulta lamentable que no investigaran un poco más a fondo el tema.

El primer signo de que no todo es color de rosa es que las personas obesas que se sometieron a la dieta restringieron drásticamente su ingesta de calorías durante el estudio. El estadounidense medio consume alrededor de 2,250 calorías diarias.[49] Durante todo el periodo en que los participantes del estudio siguieron la dieta, consumieron un promedio de 1,450 calorías diarias, ¡lo que significa un 35% menos de calorías! No me importa si comes lombrices y cartón; si ingieres un 35% menos de calorías al día, es innegable que perderás peso y tus niveles de colesterol descenderán a corto plazo.[50] Pero esto no quiere decir que las lombrices y el cartón constituyan una dieta saludable. Se puede argüir que las 1,450 calorías de esta dieta producen tal sensación de saciedad que las personas se sienten "llenas". Pero si comparas el consumo de calorías con el gasto de calorías, por una cuestión meramente matemática, una persona no puede sostener esta restricción de calorías durante varios años, o incluso décadas, sin terminar siendo una inválida o desaparecer. Nadie puede restringir de forma significativa su ingesta de energía durante un periodo de tiempo prolongado. Por este motivo se debería realizar un estudio a largo plazo para demostrar el éxito de las "dietas con bajo contenido en carbohidratos". No obstante, los problemas no han hecho más que comenzar.

En este mismo estudio, financiado por el grupo Atkins, los investigadores afirman que "en un determinado momento de un periodo de veinticuatro semanas, 28 sujetos (68%) sufrieron estreñimiento, 26 (63%) tuvieron problemas respiratorios, 21 (51%) se quejaron de jaquecas, 4 (10%) advirtieron que se les caía el cabello y 1 mujer (1%) informó que sus menstruaciones eran más abundantes".[47] Los investigadores se refieren también a otra investigación en los siguientes términos: "Los efectos adversos de esta dieta en niños incluyen la formación de piedras de oxalato de calcio y de urato en los riñones, vómitos, amenorrea [pérdida del periodo menstrual], hipercolesterolemia [colesterol alto] y [. . .] deficiencias vitamínicas".[47] Además, observaron que los sujetos que seguían la dieta registraban un aumento considerable (53%) de la cantidad de calcio excretada por la orina,[47] lo que puede representar un verdadero desastre para la salud de los huesos. La pérdida de peso que, en parte, no es más que una pérdida inicial de líquidos,[51] puede resultar muy cara.

Una reseña diferente de las dietas de bajo contenido en carbohidratos que fue publicada por un grupo de investigadores en Australia concluye: "Existen varias complicaciones que pueden estar vinculadas a una ingesta restringida de carbohidratos a largo plazo, entre ellas las arritmias cardíacas, el deterioro de la función contráctil del corazón, la muerte súbita, la osteoporosis, la disfunción renal, un mayor riesgo de contraer cáncer, el deterioro de la actividad física y ciertas irregularidades relacionadas con los lípidos".[51] Recientemente, una adolescente falleció por muerte súbita después de seguir una dieta rica en proteínas.[52, 53] Para decirlo en pocas palabras, muy pocas personas podrán mantener este tipo de dieta durante el resto de su vida, y aun en el caso de que alguien lo consiguiera, se estaría exponiendo a padecer serios problemas de salud. He escuchado a un médico decir que las dietas ricas en proteínas, de alto contenido en grasas y poca cantidad de hidratos de carbono eran dietas "para enfermar", y pienso que es una buena forma de calificarlas. También puedes perder peso sometiéndote a sesiones de quimioterapia o haciéndote adicto a la heroína pero, francamente, tampoco lo recomendaría.

Una consideración final: la dieta no es lo único que recomienda Atkins. En realidad, la mayoría de los libros para adelgazar son solo una parte de un enorme imperio sobre salud y alimentación. En el caso de la dieta Atkins, este afirma que muchos de sus pacientes necesitan suplementos nutritivos, algunos de los cuales se utilizan para combatir "los problemas normales de toda persona que está a régimen".[54] En un párrafo del libro, después de varias afirmaciones infundadas sobre la eficacia de los suplementos de antioxidantes que contradicen estudios recientes,[55] Atkins escribe: "Añade los vitanutrientes a los [antioxidantes], pues palian los diversos problemas médicos que afrontan mis pacientes, y verás por qué muchos de ellos toman más de treinta píldoras de vitaminas al día".[56] ¿Treinta píldoras diarias?

Hay charlatanes que carecen de formación, nunca han llevado a cabo investigaciones profesionales ni han publicado artículos en el campo de la nutrición, y hay científicos con formación académica que han realizado investigaciones y han expuesto sus hallazgos en foros profesionales. Aquí vemos el poder del marketing moderno: un hombre obeso, aquejado de una enfermedad cardíaca y con presión sanguínea alta[57] se convierte en uno de los embaucadores más ricos vendiendo una dieta que promete ayudarte a perder peso, mantener sano tu corazón y normalizar tu tensión sanguínea.

LA VERDAD SOBRE LOS CARBOHIDRATOS

Un resultado poco afortunado de la reciente popularidad de los libros de dietas es que la gente está más confundida que nunca respecto del valor que tienen los carbohidratos para la salud. Como aprenderás en esta obra, existen innumerables pruebas científicas que demuestran que la dieta más sana que puedes llevar es una dieta *rica en carbohidratos*. Se ha demostrado que puede revertir la enfermedad cardíaca y la diabetes, prevenir una plétora de dolencias crónicas y, tal como se ha demostrado reiteradamente, contribuir a una pérdida significativa de peso. Pero las cosas no son tan simples.

Prácticamente el 90% de los carbohidratos que consumimos proceden de las frutas, las hortalizas y los cereales. Cuando estos alimentos se ingieren en su estado natural (sin ser refinados ni procesados), una gran proporción de los carbohidratos son de tipo "complejo". Esto significa que durante la digestión se descomponen de manera regulada y controlada. Este tipo de carbohidratos incluye las diversas formas de fibra dietética que en su mayoría permanecen sin digerir pero que, aun así, proporcionan beneficios sustanciales para la salud. Por otra parte, estos carbohidratos complejos presentes en los alimentos integrales contienen generosas cantidades de vitaminas, minerales y energía disponible. La fruta, las hortalizas y los cereales integrales son los alimentos más sanos que puedes consumir, y básicamente están compuestos por carbohidratos.

En el otro extremo del espectro, encontramos los carbohidratos muy procesados y refinados, de los cuales se han retirado la fibra, las vitaminas y los minerales. Estos carbohidratos simples se encuentran en el pan blanco, los alimentos procesados que se toman a modo de aperitivo —como las galletas y las patatas fritas hechas con harina blanca, los pastelitos y las barritas de caramelo o chocolate— y los refrescos azucarados. Estos carbohidratos altamente refinados proceden de los cereales o de plantas que contienen azúcar, como por ejemplo la caña de azúcar o la remolacha. Se descomponen rápidamente durante la digestión hasta alcanzar la forma más simple de los carbohidratos, que son absorbidos por el organismo para proporcionar azúcar en la sangre, también conocida como glucosa.

Lamentablemente, la mayoría de los norteamericanos ingiere enormes cantidades de carbohidratos simples y refinados e ínfimas cantidades de carbohidratos complejos. Por ejemplo, en 1996, el 42% consumía tartas, galletas dulces o pasteles durante un día normal de su vida, mientras que solo un 10% consumía algún tipo de hortalizas de hoja oscura.[46] Otro dato que no presagia nada bueno es que, ese mismo año, la mitad de la ración total de hortalizas únicamente incluía tres productos vegetales:[46] las patatas —que mayoritariamente eran consumidas como patatas fritas en la sartén o de bolsa—, lechugas repolladas —una de las hortalizas menos nutritivas y más densas que se pueden consumir— y tomates en conserva —que probablemente eran un mero reflejo del consumo de pizza y pasta—. Si añadimos a esta información el hecho de que, en 1996, el norteamericano medio consumía *treinta y dos cucharadas de azúcares añadidos al día,*[46] resulta evidente que los norteamericanos se atiborraban de carbohidratos simples y refinados, y no consumían el saludable grupo de carbohidratos complejos.

Estas no son buenas noticias y demuestran, en gran medida, por qué los carbohidratos en su conjunto tienen tan mala fama: la gran mayoría de los que se consumen en Estados Unidos proceden de la comida basura o de cereales tan refinados que hacen necesario recurrir a los suplementos de vitaminas y minerales. En relación con este punto, coincido con los populares autores de libros de dietas. Por ejemplo, podrías hacer un régimen de bajo contenido en grasas y rico en carbohidratos alimentándote exclusivamente de los siguientes alimentos: pasta hecha con harina refinada, patatas fritas de bolsa, refrescos, cereales azucarados y barras de caramelo de bajo contenido en grasas. Este tipo de alimentación *no es una buena idea.* Tomando estos alimentos no obtendrás los beneficios para la salud que te reportan los productos vegetarianos. En la investigación experimental, los beneficios de una dieta rica en hidratos de carbono se deben a los carbohidratos complejos presentes en los cereales integrales, en la fruta y en las hortalizas. Puedes tomar, por ejemplo, una manzana, un calabacín o un plato de arroz integral con una guarnición de judías y otras hortalizas.

LA CONTRIBUCIÓN DE EL ESTUDIO DE CHINA

En El estudio de China surgieron algunos hallazgos sorprendentes que arrojaron luz sobre el debate de la pérdida de peso. Cuando lo iniciamos, yo pensaba que China tenía un problema completamente opuesto al de Estados Unidos. Había oído decir que ese país no era capaz de alimentar a toda su población, que existían hambrunas y que las personas no alcanzaban la estatura normal de un adulto debido a la escasez de comida. La cuestión era muy simple: las calorías no eran suficientes. Habríamos de aprender que estas consideraciones sobre la ingesta de calorías eran completamente erróneas, a pesar de que China había tenido su cuota de problemas nutricionales durante los últimos cincuenta años.

Quisimos comparar el consumo de calorías en ambos, pero había un obstáculo. Los chinos despliegan una mayor actividad física que los estadounidenses, en especial en las zonas rurales, donde la mano de obra manual es la norma. Comparar un trabajador extremadamente activo con un estadounidense medio induciría a error. Sería como comparar la cantidad de energía consumida por un trabajador manual que realiza una tarea muy vigorosa con la cantidad de energía consumida por un contable. La enorme diferencia que existe entre estos dos individuos en lo que a ingesta de calorías se refiere no ofrecería ninguna información valiosa y solo serviría para confirmar que el trabajador manual es más activo.

Para sortear este problema, clasificamos a los chinos en cinco grupos de acuerdo con sus niveles de actividad física. Después de conocer cuál era el consumo de calorías de los *menos activos*, el equivalente a los empleados de una oficina, comparamos su ingesta de calorías con la del estadounidense *medio*. Y lo que descubrimos fue asombroso.

La ingesta media de calorías, por kilogramo de peso corporal, era un 30% *superior* entre los chinos menos activos que entre los estadounidenses medios. Sin embargo, el peso corporal era un 20% *inferior* (gráfico 4.11). ¿Cómo puede ser que incluso los chinos menos activos consuman más calorías y, a pesar de ello, no tengan problemas de sobrepeso? ¿Cuál es su secreto?

Existen dos explicaciones posibles para esta aparente paradoja. En primer lugar, incluso los chinos que trabajan en una oficina son físicamente más activos que la media de los norteamericanos. Cualquiera que esté familiarizado con la vida en China sabe que muchas de las personas que trabajan en una oficina se desplazan en bicicleta y, por consiguiente, consumen más

GRÁFICO 4.11: CONSUMO DE CALORÍAS (KCAL/KG) Y PESO CORPORAL

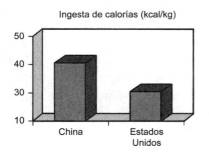

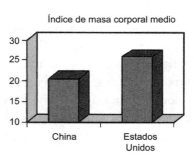

calorías. De cualquier modo, no podemos decir qué cantidad del consumo adicional de calorías correspondía a la actividad física y qué cantidad se podía adjudicar a algún otro factor, quizá su alimentación.

No obstante, sabemos que algunas personas utilizan las calorías que consumen de forma diferente que otras. Con frecuencia decimos que "tienen un metabolismo acelerado" o que "está en sus genes". Tú conoces a este tipo de personas. Son aquellas que parecen comer todo lo que les apetece y nunca engordan. Y luego estamos los demás, que debemos vigilar nuestra ingesta de calorías —o por lo menos eso es lo que pensamos.

Pero esta es una interpretación muy simplista. Yo tengo otra, mucho más profunda, que se basa en nuestra propia investigación, que es bastante extensa, y en estudios realizados por otras personas. Siempre y cuando no estemos restringiendo nuestra ingesta de calorías, aquellos de nosotros que consumimos una dieta rica en grasas y en proteínas retenemos simplemente más calorías de las que necesitamos. Esas calorías se almacenan en forma de grasa corporal, quizá entretejida en las fibras musculares (lo que denominamos vetas de grasa en la carne), y se deposita en las zonas más obvias de nuestro cuerpo, como el trasero, la sección media del torso, la parte superior de los muslos o alrededor de la cara.

He aquí el factor decisivo: basta con que el cuerpo almacene solo una pequeña cantidad de calorías para provocar un cambio significativo de nuestro peso corporal. Por ejemplo, si retenemos únicamente cincuenta calorías adicionales al día, esto puede conducir a un sobrepeso de cuatro kilos y medio al año. Puede que no lo consideres excesivo, pero en un periodo de cinco años te sobrarán casi veintitrés kilos.

Ante este ejemplo, algunas personas pueden sentirse inclinadas a consumir cincuenta calorías menos al día. Y esto, en teoría, podría marcar una diferencia, aunque no sería nada práctico. Resulta imposible controlar la ingesta de calorías diarias con tanta precisión. Piensa en las ocasiones en que vas a comer a un restaurante. ¿Acaso sabes cuántas calorías contiene cada plato? ¿Y qué hay del guiso que preparas en casa? ¿Y el filete que compras? ¿Conoces la cantidad de calorías que contiene cada uno de ellos? Por supuesto que no.

La verdad es que, independientemente de que elijamos una u otra dieta baja en calorías para obtener resultados a corto plazo, en última instancia será nuestro cuerpo el que decida por medio de varios mecanismos cuántas calorías va a absorber y qué hará con ellas. Nuestros intentos por restringir la ingesta de calorías —ya sea limitando el consumo de carbohidratos o de grasas—, además de tener corta vida, son imprecisos.

El organismo recurre a una delicada función de equilibrio y a varios mecanismos muy complejos para decidir cómo va a utilizar las calorías consumidas. Cuando tratamos bien a nuestro cuerpo tomando los alimentos adecuados, él sabe cómo aprovechar las calorías, alejándolas de la grasa corporal y asociándolas a funciones más útiles, como por ejemplo mantener la temperatura corporal, poner en funcionamiento el metabolismo corporal, estimular y dar apoyo a la actividad física o, simplemente, deshacerse de cualquier exceso. El organismo utiliza múltiples e intrincados mecanismos para decidir cómo utilizar las calorías, almacenarlas o "quemarlas".

Cuando se consumen dietas *ricas* en proteínas y grasas, las calorías no se convierten en calor corporal sino que se almacenan—como grasa corporal (a menos que una gran restricción de calorías esté provocando una pérdida de peso). En contraste, las dietas con *bajo contenido* en proteínas y grasas causan que las calorías se "pierdan" como calor corporal. En el campo de la investigación, decimos que un mayor almacenamiento de calorías en forma de grasa y una menor pérdida de calorías como calor implican una mayor eficacia. Apuesto que preferirías ser un poco más ineficaz y convertir las calorías en calor corporal en lugar de transformarlas en grasa, ¿verdad? Es muy sencillo conseguirlo mediante una dieta con un menor contenido en grasas y proteínas.

Eso es lo que demuestra El estudio de China. Los chinos consumen más calorías porque son más activos físicamente, pero también porque tienen dietas con bajo contenido en grasas y en proteínas y porque las calorías que ingieren no se convierten en grasa corporal, sino en calor corporal. Esto también se puede aplicar a los chinos que despliegan menor actividad física. Recuerda, solo se necesitan cincuenta calorías diarias para modificar la acumulación de grasa corporal y, por consiguiente, modificar nuestro peso.[58]

Observamos el mismo fenómeno entre los animales de laboratorio que alimentamos con dietas bajas en proteínas. Por lo general, consumían una cantidad ligeramente mayor de calorías, engordaban menos, disponían de las calorías adicionales para producir calor corporal,[59] hacían más ejercicio por propia iniciativa[60] y contraían mucho menos cáncer que los animales que llevaban dietas estándar. Descubrimos que cuanto más oxígeno se consumía, más rápido se "quemaban" las calorías y se transformaban en calor corporal.[59]

Comprender que la dieta puede causar pequeños cambios en el metabolismo de las calorías que, a su vez, producen grandes cambios en el peso corporal es una idea tan importante como útil. Significa que existe un proceso metódico para controlar el peso corporal a largo plazo, que se opone al proceso desordenado e ineficaz de las dietas muy estrictas. También implica aceptar las frecuentes observaciones (que abordaremos en el capítulo 6) que indican que las personas que consumen dietas bajas en proteínas y grasas, compuestas de alimentos vegetales e integrales, tienen muchas menos dificultades con su peso corporal, aunque ingieran la misma cantidad total de calorías, o incluso un poco más.

LA DIETA Y EL TAMAÑO DE LA ESTRUCTURA CORPORAL

Sabemos ahora que una dieta de bajo contenido en grasas y proteínas y rica en carbohidratos complejos procedentes de frutas y hortalizas te ayudará a perder peso. Pero ¿y si lo que quieres es ser más corpulento? En la mayoría de las culturas existe el deseo dominante de ser lo más grande posible. Durante el periodo colonial en Asia y África, los europeos llegaron a considerar que las personas más pequeñas eran menos civilizadas. Las dimensiones corporales parecen ser un signo de virilidad, destreza y dominación.

La mayoría de las personas piensan que pueden ser más grandes y fuertes tomando alimentos de origen animal, ricos en proteínas. Esta creencia surge de la idea de que es necesario consumir proteínas (es decir, carne) para poseer fuerza física. Durante mucho tiempo ha sido una idea generalizada en todo el mundo. Los chinos han llegado a recomendar oficialmente una dieta más rica en proteínas con el fin de que sus atletas sean más fuertes y obtengan mejores resultados en las olimpiadas. Los alimentos de origen animal tienen más proteínas, y estas son consideradas de "calidad superior". Las proteínas animales gozan de la misma reputación en la sociedad china (que se está modernizando a un ritmo vertiginoso) que en cualquier otro lugar.

Sin embargo, la idea de que consumir alimentos de origen animal es una buena forma de tener un cuerpo más grande se enfrenta con un problema. Las personas que consumen la mayor cantidad de proteínas animales son las más propensas a contraer enfermedades cardíacas, cáncer y diabetes. Por ejemplo, en El estudio de China el consumo de proteínas animales estaba asociado con individuos más altos y pesados[II], pero también con niveles superiores de colesterol malo y de colesterol total[II]. Más aún, el peso corporal, relacionado con la ingesta de proteínas animales[I], estaba asociado con una mayor incidencia de cáncer[II-III] y de cardiopatías coronarias[II]. Según parece, ser más grande, y presumiblemente mejor, tiene un coste muy alto.

Pero ¿acaso sería posible conseguir nuestro potencial total de crecimiento y, al mismo tiempo, minimizar el riesgo de contraer dichas enfermedades?

En El estudio de China no medimos los índices de crecimiento infantiles, sino la altura y el peso de los adultos. Y esta información resultó sorprendente. El hecho de consumir más proteínas estaba asociado con un mayor volumen corporal (en hombres [III] y en mujeres [II]).[61] No obstante, este efecto se atribuyó esencialmente a las proteínas *vegetales*, dado que representan un 90% de la ingesta total de proteínas en China. En realidad, el consumo de proteínas animales (carne) estaba vinculado con un mayor peso corporal[I] pero también con el consumo de leche, que es rica en proteínas [II]. Sin embargo, la buena noticia es la siguiente: *una mayor ingesta de proteínas vegetales estaba estrechamente asociada a una mayor altura[II] y peso corporal[II]*. El desarrollo corporal está relacionado con las proteínas en general, es decir, ¡con las proteínas vegetales y con las animales!

Esto significa que los individuos pueden alcanzar todo su potencial genético de crecimiento y volumen corporal, consumiendo una dieta vegetariana. Entonces, ¿por qué las personas que habitan en países en desarrollo e ingieren muy pocos alimentos de origen animal, o ninguno, son invariablemente más pequeñas que los occidentales? Esto se debe a que las dietas vegetarianas de las regiones más desfavorecidas del mundo consisten normalmente en una insuficiente variedad de hortalizas de calidad y cantidad inadecuadas. Y, por otra parte, hay que tener en cuenta las condiciones de insalubridad, en las que proliferan las enfermedades infantiles. Bajo estas condiciones, el desarrollo se detiene o se atrofia y los adultos no llegan a alcanzar el volumen corporal que corresponde a su potencial genético. En El estudio de China, un peso y una altura inferiores a lo normal se asociaban de forma categórica con aquellas regiones que registraban los índices más altos de mortalidad por tuberculosis pulmonar[III], enfermedades parasitarias, neumonía (para la altura [III]), "obstrucción intestinal" [III] y enfermedades digestivas[III].

Estos hallazgos parecen confirmar la idea de que la estatura corporal se puede alcanzar mediante una dieta vegetariana baja en grasas, siempre que las condiciones sanitarias permitan controlar con eficacia las enfermedades de las personas más desfavorecidas. Bajo estas condiciones, al mismo tiempo se pueden minimizar las dolencias asociadas con el bienestar económico, es decir, las enfermedades cardíacas, los diversos tipos de cáncer, la diabetes, etc.

La misma dieta baja en grasas y en proteínas animales que ayuda a prevenir la obesidad permite también que la persona alcance su potencial total de crecimiento, además de obrar otras maravillas, como por ejemplo regular mejor el colesterol en sangre y reducir la incidencia de las enfermedades cardíacas y de los diversos tipos de cáncer.

¿Cuáles son las posibilidades de que todas estas asociaciones (así como muchas otras) que están a favor de una dieta vegetariana puedan adjudicarse a una pura coincidencia? Es, cuando menos, muy improbable. Las evidencias son muy consecuentes en un amplio rango de asociaciones, algo bastante raro en la investigación científica, y que indica una nueva visión mundial, un nuevo paradigma que desafía al sistema, que promete nuevos beneficios para la salud y que reclama nuestra atención.

VOLVIENDO ATRÁS

Al comienzo de mi carrera, me dediqué a estudiar los procesos bioquímicos del cáncer de hígado. En el capítulo 3 hablé de los experimentos que realicé durante varias décadas con animales de laboratorio, un trabajo que superó los requisitos para ser catalogado como "buena ciencia". El gran hallazgo fue que la caseína y muy probablemente todas las proteínas animales pueden ser las sustancias cancerígenas más importantes que consumimos. Regulando la cantidad de caseína ingerida a través de la dieta es posible promover y detener el desarrollo del cáncer, así como también anular los efectos cancerígenos de la aflatoxina, un agente carcinógeno muy potente de clase IA. Pero, a pesar de que estos hallazgos fueron sólidamente confirmados, todavía solo se aplican a los animales experimentales.

Por este motivo, albergaba grandes esperanzas de que El estudio de China arrojara luz sobre las causas del cáncer hepático en humanos.[62]

Los índices de cáncer de hígado son muy altos en las regiones rurales de China, y excepcionalmente elevados en algunas de ellas. ¿Por qué motivo? La infección crónica del virus de la hepatitis B (VBH) parecía ser la causa principal de esta situación. Como media, alrededor de un 12 a un 13% de los sujetos de nuestro estudio estaba crónicamente infectado con el virus. En algunas regiones, la mitad de la población lo estaba. Para que este dato resulte más claro, diré que solo un 0.2-0.3% de los norteamericanos tiene una infección crónica causada por este virus.

Pero aún hay algo más. El virus no es el único responsable del cáncer de hígado en China. Parece ser que la dieta también desempeña un papel fundamental. ¿Cómo lo sabemos? Los niveles de colesterol en la sangre nos ofrecieron la clave primordial. El cáncer de hígado está sólidamente asociado con niveles crecientes de colesterol en sangre[III] y, como ya es conocido, los alimentos de origen animal producen un aumento del colesterol.

Entonces, ¿cómo interviene el VHB? Los estudios experimentales con ratones ofrecieron un buen indicio. En los ratones, el VHB inició el cáncer de hígado, pero este se desarrolló como respuesta a una alimentación con altos niveles de caseína. El virus también aumentó su colesterol en sangre. Estas observaciones concuerdan perfectamente con nuestros hallazgos en humanos. Los individuos que padecen una infección crónica debida al virus y consumen alimentos de origen animal tienen altos niveles de colesterol en sangre y un alto índice de cáncer de hígado. El virus proporciona el arma, y la mala nutrición aprieta el gatillo.

Comenzaba a tomar forma una historia muy emocionante, al menos para mi manera de pensar. Era muy significativa, porque demostraba que algunos principios importantes podían aplicarse a otras asociaciones entre la dieta y el cáncer. Además, era una historia que no se había hecho pública, a pesar de que esa información podía salvar vidas. Y por último, inducía a pensar que la herramienta más poderosa que tenemos para combatir el cáncer son los alimentos que consumimos a diario.

¡Lo habíamos conseguido! Todos los años invertidos en experimentos con animales permitieron conocer principios y procesos bioquímicos profundos que ayudaban a explicar el efecto de la nutrición sobre el cáncer de hígado. Ahora podíamos corroborar que estos procesos también eran importantes para los humanos. Las personas con una infección crónica provocada por el virus de la hepatitis B corrían mayor riesgo de contraer cáncer de hígado. No obstante, nuestros hallazgos indicaban que aquellos que estaban infectados con el virus y consumían más alimentos de origen animal tenían niveles superiores de colesterol y una mayor incidencia de cáncer hepático que los individuos infectados con el virus que no consumían ese tipo de alimentos. Los experimentos con animales y los estudios con humanos se adecuaban a la perfección.

ORGANIZANDO LA INFORMACIÓN

Casi todos los habitantes de Estados Unidos morirán debido a enfermedades vinculadas con el bienestar económico. En El estudio de China, observamos que la nutrición tiene una gran influencia en estas enfermedades. Los alimentos de origen vegetal se vinculan con bajos niveles de colesterol en sangre, mientras que los de origen animal se asocian con unos niveles superiores. Estos últimos están relacionados con mayores índices de cáncer de mama, mientras que los alimentos vegetarianos se asocian con tasas inferiores de la enfermedad. La fibra y los antioxidantes de las plantas se corresponden con un riesgo menor para los tipos de cáncer que afectan al tracto digestivo. La dieta vegetariana y un estilo de vida activo permiten alcanzar y mantener un peso corporal saludable y, al mismo tiempo, ser grandes y fuertes. Nuestro estudio era exhaustivo no solo en cuanto al diseño, sino también con respecto a sus hallazgos. Desde los laboratorios del Virginia Tech y la Universidad de Cornell hasta las regiones más distantes de China, parecía que la ciencia estaba afirmando una idea clara y consecuente: podemos reducir el riesgo de contraer enfermedades mortales por el mero hecho de ingerir los alimentos adecuados.

Cuando comenzamos este proyecto, tuvimos que enfrentarnos a la resistencia que manifestaron algunas personas. Uno de mis colegas de Cornell, que había participado en la primera planificación de El estudio de China, llegó a acalorarse en una de nuestras reuniones. Yo había planteado la idea de investigar la forma en que varios factores de la dieta —algunos muy conocidos, pero muchos de ellos ignorados— trabajan en conjunto para provocar la enfermedad. Para hacerlo, debíamos medir una gran cantidad de factores, independientemente de si habían sido explicados por investigaciones anteriores. La persona en cuestión nos comunicó que si eso era lo que pretendíamos hacer, ella no quería tener nada que ver con ese tipo de enfoque "genérico".

Este colega expresó un punto de vista más alineado con el pensamiento científico oficial que con mis ideas. Él, al igual que otros colegas que tienen su misma manera de pensar, cree que es mejor hacer ciencia investigando factores únicos —en su mayoría conocidos— y aislados. Para ellos, no se puede demostrar nada mediante un conjunto de factores que, en buena parte, son inespecíficos. Por ejemplo, sería correcto medir el aspecto específico del selenio sobre el cáncer de mama, pero no lo sería medir múltiples condiciones nutricionales en el mismo estudio, con la esperanza de identificar importantes patrones dietéticos.

Personalmente, prefiero una lectura más amplia, ya que estamos investigando las increíbles complejidades y sutilezas de la misma naturaleza. Yo quería investigar cómo se relacionaban los patrones dietéticos con la enfermedad, que es el tema más importante de este libro. *Todos los nutrientes de los alimentos trabajan en conjunto para crear la salud o la enfermedad.* Cuanto más pensamos que una sola sustancia química caracteriza a un alimento en su totalidad, más nos desviamos hacia la idiotez. Como veremos en la parte IV de este libro, este tipo de pensamiento ha generado mucha "ciencia de baja calidad".

Por ello afirmo que necesitamos aplicar más, y no menos, el enfoque "genérico". Debemos pensar más en los patrones globales de la dieta y los alimentos completos. ¿Significa esto que sostengo que el enfoque genérico es la única forma de hacer investigación? Por supuesto que no. ¿Quizá pienso que los hallazgos de El estudio de China constituyen una prueba científica absoluta? Tampoco. ¿Ofrece nuestro estudio suficiente información como para poner en práctica una toma de decisiones? Categóricamente, sí.

Nuestra investigación estaba produciendo una impactante y reveladora red de información. Pero ¿acaso cada una de las líneas de investigación potencial de este estudio colosal se ajustaba perfectamente a esta red de información? No. A pesar de que las asociaciones más estadísticamente significativas concordaban perfectamente con dicha red, hubo algunas sorpresas. La mayoría de ellas, aunque no todas, ya han sido explicadas.

Algunas asociaciones observadas en El estudio de China a primera vista no concordaban con lo que podría haberse esperado de la experiencia occidental. Me vi obligado a separar cuidadosamente los hallazgos inusuales que podían deberse a la casualidad y a la insuficiencia de los experimentos de aquellos que verdaderamente ofrecían una nueva visión para nuestra vieja manera de pensar. Como ya he mencionado, el rango de los niveles de colesterol en sangre de la China rural nos había sorprendido. En la época en que se inició El estudio de China, un rango de colesterol en sangre de 200-300 miligramos por decilitro (mg/dl) se consideraba normal y los niveles inferiores resultaban sospechosos. De hecho, algunos científicos y médicos consideraban que los que se encontraban por debajo de 150 mg/dl eran peligrosos. En realidad, a finales de los años setenta mi propio colesterol ascendía a 260 mg/dl, muy semejante al de los otros miembros de mi familia. El médico me dijo: "Estás perfecto; los valores corresponden justamente a la media".

Pero cuando medimos los niveles de colesterol en sangre en China, los resultados nos impactaron. ¡Oscilaban entre 70-170 mg/dl! Su valor máximo era nuestro valor más bajo. Y su valor inferior no existía en el gráfico que podrías encontrar en la consulta de tu médico. Resultaba evidente que nuestra idea de valores (o rangos) "normales" solo se aplica a sujetos occidentales con una dieta occidental. De manera que, por ejemplo, nuestros niveles "normales" de colesterol representan un riesgo significativo para las enfermedades del corazón. Lamentablemente, también es "normal" padecer una afección cardíaca en Estados Unidos. Con el paso de los años, se han establecido normas que coinciden con lo que vemos en Occidente. Como tendemos a creer que la experiencia norteamericana es la correcta, solemos considerar que sus valores son "normales".

Al final, la solidez y la consistencia de la mayoría de las evidencias resultan suficientes para extraer conclusiones válidas. Principalmente, que los alimentos integrales vegetarianos son beneficiosos y que los de origen animal no lo son. Muy pocas de las demás opciones alimenticias, si acaso existe alguna, pueden ofrecer los increíbles beneficios de tener un buen aspecto y una buena estatura, además de evitar la gran mayoría de las enfermedades de aparición temprana que son típicas de nuestra cultura.

El estudio de China marcó un hito en mi manera de pensar. Por sí solo, no demuestra que la dieta *cause* la enfermedad. Como ya expliqué anteriormente, en el campo científico, es prácticamente imposible obtener una prueba absoluta. El procedimiento consiste en proponer una teoría que luego se somete a debate, hasta que el peso de la evidencia es tan abrumador que todos aceptan de común acuerdo que la teoría tiene grandes posibilidades de ser verdad. En el caso de la dieta y la enfermedad, El estudio de China añade mucho peso a la evidencia. Sus peculiaridades experimentales (dieta múltiple, características de la enfermedad y del estilo de vida, y un rango inusual de los patrones dietéticos, un medio idóneo para medir la calidad de los datos) nos ofrecieron una oportunidad sin parangón de ampliar nuestro punto de vista sobre la dieta y la enfermedad, de un modo que antes no hubiera sido posible. El estudio fue como un rayo de luz que iluminó un camino que nunca antes había yo captado de forma global.

Los resultados de este estudio, además de una montaña de trabajos de investigación que lo apoyaron (algunos realizados por mí y el resto por otros científicos), me convencieron de que cambiase mi alimentación y mi estilo de vida de un modo decisivo. Hace quince años dejé de comer carne y hace seis o siete abandoné casi todos los alimentos de origen animal, incluidos los lácteos, excepto en muy raras ocasiones. Mi colesterol se ha reducido a pesar de que me he hecho mayor; me encuentro en mejor forma que cuando tenía veinticinco años y peso veinte kilos menos que cuando tenía treinta. Ahora tengo el peso ideal para mi altura. Mi familia también ha adoptado esta dieta, en gran parte gracias a mi esposa, Karen, que se las ha ingeniado para crear un nuevo estilo de vida con una dieta apetecible, sabrosa y sana. Y todo lo hemos hecho por razones de salud; los resultados de mi trabajo me han ayudado a despertar. Después de haber sido un niño que bebía al menos dos litros de leche al día y un joven profesional que se burlaba de los vegetarianos, se ha producido un giro inusual en mi vida.

No obstante, mi vida ha cambiado no solo gracias a mi propia investigación. En todos estos años, no me he limitado solamente a ella; siempre me he interesado también por los hallazgos de otros investigadores en el campo de la dieta y la salud. A medida que nuestros descubrimientos aumentaban desde lo específico hasta lo general, mi comprensión se ampliaba. Ahora podemos analizar el trabajo de otros científicos para situar mis hallazgos en un contexto de mayores dimensiones. Como verás, resultan muy sorprendentes.

Parte II

ENFERMEDADES ASOCIADAS AL BIENESTAR ECONÓMICO

En Estados Unidos somos ricos y fallecemos debido a determinadas enfermedades vinculadas con nuestra situación económica acomodada. Comemos como reyes y reinas todos los días de la semana, y esto nos mata. Es muy probable que conozcas a personas aquejadas de afecciones cardíacas, cáncer, derrame cerebral, Alzheimer, obesidad o diabetes. Y también es muy probable que tú mismo sufras o hayas sufrido una de estas dolencias, o que algún miembro de tu familia la haya padecido. Como ya hemos visto, estas enfermedades son relativamente desconocidas en culturas tradicionales que subsisten básicamente con dietas vegetarianas, como sucede en las regiones rurales de China. Pero en cuanto una cultura tradicional comienza a acumular riqueza y los individuos consumen cada vez más carne, productos lácteos y alimentos refinados (como por ejemplo, galletas saladas, galletas dulces y refrescos), empiezan a contraer las enfermedades mencionadas.

Siempre que doy una conferencia, comienzo mi presentación contándole a la audiencia mi historia personal, tal como he hecho en este libro. Invariablemente, al final de la conferencia alguien me hace una pregunta sobre la relación de la dieta y una de estas dolencias típicas de sociedades con un buen desarrollo económico. Es muy posible que tú también tengas alguna pregunta sobre una enfermedad específica que, con toda seguridad, estará asociada con la bonanza económica, porque en Estados Unidos fallecemos por causa de este tipo de dolencias.

Te sorprenderá saber que la enfermedad que te interesa, o te preocupa, tiene mucho en común con otras que también están asociadas con la prosperidad, en especial en lo que se refiere a la nutrición. No existe una dieta especial para el cáncer y otra diferente, igualmente especial, para los problemas cardíacos. Las evidencias que han reunido los investigadores de todo el mundo demuestran que la misma dieta que puede prevenir el cáncer también puede prevenir las cardiopatías, la obesidad, la diabetes, las cataratas, la degeneración macular, el Alzheimer, la disfunción cognitiva, la esclerosis múltiple, la osteoporosis y otras afecciones. Más aún, esta dieta puede beneficiar a todo el mundo, independientemente de sus genes o de las disposiciones personales.

Todas estas dolencias, y algunas otras, se producen por el mismo motivo: una dieta excesivamente tóxica y poco saludable, y un estilo de vida en el que imperan factores que favorecen la enfermedad y escasean los que promueven la salud. En otras palabras, la dieta occidental. Y, por el contrario, existe una dieta que tiene la capacidad de contrarrestar todas estas afecciones: la vegetariana y de alimentos integrales.

Los siguientes capítulos están organizados por enfermedad o por grupo de enfermedades. Cada uno de ellos contiene pruebas que demuestran la relación de los alimentos con cada enfermedad. A medida que avances en la lectura de cada capítulo, comprobarás que existe un argumento científico sólido, amplio y profundo, en favor de la dieta vegetariana y de alimentos integrales. En mi opinión, el aspecto más convincente de este argumento es la congruencia de las pruebas para un grupo tan dispar de dolencias. Si una dieta vegetariana y de alimentos integrales ha demostrado ser beneficiosa para una amplia variedad de problemas de salud, ¿es posible que los seres humanos estén preparados para consumir cualquier otro tipo de dieta? Yo pienso que no, y creo que tú estarás de acuerdo conmigo.

En Estados Unidos y en la mayoría de los demás países occidentales, impera una gran confusión en lo que respecta a la dieta y la salud, y hemos pagado un precio muy alto por ello. Estamos enfermos, confundidos y con sobrepeso. Después de haber dejado los estudios de laboratorio para dedicarme a otras tareas, de haber elaborado El estudio de China y de haber encontrado la información que presento en la parte II, me sentí abrumado. Comprendí que algunas de nuestras convicciones más veneradas son erróneas y que la verdadera salud ha permanecido oculta. Pero lo más lamentable es que ha sido el público quien ha pagado el precio más alto, sin siquiera sospecharlo. En gran medida, este libro es mi intento por corregir esas equivocaciones. Como comprobarás en los siguientes capítulos, desde las cardiopatías hasta el cáncer y desde la obesidad hasta la ceguera, existe un camino mejor para alcanzar la salud óptima.

5

Corazones rotos

Apóyate una mano sobre el pecho para sentir cómo late tu corazón. Ahora pon la mano sobre la muñeca contraria para sentir el pulso. Ese pulso es la firma de tu ser. Tu corazón trabaja para ti todos los minutos del día, todos los días del año y todos los años de toda tu vida, produciendo ese pulso. Si vives lo suficiente como para alcanzar el promedio estimado de vida, latirá aproximadamente unos 3,000 millones de veces.[1]

Ahora dedica unos instantes a considerar que, durante el tiempo que estabas leyendo el párrafo anterior, una de las arterias del corazón de prácticamente un estadounidense se ha ocluido, ha bloqueado el flujo sanguíneo y ha iniciado un proceso rápido de muerte celular y tisular. Este proceso es más conocido como infarto. Cuando hayas terminado de leer esta página, 4 estadounidenses habrán sufrido un ataque al corazón, y otros 4 habrán tenido un derrame cerebral o un fallo cardíaco.[2] Durante las próximas veinticuatro horas, 3,000 padecerán un ataque cardíaco,[2] casi el mismo número de personas que fallecieron en los ataques terroristas del 11 de septiembre de 2001.

El corazón es el eje de la vida y, en Estados Unidos, es, con mayor frecuencia, el eje de la muerte. El mal funcionamiento de este órgano o del sistema circulatorio matará al 40% de los estadounidenses,[3] un porcentaje mayor al que corresponde a las muertes por accidentes o por cualquier otra dolencia, incluido el cáncer. El ataque al corazón ha sido la primera causa de mortalidad en Estados Unidos durante casi cien años.[4] Esta enfermedad no conoce límites de sexo ni de raza, ya que afecta a todos por igual. Si preguntas a las mujeres si la dolencia que supone el mayor riesgo para ellas es el ataque cardíaco o el cáncer de mama, la mayoría de ellas no dudarán en responder que es el cáncer de mama. Sin embargo, se equivocarían. El índice de mortalidad femenina por ataques cardíacos es ocho veces superior al que corresponde al cáncer de mama.[5, 6]

Si existe un juego "norteamericano", es el béisbol; un postre "norteamericano", la tarta de manzanas, y una enfermedad "norteamericana", el ataque cardíaco.

CUALQUIERA PUEDE PADECER UNA CARDIOPATÍA

En 1950, se podía ver a Judy Holliday en la gran pantalla, Ben Hogan dominaba el mundo del golf, el musical *South Pacific* arrasaba en los Premios Tony y el 25 de junio, Corea del Norte invadía Corea del Sur. Este ataque sorprendió a la administración estadounidense que, sin embargo, respondió rápidamente. A los pocos días, el presidente Truman envió tropas de infantería y pilotos de la fuerza aérea para hacer retroceder al ejército norcoreano. Tres años más tarde, en julio de 1953, se firmó un acuerdo formal de alto el fuego que dio por terminada la guerra de Corea. Durante ese periodo de tiempo, más de 30,000 soldados estadounidenses murieron en combate.

Al final de la guerra, el *Journal of the American Medical Association* publicó un estudio científico que marcó un hito. Los investigadores médicos militares habían examinado el corazón de 300 soldados muertos en la guerra de Corea. A los soldados, que tenían una edad media de veintidós años, nunca les habían diagnosticado ningún problema cardíaco. Al diseccionar sus corazones, sin embargo, los investigadores hallaron impactantes evidencias de cardiopatías en un número muy elevado de casos. *Al menos, el 77.3% de los corazones examinados reveló una gran evidencia de enfermedades cardíacas.*[7]

Ese porcentaje del 77.3% resultaba asombroso. En una época en la que nuestro asesino número uno estaba envuelto en misterio, la investigación demostró claramente que las enfermedades cardíacas pueden producirse en cualquier momento de la vida. Más aún, ¡que todo el mundo puede contraerlas! Estos soldados no eran teleadictos que pasaban horas frente al televisor; estaban en una excelente forma física y se encontraban en la plenitud de su vida. Desde entonces, muchos otros estudios han confirmado que las enfermedades cardíacas ocupan un lugar dominante entre los jóvenes norteamericanos.[8]

EL ATAQUE CARDÍACO

Pero ¿qué es una enfermedad cardíaca? Uno de sus componentes claves es la placa arterial. La placa es una capa lipídica que contiene proteínas, grasas (incluido el colesterol), células del sistema inmunitario y otros componentes, que se acumulan en las paredes interiores de las arterias coronarias. He oído decir a un cirujano que si pasas el dedo sobre una arteria cubierta por placa, tienes la misma sensación que cuando lo deslizas por encima de una tarta de queso tibia. Cuando la placa empieza a recubrir las arterias coronarias, ya existe un cierto grado de enfermedad cardíaca. De todos los soldados a los que se les practicó la autopsia en Corea, 1 de cada 20 individuos tenía tanta placa acumulada que el 90% de al menos una de sus arterias estaba obstruida.[7] Esto es como si dobláramos una manguera y luego regáramos un jardín sumamente seco con el hilito de agua resultante.

¿Cómo es que ninguno de estos soldados había sufrido un infarto? Después de todo, solo un 10% de la arteria se hallaba libre de placa. ¿Cómo podía ser suficiente? Resulta que si la placa se acumula lentamente sobre la pared interior de la arteria a lo largo de varios años, el flujo sanguíneo tiene tiempo para adaptarse. Piensa en la sangre fluyendo a través de tu arteria como un río embravecido. Si pones unas cuantas piedras en las márgenes de un río un día tras otro y durante varios años (así es como la placa se deposita sobre las paredes de la arteria), el agua encontrará otra forma de llegar a su destino. Quizá el río forme varios arroyos más pequeños que pasen por encima de las piedras o puede que fluya por debajo de ellas, formando túneles diminutos. Acaso el agua comience a circular por riachuelos laterales, cambiando de ruta. Estos nuevos y minúsculos flujos de agua en torno a las piedras, o a través de ellas, se denominan "colaterales". Lo mismo sucede en el corazón. Si la placa se acumula durante un periodo de varios años, se producirá un desarrollo colateral suficiente como para que la sangre pueda seguir fluyendo a través del corazón. No obstante, una gran acumulación de placa puede restringir gravemente el flujo sanguíneo y producir un dolor debilitante o una angina de pecho. Sin embargo, no es frecuente que cuando la placa se acumula de esta forma cause un ataque al corazón.[9, 10]

Entonces, ¿cuál es la causa de los infartos? Parece ser que las acumulaciones de placa menos graves, es decir, las que ocluyen menos del 50% de la arteria, son la causa más frecuente de los ataques cardíacos.[11] Cada una de estas acumulaciones tiene una capa de células, denominada cápsula, que separa el núcleo de la placa de la sangre que fluye a través de la arteria. La

cápsula de las placas peligrosas es delgada y débil, por lo cual el flujo sanguíneo puede erosionarla hasta provocar su ruptura. En este caso, el contenido
del núcleo de la placa se mezcla con la sangre y esta comienza a coagularse en
torno al sitio donde la placa se ha roto. El trombo (coágulo) crece y puede
obstruir rápidamente toda la arteria. Cuando la arteria se ocluye durante
un periodo breve de tiempo, existen pocas probabilidades de que el flujo
de sangre colateral pueda desarrollarse. En este caso, el flujo sanguíneo que
circula a partir del lugar donde se ha obstruido la arteria queda gravemente mermado y los músculos cardíacos no reciben el oxígeno que necesitan.
En este punto, las células del músculo cardíaco comienzan a morir, los mecanismos de bombeo del corazón empiezan a fallar y la persona que sufre
un infarto puede sentir un dolor opresivo en el pecho o un dolor agudo
que desciende por un brazo y asciende hacia el cuello y la mandíbula. Para
decirlo en pocas palabras, la víctima comienza a morir. Este es el proceso
que se oculta tras los 21.1 millones de infartos que tienen lugar en Estados
Unidos cada año. Una de cada tres personas que sufren un ataque cardíaco
no logra sobrevivir.[9, 10]

Sabemos ahora que una acumulación pequeña o mediana de la placa
—es decir, la placa que bloquea menos del 50% de la arteria— es la más letal.[11, 12] Entonces, ¿cómo podemos predecir el momento en que se producirá un infarto? Por desgracia, la tecnología actual no nos permite hacerlo.
No somos capaces de decir qué placa se romperá, cuándo se producirá la
ruptura ni tampoco lo grave que será. No obstante, lo que sí conocemos es
nuestro *riesgo* relativo de sufrir un ataque cardíaco. La que una vez fue una
muerte misteriosa que llegaba en el momento más productivo de la vida de
una persona ha sido, por fin, "desmitificada" por la ciencia. Ningún estudio ha tenido más importancia que el Estudio del corazón de Framingham.

FRAMINGHAM

El Instituto Nacional del Corazón se creó después de la Segunda Guerra Mundial,[13] con un modesto presupuesto[4] y una misión difícil. Los científicos sabían que las placas de grasa que recubren las arterias de los corazones enfermos estaban compuestas por colesterol, fosfolípidos y ácidos
grasos,[14] pero ignoraban por qué y cómo se producían estas lesiones, y tampoco sabían exactamente de qué forma intervenían en los ataques cardíacos. En búsqueda de respuestas, el Instituto Nacional del Corazón decidió
hacer un seguimiento de una población durante varios años, con el fin de
elaborar expedientes médicos detallados de cada uno de los individuos de

dicha población y comprobar cuál de ellos contraía una enfermedad cardíaca. Los científicos se dirigieron a Framingham, Massachusetts.

Situada precisamente en las afueras de Boston, Framingham es una ciudad trascendental para la historia norteamericana. Los colonos europeos habitaron por primera vez esas tierras en el siglo XVIII. Con el paso de los años, la ciudad desempeñó un papel relevante en la guerra de la Independencia de Estados Unidos, en los juicios de las brujas de Salem y en el movimiento abolicionista. Más recientemente, en 1948, se hizo más famosa aún. Más de 5,000 residentes, tanto hombres como mujeres, aceptaron que los científicos los estudiaran durante algunos años con el fin de aprender algo más sobre las enfermedades cardiovasculares.

Y realmente aprendimos algo. Observando qué individuos de dicha población contraían una enfermedad cardíaca y comparando sus fichas médicas, el Estudio del corazón de Framingham permitió desarrollar el concepto de factores de riesgo, tales como el colesterol, la tensión sanguínea, la actividad física, el hábito de fumar y la obesidad. Gracias a este estudio sabemos ahora que estos factores de riesgo desempeñan un papel sustancial en las cardiopatías. Los médicos han utilizado durante años el modelo de predicción de Framingham, para indicar qué individuos tienen un alto riesgo de contraer una enfermedad cardíaca. Desde que se realizó el Estudio de Framingham, se han publicado más de mil documentos científicos. Y el estudio, que todavía no ha concluido, ya ha examinado a cuatro generaciones de habitantes de la ciudad.

La joya del Estudio de Framingham son sus hallazgos sobre el colesterol en sangre. En 1961, demostraron de un modo muy convincente que existía una fuerte correlación entre los niveles altos de colesterol en sangre y el ataque cardíaco. Los investigadores observaron que, entre los hombres con niveles de colesterol que "sobrepasaban los 244 mg/dl (miligramos por decilitro), la incidencia de la enfermedad cardíaca coronaria era más de tres veces superior a la de aquellos que tenían niveles de colesterol inferiores a 210 mg/dl".[15] La pregunta polémica de si los niveles de colesterol en sangre podrían predecir la enfermedad cardíaca quedó completamente sepultada. Pero los niveles de colesterol marcan la diferencia. Ese mismo documento también demostró que la tensión sanguínea alta era un importante factor de riesgo para las enfermedades cardíacas.

La importancia otorgada a los factores de riesgo inició una revolución conceptual. Al inicio de este estudio, la mayoría de los médicos sostenía que la enfermedad cardíaca era un desgaste inevitable del organismo y que poco se podía hacer al respecto. Nuestro corazón era considerado como un motor y se creía que, a medida que nos hacíamos mayores, las piezas dejaban de funcionar correctamente y se empezaban a producir fallos. No obstante, la idea de prevenir la enfermedad cardíaca adquirió validez rápidamente en cuanto se demostró que podíamos anticipar la enfermedad midiendo los factores de riesgo. Los investigadores escribieron que "parece evidente que es necesario crear un programa de prevención".[15] El mero hecho de reducir los factores de riesgo —como, por ejemplo, el colesterol en sangre y la tensión sanguínea— disminuye la posibilidad de contraer una enfermedad cardíaca.

En Estados Unidos, "colesterol" y "tensión sanguínea" son términos muy conocidos por todos. Gastamos más de 30,000 millones de dólares anuales en fármacos para controlar estos factores de riesgo, así como también otros aspectos de las enfermedades cardiovasculares.[2] Casi todo el mundo sabe ahora que puede prevenir un ataque cardíaco manteniendo sus factores de riesgo en los niveles adecuados. Hace solo unos cincuenta años que hemos tomado conciencia de ello, y se lo debemos en gran medida a los científicos que elaboraron el Estudio del corazón de Framingham y a los individuos estudiados.

FUERA DE NUESTRAS FRONTERAS

Framingham es el estudio del corazón más conocido que se haya hecho jamás. Sin embargo, únicamente constituye una parte del enorme volumen de investigaciones realizadas en Estados Unidos durante los últimos sesenta años. Las primeras sacaron a la luz la alarmante conclusión de que teníamos uno de los índices más altos de enfermedades cardíacas de todo el mundo. Un estudio publicado en 1959 comparaba los índices de mortalidad por enfermedades cardíacas coronarias en veinte países diferentes (gráfico 5.1).[16]

Todos estos estudios investigaban las sociedades occidentalizadas. Si observamos las más tradicionales, podremos encontrar disparidades aún más sorprendentes en lo que se refiere a la incidencia de las afecciones cardíacas. Los habitantes de Papúa Nueva Guinea son un ejemplo que se destaca, ya que las enfermedades cardíacas son muy poco comunes en su sociedad.[17] Seguramente recordarás que la incidencia de las cardiopatías en las regiones rurales de China era, asimismo, muy baja. Por el contrario, el índice de mortalidad por causa de enfermedades cardíacas entre los

GRÁFICO 5.1: ÍNDICES DE MORTALIDAD POR ENFERMEDADES CARDÍACAS PARA HOMBRES DE EDADES COMPRENDIDAS ENTRE 55 Y 59 AÑOS EN VEINTE PAÍSES, *CIRCA* 1955[16]

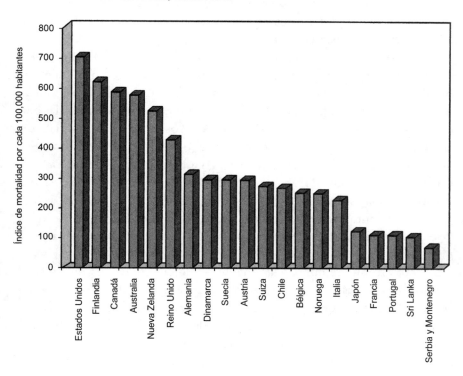

hombres norteamericanos es casi diecisiete veces superior al que se observa entre los hombres chinos.[18]

¿Por qué los norteamericanos sucumbían más a las dolencias cardíacas en las décadas de los sesenta y setenta, considerando que este problema no parecía afectar demasiado a gran parte del resto del mundo?

Muy sencillo, porque dichas defunciones se debían a la alimentación. En las culturas con índices más bajos de enfermedades cardíacas, se consumen menos grasas saturadas, menos proteínas animales y más cereales integrales, frutas y hortalizas. En otras palabras, subsisten básicamente con alimentos de origen vegetal, mientras nosotros consumimos una enorme cantidad de alimentos de origen animal.

Pero ¿podría ser que un grupo determinado fuera más propenso a contraer enfermedades cardíacas debido a sus antecedentes genéticos?

Sabemos que este no es el caso, porque en un grupo con la misma herencia genética existe una relación similar entre la dieta y la enfermedad. Por ejemplo, los hombres japoneses que viven en Hawái o en California presentan un nivel muy superior de colesterol en sangre y una mayor incidencia de enfermedades coronarias que los japoneses que viven en Japón.[19, 20]

Como parece evidente, la causa se debe a factores medioambientales, puesto que la mayoría de estas personas tienen la misma herencia genética. El hábito de fumar tampoco es determinante, dado que los hombres fumadores que residían en Japón contraían menos enfermedades coronarias que los japoneses que vivían en Estados Unidos.[19] Los investigadores señalaron la dieta, afirmando que el colesterol en sangre aumentaba "con la ingesta de grasas saturadas, proteínas animales y colesterol a través de la dieta". En la otra cara de la moneda, el colesterol en sangre "revelaba una asociación negativa con la ingesta de carbohidratos complejos".[20] En términos simples, los alimentos de origen animal estaban vinculados a mayores niveles de colesterol en sangre, mientras que los de origen vegetal se asociaban con niveles bajos.

Este estudio apuntaba claramente a la dieta como una de las causas posibles de las enfermedades cardíacas. Más aún, los resultados de las fases tempranas de la investigación bosquejaban una explicación muy coherente: cuanto mayor es el consumo de grasas saturadas y colesterol (como indicadores de la ingesta de alimentos de origen animal), mayor es el riesgo de contraer una enfermedad cardíaca. Y a medida que otras culturas han empezado a alimentarse al estilo norteamericano, los índices de las cardiopatías se han disparado. En épocas más recientes, los índices de mortalidad por afecciones cardíacas de diversos países superan a los de Estados Unidos.

UNA INVESTIGACIÓN ADELANTADA A SU ÉPOCA

De manera que ahora sabemos qué es la enfermedad cardiovascular y cuáles son los factores que determinan el riesgo de contraerla. Pero ¿qué hacemos una vez que ya se ha declarado? Cuando el Estudio del corazón de Framingham acababa de empezar, ya había médicos que intentaban imaginar cómo tratar las enfermedades cardíacas, en lugar de limitarse a prevenirlas. Estos investigadores se adelantaron a su tiempo de diversas maneras, porque sus intervenciones —que eran los programas de tratamiento más innovadores y exitosos de la época— utilizaban la tecnología menos avanzada que existía: el cuchillo y el tenedor.

Estos médicos tomaron nota de las investigaciones que se estaban realizando en aquel momento e hicieron algunas asociaciones basadas en el sentido común. Observaron que:[21]

* un consumo excesivo de grasa y colesterol causaba aterosclerosis (endurecimiento de las arterias y acumulación de placa) en los animales de laboratorio,
* el colesterol de los alimentos aumentaba el colesterol en sangre,
* altos niveles de colesterol en sangre podían predecir o provocar enfermedades cardíacas y
* la mayor parte de la población mundial no padecía este tipo de dolencias, es decir, las culturas con patrones nutricionales radicalmente diferentes, donde se consumía menos grasa y colesterol.

Por tanto, decidieron intentar incidir en la enfermedad de sus pacientes a través de una dieta con bajo contenido en grasa y colesterol.

Uno de los médicos más progresistas fue el doctor Lester Morrison, de Los Ángeles. En 1946 (dos años antes del Estudio de Framingham), comenzó un estudio con el propósito de "determinar la relación entre la ingesta de grasas a través de la dieta y la incidencia de la aterosclerosis".[22] En él indicó a 50 individuos que habían sobrevivido a un infarto que mantuvieran su dieta normal y, paralelamente, recomendó una dieta experimental a otros 50 pacientes que, igualmente, habían sobrevivido a un infarto.

El doctor Morrison redujo el consumo de grasas y colesterol en el grupo de la dieta experimental. Uno de los menús recomendados permitía al paciente ingerir una pequeña cantidad de carne dos veces al día: 60 gramos de "cordero asado frío con jalea de menta" para la comida y otros 60 gramos de carne magra para la cena.[22] Aunque el cordero asado frío con jalea de menta te entusiasmara, no podías abusar de él. De hecho, la lista de alimentos prohibidos de la dieta experimental era bastante larga e incluía sopas en crema, cerdo, carnes grasas, grasas animales, leche entera, nata, mantequilla y yemas de huevo, así como panes y postres confeccionados con mantequilla, huevos enteros y leche entera.[22]

¿Qué fue lo que se consiguió con esta dieta progresista? Después de ocho años, solo 12 de los 50 individuos que consumían la dieta normal norteamericana estaban vivos (24%). En el grupo de la dieta experimental, seguían viviendo 28 sujetos (56%), prácticamente dos veces y media la cantidad de supervivientes del grupo de control. Al cabo de doce años, todos los pacientes del grupo de control habían fallecido. Sin embargo, 19 sujetos del grupo de la dieta especial seguían viviendo, lo que significa una tasa de supervivencia del 38%.[22] Lamentablemente, también morían muchas de las personas incluidas en el grupo de la dieta experimental, si bien es evidente que conseguían aplazar temporalmente su enfermedad por el hecho de consumir una cantidad moderadamente inferior de alimentos de origen animal y más de origen vegetal (gráfico 5.2).

En 1946, fecha en que se inició este estudio, muchos científicos pensaban, como he comentado anteriormente, que las enfermedades cardíacas eran una parte inevitable del envejecimiento y que no había mucho que se pudiera hacer al respecto. El doctor Morrison no las curó, pero demostró que algo tan simple como la dieta podía alterar significativamente su desarrollo, incluso en un estado muy avanzado en el cual el enfermo esté a punto de sufrir un ataque cardíaco.

Aproximadamente en la misma época, otro grupo de investigadores demostró algo muy similar. Un equipo de médicos del norte de California administró una dieta baja en grasas y en colesterol a un grupo más numeroso de pacientes que padecían una enfermedad cardiovascular avanzada. Descubrieron que el índice de mortalidad de los que seguían esta dieta era *cuatro veces inferior* al de los pacientes que no la consumían.[23]

Estaba claro que había esperanza. Las enfermedades cardíacas no eran el inevitable resultado de la vejez y, por otra parte, una dieta con bajo contenido en grasas y colesterol podía prolongar notablemente la vida de una persona aquejada de una afección cardiovascular avanzada. Se trataba de un

GRÁFICO 5.2: TASA DE SUPERVIVENCIA DE LOS PACIENTES DEL Dr. MORRISON

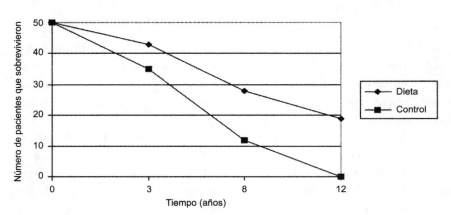

progreso extraordinario en el conocimiento del asesino número uno de Estados Unidos. Esta nueva forma de entender la enfermedad señalaba también a la dieta y a otros factores medioambientales como las piezas centrales para combatirla. Sin embargo, todos los debates sobre la dieta estaban casi centrados en las grasas y el colesterol. Estos dos componentes nutricionales comenzaron a ser por sí mismos "los malos de la película".

Sabemos ahora que la atención prestada a las grasas y al colesterol no estaba bien enfocada. Lo que nadie estaba dispuesto a admitir era que ambos eran meros indicadores de la ingesta de alimentos de origen animal. Por ejemplo, observemos la relación que existe entre el consumo de proteínas animales y la mortalidad por enfermedades cardíacas en veinte países diferentes, para el colectivo de hombres con edades comprendidas entre cincuenta y cinco y cincuenta y nueve años, que nos muestra el gráfico 5.3.[16]

Este estudio sugiere que cuanto mayor es el consumo de proteínas animales, más probabilidades hay de contraer una enfermedad cardiovascular. Por otra parte, docenas de estudios experimentales demuestran que alimentar a ratas, conejos y cerdos con proteínas animales (por ejemplo, caseína) eleva drásticamente los niveles de colesterol, mientras que las proteínas vegetales (por ejemplo, de soja) los reduce de forma notable.[24] Los estudios con personas no solamente reflejan estos hallazgos, sino que también indican que consumir proteínas vegetales es aún más eficaz para reducir los niveles de colesterol que disminuir la ingesta de alimentos ricos en grasa o en colesterol.[25]

GRÁFICO 5.3: ÍNDICES DE MORTALIDAD POR ENFERMEDADES CARDÍACAS EN HOMBRES CON EDADES COMPRENDIDAS ENTRE CINCUENTA Y CINCO Y CINCUENTA Y NUEVE AÑOS Y CONSUMO DE PROTEÍNAS ANIMALES EN VEINTE PAÍSES[16]

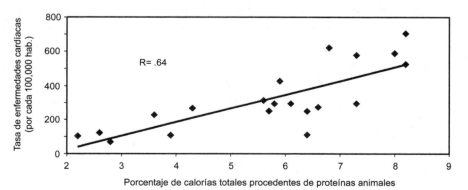

Algunos de estos estudios sobre las proteínas animales se han realizado en los últimos treinta años; otros, sin embargo, se publicaron hace más de cincuenta, cuando el mundo de la salud empezaba a debatir la relación entre la dieta y las enfermedades cardíacas. Pero, de alguna manera, las proteínas animales han permanecido a la sombra mientras que la grasa saturada y el colesterol han cosechado la mayor parte de las críticas. Estos tres nutrientes (grasa, proteína animal y colesterol) son característicos de los alimentos de origen animal, en general. De modo que ¿no parece perfectamente razonable preguntarse si la causa de las enfermedades cardíacas son los alimentos de origen animal, y no solamente esos tres nutrientes aislados?

Por supuesto, no hubo nadie que se inclinara por prestar atención a los alimentos de origen animal en general. Esto hubiera sido motivo suficiente para un inmediato aislamiento profesional y para que el individuo en cuestión se expusiera al ridículo (por las razones que se plantean en la parte IV). Eran épocas polémicas en el mundo de la nutrición. Se estaba produciendo una revolución conceptual que disgustaba a un buen número de personas. El mero hecho de hablar de la dieta ya era excesivo para muchos científicos. Prevenir las afecciones cardíacas mediante la alimentación era una idea amenazadora porque implicaba que la venerada dieta cárnica norteamericana era muy perniciosa para nuestra salud y estaba destruyendo nuestro corazón.

Un científico del *sistema* se divirtió mucho burlándose de las personas que parecían no correr demasiados riesgos de enfermar del corazón. En 1960, escribió lo siguiente en "clave de humor" para mofarse de unos hallazgos que eran muy recientes en aquella época:[26]

Descripción breve del hombre con menos probabilidades de contraer una enfermedad coronaria

Un empleado municipal afeminado o un embalsamador, completamente falto de agilidad física y mental, sin motivación, ambición ni espíritu competitivo. Un hombre que nunca ha intentado cumplir un plazo previsto en el trabajo ni en ningún otro sitio. Una persona con poco apetito, que subsiste a base de frutas y hortalizas rociadas con aceite de maíz o de ballena, que detesta el tabaco, que rechaza la radio, la televisión o los automóviles. Este sujeto tiene una cabellera abundante, es extremadamente delgado y muy poco atlético, a pesar de ejercitar constantemente sus enclenques músculos. Es un individuo con un sueldo tan bajo como su tensión sanguínea, sus niveles de azúcar en sangre, su ácido úrico y su colesterol. Desde que se sometió a una castración profiláctica, este hombre sigue una terapia anticoagulante a largo plazo y un tratamiento a base de piridoxina y ácido nicotínico.

El autor de este párrafo podría también haber dicho: "Solo los hombres REALES padecen del corazón". Conviene destacar que, a pesar de que el autor afirma que una dieta a base de frutas y hortalizas es "insuficiente", no obstante, sugiere que las personas que tienen menos probabilidades de contraer enfermedades cardíacas consumen ese tipo de dieta. La desafortunada asociación de la carne con la capacidad física, la masculinidad en general, la identidad sexual y el poder económico crea confusión y empaña la opinión que tenían los científicos oficiales, en esa época, sobre los alimentos, independientemente de las evidencias sobre sus efectos para la salud. Esta perspectiva ha sido transmitida por los pioneros en la investigación de las proteínas, de los que ya he hablado en el capítulo 2.

Esta persona debería haber conocido a un amigo mío, Chris Campbell (no tenemos ninguna relación familiar). Chris ha sido dos veces campeón mundial de lucha libre de la división 1 de la NCAA, tres veces campeón sénior de Estados Unidos, dos veces luchador olímpico y graduado en la Facultad de Derecho de la Universidad de Cornell. A los treinta y siete años se convirtió en el estadounidense de mayor edad que ganó una medalla olímpica en lucha libre. Chris Campbell es vegetariano y tiene el perfil de un hombre con pocas probabilidades de contraer ninguna enfermedad cardíaca; creo que estaría completamente en desacuerdo con la descripción mencionada.

La batalla entre el *sistema* y los defensores de la dieta como medio de prevenir la enfermedad fue intensa. Recuerdo haber asistido a una conferencia en la Universidad de Cornell a finales de los años cincuenta, en la cual un famoso investigador, Ancel Keys, comenzó a considerar la posibilidad de prevenir las afecciones cardíacas mediante la alimentación. Algunos científicos allí presentes se limitaron a sacudir la cabeza con escepticismo, afirmando que la dieta no podía ejercer ninguna influencia sobre las enfermedades cardiovasculares. En aquellas décadas en las que se empezaba a investigar este tipo de dolencias, se entabló una acalorada batalla personal y la primera víctima fue la actitud abierta, libre de prejuicios.

HISTORIA RECIENTE

Hoy en día, esta batalla épica entre los defensores del *sistema* y los defensores de la dieta sigue siendo igual de intensa. No obstante, se han producido cambios significativos en el panorama de las afecciones cardíacas. ¿Hasta dónde hemos llegado? ¿Cómo y qué hemos hecho para combatir estas enfermedades? En general, se ha protegido el *status quo*. A pesar de que la dieta tiene el potencial para prevenir la enfermedad, gran parte de los tratamientos de pacientes que sufren una cardiopatía en estado avanzado se ha basado en la intervención química o mecánica. Se le ha dado la espalda a la alimentación, y la cirugía, los fármacos, los dispositivos electrónicos y los nuevos instrumentos de diagnóstico le han arrebatado el primer plano.

Ahora tenemos la cirugía de *by-pass* coronario, en la que se reemplaza una parte de una arteria enferma por una sana, creando una ruta de derivación para eludir la placa más peligrosa de la arteria. La cirugía final es, por supuesto, el transplante de corazón, una intervención en la cual, en ocasiones, se puede llegar a implantar un corazón artificial. También contamos con un procedimiento que no requiere abrir el tórax, la angioplastia coronaria. Consiste en introducir un pequeño globo que se infla en el interior de la arteria obstruida, con el fin de empujar la placa contra la pared arterial y abrir un pasaje por el que pueda circular un flujo sanguíneo mayor. Disponemos de desfibriladores para reanimar el corazón, de marcapasos y de técnicas de imagen muy precisas que nos permiten observar las arterias individuales sin tener que exponer el corazón a ningún peligro.

Los últimos cincuenta años han sido una verdadera celebración de productos químicos y tecnología (en oposición a la dieta y la prevención). Con el propósito de resumir la investigación inicial de las enfermedades cardíacas, que fue ampliamente divulgada, hace un tiempo, un médico destacó los avances mecánicos del siguiente modo:

> Existía la esperanza de que el poder de la ciencia y de la ingeniería desarrollado después de la Segunda Guerra Mundial pudiera aplicarse en esta batalla [contra las afecciones cardíacas] [. . .] Los enormes progresos en ingeniería mecánica y electrónica propiciados por la guerra parecían adecuados para el estudio del sistema cardiovascular.[4]

Es innegable que se han hecho algunos avances relevantes, que pueden ser responsables de que el índice actual de mortalidad por cardiopatías sea un 58% inferior al de 1940.[2] Una reducción del 58% parece ser una gran victoria para la tecnología y los fármacos. Uno de los mayores logros es que hoy en día las víctimas de ataques cardíacos reciben mejores tratamientos en las salas de urgencias de los hospitales. En 1970, si eras mayor de sesenta y cinco años, habías sufrido un ataque al corazón y habías tenido la fortuna de llegar vivo al hospital, tenías un 38% de posibilidades de morir. En la actualidad, la probabilidad de fallecer en las mismas condiciones es de solo un 15%. La atención en las salas de urgencias ha mejorado de forma sustancial y, como consecuencia, se salvan muchas más vidas.[2]

Además, el número de fumadores ha disminuido de forma constante,[27, 28] lo cual, a su vez, reduce nuestro índice de mortalidad por enfermedades cardiovasculares. Teniendo en cuenta los avances hospitalarios, los dispositivos mecánicos y los fármacos que se han descubierto, el menor número de fumadores y la mayor cantidad de opciones quirúrgicas, es evidente que tenemos motivos para alegrarnos. Al parecer, hemos hecho progresos.

¿O no?

Después de todo, las afecciones cardíacas siguen siendo la primera causa de mortalidad en Estados Unidos. Cada veinticuatro horas, casi 2,000 estadounidenses perecen por este motivo.[2] A pesar de todos los avances, los corazones rotos matan todavía a un gran número de personas.

De hecho, la tasa de incidencia (que es diferente del índice de mortalidad) de las cardiopatías[29] sigue siendo prácticamente la misma que a principios de los años setenta.[2] En otras palabras, a pesar de que las enfermedades cardiovasculares ya no provocan tantas muertes, seguimos contrayéndolas con la misma frecuencia que en el pasado. Por lo que parece, existe una ligera mejoría en lo que se refiere a posponer la muerte de los enfermos cardíacos, pero *todavía no hemos hecho nada para frenar la velocidad a la que enferma nuestro corazón.*

LA CIRUGÍA: EL SALVADOR FANTASMA

Las intervenciones mecánicas que empleamos en Estados Unidos son mucho menos efectivas de lo que cree la mayoría de las personas. La cirugía de *by-pass* se ha convertido en una operación muy popular. En 1990 se realizaron 38,000,[30] lo que significa que prácticamente 1 de cada 750 estadounidenses se sometió a esta cirugía extrema. Durante la intervención, se divide el esternón del paciente, se reconduce el flujo sanguíneo mediante una serie de pinzas, bombas y máquinas, y se secciona una vena de la pierna o una arteria del pecho, que luego se cose en la parte enferma del corazón, permitiendo, de este modo, que el flujo sanguíneo rodee las arterias más obstruidas.

Los costes son elevadísimos. Más de 1 de cada 5 pacientes fallecen debido a las complicaciones[31] durante un procedimiento que cuesta 46,000 dólares.[32] Otros efectos secundarios incluyen el infarto, las complicaciones respiratorias, las hemorragias, las infecciones, la tensión sanguínea alta y el derrame cerebral. Después de colocar pinzas en los vasos situados en torno al corazón para mantenerlos cerrados, la placa se separa de las paredes interiores y la sangre transporta estos residuos hacia el cerebro, donde causa numerosos "miniderrames". Los investigadores que compararon la capacidad intelectual de los pacientes antes y después de la intervención descubrieron que un porcentaje muy alto de ellos (79%) "evidenciaba un deterioro en algún aspecto de la función cognitiva" siete días después de la operación.[33]

¿Por qué nos exponemos a esto? El beneficio más importante de este procedimiento es que elimina la angina, o dolor de pecho.[7] Alrededor del 70-80% de los pacientes sometidos a una cirugía de *by-pass* ya no sufrirá ese dolor agobiante durante un año.[34] *Pero este beneficio no es duradero*. Al cabo de tres años de la intervención, hasta un tercio de los pacientes volverá a padecerlo.[35] Pasados diez años, la mitad de ellos habrán fallecido o sufrido un infarto, o volverán a sentir dolor en el pecho.[36] Los estudios a largo plazo indican que solo ciertos subconjuntos de pacientes cardíacos viven más tiempo gracias a la intervención.[12] Más aún, estos estudios demuestran que *los pacientes que se someten a una cirugía de by-pass no sufren menos infartos que aquellos que no han sido operados*.[12]

¿Recuerdas qué clase de placa causaba los ataques cardíacos? Las formaciones fatales son las de las más pequeñas y menos estables, que tienden a romperse. No obstante, la operación de *by-pass* coronario se concentra en las placas más grandes y visibles, que pueden ser responsables del dolor de pecho, pero no de los infartos.

La angioplastia es un caso similar. El procedimiento es caro y supone riesgos importantes. Después de identificar las zonas bloqueadas de una arteria coronaria, se inserta un globo en ella. Una vez que se ha introducido completamente, el globo se infla y empuja la placa contra las paredes de la arteria, permitiendo así que circule más sangre. Durante la angioplastia, aproximadamente 1 de cada 16 pacientes experimentará un "cierre abrupto del vaso". que puede producir la muerte, sufrirá un ataque cardíaco o requerirá una operación de *by-pass* de urgencia.[37] Suponiendo que no sucediera nada semejante, todavía hay muchas probabilidades de que fracase el procedimiento. Transcurridos cuatro meses, el 40% de las arterias que fueron forzadas a abrirse volverán a ocluirse, anulando el procedimiento.[38] Si excluimos estos resultados desafortunados, la angioplastia es muy eficaz y proporciona un alivio temporal del dolor de pecho. Sin embargo, no trata las obstrucciones de menor tamaño que, como mencioné, son las que tienen más probabilidades de provocar el ataque cardíaco.

Por tanto, si los examinamos más de cerca, nuestros aparentes avances mecánicos en el campo de las enfermedades cardiovasculares son realmente decepcionantes. *La cirugía de by-pass y la angioplastia no resuelven las causas de las afecciones cardíacas ni previenen los infartos, y solo prolongan la vida de los pacientes cardíacos más graves.*

¿Qué es lo que está ocurriendo? A pesar de las relaciones positivas en torno a los últimos cincuenta años de investigación de las enfermedades cardiovasculares, debemos cuestionar si realmente estamos ganando esta batalla. Quizá deberíamos preguntarnos si es necesario hacer algo diferente. Por ejemplo, ¿que sucedió con las lecciones sobre la dieta que aprendimos hace cincuenta años? ¿Y con los tratamientos basados en la nutrición, que descubrió el doctor Morrison y que ya he mencionado?

Esos descubrimientos parecen haberse evaporado. Yo conocí las investigaciones de los años cuarenta y cincuenta muy recientemente. Estoy perplejo porque los profesionales a quienes escuchaba cuando era estudiante, a finales de los cincuenta y principios de los sesenta, negaban enérgicamente la existencia de esos trabajos, así como también la posibilidad de que alguna vez hubieran sido contemplados. Desde entonces, los hábitos alimentarios de los estadounidenses no han hecho más que empeorar. De acuerdo con el Departamento de Agricultura de Estados Unidos, consumimos cantidades significativamente mayores de carne y grasa añadida que hace treinta años.[39] Es evidente que no estamos yendo en la dirección correcta.

En cuanto esta información ha salido nuevamente a la luz a lo largo de las últimas dos décadas, la lucha contra el *status quo* ha subido de tono otra vez. Una minoría de médicos excepcionales está demostrando que existe un modo mejor de combatir las enfermedades cardíacas. Su éxito es revolucionario porque emplean el más simple de todos los tratamientos: la alimentación.

EL DOCTOR CALDWELL B. ESSELSTYN JÚNIOR

Si te preguntaran dónde se encuentra el mejor centro para enfermos cardíacos del país, e incluso del mundo, ¿qué ciudad nombrarías? ¿Nueva York? ¿Los Ángeles? ¿Chicago? ¿Una ciudad de Florida, donde se concentran las personas mayores? Resulta que, de acuerdo con *US News and World Report,* el mejor centro médico para afecciones cardíacas está en Cleveland,

Ohio. Los pacientes acuden a la clínica Cleveland desde todas partes del mundo para recibir los tratamientos más avanzados, que son administrados por médicos muy prestigiosos.

Uno de los médicos que trabajan en la clínica, el doctor Caldwell B. Esselstyn júnior tiene un currículum extraordinario. Cuando era estudiante en la Universidad de Yale, participó como remero en las Olimpiadas de 1956, donde ganó una medalla de oro. Después de formarse en la clínica Cleveland, ganó la estrella de bronce como cirujano del ejército en la guerra de Vietnam. Más tarde se convirtió en un médico exitoso y trabajó en una de las mejores instituciones médicas del mundo, la clínica Cleveland, donde llegó a ocupar el cargo de presidente de la plantilla, miembro del Consejo Superior, presidente del Equipo de Trabajo para el Cáncer de Mama y máximo responsable de la Sección de Cirugía de Tiroides y Paratiroides. Tras publicar más de cien documentos científicos, en 1994-1995, el doctor Esselstyn fue incluido en la lista de los mejores médicos de Estados Unidos.[40] Conozco personalmente a este hombre y tengo la sensación de que ha conquistado la excelencia en casi todo lo que ha hecho en su vida. Ha llegado a la cima del éxito tanto en su vida profesional como personal, y lo ha hecho con elegancia y humildad.

La cualidad que más admiro del doctor Esselstyn no es su currículum, ni tampoco sus premios, sino su honesta búsqueda de la verdad. Ha tenido el coraje de enfrentarse a los valores del sistema. El doctor Esselstyn organizó la Segunda Conferencia Nacional sobre la Acción de los Lípidos en la Eliminación y Prevención de las Enfermedades Arteriales y Coronarias, a la que tuvo la amabilidad de invitarme a participar. Para esa ocasión escribió:

Después de trabajar once años como cirujano, me ha desilusionado el tratamiento paradigmático de la medicina norteamericana para las enfermedades cardíacas y el cáncer. El tratamiento de este último ha cambiado muy poco desde hace cien años. Tampoco se ha realizado ningún esfuerzo concienzudo para prevenir el cáncer ni las enfermedades cardiovasculares. Sin embargo, considero que la epidemiología de estas dolencias nos lleva a reflexionar. Tres cuartas partes de las personas que habitan en este planeta no han contraído enfermedades cardiovasculares, un hecho que se halla estrechamente vinculado a la dieta.[41]

El doctor Esselstyn volvió a analizar la práctica médica convencional. "Consciente de que las intervenciones médicas, angiográficas y quirúrgicas solo tratan los síntomas de las enfermedades cardiovasculares, y convencido de que es necesario encontrar un enfoque completamente diferente para los tratamientos", decidió ensayar los efectos de una dieta de frutas, verduras y alimentos integrales en individuos con afecciones coronarias declaradas.[42] Administrando a sus pacientes una dosis mínima de medicación para reducir los niveles de colesterol y una dieta vegetariana muy baja en grasas, consiguió obtener los resultados más espectaculares en el tratamiento de las enfermedades cardiovasculares.[42, 43]

El doctor Esselstyn comenzó su estudio en 1985, con el objetivo primordial de reducir el colesterol en sangre de los enfermos hasta un valor inferior a 150 mg/dl. Solicitó a cada uno de ellos que apuntaran a diario todos los alimentos que consumían, y se reunió con sus pacientes cada dos semanas, durante un periodo de cinco años, para conversar sobre el proceso, hacer análisis de sangre, y controlar la tensión arterial y el peso corporal. El mismo día de la reunión, los telefoneaba para comunicarles los resultados de los análisis y preguntarles personalmente cómo llevaban la dieta. Además, todos sus pacientes se reunían varias veces al año para hablar del programa, hacer vida social e intercambiar información, lo que resultaba muy útil para todos ellos. En otras palabras, el doctor Esselstyn era un médico diligente y comprometido que apoyaba a sus pacientes, y su relación personal con ellos era, a la vez, compasiva y severa.

Él y su esposa, Ana, consumían la misma dieta que recomendaba a sus pacientes, una dieta que carecía de grasas añadidas y, prácticamente, de cualquier tipo de producto de origen animal. Él y sus colegas informaron: "[los participantes] debían evitar los aceites, la carne, el pescado, las aves y los productos lácteos, excepto la leche y el yogur desnatados".[42] Cuando los pacientes llevaban unos cinco años en el programa, el doctor les sugería que dejaran de consumir leche y yogur desnatados.

Un total de 5 individuos se retiraron del estudio durante los dos primeros años; quedaron 18. Estos 18 pacientes habían llegado a la consulta del doctor Esselstyn aquejados de una enfermedad grave. *Durante los ocho años que precedieron al estudio, esas 18 personas habían sufrido cuarenta y nueve eventos coronarios*, entre ellos angina de pecho, cirugía de *by-pass*, infarto, derrame cerebral y angioplastia. No eran corazones sanos. Suponemos que el pánico que habían experimentado al enfrentarse a una muerte prematura los había motivado a sumarse al estudio.[42, 43]

Estos dieciocho pacientes consiguieron un éxito extraordinario. Al inicio del estudio, el nivel medio de colesterol de los pacientes era de 246 mg/dl. *Durante el transcurso del estudio, el colesterol medio se redujo a 132 mg/dl, muy por debajo del objetivo de 150 mg/dl.*[43] Sus niveles de colesterol "malo", o LDL, descendieron radicalmente.[42] Sin embargo, el resultado más impresionante no fueron los niveles de colesterol en sangre, sino la cantidad de eventos coronarios que tuvieron lugar desde el inicio del estudio. *Durante los once años siguientes, solo se produjo 1 evento coronario entre los 18 pacientes que seguían la dieta.* Ese único evento le ocurrió a un paciente que abandonó la dieta durante dos años. Después de cambiar su alimentación, experimentó dolor de pecho (angina) y decidió retomar la saludable dieta vegetariana. De esa manera consiguió eliminar su angina y, desde entonces, no experimentó ningún otro síntoma.[43]

El éxito del tratamiento no solo consistió en detener el avance de la enfermedad, sino también en la remisión de los síntomas. *El 70% de los enfermos se habían sometido a una intervención para abrir sus arterias obstruidas.*[43] De los pacientes, 11 habían aceptado someterse a una angiografía, un procedimiento mediante el cual se puede tomar "radiografías" de arterias específicas del corazón. Durante los primeros cinco años del estudio, se consiguió reducir el bloqueo de las arterias de estos 11 individuos en un 7%, como media. Esto puede parecer un cambio insignificante, pero se debe tener en cuenta que el volumen de sangre en circulación es, al menos, un 30% superior cuando el diámetro de la arteria aumenta un 7%.[44] Y lo que es más importante, esta es la diferencia entre la presencia (debido a la angina) y la ausencia del dolor; en realidad, entre la vida y la muerte. Los autores del informe de cinco años de duración destacaron: "Este es el estudio más largo que se ha realizado hasta la fecha sobre un tratamiento basado en una dieta con un contenido mínimo de grasas y la administración de fármacos para reducir el colesterol. Nuestro hallazgo de una reducción media de la estenosis arterial [obstrucción] del 70% es un valor superior a todos los valores presentados en los informes de investigaciones anteriores".[42]

Hubo un médico que mostró un interés particular por el estudio del doctor Esselstyn. Solo tenía cuarenta y cuatro años y se consideraba un hombre sano, cuando descubrió que padecía un problema cardíaco que culminó en un infarto. Debido a la naturaleza de su enfermedad, no había nada que la medicina convencional pudiera ofrecerle sin riesgo. Decidió consultar al doctor Esselstyn y sumarse a su programa nutricional. *Transcurridos treinta y dos meses, consiguió revertir su enfermedad cardíaca y reducir su colesterol en sangre hasta 89 mg/dl sin tomar ninguna medicación.* A continuación presento una dramática imagen de la arteria enferma de este paciente, antes y después de seguir la dieta recomendada por el doctor Esselstyn (gráfico 5.4)[8]

La parte clara del dibujo es el flujo de sangre que atraviesa una arteria. La figura de la izquierda (A) tiene una sección marcada por un paréntesis, en la cual la gravedad de la enfermedad coronaria reducía el flujo de sangre que circulaba por la arteria. La obstrucción de dicha arteria remitió después de adoptar la dieta vegetariana y de alimentos integrales, restituyendo los estragos causados por la afección y permitiendo la circulación de un flujo sanguíneo mayor, tal como se ve en la figura de la derecha (B).

¿Es posible que el doctor Esselstyn se topara con un grupo afortunado de pacientes? La respuesta es no. Los pacientes con una enfermedad

GRÁFICO 5.4: ARTERIA CORONARIA ANTES Y DESPUÉS DE ADOPTAR UNA DIETA VEGETARIANA

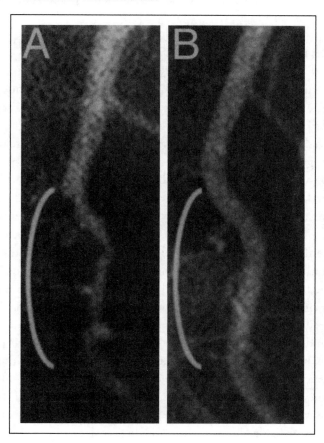

cardiovascular grave no se curan de forma espontánea. Otro modo de comprobar la probabilidad de este nivel de éxito es saber qué sucedió con los que abandonaron el programa y volvieron a los tratamientos habituales. A partir de 1995, estas cinco personas sufrieron alrededor de diez nuevos eventos coronarios.[42] Entretanto, en 2003, después de participar en el estudio durante diecisiete años, todos los pacientes que siguieron la dieta seguían vivos y estaban a punto de cumplir los setenta u ochenta años, a excepción de uno de ellos.[45]

¿Puede una persona en su sano juicio cuestionar estos hallazgos? Parece imposible, ¿verdad? Si tienes que recordar algo de este capítulo, que sea la puntuación de 49 a 0: 49 eventos coronarios previos a la dieta a base de frutas, verduras y alimentos integrales, y 0 para los pacientes que siguieron esta dieta. El doctor Esselstyn ha conseguido lo que ha intentado hacer la "Gran Ciencia", sin éxito, durante más de cincuenta y cinco años: *vencer las enfermedades cardíacas*.

EL DOCTOR DEAN ORNISH

Durante los últimos quince años, otro gigante de este campo, el doctor Dean Ornish, ha ocupado un lugar esencial al conseguir que la dieta tenga cabida en el pensamiento de los médicos. Graduado en la Facultad de Medicina de Harvard, ha ocupado un lugar prominente en los medios más populares, ha conseguido que varias aseguradoras médicas ofrezcan cobertura a su programa de tratamiento para las enfermedades cardiovasculares y ha escrito varios *best-sellers*. Si has oído hablar de la relación entre la dieta y la enfermedad cardiovascular, es muy probable que se deba a su trabajo.

Su investigación más conocida es el Ensayo sobre el corazón y el estilo de vida (*Lifestyle Heart Trial*), en el cual trató a 28 enfermos cardíacos exclusivamente a través de los cambios en su estilo de vida.[46] Sometió a sus pacientes a un programa de tratamiento experimental, y a otros 20, a un programa de tratamiento convencional. Hizo un cuidadoso seguimiento de ambos grupos y midió diversos indicadores de salud, entre ellos, las oclusiones arteriales, los niveles de colesterol y el peso corporal.

El plan de tratamiento del doctor Ornish era muy diferente a los procedimientos habituales de la medicina moderna de alta tecnología. En la primera semana de tratamiento, reunió a 28 pacientes en un hotel y les informó de lo que debían hacer para asumir el control de su salud. Les pidió que llevaran una dieta vegetariana con bajo contenido en grasas durante al menos un año. Solo alrededor de un 10% de las calorías debía proceder de las grasas. Podían consumir cualquier alimento que les apeteciera, siempre que estuviera en la lista de los autorizados. Dicha lista incluía frutas, hortalizas y cereales. Los investigadores destacaron que "no se permitía consumir productos de origen animal, excepto clara de huevo y una taza de leche o yogur desnatados al día".[46] Además de seguir la dieta, el grupo debía practicar diversos métodos para controlar el estrés —como, por ejemplo, meditación, ejercicios respiratorios y ejercicios de relajación— durante al menos una hora diaria. También les pidió que practicaran alguna actividad física tres horas semanales, seleccionando las que fueran idóneas para la gravedad de su enfermedad.

Con el propósito de ayudar a los pacientes a introducir estos cambios en su estilo de vida, propuso una reunión grupal de cuatro horas de duración, dos veces a la semana, con el propósito de que se brindasen apoyo mutuo. El doctor Ornish y su grupo de investigación no utilizaron fármacos; tampoco recurrieron a la cirugía ni a la tecnología para tratar a estos pacientes.[46]

Los pacientes experimentales aceptaron de buen grado todas las recomendaciones de los investigadores, y fueron recompensados con una mayor salud y vitalidad. Como media, su colesterol total disminuyó de 227 mg/dl a 172 mg/dl y su colesterol "malo" o LDL se redujo de 152 mg/dl a 95 mg/dl. Al cabo de un año, la frecuencia, duración y gravedad de su dolor de pecho se había reducido drásticamente. Más aún, quedaba claro que cuanto más se ceñían a los cambios de su estilo de vida, más sano estaba su corazón. Los pacientes que más se comprometieron con el programa durante el transcurso del año comprobaron que las obstrucciones de sus arterias habían disminuido más de un 4%. Este porcentaje puede parecer insignificante, pero no olvides que la enfermedad cardíaca se desarrolla durante toda la vida, de manera que un cambio del 4% en un solo año es un resultado fantástico. *En total, el 82% de los pacientes del grupo experimental consiguió mejorar su estado de salud al cabo de un año de tratamiento.*

El grupo de control, que recibió los cuidados convencionales, no salió tan bien parado. El dolor de pecho empeoró en términos de frecuencia, duración y gravedad. Por ejemplo, mientras en el grupo experimental la frecuencia del dolor de pecho disminuyó en un 91%, en el de control se observó un aumento del 165%. Sus niveles de colesterol fueron considerablemente peores que los de los pacientes experimentales, y también se agravaron las obstrucciones de sus arterias. Entre los que estuvieron menos atentos a los cambios de la dieta y del estilo de vida, durante el transcurso de un año, los bloqueos arteriales aumentaron de tamaño en un 8%.[46]

Creo que gracias a los doctores Ornish y Esselstyn, así como a otros médicos que los precedieron, como el doctor Morrison, hemos encontrado el enlace estratégico para nuestro plan de batalla contra la enfermedad cardíaca. Sus tratamientos centrados en la dieta no solo consiguen aliviar los síntomas de dolor de pecho, sino que también tratan las causas de la enfermedad y pueden eliminar futuros eventos coronarios. No existen tratamientos quirúrgicos ni químicos para las afecciones cardiovasculares cuyos logros se puedan comparar con estos impresionantes resultados, ni en la clínica Cleveland ni en ningún otro sitio.

EL FUTURO

El futuro está lleno de esperanza. Tenemos ahora los conocimientos suficientes como para prácticamente erradicar las enfermedades cardiovasculares. No solo sabemos cómo prevenirlas, sino también cómo tratarlas con éxito. No necesitamos abrirnos el pecho para desobstruir nuestras arterias, ni tampoco poderosos fármacos circulando por nuestra sangre durante toda la vida. Tomando los alimentos correctos podemos conseguir que nuestro corazón se mantenga sano.

El siguiente paso es poner en práctica este enfoque nutricional a gran escala, que es exactamente la tarea actual del doctor Dean Ornish. Su equipo de investigación ha comenzado el Proyecto de Demostración del Estilo de Vida en múltiples centros, y esta iniciativa representa el futuro de los tratamientos para las enfermedades cardíacas. Se han formado varios equipos de profesionales de la salud, de ocho emplazamientos diferentes, para tratar a pacientes cardíacos con el programa de intervención en el estilo de vida elaborado por el doctor Ornish. Los pacientes elegidos son aquellos que padecen una enfermedad cardiovascular lo suficientemente grave como para requerir cirugía. Estos pacientes pueden enrolarse en un programa de un año de duración para modificar el estilo de vida, en lugar de someterse a una intervención. Dicho programa se inició en 1993, y en 1998 ya había cuarenta planes de cobertura para costear los tratamientos de los pacientes seleccionados.[32]

Desde 1998, casi 200 personas han participado en el Proyecto del Estilo de Vida y los resultados han sido espectaculares. Tras un año de tratamiento, el 65% de los pacientes se libraron del dolor de pecho. Y, además, el efecto fue duradero. Al cabo de tres años, el síntoma no volvió a manifestarse en más del 60% de ellos.

Los beneficios para la salud están igualados con los beneficios económicos. Cada año se realizan más de un millón de intervenciones cardíacas.[32]

En 2002, el coste de los servicios médicos y los cuidados hospitalarios para pacientes cardíacos ascendió a 78,100 millones de dólares (y esto sin incluir los costes de los medicamentos, de la atención sanitaria a domicilio, de los sanatorios o de las residencias para los enfermos).[2] Solo el procedimiento de la angioplastia cuesta 31,000 dólares y una cirugía de *by-pass* asciende a 46,000.[32] En marcado contraste, un programa de intervención del Proyecto del Estilo de Vida de un año de duración, únicamente supone unos 7,000 dólares. Si comparamos los pacientes que participaron en el programa con aquellos que se inclinaron por la solución tradicional de la cirugía, podemos concluir que el doctor Ornish y sus colegas han demostrado que el programa que han puesto en marcha puede recortar los costes en un promedio de 30,000 dólares por paciente.[32]

No obstante, queda todavía mucho trabajo por realizar. El sistema de atención sanitaria está estructurado para obtener beneficios de las intervenciones químicas y quirúrgicas. La dieta se mantiene aún al margen de los medicamentos y la cirugía. Un argumento frecuente de los detractores del tratamiento a través de la alimentación es que los pacientes no van a ser capaces de afrontar unos cambios tan radicales. Un galeno asegura que los pacientes del doctor Esselstyn modifican sus hábitos alimentarios simplemente debido a la entusiasta convicción de su médico.[47] Además de ser errónea e insultante para los pacientes, esta crítica también se transforma en una profecía que se hace realidad. Si los médicos no confían en que sus pacientes sean capaces de cambiar su dieta, no hablarán de ella o lo harán de forma brusca y desdeñosa. No hay mayor falta de respeto de un médico hacia sus pacientes que retener una información que tiene el potencial de salvar su vida, dando por sentado que no desean modificar su estilo de vida.

Algunas instituciones bienintencionadas tampoco están exentas de una estrechez de miras similar. La Asociación Americana del Corazón recomienda una dieta que favorece la moderación en lugar de la verdad científica, al igual que el Programa de Educación Nacional sobre el Colesterol. Estas organizaciones hablan de dietas moderadas con cambios triviales como si fueran "el objetivo para un estilo de vida sano". Si tienes un riesgo alto de contraer una enfermedad cardíaca, o si ya la padeces, te recomiendan una dieta en la que el 30% de las calorías totales procede de las grasas (el 7% de las calorías totales corresponde a grasas saturadas) y que contiene menos de 200 mg/día de colesterol ingerido a través de los alimentos.[48, 49] De acuerdo con estas instituciones, deberíamos mantener nuestro nivel total de colesterol en sangre por debajo del nivel "conveniente" de 200 mg/dl.[49]

Estas venerables organizaciones no están ofreciéndole al público norteamericano la información científica más actualizada. *Nos dicen que es "conveniente" un nivel total de colesterol en sangre de 200 mg/dl, cuando sabemos que los que sufren el 35% de los infartos son aquellos cuyos niveles de colesterol oscilan entre 150 y 200 mg/dl*[50] (un nivel de colesterol realmente seguro es inferior a 150 mg/dl). También sabemos que la remisión más espectacular de una enfermedad cardíaca se produjo cuando las grasas se redujeron a aproximadamente un 10% de la ingesta total de calorías. Los estudios han demostrado con claridad que se observa *una progresión de la enfermedad cardiovascular* en muchos pacientes que siguen las dietas oficiales, que son más moderadas.[51] Las víctimas inocentes son los que se preocupan por su salud y que, siguiendo estas recomendaciones, mantienen su colesterol total en niveles aproximados a 180-190 mg/dl. Estas personas solo serán recompensadas con un infarto que las conducirá a una muerte prematura.

Y para empeorar las cosas, el Programa de Educación Nacional para el Colesterol afirma peligrosamente: "En términos económicos, los cambios en el estilo de vida constituyen el medio más efectivo para reducir el riesgo de enfermedad cardíaca coronaria. A pesar de ello, para conseguir los máximos beneficios, muchas personas necesitarán recurrir a una medicación específica para reducir el LDL [colesterol]".[49]

No cabe duda alguna de que la salud estadounidense está fracasando. Las recomendaciones dietéticas para los corazones más enfermos, ofrecidas por instituciones supuestamente prestigiosas, son gravemente atenuadas con la advertencia de que, en cualquier caso, probablemente nos veamos obligados a tomar fármacos durante toda la vida.

Nuestras organizaciones más importantes temen que nadie las escuche si promueven cambios un poco menos moderados. Pero las dietas recomendadas por el sistema oficial no son, ni por asomo, tan saludables como las que proponen los doctores Esselstyn y Ornish. El hecho es que un nivel de colesterol en la sangre de 200 md/dl no es sano, que una dieta con un 30% de grasa no es una dieta de "bajo contenido en grasas" y que tomar alimentos que contengan colesterol por encima de los 0 mg no es saludable. En lo que respecta a las enfermedades cardiovasculares, nuestras instituciones dedicadas a la salud están confundiendo intencionalmente a la población, y todo en nombre de la "moderación".

Independientemente de que los médicos, los científicos y los responsables de las políticas gubernamentales confíen (o no) en que la población pueda cambiar, las personas deben saber que una dieta basada en frutas, verduras y alimentos integrales es, con diferencia, la más sana. El doctor Esselstyn y sus colegas científicos redactaron un relevante documento en relación con el Ensayo sobre el corazón y el estilo de vida, que marcó un hito. Y describieron su trabajo del siguiente modo: *"El objetivo de nuestro estudio era determinar la verdad y no lo que era factible* [la cursiva es mía]".[46]

Ahora conocemos la verdad: una dieta vegetariana y de alimentos integrales puede prevenir y tratar la enfermedad cardíaca y, en consecuencia, salvar la vida de cientos de miles de norteamericanos al año.

El doctor Castelli, durante muchos años director del Estudio del corazón de Framingham, un pilar en la investigación de las enfermedades cardiovasculares, propone una dieta vegetariana y de alimentos integrales.

El doctor Esselstyn, artífice de la remisión más significativa de una dolencia cardíaca en toda la historia de la medicina, propone una dieta vegetariana y de alimentos integrales.

El doctor Ornish, que ha sido un pionero en la remisión de enfermedades cardíacas sin recurrir a los fármacos ni a la cirugía —lo que ha significado un beneficio económico enorme para los pacientes y las aseguradoras—, propone una dieta vegetariana y de alimentos integrales.

Es esta una época de gran esperanza e importantes desafíos, una época en la cual la persona puede controlar su salud. Uno de los médicos más eminentes y humanitarios que he conocido lo expresó de forma insuperable:

La conciencia colectiva y la voluntad de nuestra profesión están siendo sometidas a prueba como jamás había sucedido. Ahora es el momento de reunir el coraje necesario para acometer una tarea legendaria.

DOCTOR CALDWELL B. ESSELSTYN JÚNIOR[8]

6

La obesidad

Q uizá hayas oído las noticias. Quizá hayas visto las impresionantes estadísticas sobre la obesidad de los estadounidenses.

Quizá simplemente hayas advertido que, en comparación con unos pocos años atrás, cada vez un mayor número de las personas con las que te cruzas en la tienda de comestibles tiene sobrepeso.

Quizá hayas observado en las aulas, las áreas recreativas o los centros de atención diaria. La gran cantidad de niños con problemas de sobrepeso, incapaces de correr seis metros sin quedar sin aliento.

No es fácil sustraerse a la batalla que mantenemos contra la obesidad en estos días. Si abres un periódico o una revista, enciendes la radio o la televisión, te enteras de que Estados Unidos tiene graves problemas en relación con el peso corporal. De hecho, hoy en día, dos de cada tres adultos del país exceden su peso ideal, y un tercio de la población adulta es obesa. Y el problema no solo reside en que estas cifras sean altas; también es nefasta la rapidez con que se han disparado últimamente (gráfico 1.2, página 16).[1]

Pero ¿qué significan los términos "sobrepeso" y "obeso"? La forma convencional de expresar el tamaño de la estructura corporal es el índice de masa corporal (IMC), que estima el peso ideal de una persona (en kilogramos, kg) en función de la estatura (en metros, m). Las normas oficiales indican que cuando un individuo sufre sobrepeso, tiene un IMC superior a 25, pero si su IMC sobrepasa un valor de 30, se le considera obeso. Se utiliza la misma escala para hombres y mujeres. Puedes determinar tu propio IMC utilizando el gráfico 6.1, que incluye la información necesaria en kilogramos y metros, para mayor utilidad.

GRÁFICO 6.1: TABLA DEL ÍNDICE DE MASA CORPORAL

IMC (kg/m)	NORMAL						SOBREPESO					OBESIDAD		
	19	20	21	22	23	24	25	26	27	28	29	30	35	40
Altura (m)	Peso (kg)													
1.47	41.2	43.5	45.3	47.2	49.5	52.1	53.5	56.2	58.5	60.7	62.5	64.8	75.7	86.6
1.49	42.6	44.9	47.7	49.4	51.7	53.9	56.2	58	60.3	62.5	64.8	67.1	78.4	89.8
1.52	43.9	46.2	48.5	50.8	53.5	55.7	58	60.3	62.5	64.8	67.1	69.3	81.1	95.2
1.54	45.3	48	50.3	52.6	55.3	57.6	59.8	62.1	64.8	67.1	69.3	71.6	83.9	95.7
1.57	47.1	49.4	52.1	54.4	55.3	59.4	61.6	64.4	66.6	69.3	71.6	74.3	86.3	98.8
1.60	48.5	51.2	53.5	56.2	57.1	61.2	63.9	66.2	68.9	71.6	73.9	76.6	89.3	102
1.62	49.8	52.6	55.3	58	58.9	63.5	65.7	68.4	71.2	73.9	76.6	78.9	92.5	105.2
1.65	51.7	54.4	57.1	59.8	60.7	65.3	68	70.7	73.4	76.2	78.9	81.6	95.2	108.8
1.67	53.5	56.2	58.9	61.6	62.5	67.1	70.3	73	75.7	78.4	81.1	84.3	97.9	112
1.70	54.8	57.8	60.7	63.5	64.4	69.3	72.1	75.2	78	80.7	83.9	86.6	101.1	115.6
1.72	56.9	59.4	62.5	65.3	66.2	71.6	74.3	77.5	80.2	83.4	86.1	89.3	104.3	118.8
1.75	58	61.2	64.4	67.5	68.4	73.4	76.6	79.8	82.5	85.7	88.9	92	107	122.4
1.77	59.8	63	66.2	69.3	70.3	75.7	78.9	82.1	85.2	88.4	91.6	94.8	110.2	126
1.80	61.8	64.8	68	71.2	72.5	78	81.1	84.3	87.5	90.7	94.3	97.5	113.3	129.7
1.82	63.5	66.6	69.8	73.4	74.8	80.2	83.4	86.6	90.2	93.4	96.6	100.2	117	133.3
1.85	65.3	68.4	72.1	75.2	76.6	82.5	85.7	89.3	92.5	96.1	99.3	102.9	102.2	136.9
1.87	67.1	70.3	73.9	77.5	78.9	84.3	87.9	91.6	95.2	98.8	102	105.6	123.3	141
1.90	68.9	72.5	76.2	79.8	81.1	87	90.7	94.3	97.9	101.6	105.2	108.8	126.5	144.6
1.93	70.7	74.3	78	81.6	85.7	89.3	92.9	96.6	100.2	104.3	107.9	111.8	130.1	148.7

LOS NIÑOS

Posiblemente el elemento más deprimente de nuestra inmensa confusión es el número creciente de niños gordos y obesos. Alrededor del 15% de los niños y jóvenes estadounidenses (con edades comprendidas entre los seis y los diecinueve años) ya tienen sobrepeso, y otro 15% corre el riesgo de padecer este problema.[2]

Los niños con sobrepeso están expuestos a una amplia gama de desafíos psicológicos y sociales. Como todos sabemos, los niños tienen la habilidad de ser sinceros y directos, motivo por el cual algunas veces el patio del recreo puede ser un lugar despiadado. A los gordos les resulta más difícil hacer amigos y a menudo son tildados de torpes y perezosos. Tienen más probabilidades de enfrentarse a dificultades de aprendizaje y problemas de conducta, así como de desarrollar una baja autoestima durante la adolescencia, que puede prolongarse durante toda su vida.[3]

Los jóvenes con sobrepeso también son más propensos a sufrir una serie de problemas de salud. Sus niveles de colesterol suelen ser elevados, lo que puede ser un indicador de varias enfermedades mortales. Tienen mayores posibilidades de sufrir intolerancia a la glucosa y, como consecuencia, de enfermar de diabetes. La diabetes tipo 2, que antes solo se veía en adultos, está creciendo a un ritmo vertiginoso entre los adolescentes (en los capítulos 7 y 9 se ofrece más información sobre la diabetes infantil). En comparación con los demás niños, los obesos tienen nueve veces más probabilidades de sufrir de tensión arterial (sanguínea) alta.

Uno de cada diez niños obesos padece apneas, durante el sueño, un trastorno que puede causar disfunciones neurocognitivas. Existe una amplia variedad de problemas óseos que se observan con mayor frecuencia en los niños obesos. Y lo más importante, hay grandes probabilidades de que un joven obeso sea un adulto obeso,[3] lo cual aumenta considerablemente la perspectiva de que sufra problemas de salud a lo largo de toda su vida.

CONSECUENCIAS PARA LOS ADULTOS

Si eres obeso, es muy probable que seas incapaz de hacer un montón de cosas que te permitirían gozar más de la vida. Acaso no puedas jugar vigorosamente con tus nietos (o con tus hijos), andar largas distancias, practicar deportes, encontrar un asiento que te resulte cómodo en el cine o en un avión, o tener una vida sexual activa. Quizá ni siquiera puedas sentarte tranquilamente en una silla sin experimentar dolor de espalda, o en las articulaciones. Para muchas personas, estar de pie puede resultar demoledor para las rodillas. Transportar un peso excesivo es posible que afecte notablemente a la movilidad física, el trabajo, la salud mental, la percepción de sí mismo y la vida social. Como puedes ver, todo esto no conlleva un peligro de muerte, pero implica no poder disfrutar de muchas de las cosas más placenteras de la vida.[4]

Es evidente que nadie *desea* estar gordo. Entonces, ¿por qué dos de cada tres adultos estadounidenses tienen sobrepeso? ¿Por qué un tercio de la población es obesa?

El problema no es la escasez de dinero. En 1999, solo el costo de los tratamientos médicos para la obesidad ascendían a 70,000 millones de dólares.[5] En 2002, unos escasos tres años más tarde, la Asociación Americana de Obesidad informó que dichos costos representaban 100,000 millones de dólares.[6] Y esto no es todo. Hay que añadir otros 30,000 o 40,000 millones del dinero de bolsillo que gastamos para no engordar.[5] Apuntarse a programas dietéticos especiales para perder peso y tomar pastillas para reducir nuestro apetito o reorganizar nuestro metabolismo se ha convertido en un pasatiempo nacional.

Este es un agujero negro económico que succiona nuestro dinero sin ofrecernos nada a cambio. Imagina que le pagas 40 dólares a un plomero para que arregle una fuga de agua que hay en el fregadero de tu cocina, y dos semanas más tarde, la tubería del fregadero explota, la cocina se inunda y tú debes pagar 500 dólares por la reparación. ¡Apuesto a que no volverás a pedirle al mismo plomero que te repare el fregadero otra vez! Entonces, ¿por qué probamos una y otra vez esos regímenes para perder peso, leemos libros de dietas, tomamos bebidas especiales o consumimos barras energéticas y recurrimos a diversos ardides publicitarios que no nos ofrecen lo prometido?

Yo aplaudo a las personas que intentan conseguir un peso saludable. No cuestiono el valor, el mérito ni la dignidad de las que están gordas, de la misma forma que no cuestiono a las víctimas de cáncer. Critico a un sistema social que no solo permite que exista este problema, sino que incluso lo fomenta. Creo, por ejemplo, que nos estamos ahogando en un océano de pésima información, gran parte de la cual tiene como objetivo que alguien se llene los bolsillos de dinero. Lo que necesitamos de verdad es una nueva solución basada en informaciones correctas, para que cada individuo la utilice pagando el precio que pueda permitirse.

LA SOLUCIÓN

La solución para perder peso es una dieta de frutas, hortalizas y alimentos integrales acompañada de una razonable cantidad de ejercicio físico. Esto no es una moda pasajera de efectos rápidos, sino un cambio en el estilo de vida a largo plazo que puede proporcionar una pérdida sostenida de peso y, al mismo tiempo, reducir el riesgo de contraer una enfermedad crónica.

¿Has conocido a alguien que consuma habitualmente frutas y verduras frescas y cereales integrales, y en muy raras ocasiones, o nunca, ingiera carne o comida basura como patatas fritas de bolsa o hechas en sartén, y golosinas? ¿Cuánto pesa esa persona? Si conoces a mucha gente como la que he descrito, quizá hayas notado que suelen tener un peso saludable.

Ahora piensa en las culturas tradicionales del mundo, las culturas asiáticas (china, japonesa, india) donde 2,000 millones de personas se han alimentado básicamente con una dieta vegetariana durante miles de años. Es difícil figurarse que dichas personas no sean delgadas; al menos lo eran hasta hace poco tiempo.

Ahora imagina a alguien que compra dos perritos calientes y pide su segunda cerveza en un estadio de béisbol, o a una mujer que pide una hamburguesa con queso y patatas fritas en un local de comida rápida. Con toda certeza, su imagen es bastante diferente a los ejemplos del párrafo anterior. Por desgracia, no pasará mucho tiempo antes de que el hombre que mastica los perritos calientes y sorbe ruidosamente la cerveza se convierta en la "imagen típicamente americana". He atendido a pacientes originarios de otros países que me comentaron que lo primero que les llama la atención cuando llegan a nuestra tierra es la gran cantidad de personas con sobrepeso.

Resolver este problema no requiere trucos mágicos ni ecuaciones complejas que incluyan los tipos sanguíneos o el cómputo de los hidratos de carbono; tampoco requiere un profundo examen de conciencia. Solo tienes que fiarte de lo que observas en las personas delgadas, vigorosas y sanas, y en las que no lo están. O confiar en los hallazgos de algunas investigaciones relevantes, tanto breves como extensas, que demuestran una y otra vez que los vegetarianos y los veganos son más delgados que sus congéneres carnívoros. Los individuos vegetarianos o veganos que han participado en estos estudios son entre dos y trece kilos más delgados que sus compatriotas.[7-13]

En un estudio de intervención, se recomendó a sujetos con exceso de peso que ingirieran la cantidad que desearan de alimentos integrales y de origen vegetal, con la condición de que tuvieran un bajo contenido en grasas. Al cabo de tres semanas, estas personas habían perdido una media de siete kilos.[14] En el Centro Pritikin, 4,500 pacientes que se habían sometido a un programa de tres semanas obtuvieron resultados similares. Consumiendo una dieta principalmente vegetariana y promoviendo el ejercicio, el centro descubrió que sus pacientes habían perdido el 5.5% de su peso corporal en el transcurso de tres semanas.[15]

Los resultados publicados de otros estudios de intervención que empleaban una dieta vegetariana, baja en grasas y con alimentos integrales fueron los siguientes:

* Entre novecientos gramos y dos kilos perdidos al cabo de doce días.[16]
* Alrededor de cuatro kilos y medio perdidos en tres semanas.[17,18]

* Siete kilos perdidos a lo largo de doce semanas.[19]
* Once kilos perdidos al cabo de un año.[20]

Estos resultados demuestran que consumir una dieta vegetariana y de alimentos integrales te ayudará a adelgazar y, además, rápidamente. La única pregunta es cuánto peso necesitas perder. En la mayoría de estos estudios, las personas que más adelgazaron fueron las que comenzaron la dieta con más exceso de peso.[21] Después de adelgazar, es posible estabilizar el nuevo peso por medio de la dieta. Y lo más importante, esta forma de adelgazar garantiza una buena salud a largo plazo.

Sin embargo, algunas personas no consiguen adelgazar a pesar de seguir una dieta vegetariana. Existen algunas razones que lo explican. La primera y principal, es que es más difícil perder peso con una dieta vegetariana cuando incluye demasiados carbohidratos refinados. *Las golosinas, la repostería y la pasta no favorecen la pérdida de peso.* Estos alimentos tienen un alto contenido en azúcares y almidones de rápida digestión. En cuanto a los pasteles, además del azúcar que contienen, a menudo suelen ser muy ricos en grasas. Como se mencionó en el capítulo 4, estos alimentos procesados no forman parte de una dieta vegetariana destinada a adelgazar y a fomentar la buena salud. Esta es una de las principales razones por las que afirmo que una dieta óptima es una dieta vegetariana y *de alimentos integrales.*

Debes tener en cuenta que una dieta vegetariana estricta no es, necesariamente, lo mismo que una vegetariana y de alimentos integrales. Algunos se hacen vegetarianos, pero reemplazan la carne por productos lácteos, aceites añadidos y carbohidratos refinados, incluyendo pasta hecha con cereales refinados, golosinas y pasteles. A dichas personas las denomino "vegetarianos de comida basura", porque su dieta no es nutritiva ni equilibrada.

La segunda razón es que puede resultar difícil perder peso si el interesado no realiza ninguna actividad física. Practicar ejercicio de forma asidua puede reportar importantes beneficios.

En tercer lugar, el propósito de adelgazar constituye un desafío todavía más difícil para las personas que tienen una predisposición familiar a la gordura. Si eres una de ellas, solo puedo decirte que acaso necesites ser especialmente riguroso con la dieta y con el ejercicio físico. En las regiones rurales de China, observamos que no existían obesos; sin embargo, los chinos que emigran a países occidentales pueden sucumbir a la obesidad. Actualmente, a medida que la dieta y el estilo de vida de los habitantes de China se están asemejando a los de Occidente, también sus cuerpos comienzan a parecerse a los nuestros. Algunas de estas personas con predisposiciones genéticas no necesitan ingerir demasiados alimentos inadecuados para que los cambios de su dieta empiecen a causarles problemas.

Mantener un peso corporal sano es una decisión que significa adoptar un estilo de vida de larga duración. Los anuncios publicitarios que ayudan a adelgazar rápidamente no son una solución perdurable. Los triunfos a corto plazo no deberían acarrear un dolor a largo plazo, como por ejemplo, problemas renales, dolencias cardíacas, cáncer, enfermedades óseas y de las articulaciones, y otras complicaciones que pueden desencadenar las populares dietas de moda. Por otra parte, si el peso se ha ido acumulando lentamente durante un periodo de meses, o quizá años, ¿por qué deberías esperar que desapareciera de un modo saludable en cuestión de semanas? No sirve para nada pretender adelgazar lo más rápido posible, como si se tratara de una carrera. La persona que afronta de ese modo un régimen para perder peso, solo consigue tener cada vez más ganas de abandonarlo para volver a los hábitos alimentarios responsables de su gordura. Un estudio muy extenso de 21,105 vegetarianos y veganos[13] descubrió que el índice de masa corporal era "inferior entre los que habían consumido esta dieta durante cinco años, como mínimo", en comparación con los que la habían adoptado más tarde.

¿POR QUÉ MOTIVO TE RESULTARÁ EFICAZ ESTA DIETA?

Como es evidente, existe una solución para el exceso de peso. Pero ¿cómo puedes aplicarla a tu propia vida?

En primer lugar, olvídate de contar calorías. En términos generales, puedes comer todo lo que quieras y, sin embargo, perder peso—siempre que consumas los alimentos correctos (en el capítulo 12 dispones de información más detallada). En segundo lugar, no pienses en sacrificios, privaciones ni comidas sin sabor; no son necesarios. Sentir hambre es un signo de que algo no va bien, y el hambre prolongada causa que, a modo de defensa, el organismo disminuya la velocidad global del metabolismo. Más aún, nuestro cuerpo dispone de mecanismos que permiten que nos nutramos con los alimentos de origen vegetal adecuados de manera natural, sin que nos veamos obligados a pensar en cada bocado que nos llevamos a la boca. Es una forma de alimentarse libre de preocupaciones. Si le ofreces a tu cuerpo los alimentos convenientes, él se encargará de hacer lo correcto.

En algunos estudios, los sujetos que siguen una dieta de alimentos integrales con bajo contenido en grasas consumen menos calorías, y no porque pasen hambre. De hecho, es muy probable que permanezcan más tiempo comiendo y que ingieran un mayor volumen de alimentos que las personas que comen carne.[22] Esto se debe a que, en términos de energía, las frutas, las verduras y los cereales —alimentos integrales— son mucho menos densos que los productos de origen animal y las grasas añadidas. En cada cucharada o en cada taza de estos alimentos, hay menos calorías. Recuerda que la grasa tiene 9 calorías por gramo, mientras que los hidratos de carbono y las proteínas solo tienen 4. Por otra parte, las frutas con piel, las hortalizas y los cereales contienen grandes cantidades de fibra, que provocan sensación de saciedad[22, 23] y, además, no aportan prácticamente ninguna caloría a tu comida. De manera que una comida sana te ayuda a reducir las calorías que consumes, digieres y absorbes, incluso aunque comas mucho más.

Sin embargo, esta única idea no explica lo suficiente los beneficios de una dieta vegetariana y de alimentos integrales. La misma crítica que hice de la dieta de Atkins, y de otras muy populares de bajo contenido en carbohidratos (en el capítulo 4), se puede aplicar también a los estudios a corto plazo cuyos sujetos consumen una dieta vegetariana con menos cantidad de calorías. A estas personas les resultará muy difícil seguir ingiriendo una cantidad inusualmente baja de calorías a largo plazo, y además, restringir las calorías con el fin de adelgazar rara vez conduce a una pérdida de peso duradera. Este es el motivo por el cual otros estudios desempeñan un papel crucial cuando se trata de explicar los beneficios que reporta una dieta a base de verduras, frutas y alimentos integrales. Estos estudios demuestran que la pérdida de peso se debe a algo más que a una simple restricción de calorías.

Dichos estudios documentan el hecho de que *los vegetarianos consumen las mismas calorías, o incluso una cantidad significativamente mayor, que las personas que ingieren carne, y sin embargo son más delgados en general*.[11, 24, 25] El estudio de China demostró que, en comparación con los norteamericanos, los individuos que residen en regiones rurales donde la dieta es vegetariana en realidad, consumen una cantidad mucho mayor de calorías por cada kilo de peso corporal. La mayoría de las personas aventuraría que el peso corporal de los habitantes de la China rural debe de ser superior al de la gente que come carne, pero lo asombroso es que los chinos que viven en zonas rurales *siguen siendo más delgados a pesar de consumir un volumen mayor de alimentos y más calorías*. Es indudable que, en gran parte, este efecto se debe a una mayor actividad física. No obstante, en el estudio se comparaba a los estadounidenses medios con los chinos menos activos, es decir, los empleados de oficina. Además, otros estudios realizados en Israel[24] y en el Reino

Unido,[11] dos países que no representan culturas esencialmente agrícolas, demuestran también que los vegetarianos pueden consumir la misma cantidad de calorías, o una cantidad mucho mayor y, sin embargo, siguen siendo más delgados.

¿Cuál es el secreto? Un factor que ya he mencionado es el proceso de termogénesis, es decir, la producción de calor corporal durante el metabolismo. Se ha observado que la velocidad del metabolismo de los vegetarianos es ligeramente superior durante el reposo,[26] lo que significa que la mayoría de las calorías ingeridas se queman como calor corporal en lugar de acumularse como grasa corporal.[27] Un aumento relativamente pequeño de la tasa metabólica se traduce en una enorme cantidad de calorías quemadas a lo largo de veinticuatro horas. Una gran parte de los fundamentos científicos que respaldan la importancia de este fenómeno se presentó en el capítulo 4.

EL EJERCICIO FÍSICO

El efecto adelgazante de la actividad física es innegable y las evidencias científicas lo respaldan. Una revisión reciente de todos los estudios fiables comparó la relación entre el peso corporal y el ejercicio[28] y demostró que las personas más delgadas son las que despliegan una mayor actividad física. Varios estudios concluyeron que practicar ejercicio con asiduidad ayuda a no volver a recuperar los kilos perdidos gracias a los programas de actividades físicas. Esto tampoco es una sorpresa. No es una buena idea comenzar y abandonar reiteradamente una rutina de ejercicios; lo más conveniente es incorporarla a tu estilo de vida para poder estar en buena forma y no limitarte a quemar calorías.

¿Cuánto ejercicio es necesario practicar para no recuperar el peso perdido? Una estimación aproximada de una reseña aceptable[28] es que hacer ejercicio entre quince y cuarenta y cinco minutos diarios, todos los días, ayuda a mantener un peso corporal entre cinco y ocho kilos más ligero que el que tendrías si no practicaras ejercicio. Por curioso que pueda parecer, no debemos olvidarnos de la actividad que realizamos de forma espontánea mientras nos ocupamos de nuestras tareas cotidianas, puesto que puede suponer entre 100 y 800 calorías diarias (kcal/día).[29, 30] Las personas muy activas, que habitualmente "van de aquí para allá", están muy por delante de aquellas que se han quedado atrapadas en un estilo de vida sedentario.

Gracias a un experimento muy sencillo que realizamos en el laboratorio con animales, tomé conciencia de las ventajas que supone combinar la dieta y el ejercicio físico para controlar el peso corporal. Como recordarás, en nuestros experimentos administramos a una parte de los animales una dieta que contenía el 20% tradicional de caseína (proteína de la leche de vaca) y al resto les ofrecimos una dieta diferente con un contenido mucho más bajo de caseína, solo un 5%. Las ratas que consumieron la dieta con un 5% de caseína mostraron un índice de cáncer considerablemente inferior y niveles más bajos de colesterol en sangre; además, vivieron más tiempo. También ingirieron cantidades ligeramente mayores de calorías, pero las quemaban como calor corporal.

Durante el transcurso de estos experimentos, algunos de nosotros advertimos que los animales que ingerían un 5% de caseína parecían más activos que los del grupo que consumía un 20%. Para comprobarlo, confinamos en jaulas a las ratas que se habían alimentado con el 5%. Las jaulas estaban equipadas con ruedas para hacer ejercicio, a las cuales se habían acoplado medidores con el fin de registrar el número de vueltas que daba la rueda. El primer día, los animales que habían consumido un 5% de caseína utilizaron voluntariamente las ruedas para hacer ejercicio casi el doble de veces que los alimentados con la dieta de un 20% de caseína. Durante las dos semanas que duró el estudio, los que consumían cantidades menores de caseína siguieron siendo bastante más activos que los del otro grupo.

Ahora podemos combinar algunas observaciones realmente interesantes sobre el peso corporal. La dieta vegetariana actúa de dos maneras sobre el equilibrio de calorías con el fin de mantener el mismo peso. En primer lugar, aprovecha las calorías como calor corporal en lugar de almacenarlas como grasa corporal, y no se necesitan demasiadas calorías para marcar una gran diferencia en el transcurso de un año. En segundo lugar, la dieta vegetariana fomenta una mayor actividad física y, a medida que el individuo adelgaza, le resulta más fácil realizar actividades físicas. La dieta y el ejercicio trabajan en conjunto para reducir el peso corporal y mejorar la salud general.

EN LA DIRECCIÓN CORRECTA

La obesidad es el presagio más nefasto de la mala salud que padecen actualmente las naciones occidentales. Decenas de millones de personas llegarán a la invalidez y la atención sanitaria estará más sobrecargada que nunca.

Muchas personas e instituciones trabajan para minimizar este problema, aunque su forma de combatirlo es ilógica y está basada en una mala información. Para empezar, hay muchas promesas de efectos rápidos y muchos trucos publicitarios. La obesidad no es algo que pueda arreglarse en unas pocas semanas, ni siquiera en unos pocos meses, y deberías estar muy atento a las dietas, pociones y píldoras que prometen una pérdida rápida de peso pero no auguran una buena salud en el futuro. *La dieta que ayuda a perder peso a corto plazo debe ser la misma que promueve y mantiene la salud a largo plazo.*

Por otro lado, existe una tendencia errónea a centrarse en la obesidad como una enfermedad independiente y aislada.[32, 33] Al considerar la obesidad de este modo, solo nos ocupamos de buscar curas específicas para adelgazar pero desatendemos otras dolencias estrechamente vinculadas a ella. Es decir, sacrificamos el contexto.

Por otra parte, debo insistir en que hagamos caso omiso de quienes pretenden convencernos de que podríamos controlar la obesidad si conociéramos su base genética. Hace algunos años,[34-36] se dio gran publicidad al descubrimiento del "gen de la obesidad". Más tarde se descubrió un segundo gen asociado a la enfermedad; luego un tercer gen, posteriormente un cuarto, y así sucesivamente. El propósito que se oculta tras la búsqueda del gen de la obesidad es que los investigadores puedan desarrollar un fármaco capaz de combatir o eliminar sus causas. Se trata de una meta con poca visión de futuro y, al mismo tiempo, infructuosa. Pensar que determinados genes identificables constituyen la base de la obesidad —es decir, que todo está en la familia— nos permite culpar fatídicamente a una causa que no tenemos la capacidad de controlar.

Sin embargo, *podemos* controlar la causa. Está justo al final de nuestro tenedor.

7

La diabetes

La diabetes tipo 2, la forma más común de esta dolencia, está frecuentemente asociada a la obesidad. Nosotros, como nación, seguimos aumentando de peso y nuestra tasa de diabetes se está disparando tanto que pronto escapará a nuestro control. Durante ocho años, desde 1990 hasta 1998, la incidencia de la diabetes se incrementó en un 33%.[1] Más del 8% de los estadounidenses son diabéticos y más de 150,000 jóvenes padecen la enfermedad. Esto se traduce en 16 millones de personas. Pero ¿cuál es la cifra más aterradora? Un tercio de los enfermos de diabetes ignoran que la han contraído.[2]

Podemos considerar que la situación es grave porque, en una época de la vida tan temprana como es la pubertad, nuestros niños están empezando a desarrollar una forma de diabetes que, por lo general, padecen los adultos mayores de cuarenta años. Hace poco tiempo, un periódico ilustró la epidemia contando la historia de una niña que llegó a pesar ciento cincuenta y ocho kilos a los quince años y que había contraído una forma de diabetes, típica de los adultos, que la obligaba a inyectarse insulina tres veces al día.[3]

¿Qué es la diabetes? ¿Por qué debemos preocuparnos por ella y cómo podemos evitarla?

LAS DOS CARAS DEL MISMO DEMONIO

Casi todos los casos de diabetes son de tipo 1 o 2. Los adolescentes y los niños normalmente desarrollan la tipo 1, razón por la cual a menudo se la nombra como diabetes juvenil. Esta forma de diabetes representa entre el 5 y el 10% de todos los casos. El tipo 2, que supone entre el 90 y el 95%

de los casos, solía manifestarse principalmente en adultos y, por ello, se la conocía como diabetes de adultos.[2] Pero, dado que el 45% de los nuevos casos de diabetes infantil son de tipo 2,[4] se está empezando a abandonar las denominaciones clasificadas por edades y la forma actual de referirse a las dos formas de diabetes se ha simplificado a tipo 1 y tipo 2.[4]

En ambos tipos, la enfermedad se inicia con una disfunción del metabolismo de la glucosa. El metabolismo normal actúa del siguiente modo:

* Ingerimos alimentos.
* Durante la digestión, la parte correspondiente a los hidratos de carbono se descompone en azúcares simples, gran parte de los cuales corresponde a la glucosa.
* La glucosa (azúcar en sangre) se introduce en el flujo sanguíneo, y el páncreas produce insulina para transportarla y distribuirla por todo el cuerpo.
* La insulina actúa como un portero que abre las puertas para que la glucosa penetre en diferentes células con diversos propósitos. Parte de esa glucosa se convierte en energía a corto plazo, para que la célula pueda utilizarla de inmediato, y el resto se almacena como energía que se empleará a largo plazo (grasa).

Cuando una persona desarrolla la enfermedad, este proceso metabólico se colapsa. Los diabéticos de tipo 1 no pueden producir la cantidad adecuada de insulina porque las células productoras de esta sustancia de su páncreas han sido destruidas. Este es el resultado de un organismo que se ataca a sí mismo, haciendo de la diabetes tipo 1 una enfermedad autoinmune (se tratará la diabetes tipo 1 y otras enfermedades autoinmunes en el capítulo 9). Los diabéticos de tipo 2 pueden producir insulina, pero el cuerpo no la utiliza debidamente. Esto se conoce como resistencia a la insulina y significa que cuando esta comienza a "dar órdenes" para movilizar el azúcar presente en la sangre, el organismo no le presta atención. Como consecuencia, la insulina resulta ineficaz y el azúcar en la sangre no se metaboliza de forma adecuada.

Imagina tu cuerpo como un aeropuerto con su enorme zona de aparcamiento. Cada viajero representa una unidad del azúcar que hay en la sangre. Después de comer aumentan tus niveles de azúcar en sangre. En nuestra analogía, esto se traduce en una multitud de pasajeros que llegan al aeropuerto en sus coches, los aparcan y luego se dirigen andando hasta la parada donde los recogerá el autobús lanzadera. A medida que aumenta el azúcar en la sangre, todas las plazas de aparcamiento del aeropuerto se llenan y todas las personas se congregan en las paradas del autobús lanzadera. Como es obvio, los autobuses representan la insulina. Desafortunadamente, en el aeropuerto diabético hay todo tipo de problemas con los autobuses. En el aeropuerto de tipo 1, sencillamente no hay autobuses —el único fabricante de autobuses en el universo conocido, la empresa Páncreas, ha cerrado sus puertas—. En el de tipo 2, hay algunos autobuses pero no funcionan muy bien.

En ninguno de los dos casos, los viajeros llegan a donde pretenden ir. Los sistemas del aeropuerto se colapsan e impera el caos. En la vida real, esto significa que el azúcar en sangre aumenta hasta llegar a niveles peligrosos. De hecho, la diabetes se diagnostica cuando se observan niveles elevados de azúcar en la sangre, o sus "vertidos" en la orina.

¿Cuáles son los riesgos a largo plazo para la salud de quien tiene un metabolismo de glucosa deteriorado? A continuación se presenta un resumen, extraído de un informe de los Centros para el Control de las Enfermedades.[2]

COMPLICACIONES DE LA DIABETES

Enfermedades cardíacas
* ✳ 2-4 veces riesgo de muerte por enfermedad cardiovascular

Derrame cerebral
* ✳ 2-4 veces riesgo de derrame cerebral

Presión arterial alta
* ✳ Más del 70% de los diabéticos tiene tensión alta

Ceguera
* ✳ La diabetes es la primera causa de ceguera en adultos

Enfermedades renales
* ✳ La diabetes es la causa principal de enfermedades renales terminales
* ✳ Más de 100,000 diabéticos se sometieron a diálisis o a un trasplante de riñón en 1999

Enfermedades del sistema nervioso
* Entre el 60 y el 70% de los diabéticos sufre un deterioro nervioso que puede ser de moderado a grave

Amputación
* Más del 70% de todas las amputaciones de miembros inferiores se practica a diabéticos

Enfermedades dentales
* Mayor frecuencia y gravedad de dolencias asociadas a las encías, que pueden conducir a la pérdida de las piezas dentales

Complicaciones durante el embarazo
Mayor vulnerabilidad a otras enfermedades
Muerte

Ni los fármacos modernos ni la cirugía pueden ofrecer una cura para la diabetes. En el mejor de los casos, los medicamentos actuales ayudan a los diabéticos a mantener un estilo de vida razonablemente funcional, pero estos fármacos nunca tratan la causa de la enfermedad. Como consecuencia, los enfermos deben depender de los fármacos durante toda su vida. Por este motivo, la diabetes es una enfermedad con unos costes económicos enormes. En Estados Unidos, los gastos derivados de ella ascienden a 130,000 millones de dólares anuales.[2]

Sin embargo, hay esperanza. De hecho, hay mucho más que esperanza. Los alimentos que consumimos tienen una enorme influencia sobre la enfermedad. Una dieta adecuada no solo puede prevenirla sino también tratarla. Entonces, ¿cuál es la dieta idónea? Estoy convencido de que adivinas lo que estoy a punto de decir, pero dejemos que la investigación hable por sí misma.

AHORA LO VES, AHORA NO LO VES

Desde hace más de cien años se sabe que la diabetes, como la mayoría de las enfermedades crónicas, se manifiesta en algunas zonas del mundo más que en otras. Por otra parte, también se ha demostrado que las poblaciones con bajos índices de diabetes tienen dietas diferentes de las que registran una mayor incidencia de la enfermedad. Pero ¿se trata de una coincidencia o de algo más?

Hace casi setenta años, H. M. Himsworth recopiló toda la información presentada en un informe que comparaba las dietas y las tasas de diabetes de seis países. Descubrió que algunas culturas consumían dietas ricas en grasas, en tanto que otras tenían dietas ricas en carbohidratos. Estos patrones de consumo de grasas contra hidratos de carbono eran el resultado de la ingesta de alimentos de origen animal en comparación con los de origen vegetal. El gráfico 7.1 documenta la dieta y las características de la enfermedad de estos países a principios del siglo XX.[5]

Cuanto mayor es la ingesta de carbohidratos, menos grasas se consumen, y el número de muertes por diabetes se desploma desde un valor de 20.4 hasta 2.9 por cada 100,000 personas. ¿Cuál es el veredicto? Una dieta rica en carbohidratos y con bajo contenido en grasas —es decir, una dieta vegetariana— puede ayudar a prevenir la diabetes.

Treinta años más tarde, se analizó el tema otra vez y, después de recopilar datos en cuatro países del sudeste de Asia y de Sudamérica, los investigadores volvieron a demostrar que las dietas ricas en carbohidratos se asociaban con índices inferiores de diabetes. Sus observaciones permitieron inferir que el país que registraba la mayor tasa de diabetes, Uruguay, tenía una dieta "típicamente occidental, rica en calorías, en proteínas de origen animal, en grasa [total] y en grasa de origen animal". Los países con índices bajos de diabetes consumían una alimentación que era "relativamente baja en proteínas (especialmente en proteína animal), grasa y grasa animal. Una

GRÁFICO 7.1: DIETAS E ÍNDICES DE DIABETES, *CIRCA* 1925[4, 5]

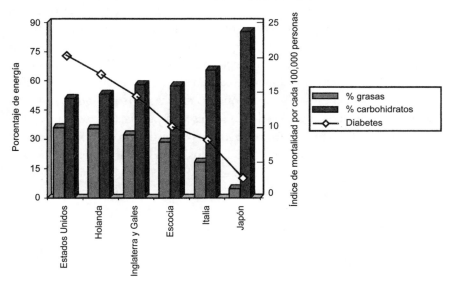

gran proporción de calorías procedía de los carbohidratos, en particular del arroz".[6]

Los mismos investigadores ampliaron su estudio a once países de Centroamérica, Sudamérica y Asia. De todas las asociaciones halladas, la más sólida se observó entre la diabetes y el exceso de peso.[7] Las poblaciones que consumían un tipo de dieta básicamente "occidental" eran las que registraban los mayores niveles de colesterol que, a su vez, mantenían una estrecha relación con la incidencia de la diabetes.[7] ¿Acaso todo esto te empieza a resultar familiar?

ESTUDIAR UNA SOLA POBLACIÓN

Estos antiguos estudios de diferentes culturas pueden ser rudimentarios y conducir a conclusiones que no son totalmente fiables. Podríamos considerar que la diferencia en los índices de diabetes de los estudios mencionados no se debiera a la dieta, sino a la genética. O que tal vez otros factores culturales que no habían sido considerados, como la actividad física, fueran más relevantes. Un ensayo más apropiado sería un estudio de los índices de la diabetes en una sola población.

La población de los Adventistas del Séptimo Día constituye un buen ejemplo. Es un colectivo que resulta interesante estudiar debido a sus hábitos nutricionales: su religión desaconseja el consumo de carne, pescado, huevos, café, alcohol y tabaco. Como resultado, la mitad de ellos son vegetarianos. No obstante, el 90% de estos vegetarianos sigue consumiendo productos lácteos o huevos, de manera que una cantidad considerable de las calorías que ingieren procede de los alimentos de origen animal. También se debería destacar que los adventistas que comen carne lo hacen en cantidades moderadas. Ingieren alrededor de tres raciones de carne roja por semana y menos de una ración semanal de pescado y ave.[8] Conozco muchas personas que consumen la misma cantidad de carne (incluyendo pescado y ave) cada dos días.

Los científicos que realizaron estudios de nutrición con los adventistas compararon a los vegetarianos "moderados" con los carnívoros "moderados". Esto no supone una gran diferencia y, *sin embargo, los adventistas vegetarianos demostraron ser mucho más saludables que los que comían carne.*[8] *Los que se "privaban" de la carne también se "privaban" de los estragos que produce la diabetes. Al compararlos, se descubrió que la tasa de diabetes entre los vegetarianos era la mitad de la que imperaba entre los que ingerían carne.*[8, 9] Y su índice de obesidad era también la mitad que el de sus compañeros carnívoros.[8]

En otro estudio, los científicos estudiaron las dietas y la diabetes en una población de hombres americanos de origen nipón en el estado de Washington.[10] Estos hombres eran hijos de inmigrantes japoneses. Lo sorprendente es que la prevalencia de la diabetes entre ellos superaba más de cuatro veces el índice medio encontrado entre los japoneses de edades similares que se habían quedado en su país. ¿Cómo se explica esto?

Los americanos de origen japonés que habían enfermado de diabetes eran los que consumían mayor cantidad de proteínas y grasas animales, y colesterol. Cada uno de dichos nutrientes se encuentra exclusivamente en los alimentos de procedencia animal.[10] La ingesta total de grasas era también mayor entre los diabéticos. Estas características nutricionales eran la causa de su sobrepeso. Esta segunda generación de japoneses americanos tenía una dieta más abundante en carnes y con menos alimentos de origen vegetal que los nacidos en Japón. Los investigadores afirmaron: "Evidentemente, los hábitos alimentarios de los japoneses que residen en Estados Unidos se acercan más a la dieta típica norteamericana que a la japonesa". La consecuencia: una incidencia cuatro veces mayor de diabetes.[10]

Otros estudios:

*   En el estudio de 1,300 personas del valle de San Luis, Colorado, los investigadores descubrieron que un mayor consumo de grasas estaba vinculado con una mayor incidencia de la diabetes de tipo 2: "Los hallazgos apoyan la hipótesis de que las dietas que son ricas en grasas y tienen un bajo contenido en carbohidratos están asociadas con la aparición de diabetes mellitus –que no depende de la insulina [tipo 2]– en las personas".[11]

*   En los últimos veinticinco años, se ha triplicado la velocidad con que los niños japoneses contraen la diabetes de tipo 2. Los investigadores observan que el consumo de proteínas y grasas animales ha aumentado drásticamente durante los últimos cincuenta años y afirman que el cambio que ha tenido lugar en la dieta y una escasa actividad física son los responsables de esta explosión de diabetes.[12]

*   En Inglaterra y Gales, el índice de diabetes descendió bruscamente desde 1940 hasta 1950, principalmente durante la Segunda Guerra Mundial, cuando los patrones nutricionales se modificaron de forma radical. Durante la guerra y después de ella, aumentó la ingesta de fibra y de cereales, y se redujo el consumo de grasa. Las

personas se encontraban en "una escala inferior" de la cadena alimentaria por una necesidad nacional. Sin embargo, en torno a 1950, empezaron a abandonar las dietas a base de cereales y volvieron a consumir más grasa y azúcar, y menos fibra. Como era de esperar, los índices de la diabetes comenzaron a aumentar.[13]

∗ Dos investigadores estudiaron a 36,000 mujeres de Iowa durante seis años. Ninguna padecía diabetes al inicio del estudio, pero al cabo de tres años, se habían producido 1,100 casos. Las que tenían menos probabilidades de contraer la enfermedad eran las que consumían más cereales integrales y fibra[14] —aquellas cuyas dietas contenían la mayor cantidad de carbohidratos (el tipo de carbohidratos complejos que se encuentran en los alimentos integrales).

Todos estos hallazgos respaldan la idea de que, independientemente de que se estudie una sola población o varias, los alimentos de origen vegetal, ricos en fibra e integrales, protegen contra la diabetes, mientras que los de origen animal, ricos en grasas y proteínas, favorecen la enfermedad.

CURANDO LO INCURABLE

Todas las investigaciones citadas previamente eran de tipo observacional, y toda asociación observada, aunque sea frecuente, puede ser una relación meramente incidental que enmascara la verdadera relación causa-efecto entre el medio ambiente (incluida la dieta) y la enfermedad. No obstante, también existen investigaciones "controladas" o intervencionistas que modifican la dieta de personas con una diabetes de tipo 1 o 2 abiertamente declarada, o que manifiestan síntomas leves de diabetes (problemas de tolerancia a la glucosa).

James Anderson es uno de los científicos más prominentes que estudian la dieta y la diabetes en la actualidad, y ha obtenido resultados impresionantes solo mediante la intervención en la alimentación. En uno de sus estudios, analizó los efectos de una dieta de bajo contenido en grasas y rica en fibra y carbohidratos en 25 diabéticos con el tipo 1 de la enfermedad y otros 25 aquejados del tipo 2, en un ambiente hospitalario.[15] Ninguno de estos 50 pacientes tenía sobrepeso, y todos ellos debían inyectarse insulina para controlar los niveles de azúcar en sangre.

Su dieta experimental consistía esencialmente en alimentos integrales de origen vegetal y el equivalente a una o dos lonchas de fiambre por día.

Durante una semana administró a sus pacientes una dieta conservadora de estilo norteamericano recomendada por la Asociación Americana de la Diabetes. Luego les indicó que la cambiaran por una dieta "vegana" experimental durante tres semanas. Posteriormente, midió sus niveles de azúcar y colesterol en sangre, controló su peso y determinó la medicación que necesitaban. Los resultados fueron asombrosos.

Los diabéticos de tipo 1 no pueden producir insulina. Es difícil imaginar que un cambio en la dieta pudiera sacarlos del aprieto. Pero, *¡pasadas tres semanas exactas, los pacientes diabéticos de tipo 1 fueron capaces de reducir su medicación con insulina en una media del 40%!* Y sus perfiles de azúcar en sangre mejoraron sustancialmente. Otro dato que se puede destacar es que los *niveles de colesterol descendieron en un 30%*. Uno de los peligros de ser diabético es la posibilidad de desarrollar una enfermedad cardíaca o de sufrir un derrame cerebral. Reducir los factores de riesgo para dichas enfermedades mediante una mejora del perfil del colesterol es casi tan importante como tratar los niveles elevados de azúcar en sangre.

A diferencia de los anteriores, los diabéticos de tipo 2 son más fáciles de tratar porque el páncreas no se encuentra tan deteriorado. De manera que, cuando los pacientes de tipo 2 de Anderson ingirieron la dieta rica en fibra y de bajo contenido en grasa, los resultados fueron todavía más impactantes. De los 25 pacientes de tipo 2, ¡24 llegaron a prescindir de su medicación! Déjame decirlo una vez más. *En cuestión de semanas, todos los pacientes, salvo uno, pudieron abandonar su medicación con insulina.*[15]

Entre ellos había un hombre cuyos antecedentes de diabetes se remontaban a veintiún años atrás y que necesitaba 35 unidades diarias de insulina. Al cabo de tres semanas de tratamiento intensivo a través de la dieta, su dosis se redujo a 8 unidades por día. Abandonó el hospital y, después de pasar ocho semanas en casa, no volvió a inyectarse insulina.[15] El gráfico 7.2 presenta una muestra de pacientes y prueba que la dieta vegetariana redujo su medicación con insulina. ¡El efecto es formidable!

En otro estudio que incluyó 14 pacientes diabéticos, Anderson descubrió que la dieta por sí sola podía reducir los niveles totales de colesterol en un 32% en el transcurso de dos semanas.[16] Algunos resultados se muestran en el gráfico 7.3.

Se trata de unos beneficios extraordinarios que representan una reducción del colesterol en la sangre de 206 mg/dl a141 mg/dl —en especial, si consideramos la rapidez con que se producen—. El doctor Anderson

GRÁFICO 7.2: RESPUESTA DE LA DOSIFICACIÓN DE INSULINA A LA DIETA

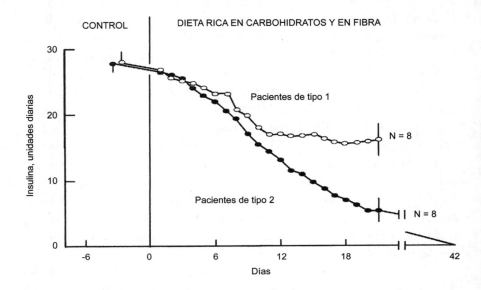

**GRÁFICO 7.3: COLESTEROL EN LA SANGRE EN UNA DIETA RICA
EN CARBOHIDRATOS Y EN FIBRA**

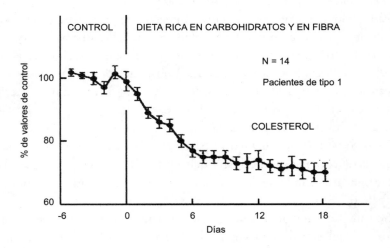

tampoco encontró ninguna evidencia de que esta disminución de los niveles de colesterol fuera temporal y se limitara al periodo en el cual los individuos consumían este tipo de dieta; de hecho, los niveles permanecieron bajos durante cuatro años.[17]

Otro grupo de científicos del Centro Pritikin consiguió resultados igualmente espectaculares indicándole a un grupo de pacientes diabéticos que siguiera una dieta vegetariana de bajo contenido en grasa y que practicara ejercicio. De los 40 pacientes que tomaban medicación al inicio del programa, 30 consiguieron abandonarla después de solo veintiséis días.[18] Este equipo de investigación también demostró que los beneficios de una dieta vegetariana perduran durante años si esta se mantiene.[19]

Estos ejemplos corresponden a algunas investigaciones muy categóricas que, sin embargo, solo rascan la superficie de todas las que apoyan esta hipótesis. Un documento científico revisó nueve publicaciones que citaban el uso de dietas ricas en carbohidratos y fibra, y de otras dos dietas con un nivel estándar de carbohidratos y ricas en fibra, para tratar a pacientes diabéticos.[20] En los once estudios realizados, los resultados indicaron mejores niveles de colesterol y de azúcar en sangre. (Por cierto, aunque los suplementos de fibra son beneficiosos, no producen los mismos efectos significativos que una dieta vegetariana y de alimentos integrales.)[21]

LA PERSISTENCIA DEL HÁBITO

Como estos hallazgos demuestran, es posible vencer la diabetes. Dos investigaciones recientes consideraron una combinación de los efectos de la dieta y los del ejercicio sobre esta enfermedad.[22, 23] En una de ellas, se estudió a 3,234 personas que no padecían diabetes, pero que corrían el riesgo de contraer la enfermedad (elevados niveles de azúcar en sangre). Se las dividió en tres grupos.[22] Uno de ellos, el control, recibió información nutricional estándar y un placebo (un medicamento que no produce ningún efecto). El segundo grupo recibió información nutricional estándar y, además, se le administró el fármaco metformina. En el tercero, se realizó una intervención "intensiva" en su estilo de vida, que incluía una dieta moderadamente baja en grasas y un programa intensivo de ejercicios con el fin de que los participantes perdieran al menos el 7% de su peso. Después de casi tres años, el grupo al que se le modificó el estilo de vida registró un 58% menos de casos de diabetes que el grupo de control. En aquel al que se le administró el fármaco, el número de casos solo se redujo en un 31%. Comparado con el control, ambos tratamientos fueron eficaces pero, al parecer, un cambio en el estilo de vida es mucho más efectivo y seguro que tomar un medicamento. Más aún, modificar el estilo de vida puede ayudar también a resolver otros problemas de salud. No se puede decir lo mismo del fármaco.

La segunda investigación descubrió asimismo que si se introducían modestos cambios en el estilo de vida, incluyendo el ejercicio, la pérdida de peso y una dieta con un contenido moderadamente bajo de grasa, el índice de diabetes podría reducirse en un 58%.[23] Imagina lo que sucedería si todos adoptaran la dieta más saludable: vegetariana y de alimentos integrales. Sospecho que se podrían prevenir prácticamente todos los casos de diabetes de tipo 2.

Lamentablemente, la mala información y los hábitos arraigados están haciendo estragos en nuestra salud. Nuestra costumbre de comer perritos calientes, hamburguesas y patatas fritas nos está matando. Ni siquiera Anderson, que consiguió profundos resultados con muchos pacientes por el mero hecho de aconsejarles una dieta prácticamente vegetariana, es inmune a los habituales consejos de salud. El científico escribió: "Lo ideal sería que las dietas que nos proporcionan un 70% de calorías procedentes de los carbohidratos y hasta 70 gramos de fibra diarios fueran las más beneficiosas para la salud de los diabéticos. No obstante, estas dietas solo permiten ingerir alrededor de 60 gramos de carne por día, por lo que a muchos les resultan poco prácticas".[20] ¿Por qué el profesor Anderson, un excelente investigador, afirma que una dieta semejante es "poco práctica" y, con este comentario, ya predispone a quienes lo escuchan, incluso antes de que consideren las evidencias?

Modificar tu estilo de vida puede parecer "poco práctico". Abandonar la carne y los alimentos ricos en grasa también puede parecer "poco práctico", pero yo me pregunto si es práctico pesar ciento cincuenta y ocho kilos y padecer diabetes de tipo 2 a los quince años, como la muchacha que mencioné al inicio del capítulo. Me pregunto si es práctico padecer una enfermedad que no se puede curar con medicinas ni cirugía; una enfermedad que, a menudo, produce afecciones cardíacas, derrame cerebral, ceguera o amputaciones; una enfermedad que puede requerir inyecciones diarias de insulina durante el resto de tu vida.

Cambiar radicalmente nuestra dieta puede resultar "poco práctico", pero intentarlo podría merecer la pena.

8

Los tipos más comunes de cáncer: cáncer de mama, de próstata y de intestino grueso (colon y recto)

Durante gran parte de mi carrera, me he centrado en el estudio del cáncer. Mi trabajo de laboratorio era investigar diversos tipos de cáncer, entre ellos el de hígado, de mama y de páncreas. Algunos de los datos más impactantes de China se relacionaban con esta enfermedad. Por la labor de toda una vida, el Instituto Americano para la Investigación del Cáncer me otorgó amablemente el premio "Logros en la Investigación" en 1998.

Muchos son los libros que han resumido las evidencias sobre los efectos de la nutrición en diversos tipos de cáncer, y cada uno de ellos lo ha hecho con sus propias particularidades. Pero lo que yo he descubierto es que los efectos nutricionales sobre los tipos de cáncer que he seleccionado para este libro son prácticamente los mismos para todos los tipos de cáncer, independientemente de que se hayan desarrollado a partir de diferentes factores o de que estén localizados en distintas partes del cuerpo. Aplicando este principio, decidí limitar mi presentación a tres clases de cáncer para poder incluir en el libro otras enfermedades, demostrando así la enorme cantidad de evidencias científicas que vinculan a los alimentos con muchas preocupaciones concernientes a los problemas de salud.

Me he inclinado por tres tipos de cáncer que afectan a cientos de miles de estadounidenses y que, en general, representan también otras clases de cáncer. Dos que afectan a órganos reproductores, a los que se presta mucha atención, el cáncer de mama y el de próstata, y uno digestivo, de intestino grueso, que es la segunda causa de muerte después del cáncer de pulmón.

EL CÁNCER DE MAMA

Una primavera de hace casi diez años, me encontraba en mi despacho de Cornell cuando me comunicaron que una mujer me llamaba por teléfono para hacerme una pregunta relacionada con el cáncer de mama.

"En mi familia hay muchos antecedentes de cáncer de mama —me comunicó esta mujer, llamada Betty—. Mi madre y mi abuela murieron por esta enfermedad, y a mi hermana, de cuarenta y cinco años, se la acaban de diagnosticar. Teniendo en cuenta este problema familiar, no puedo evitar preocuparme por mi hija de nueve años. Pronto tendrá su primera menstruación, y me asusta que pueda correr el riesgo de contraer cáncer de mama. —El tono de su voz dejaba traslucir sus miedos—. He leído muchas investigaciones que demuestran que los antecedentes familiares son muy importantes y temo que sea inevitable que mi hija enferme de cáncer de mama. Una de las opciones que he estado considerando es que se someta a una mastectomía de ambos pechos. ¿Qué puede usted decirme?"

Esta mujer se encontraba en una situación excepcionalmente difícil. ¿Debía dejar que su hija creciera encaminándose hacia una trampa mortal o que lo hiciera sin pechos? Aunque esta pregunta parezca extrema, es representativa de otras semejantes a las que se enfrentan a diario miles de mujeres en todo el mundo.

Los primeros informes sobre el descubrimiento del gen del cáncer de mama, denominado BRCA-1, fomentaron estas preguntas. Los artículos que aparecían en la primera plana del *New York Times* y de otros periódicos y revistas pregonaron que este hallazgo era un avance importante. El alboroto que provocó el BRCA-1, que ahora también incluye el BRCA-2, reforzó la idea de que el cáncer de mama se debía a una fatalidad genética. Todo esto despertó un gran temor entre las personas que tenían antecedentes familiares de cáncer de mama, además de generar una gran agitación entre los científicos y las empresas farmacéuticas. Había grandes posibilidades de que las nuevas tecnologías consiguieran evaluar el riesgo total de que las mujeres contrajeran cáncer de mama mediante una prueba genética; existía la esperanza de que este nuevo gen pudiera manipularse con el fin de prevenir o tratar la enfermedad. Los periodistas empezaron a traducir afanosamente fragmentos seleccionados de esta información con el propósito de divulgarla, confiando plenamente en esta actitud fatalista asociada a la genética. Sin lugar a dudas, esto contribuyó a la preocupación de las madres que se enfrentaban a casos similares al de Betty.

—Bien, en primer lugar déjeme decirle que no soy médico clínico —respondí—. No puedo ayudarla con un diagnóstico ni recomendarle un tratamiento. Eso le corresponde a su médico de familia. Yo puedo hablarle de la investigación actual de un modo general, si acaso puede servirle de algo.

—Sí, eso es precisamente lo que quería— respondió.

Le hablé de El estudio de China y del papel importante que desempeña la nutrición. Le comenté que el hecho de que una persona tuviera genes de una enfermedad no significaba que estaba destinada a contraerla. Estudios prestigiosos habían concluido que solo una pequeña minoría de casos de cáncer se podía adjudicar exclusivamente a la genética.

Me sorprendió advertir lo poco que sabía esa mujer sobre la nutrición. Ella pensaba que la genética era el único factor que determinaba el riesgo. No tenía ni idea de que los alimentos fueran asimismo un factor importante en el cáncer de mama.

Hablamos durante veinte o treinta minutos, un lapso de tiempo muy breve para un tema tan importante. Al final de la conversación tuve la sensación de que no estaba satisfecha con lo que le había dicho. Posiblemente se debiera a mi forma conservadora y científica de hablar o a mi reticencia a darle algún consejo. Imaginé que quizá ya había tomado la decisión de que su hija se sometiera a una mastectomía.

Me agradeció que le hubiera dedicado mi tiempo y yo le deseé lo mejor. Aunque a menudo me habían consultado sobre temas específicos relacionados con la salud, recuerdo haber pensado que el caso de Betty había sido uno de los más inusitados.

Pero Betty no estaba sola. En otra ocasión, recibí la llamada de otra mujer que también me refirió la posibilidad de que su joven hija se sometiera a una intervención quirúrgica para eliminar ambos pechos. Otra mujer, a la que ya habían extirpado uno de sus senos, se preguntaba si debería operarse el otro pecho como medida preventiva.

Lo que resulta evidente es que el cáncer de mama es una gran preocupación en nuestra sociedad. Una de cada ocho mujeres estadounidenses recibe el diagnóstico de esta enfermedad, uno de los índices más altos de todo el mundo. Las organizaciones de apoyo al cáncer de mama son numerosas, sólidas, están relativamente bien financiadas y despliegan una gran actividad en comparación con otras organizaciones que trabajan para la salud.

Muchas mujeres sienten miedo, incluso pánico, ante esta enfermedad; acaso le teman mucho más que a cualquier otra.

Cuando vuelvo a recordar la conversación que mantuve con Betty, tengo la sensación de que debería haber insistido más en el papel que desempeña la nutrición en el cáncer de mama. De cualquier modo, no hubiera sido capaz de ofrecerle un consejo clínico, pero la información que conozco ahora podría haber sido muy útil para ella. ¿Qué le diría en este momento?

FACTORES DE RIESGO

Como se muestra en el gráfico 8.1, la nutrición influye como mínimo en cuatro factores de riesgo importantes para el cáncer de mama. El estudio de China permitió confirmar muchas de estas relaciones, que habían sido correctamente determinadas en otra investigación.

GRÁFICO 8.1: FACTORES DE RIESGO PARA EL CÁNCER DE MAMA E INFLUENCIA DE LA NUTRICIÓN

EL RIESGO DE CÁNCER DE MAMA AUMENTA CUANDO UNA MUJER TIENE...	UNA DIETA RICA EN ALIMENTOS DE ORIGEN ANIMAL Y CARBOHIDRATOS REFINADOS...
...la menstruación a una edad temprana	...anticipa la edad de la menarquia
...la menopausia a una edad tardía	...retrasa la edad de la menopausia
...altos niveles de hormonas femeninas en sangre	...aumenta los niveles de hormonas femeninas
...altos niveles de colesterol en sangre	...aumenta los niveles de colesterol en la sangre

Excepto el colesterol en la sangre, estos factores de riesgo son variaciones del mismo tema: la exposición a cantidades excesivas de hormonas femeninas, incluidos el estrógeno y la progesterona, conduce a un riesgo mayor de contraer cáncer de mama. Las mujeres que tienen una dieta en la que abundan los alimentos de origen animal y escasean los integrales y los de origen vegetal llegan antes a la pubertad y más tarde a la menopausia, ampliando así su vida reproductiva. Estas mujeres presentan también mayores niveles de hormonas femeninas a lo largo de su vida, como se muestra en el gráfico 8.2.

De acuerdo con los datos que recabamos en El estudio de China, la exposición a los estrógenos[1] a lo largo de la vida de una mujer es al menos entre 2.5 y 3 veces superior entre las occidentales que entre las mujeres

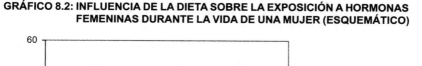

GRÁFICO 8.2: INFLUENCIA DE LA DIETA SOBRE LA EXPOSICIÓN A HORMONAS FEMENINAS DURANTE LA VIDA DE UNA MUJER (ESQUEMÁTICO)

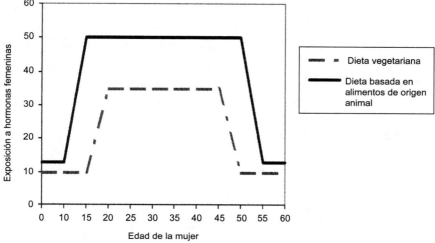

chinas que viven en regiones rurales. Se trata de una enorme diferencia para una hormona tan importante.[2] Para emplear los términos de uno de los grupos de investigación del cáncer de mama más importantes en todo el mundo,[3] "existen pruebas apabullantes de que los niveles de estrógeno son indicadores determinantes del riesgo de contraer cáncer de mama".[4, 5]

El estrógeno participa directamente en el proceso canceroso.[6, 7] También suele indicar la presencia de otras hormonas femeninas[8-12] que desempeñan un papel en el cáncer de mama.[6, 7] Las dietas típicamente occidentales, ricas en grasa y en proteínas animales, y deficientes en fibra, producen niveles muy elevados de estrógenos y hormonas relacionadas.[3, 13-18]

Merece la pena destacar el contraste que existe entre los niveles de estrógeno de las mujeres de la China rural y las occidentales,[19] porque un informe previo[20] descubrió que un incremento en estos niveles de apenas un 17% podría marcar una gran diferencia en los índices de cáncer de mama cuando se comparaban diferentes países. Por tanto, intenta imaginar lo que podría significar disminuir los niveles de estrógeno en sangre de un 26 a un 63% y reducir la vida reproductiva de una mujer entre ocho y nueve años, limitando así su exposición al estrógeno en sangre, como descubrimos en El estudio de China.

La idea de que el cáncer de mama se basa en la exposición al estrógeno[3, 21, 22] es coherente, puesto que la dieta desempeña una función preponderante a la hora de determinar esta exposición. Esto sugiere que se puede evitar el riesgo de cáncer de mama mediante el consumo de alimentos que mantengan los niveles de estrógeno bajo control. La triste realidad es que la mayoría de las mujeres simplemente no recibe ninguna información sobre este hecho demostrado. Si las organizaciones de la salud pública responsables, y fiables, divulgaran correctamente esta información, es presumible que un mayor número de mujeres jóvenes tomarían precauciones reales y efectivas para evitar esta tremenda enfermedad.

PROBLEMAS COMUNES

Los genes

Como es comprensible, las mujeres que más temen el cáncer de mama son las que tienen antecedentes familiares de esta enfermedad. El hecho de que existan antecedentes familiares de este tipo de cáncer implica que los genes intervienen en su desarrollo. Muchas personas, quizá demasiadas, afirman que "todo está en la familia" y rechazan la idea de que pueden hacer algo para ayudarse a sí mismas. Esta actitud fatalista no permite asumir la responsabilidad de la propia salud y restringe sustancialmente las opciones disponibles.

Es innegable que si tienes antecedentes familiares, corres mayor riesgo de contraer cáncer de mama.[23, 24] Sin embargo, un equipo de investigación descubrió que menos del 3% de los casos de cáncer de mama se puede atribuir a ellos.[24] A pesar de que otros grupos de investigadores han estimado que el porcentaje de casos relacionados con los antecedentes familiares es superior,[25] la mayoría de los casos existentes entre las mujeres americanas no es atribuible a ellos ni a los genes. No obstante, el fatalismo genético sigue definiendo el modo de pensar de la nación.

Entre los genes que contribuyen al riesgo de cáncer de mama, el BRCA-1 y el BRCA-2 han recibido la mayor atención desde que fueron descubiertos en 1994.[26, 29] El riesgo es todavía mayor cuando se produce la mutación de estos genes, tanto para el cáncer de mama como para el de ovarios.[30, 31] Estos genes mutados se pueden transmitir de generación en generación, es decir, son heredados.

Debido a la excitación producida por estos descubrimientos, se han ignorado otras informaciones. En primer lugar, solo un 10.2% de los individuos de la población en general (1 de 500) es portador de las formas mutantes de estos genes.[24] Como estas aberraciones genéticas son extrañas, únicamente un pequeño porcentaje de los casos de cáncer de mama de la población en general puede atribuirse a una mutación de los genes BRCA-1 o BRCA-2.[3, 2, 33] En segundo lugar, dichos genes no son los únicos que participan en el desarrollo de la enfermedad;[32] con toda seguridad, pronto se descubrirán muchos más. Y en tercer lugar, la mera presencia del BRCA-1, del BRCA-2 o de cualquier otro gen de cáncer de mama no es determinante para causar la enfermedad. Los factores medioambientales y nutricionales desempeñan una función primordial y pueden favorecer o evitar la acción de estos genes.

Un documento de reciente aparición[31] revisó veintidós estudios que habían evaluado el riesgo de cáncer de mama (y de ovarios) entre mujeres que eran portadoras de los genes BRCA-1 y BRCA-2 mutados. En general, el riesgo de contraer la enfermedad era de un 65% para el cáncer de mama y de un 39% para el de ovarios, en portadoras del BRCA-1 que rondaban los setenta años, y de un 45 y un 11%, respectivamente, para las portadoras del gen BRCA-2. Es una evidencia que las portadoras de estos genes afrontan mayores riesgos de contraer cáncer de mama. Pero incluso entre estas mujeres de alto riesgo, existe aún una buena razón para creer que se pueden obtener grandes beneficios si se presta más atención a la dieta. *Casi la mitad de las mujeres portadoras de estos raros y potentes genes no se enferman de cáncer de mama.*

Para decirlo brevemente, aunque el descubrimiento de los genes BRCA-1 y BRCA-2 añadió una importante dimensión a la historia del cáncer de mama, la excesiva importancia otorgada a estos genes en particular y a las causas genéticas en general no está garantizada.

Y con esto no quiero restarle importancia a todo lo que necesita saber sobre estos genes esa pequeña minoría de mujeres que los portan. Sin embargo, debemos tener siempre presente que estos genes deben "expresarse" para participar en la formación de la enfermedad, y la nutrición puede afectar a este proceso. En el capítulo 3 se señaló que una dieta rica en proteínas animales tiene el potencial de afectar a la expresión genética.

Exploración y prevención no nutricional

Con toda esta nueva información referente al riesgo genético y a los antecedentes familiares, se anima a las mujeres a someterse a exploraciones periódicas con el fin de detectar si padecen la enfermedad. Este es un paso razonable, especialmente para aquellas que son portadoras de los genes BRCA. Es elemental recordar que la prevención del cáncer de mama no consiste en hacerse una mamografía o una prueba genética para comprobar o descartar la presencia de los genes BRCA.

La exploración se limita a comprobar si la enfermedad ha avanzado lo suficiente como para que sea observable. Algunos estudios[34-36] han descubierto que las mujeres que se someten a mamografías frecuentes tienen índices de mortalidad solo levemente inferiores a las que no lo hacen. Esto implica que nuestros tratamientos contra el cáncer suelen tener más éxito cuando la enfermedad se detecta en un estadio temprano. Es probable que esto sea cierto, pero existe cierta inquietud respecto del modo en que se usan las estadísticas en este debate.

Una de las estadísticas empleadas para respaldar la detección precoz y los tratamientos posteriores revela que, una vez diagnosticado el cáncer de mama, la probabilidad de vivir durante al menos cinco años es más elevada que nunca.[37] Pero lo que realmente significa esto es que gracias a la campaña destinada a promover las exploraciones asiduas, que es bastante agresiva, muchas mujeres están descubriendo en una etapa más temprana que padecen cáncer de mama. Y en este caso, es menos frecuente que la enfermedad provoque la muerte de la paciente en un plazo de cinco años, *independientemente del tratamiento aplicado. Como consecuencia, es probable que contemos con un índice de supervivencia de cinco años, lo que sin duda es un pronóstico más favorable para las pacientes, sencillamente porque las mujeres descubren su enfermedad en los inicios de su desarrollo y no porque nuestros tratamientos se hayan perfeccionado con el paso del tiempo.*[38]

Además de los métodos de exploración actuales, en los últimos tiempos se han divulgado otras opciones para la prevención de la enfermedad que no se refieren a la nutrición. Son de especial interés para mujeres con un alto riesgo de padecer cáncer de mama, debido a sus antecedentes familiares o a la presencia de los genes BRCA. Estas alternativas incluyen tomar un medicamento, como el tamoxifeno o someterse a una mastectomía.

El tamoxifeno es un de los fármacos más conocidos para la prevención del cáncer de mama,[39, 40] pero los beneficios a largo plazo de esta opción no están nada claros. Un destacado estudio norteamericano demostró que cuando se administró tamoxifeno durante un periodo de cuatro años a mujeres con alto riesgo de contraer cáncer de mama, el número de casos se redujo en un impresionante 49%.[41] No obstante, este beneficio puede ser limitado en aquellas cuyos niveles de estrógeno son muy altos. Este resultado fue precisamente lo que condujo a la Administración de Alimentos y Medicamentos de Estados Unidos a aprobar el uso del fármaco en mujeres que cumplieran unos criterios determinados.[42] Otros estudios sugieren que el entusiasmo por este medicamento no está justificado. Dos ensayos europeos menos importantes[43, 44] no han conseguido demostrar ningún beneficio estadísticamente significativo del tamoxifeno, lo que arroja ciertas dudas sobre sus supuestos beneficios. Más aún, existe también la preocupación de que el fármaco pueda aumentar el riesgo de derrame cerebral, cáncer de útero, cataratas, trombosis venosa profunda y embolia pulmonar; a pesar de ello, se sigue sosteniendo que los beneficios globales para la prevención del cáncer de mama compensan los riesgos.[42] También se han investigado otros productos químicos como alternativas al tamoxifeno, pero estos fármacos pueden tener una eficacia limitada o provocar algunos de los efectos secundarios mencionados.[45, 46]

Los medicamentos como el tamoxifeno y otras sustancias químicas análogas descubiertas más recientemente se consideran fármacos *antiestrógenos*. En efecto, actúan reduciendo la actividad del estrógeno, que se asocia con un elevado riesgo de cáncer de mama.[4, 5] Mi pregunta es muy simple: en primer lugar, ¿por qué no nos preguntamos la razón por la cual el estrógeno es tan elevado? Y, una vez que aceptemos que la causa es nutricional, ¿por qué no la corregimos? Ya disponemos de suficiente información como para demostrar que una dieta de bajo contenido en proteínas animales y grasas, y rica en alimentos integrales de origen vegetal, puede reducir los niveles de estrógeno. En lugar de sugerir que la solución es cambiar la dieta, gastamos cientos de millones de dólares desarrollando y promocionando un fármaco cuya eficacia no está totalmente probada y que, casi con certeza, producirá efectos secundarios no deseados.

La comunidad de investigadores conoce desde hace mucho tiempo la capacidad de los factores dietéticos para controlar los niveles de hormonas femeninas, pero existe un estudio reciente que es particularmente sorprendente.[47] Diversas hormonas femeninas que aumentan en la pubertad se redujeron en un 20-30% (ie incluso en niveles un 50% inferiores para la progesterona!) por el mero hecho de administrar una dieta escasa en alimentos de origen animal y grasas durante siete años a niñas de ocho a diez años de edad.[47] Estos resultados son extraordinarios porque se obtuvieron únicamente mediante un pequeño cambio de los hábitos nutricionales y se produjeron en una época que es crítica en la vida de una niña, cuando posiblemente se estuvieran sembrando las primeras semillas del cáncer de mama. Las participantes en el estudio consumieron una dieta que contenía un 28% de grasas como máximo y menos de 150 mg de colesterol al día, es decir, una dieta vegetariana moderada. Pienso que si hubieran consumido una dieta que no incluyera ningún alimento de origen animal y si, además, la hubieran adoptado mucho antes, habrían obtenido mayores beneficios, incluso un retraso de la pubertad y un riesgo menor de contraer cáncer de mama en el futuro.

A las mujeres con alto riesgo de sufrir cáncer de mama se les ofrecen tres opciones: observar y esperar, tomar tamoxifeno el resto de su vida o someterse a una mastectomía. Pero debería existir una cuarta opción: una dieta vegetariana y con bajo contenido en carbohidratos refinados, acompañada de una exploración asidua para aquellas que corren un riesgo elevado de padecer la enfermedad. Yo apoyo la utilidad de esta cuarta opción, también para aquellas a quienes ya les hayan practicado una mastectomía. El uso de la dieta como tratamiento efectivo para una enfermedad que ya ha sido diagnosticada está perfectamente documentado en estudios realizados con personas que padecían una dolencia cardíaca avanzada,[48, 49] una diabetes de tipo 2 comprobada clínicamente (capítulo 8), un melanoma avanzado[50] (un cáncer de piel que es mortal), así como también, en estudios con animales de laboratorio,[51] un cáncer de hígado.

Sustancias químicas medioambientales

Desde hace algunos años, siempre que se habla del cáncer de mama, surge un tema recurrente que se refiere a las sustancias químicas medioambientales. Dichas sustancias, cuya presencia hoy en día está muy extendida, han demostrado tener un efecto pernicioso sobre las hormonas, aunque no está claro cuáles son las hormonas humanas que pueden resultar afectadas. Asimismo, es posible que causen problemas reproductivos, defectos de nacimiento y diabetes de tipo 2.

Existen muchos tipos diferentes de sustancias químicas nocivas, la mayoría de las cuales están normalmente asociadas con la contaminación industrial. Hay un grupo de dichas sustancias, entre las que se encuentran las dioxinas y los PCB, que son persistentes porque, una vez consumidas, el organismo no las metaboliza, es decir, el cuerpo no las excreta. Como no se metabolizan, estos productos químicos se acumulan en la grasa corporal y en la leche materna de las mujeres lactantes. Algunas de estas sustancias promueven el desarrollo de células cancerosas; sin embargo, los seres humanos no corren ningún riesgo significativo a menos que consuman cantidades excesivas de carne, leche y pescado. De hecho, entre el 90 y el 95% de nuestra exposición a estas sustancias químicas se debe al consumo de productos de origen animal; otra razón más que respalda la idea de que la ingesta de estos alimentos puede ser peligrosa.

Existe un segundo grupo de estas sustancias químicas medioambientales que, habitualmente, se percibe también como una causa relevante del cáncer de mama[52] y de otros tipos de cánceres. Se denominan HAP (hidrocarburos aromáticos policíclicos) y se encuentran en los gases de los tubos de escape de los automóviles, en las columnas de humo de las fábricas, en los productos derivados del petróleo o en el humo del tabaco, entre otros procesos que son típicos de una sociedad industrial. A diferencia de los PCB y las dioxinas, cuando consumimos HAP (a través de los alimentos y del agua), podemos metabolizarlos y excretarlos. Pero hay un inconveniente: cuando se metabolizan en el organismo, crean productos intermedios que reaccionan con el ADN y forman complejos fuertemente unidos, denominados aductos (capítulo 3). Este es el primer paso en el desarrollo del cáncer. En realidad, estos productos químicos han demostrado recientemente que afectan de un modo negativo a los genes BRCA-1 y BRCA-2 de las células del cáncer de mama desarrolladas en el laboratorio.[53]

En el capítulo 3, describí estudios realizados en mi laboratorio que demostraban que, al introducir en el organismo un carcinógeno muy potente, la velocidad a la que dicha sustancia puede empezar a causar problemas se controla principalmente por medio de una terapia nutricional. Por este motivo, la velocidad con que los HAP se metabolizan en productos que se ligan al ADN se puede regular mucho mejor a través de los alimentos que ingerimos. Para decirlo de una forma muy simple, una dieta típicamente occidental aumentará la velocidad con que los carcinógenos químicos como los HAP se unen al ADN para producir cáncer.

De manera que, cuando un estudio reciente descubrió niveles ligeramente superiores de aductos HAP-ADN en pacientes con cáncer de mama en Long Island, Nueva York,[54] se dijo que podría deberse a que esas mujeres tenían una dieta con mayores cantidades de carne, que aumentaba la unión de los HAP con el ADN. Existe la posibilidad real de que la cantidad de HAP consumida no tenga nada que ver con un riesgo mayor de contraer cáncer de mama. De hecho, en este estudio, el número de aductos HAP-ADN presentes en estas mujeres *no parece estar relacionado* con la exposición al HAP.[54]

¿Cómo es posible? Quizá todas las mujeres que participaron en este extenso estudio de Long Island consumían un nivel bajo y relativamente uniforme de HAP, y las únicas que llegaron a contraer cáncer de mama fueron aquellas con una dieta rica en grasas y proteínas animales, lo que favoreció que un mayor número de los HAP ingeridos quedaran ligados a su ADN.

En este mismo estudio de Long Island, el cáncer de mama no estaba asociado con los PCB y las dioxinas, las sustancias químicas que no se pueden metabolizar.[55] Como resultado de este estudio, en cierto modo se ha dejado de hablar de la asociación entre las sustancias químicas medioambientales y el cáncer de mama. Este y otros hallazgos sugieren que estas sustancias parecen desempeñar un papel mucho menos significativo para el cáncer de mama que el tipo de alimentos que elegimos consumir.

Terapia de restitución hormonal

Debo mencionar brevemente el último tema relacionado con el cáncer de mama: la opción de someterse a una HRT (sigla en inglés de la terapia de restitución hormonal), que aumenta el riesgo de cáncer de mama. Muchas mujeres recurren a esta terapia para paliar los efectos desagradables de la menopausia, proteger la salud dental y prevenir la enfermedad cardíaca coronaria.[56]

No obstante, últimamente se está reconociendo cada vez más que la HRT no es tan beneficiosa como se pensaba y que, incluso, puede producir graves efectos secundarios. Entonces, ¿cuáles son los hechos reales?

Este comentario llega en un momento oportuno, porque recientemente se dieron a conocer los resultados de algunos ensayos sobre el uso de esta terapia.[56] De especial interés son dos extensos ensayos aleatorios de intervención: la Iniciativa de Salud de la Mujer (*Women Health Initiative,* WHI)[57] y el Estudio del corazón y de la restitución de estrógeno/gestágeno (*Heart and Estrogen/Progestin Replacement Study,* HERS).[58] Entre las mujeres que optaron por la terapia de restitución hormonal, el ensayo WHI demuestra que se observó un *incremento* de un 26% en el cáncer de mama después de 5.2 años, mientras que en el estudio HERS se indicó una cifra aún mayor, que asciende a un 30%.[59] Ambos estudios coinciden en demostrar que, en efecto, una mayor exposición a las hormonas femeninas a través de la terapia de restitución hormonal parece producir una mayor incidencia del cáncer de mama.

Se ha llegado a considerar que la HRT está asociada con índices inferiores de enfermedad cardíaca coronaria.[56] No obstante, esto no es necesariamente cierto. En el extenso ensayo WHI, de cada 100,000 mujeres sanas posmenopáusicas que recurrieron a la terapia HRT, hubo 7 que resultaron aquejadas de una dolencia cardíaca, 8 con derrame cerebral y otras 8 que sufrieron embolia pulmonar[57] –lo contrario a lo esperado–. Por tanto, la HRT puede *aumentar* el riesgo de enfermedades cardiovasculares. Por otra parte, demostró tener un efecto positivo en los casos de cáncer colorrectal y de fractura de huesos. De cada 100,000 mujeres, hubo 6 menos que contrajeron cáncer colorrectal y 5 menos que sufrieron fracturas óseas.[57]

De modo que una vez que se dispone de esta información, ¿qué decisión se puede tomar? Por el mero hecho de sumar y restar los números citados, podemos comprobar que la HRT ofrece más perjuicios que beneficios. Podemos decirle a cada una de las mujeres que tome su propia decisión dependiendo de cuál sea la enfermedad o el malestar que le produce más temor, como probablemente hacen muchos médicos. Sin embargo, puede ser una decisión muy difícil para mujeres que están teniendo problemas con la menopausia. Estas mujeres deben elegir entre no recibir ninguna ayuda para los síntomas físicos y emocionales de la menopausia, y evitar así un alto riesgo de contraer cáncer de mama, o recurrir a la terapia de restitución hormonal para paliar las molestias de la menopausia pero, al mismo tiempo, aumentar el riesgo del cáncer de mama y quizá también de enfermedad cardiovascular. Decir que esta situación me preocupa no ilustraría debidamente mi opinión. Hemos gastado mucho más de 1,000 millones de dólares en la investigación y el desarrollo de los preparados farmacéuticos que se emplean en la terapia de restitución hormonal, y todo lo que tenemos son algunas ventajas aparentes y acaso un mayor número de desventajas. Afirmar que esta situación es penosa no parece suficiente para describirla.

Yo sugiero que existe una alternativa más útil a la HRT: los alimentos. El argumento es el siguiente:

* Los niveles de las hormonas aumentan durante los años reproductivos, pero entre las mujeres que tienen dietas vegetarianas no son tan elevados.
* Cuando las mujeres llegan al final de su vida reproductiva, es completamente natural que todas las hormonas de la reproducción disminuyan hasta un nivel "básico".
* A medida que la vida reproductiva toca a su fin, los niveles más bajos de hormonas entre las vegetarianas no disminuyen de forma tan brusca como entre las mujeres que ingieren carne. Usando cifras hipotéticas para ilustrar el concepto, los niveles de las vegetarianas pueden caer de 40 a 15, mientras que los niveles de aquellas que consumen alimentos de origen animal pueden pasar de 60 a 15.

  ✶ Estos abruptos cambios hormonales son la causa de los síntomas de la menopausia.

  ✶ Por lo tanto, una dieta vegetariana favorece una disminución más moderada de las hormonas y una menopausia más suave.

Este argumento es eminentemente razonable y se basa en nuestros conocimientos sobre el tema, aunque sería muy útil disponer de nuevos estudios. Pero aunque los estudios futuros no consiguieran confirmar estos datos, la dieta vegetariana sigue ofreciendo el menor riesgo, tanto para el cáncer de mama como para las enfermedades cardíacas, por otras razones. Podría ofrecernos el mejor de los mundos, algo que ningún medicamento puede hacer.

En relación con cada uno de los diversos temas asociados al riesgo de cáncer de mama (uso de tamoxifeno, empleo de la terapia de restitución hormonal, exposición a sustancias químicas medioambientales, mastectomía preventiva), estoy convencido de que estas prácticas y distracciones nos impiden considerar una estrategia nutricional que es más segura y mucho más útil. Es fundamental que modifiquemos nuestra forma de pensar respecto de esta enfermedad y que proporcionemos esta información a las mujeres que la necesitan.

CÁNCER DE INTESTINO GRUESO (INCLUYE EL CÁNCER DE COLON Y DE RECTO)

A finales de junio de 2002, George W. Bush cedió la presidencia a Dick Cheney durante apenas dos horas, pues debía someterse a una colonoscopia. Teniendo en cuenta las implicaciones que podría tener la colonoscopia del presidente Bush para la política mundial, la historia se convirtió rápidamente en una noticia que se divulgó por toda la nación y, durante algún tiempo, la exploración de colon y recto fue el centro de atención. A lo largo y ancho del país, sea porque los cómicos no dejaban de hacer chistes sobre el tema o porque los presentadores de las noticias describían el drama, de repente todo el mundo comenzó a hablar de algo llamado colonoscopia y a preguntarse para qué servía. Fue un momento extraño; el país entero se concentró en las más prolíficas enfermedades letales, el cáncer de colon y el cáncer de recto.

Como estos dos tipos de cáncer afectan al intestino grueso, y como además presentan otras semejanzas, a menudo se los conoce por el término de cáncer colorrectal. Se trata del cuarto cáncer más común en todo el mundo, en términos de mortalidad total,[60] y el segundo más frecuente en Estados Unidos, donde un 6% de la población padece la enfermedad.[37] Hay quienes incluso afirman que la mitad de los ciudadanos que rondan los setenta años en los países "occidentalizados" desarrollará un tumor en el intestino grueso, y el 10% de estos casos llegará a ser maligno.[62]

DIFERENCIAS GEOGRÁFICAS

América del Norte, Europa, Australia y los países asiáticos ricos (como Japón o Singapur) presentan índices muy altos de cáncer colorrectal, en tanto que en África, en Asia y en la mayor parte de América Central y Sudamérica, la incidencia de este tipo de cáncer es muy baja. Por ejemplo, la República Checa tiene un índice de mortalidad de 34.19 por cada 100,000 sujetos masculinos, ¡mientras que en Bangladesh solo asciende a 0.63 por cada 100,000 sujetos masculinos![62, 63] El gráfico 8.3 muestra una comparación de los índices de mortalidad medios entre los países más desarrollados y los menos desarrollados; todos estos índices se han determinado en función de la edad.

Sabemos desde hace décadas que los índices de cáncer colorrectal varían ampliamente entre los diversos países. La cuestión siempre ha sido cuál es el motivo de dichas variaciones. ¿Estas diferencias se deben a la genética o al medio ambiente?

Al parecer los factores medioambientales, entre los que se encuentra la dieta, desempeñan un papel preponderante en el desarrollo del cáncer

GRÁFICO 8.3: ÍNDICES DE MORTALIDAD DEBIDOS AL CÁNCER COLORRECTAL EN PAÍSES "MÁS DESARROLLADOS" Y "MENOS DESARROLLADOS"

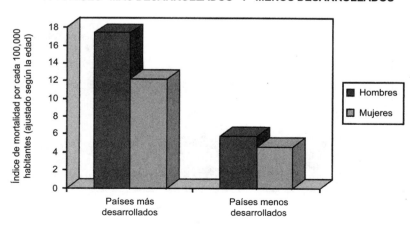

colorrectal. Los estudios sobre migraciones han demostrado que, cuando la gente se traslada de una zona con un riesgo bajo de cáncer a otra región que presenta un riesgo alto, asume una mayor predisposición a contraer la enfermedad durante dos generaciones.[64] Esto sugiere que la dieta y el estilo de vida son dos causas importantes de esta dolencia. Otros estudios han descubierto también que los índices de cáncer colorrectal cambian rápidamente en cuanto se modifica la dieta o el estilo de vida de la población.[64] Estas transformaciones rápidas en los índices del cáncer en el seno de una misma población no se pueden explicar por los cambios de los genes heredados, ya que en el contexto de la sociedad humana, se necesitan miles de años para que se produzcan modificaciones permanentes y generalizadas en los genes heredados que se transmiten de una generación a la siguiente. Es evidente que existe algún factor relacionado con el medio ambiente o con el estilo de vida que está evitando o, por el contrario, aumentando el riesgo de contraer cáncer colorrectal.

En un documento publicado hace casi treinta años, que marcó un hito, los investigadores compararon los factores medioambientales con los índices de cáncer en treinta y dos países de todo el mundo.[65] Concluyeron que uno de los vínculos más fuertes entre todos los tipos de cáncer y todos los factores nutricionales era el que existía entre el cáncer de colon y la ingesta de carne. En el gráfico 8.4 se muestran los hallazgos correspondientes a esta relación entre mujeres de veintitrés países.

GRÁFICO 8.4: EL CÁNCER DE COLON Y LA INGESTA DE CARNE

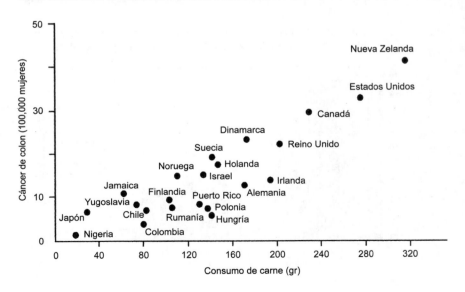

En este informe, se observó que en aquellos donde se consumía más carne, proteínas animales y azúcar, y menos cereales, se daba una incidencia mucho mayor de cáncer de colon.[65] Otro investigador, llamado Denis Burkitt, a quien ya mencioné en el capítulo 4, presentó la hipótesis de que la ingesta de fibra a través de la dieta era esencial para la salud digestiva en general. Comparó muestras de heces con la ingesta de fibra en África y Europa, y planteó que, en gran parte, los cánceres colorrectales eran el resultado de una escasa ingesta de fibra.[66] Como recordarás, la fibra solo se encuentra en los alimentos de origen vegetal. Es la parte de la planta que nuestro organismo no puede digerir. Usando los datos de otro famoso estudio que comparó las dietas de siete países, los investigadores descubrieron que ingerir 10 gramos adicionales de fibra al día reducía el riesgo a largo plazo de contraer cáncer de colon en un 33%.[67] Una taza de frambuesas, una pera asiática o una taza de guisantes contienen 10 gramos de fibra. Una taza de cualquier tipo de frijol proporciona significativamente más de 10 gramos de fibra.

Todas estas investigaciones parecen dejar claro que la dieta cumple un papel importante en el desarrollo del cáncer colorrectal. Pero ¿qué es exactamente lo que consigue detener o postergar esta enfermedad? ¿Es la fibra? ¿Son las frutas y verduras? ¿Son los carbohidratos? ¿Es la leche? Se ha sugerido que cada uno de estos alimentos o nutrientes cumplen una función en el proceso. El debate se ha acalorado y las respuestas rara vez coinciden.

LA CURA ESPECÍFICA

La mayor parte del debate de los últimos veinticinco años sobre la fibra dietética y su relación con el cáncer de intestino grueso comenzó con el trabajo de Burkitt en África. Debido al prestigio del investigador, muchas personas han creído que la fibra es la fuente de la salud colorrectal. Quizá hayas oído decir que la fibra es buena para prevenir el cáncer de colon. O, como mínimo, que "hace que las cosas funcionen bien". ¿Acaso no conoces las ciruelas pasas precisamente por este motivo?

Sin embargo, nunca se ha conseguido probar que la fibra es la fórmula mágica para prevenir el cáncer colorrectal. Existen importantes razones técnicas por las cuales es difícil llegar a una conclusión definitiva a este respecto.[68] Cada una de esas razones se relaciona directa o indirectamente con el hecho de que la fibra dietética no es una sustancia simple y única que produce un beneficio igualmente simple y único. La fibra representa a cientos de sustancias y "sus" beneficios operan a través de una serie excepcionalmente compleja de eventos bioquímicos y fisiológicos. Cada vez que los investigadores evalúan su consumo, deben decidir cuáles de los cientos de sub-fracciones de fibra tienen que medir y qué métodos deben utilizar. Es prácticamente imposible determinar un procedimiento estándar porque también lo es saber qué efecto tiene cada sub fracción de fibra en el organismo.

La incertidumbre de tener un solo procedimiento estándar nos alentó a que en El estudio de China midiéramos la fibra en más de una docena de formas diferentes. Como se resume en el capítulo 4, a medida que aumentó el consumo de casi todos estos tipos de fibra, disminuyeron los índices de cáncer de colon y de recto.[69] Sin embargo, no conseguimos interpretar con suficiente claridad[70] qué tipo de fibra era especialmente significativa.

A pesar de las incertidumbres, sigo creyendo que la hipótesis inicial de Burkitt[66] (las dietas que contienen fibra pueden prevenir los cánceres colorrectales) es correcta y que esta consecuencia se debe, al menos en parte, al efecto combinado de todos los tipos de fibra. De hecho, la hipótesis de que la fibra dietética previene los cánceres de intestino grueso es cada vez más convincente. En 1990, un grupo de investigadores revisó sesenta estudios diferentes que se habían realizado para investigar la relación de la fibra con el cáncer de colon.[71] Los científicos descubrieron que la mayor parte de los estudios respaldaban la idea de que la fibra protege contra la enfermedad y, además, observaron que los resultados combinados demostraban que las personas que consumían mayor cantidad de fibra tenían un riesgo un 43% inferior de contraer cáncer de colon que las que consumían menos fibra.[71] Entonces, ¿es la fibra, por sí misma, la receta mágica que estábamos buscando? En 1990 todavía lo ignorábamos.

Dos años más tarde, en 1992, otro equipo de investigadores revisó trece estudios que habían comparado personas sanas con enfermos de cáncer colorrectal (con un diseño caso-control).[72] En este caso hallaron que quienes habían consumido mayor cantidad de fibra tenían un riesgo un 47% inferior de enfermar de cáncer colorrectal que los que habían ingerido cantidades menores del mismo nutriente.[72] De hecho, estimaron que si los estadounidenses ingirieran 13 gramos más de fibra por día a través de los alimentos (y no como suplemento), se podrían evitar alrededor de un tercio de todos los casos de cáncer colorrectal del país.[72] Como acaso recuerdes, en el mundo real, una taza de cualquier variedad de judías contiene 13 gramos de fibra.

Más recientemente, un estudio muy extenso conocido como el estudio EPIC reunió datos sobre la ingesta de fibra y el cáncer colorrectal en

519,000 personas de toda Europa.[73] Encontraron que el 20% de las que consumían la mayor cantidad de fibra a través de la dieta, unos 34 gramos diarios, tenían un 42% menos de riesgo de contraer la enfermedad que el 20% que consumía menos fibra a través de los alimentos, es decir, unos 13 gramos diarios en total.[73] Merece la pena destacar una vez más que, como sucede con todos estos estudios, la fibra dietética se obtenía de los alimentos, y no en forma de suplemento alimenticio. De modo que todo lo que podemos decir es que "las dietas que contienen fibra" parecen reducir de un modo significativo el riesgo del cáncer colorrectal. Todavía no es posible afirmar nada definitivo sobre la fibra aislada. Esto significa que tal vez no sea en absoluto provechoso añadir fibra a los alimentos. Sin embargo, consumir alimentos vegetales, naturalmente ricos en fibra, es un beneficio indiscutible. Entre estos alimentos se cuentan las hortalizas (las partes que no son raíces), las frutas y los cereales integrales.

En realidad, en lo que se refiere a la prevención del cáncer colorrectal, ni siquiera podemos estar seguros de cuál es el porcentaje que corresponde a los alimentos que contienen fibra, porque cuando las personas los consumen en mayores cantidades, en general también consumen menos alimentos de origen animal. En otras palabras, ¿nos protegen las frutas, las verduras y los cereales integrales, o el peligro reside en la carne? ¿O las dos cosas? Un estudio reciente realizado en Sudáfrica permitió responder a estas preguntas. Los sudafricanos blancos sufren cáncer de intestino grueso diecisiete veces más que los sudafricanos negros. En principio se pensó que esto se debía a que los habitantes de color consumían mucha más fibra dietética procedente del maíz sin refinar.[74] No obstante, en años más recientes los sudafricanos negros han comenzado a recurrir cada vez más al maíz *refinado* comercialmente (es decir, maíz al que se le ha extraído la fibra) y en la actualidad consumen incluso menos fibra que los blancos. A pesar de ello, la incidencia del cáncer de colon entre la población de color permanece en un nivel bajo,[75] lo que permite cuestionar en qué medida el efecto protector contra el cáncer se debe solamente a la fibra ingerida a través de la dieta. Un estudio más reciente[76] demostró que los mayores índices de cáncer de colon entre los sudafricanos blancos podría deberse a su elevado consumo de proteínas animales (77 contra 25 gr/día), de grasas totales (115 contra 71 gr/día) y de colesterol (408 contra 211 mg/día), como muestra el gráfico 8.5. Los investigadores sugirieron que los índices notablemente superiores de cáncer de colon entre los sudafricanos blancos podían estar más relacionados con la cantidad de proteínas y grasas animales presentes en sus dietas que con el hecho de que la fibra dietética sea un factor de protección para esta enfermedad.[76]

**GRÁFICO 8.5: INGESTA DE PROTEÍNAS ANIMALES, GRASAS TOTALES Y
COLESTEROL ENTRE LOS SUDAFRICANOS BLANCOS Y NEGROS**

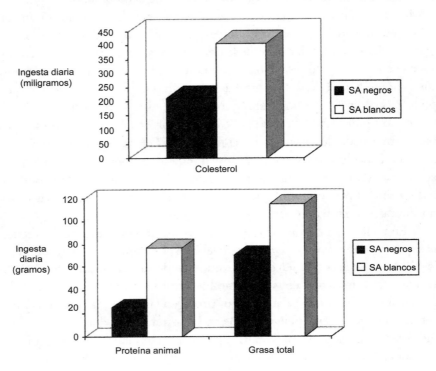

Podemos concluir que las dietas naturalmente ricas en fibra y con escasos alimentos de origen animal pueden prevenir realmente el cáncer colorrectal. Y aunque no contemos con detalles más específicos, podemos hacer importantes recomendaciones que favorezcan una buena salud pública. Los datos revelan con claridad meridiana que una dieta vegetariana y de alimentos integrales puede reducir drásticamente los índices de cáncer colorrectal. No necesitamos saber qué tipo de fibra es responsable de dicho efecto ni qué mecanismo participa en él, ni siquiera qué proporción de ese resultado se debe exclusivamente a la fibra.

OTROS FACTORES

Se ha observado recientemente que los mismos factores de riesgo que promueven el cáncer colorrectal —es decir, una dieta de bajo contenido en fruta y verdura, y rica en alimentos de origen animal y carbohidratos refinados— también puede fomentar el síndrome de resistencia a la insulina.[77-79]

A partir de esta información, los investigadores han presentado la hipótesis de que la resistencia a la insulina puede ser una de las causas del cáncer de colon.[77-82] En el capítulo 6 describí la resistencia a la insulina como una de las manifestaciones de la diabetes. Y lo que es útil para mantener bajo control a la resistencia a la insulina también lo es para el cáncer de colon: una dieta vegetariana y de alimentos integrales.

Esta dieta se caracteriza por tener un alto contenido en carbohidratos, que últimamente no gozan de muy buena reputación en el mercado. Como la confusión sobre los carbohidratos persiste, déjame recordarte que hay dos tipos diferentes: los refinados y los complejos. Los carbohidratos refinados son los almidones y azúcares de las plantas, que se obtienen mediante la extracción de las capas exteriores, que son, justamente, las que contienen la mayor parte de las vitaminas, minerales, proteínas y fibra. Este tipo de "alimentos" (azúcar normal, harina blanca, etc.) posee un escaso valor nutricional. Los productos como la pasta hecha con harina refinada, los cereales y los refrescos azucarados, el pan blanco y las golosinas se tendrían que evitar lo máximo posible. Y en su lugar se deberían consumir alimentos que contengan carbohidratos complejos, como las frutas y hortalizas frescas y los cereales integrales, por ejemplo el arroz y la avena. Estos carbohidratos sin procesar, especialmente los que proceden de frutas y verduras, son excelentes para promover la buena salud.

Quizá también hayas oído decir que el calcio es útil para combatir el cáncer de colon. Este argumento llega un poco más lejos y afirma que la leche de vaca combate la enfermedad. Se ha expuesto la hipótesis de que las dietas ricas en calcio previenen el cáncer de colon de dos formas: en primer lugar, inhibiendo el desarrollo de células peligrosas en el colon,[83, 84] y en segundo lugar, uniéndose a los ácidos biliares en el intestino. Estos ácidos se producen en el hígado, se trasladan al intestino delgado y, según se cree, llegan al intestino grueso, donde promueven el desarrollo del cáncer de colon. Se supone que al asociarse a los ácidos biliares, el calcio previene esta enfermedad.

Un equipo de investigación demostró que las dietas ricas en calcio —por lo general, en referencia a aquellas en las que abundan los productos lácteos— inhiben el crecimiento de determinadas células en el colon,[84] *pero los diversos indicadores del desarrollo de dichas células no demostraron que este efecto fuera totalmente coherente. Por otra parte, no está demasiado claro que estos efectos bioquímicos presumiblemente favorables puedan reducir la incidencia de la enfermedad.*[83, 85] Otro grupo de investigadores demostró que el calcio reduce los ácidos biliares considerados peligrosos, aunque también observó que *una dieta rica en trigo era aún más efectiva para reducir los ácidos biliares.*[86] Sin embargo —y esta es la parte más curiosa— cuando se consumía una dieta rica en calcio y en trigo, el efecto de asociación con los ácidos biliares era más débil que para cada uno de los suplementos individuales tomados por separado.[86] Se demuestra así que cuando se combinan los efectos de los nutrientes observados por separado, como ocurre en un contexto nutricional, lo esperado puede tornarse inesperado.

Dudo que una dieta con alto contenido en calcio procedente de suplementos de calcio o de leche de vaca, que es rica en este mineral, pueda tener consecuencias ventajosas para el cáncer de colon. En la China rural, donde el consumo de calcio es moderado y prácticamente no se ingieren productos lácteos,[87] los índices de cáncer de colon son muy inferiores a los que se registran en Estados Unidos. Los índices más elevados de cáncer colorrectal se observan en regiones del mundo donde se consume más calcio, es decir, Europa y América del Norte.

Otra opción elemental para combatir la enfermedad es hacer ejercicio de manera asidua. Se puede afirmar categóricamente que cuanto mayor es la actividad física, menor es la incidencia de cáncer colorrectal. En una reseña del Fondo Mundial de Investigación para el Cáncer Mundial y del Instituto Americano para la Investigación del Cáncer, diecisiete de cada veinte estudios descubrieron que el ejercicio físico protegía contra el cáncer de colon.[64] Es lamentable que no exista ninguna evidencia científica concluyente que explique cómo ni por qué.

EXPLORACIONES PARA DETECTAR PROBLEMAS

Los beneficios relacionados con el ejercicio físico me llevan nuevamente al presidente George W. Bush, a quien se conoce por su afán de mantenerse físicamente en forma, lo que consigue corriendo todos los días. Es indudable que esta es una de las razones por las cuales el diagnóstico de la colonoscopia que se le practicó reveló que se encontraba en perfecto estado de salud. Pero, de cualquier manera, ¿qué es una colonoscopia? ¿Realmente vale la pena el esfuerzo de someterse a ella? Cuando se opta por una colonoscopia, el médico examina el intestino grueso mediante una sonda rectal para detectar si existe un desarrollo anormal en alguno de los tejidos. El hallazgo más común es un pólipo. A pesar de que la relación entre los tumores y los pólipos todavía no está nada clara, la mayoría de los científicos estarían de acuerdo en afirmar[88, 89] que sus asociaciones nutricionales y sus características genéticas son similares. Las personas que padecen problemas que no son de origen canceroso en el intestino grueso —como, por ejemplo, los pólipos— son las mismas que pueden desarrollar tumores cancerosos en el futuro.

De manera que someterse a una exploración para detectar pólipos, o cualquier otro problema, es una forma razonable de determinar el riesgo de contraer cáncer de intestino grueso en el futuro. Pero ¿qué ocurre si tienes un pólipo? ¿Qué es lo mejor que se puede hacer? ¿Acaso una intervención quirúrgica para extraerlo reduciría el riesgo de enfermar de cáncer de colon? Un estudio realizado a escala nacional demostró que cuando se extirparon los pólipos se produjo una disminución del 76-90% de los casos de cáncer de colon previstos.[88, 90] No cabe duda alguna de que este dato respalda la recomendación de someterse a exploraciones periódicas.[89, 91] En general, se recomienda someterse a una colonoscopia una vez cada diez años, empezando a los cincuenta. Si tienes un riesgo mayor de contraer cáncer colorrectal, es aconsejable que inicies las exploraciones alrededor de los cuarenta años y que estas sean más frecuentes.

¿Cómo sabes si corres un riesgo mayor de contraer cáncer colorrectal? Existen diversas formas de hacer una evaluación aproximada de nuestro riesgo genético personal. Es posible considerar qué probabilidades tenemos de padecerlo basándonos en el número de familiares directos que ya han contraído la enfermedad; podemos someternos a una revisión para detectar la presencia de pólipos y también a un análisis clínico para saber si somos portadores de genes sospechosos.[92]

Este es un excelente ejemplo de cómo la investigación genética puede ofrecernos una comprensión más amplia de las enfermedades complejas. No obstante, debido al entusiasmo por estudiar la base genética de este cáncer, se han pasado por alto dos cosas. La primera de ellas es que la proporción de casos de cáncer de colon atribuido a genes heredados conocidos es de apenas un 1-3%. Otro 10-30% tiende a manifestarse en algunas familias más que en otras (a esto se lo denomina agregación familiar), un efecto que presumiblemente refleja una contribución genética significativa. Sin embargo, estos números exageran la cantidad de tipos de cáncer que "solo se pueden adjudicar a los genes".

Excepto unas pocas personas cuyo riesgo de contraer cáncer de colon se debe, en gran medida, a que son portadoras de genes heredados (1-3%), la mayor parte de los casos relacionados con la familia (es decir, el 10-30% restante), todavía están principalmente determinados por factores medioambientales y nutricionales. Después de todo, las familias suelen compartir el lugar de residencia y la dieta.

Incluso en el caso de que tu riesgo genético sea alto, esta situación se puede contrarrestar de forma considerable, y a veces definitiva, mediante una saludable dieta vegetariana que permita controlar la expresión de estos genes. Dado que el cáncer de colon se puede prevenir únicamente mediante una dieta rica en fibra —un consumo extra de fibra *no puede originar* la enfermedad—, las recomendaciones nutricionales serían las mismas, independientemente del riesgo genético de cada persona.

EL CÁNCER DE PRÓSTATA

A pesar de que el cáncer de próstata es bastante conocido, sospecho que la mayor parte de la gente no sabe exactamente qué es la próstata. La próstata es uno de los órganos sexuales masculinos, tiene el tamaño de una nuez y está situada entre la vejiga y el colon. Su función principal es producir parte del líquido que colabora con el semen en la fertilización del óvulo femenino.

Para ser algo tan pequeño, causa muchos problemas. Varios amigos míos padecen cáncer de próstata o afecciones estrechamente relacionadas con este órgano, y no son los únicos. Tal como señaló un informe reciente: "El cáncer de próstata es uno de los más diagnosticados entre los hombres norteamericanos y representa alrededor del 25% de todos los tumores".[93] La mitad de los hombres que rondan los setenta, y también de mayor edad, padecen cáncer de próstata latente,[94] una forma silenciosa de la dolencia que todavía no les causa ningún malestar. Además de ser muy frecuente, el cáncer de próstata se desarrolla con lentitud. Un porcentaje pequeño (7%) de los pacientes a quienes se ha diagnosticado la enfermedad fallece al cabo de cinco años.[95] Esto dificulta el hecho de saber si el cáncer se podía haber tratado y cómo. La pregunta principal tanto para el paciente como para el médico es: ¿este cáncer constituye una amenaza para la vida antes de que la muerte llegue por otras causas?

Uno de los marcadores empleados para determinar la probabilidad de que el cáncer de próstata se convierta en una amenaza real para la vida es el nivel en sangre de los PSA (sigla en inglés de antígeno prostático específico). Se diagnostican problemas de próstata cuando los niveles de PSA superan un valor de 4. Esta prueba, por sí sola, difícilmente puede constituir un diagnóstico definitivo de cáncer, en especial cuando el nivel de PSA es apenas superior a 4. La ambigüedad de esta prueba dificulta tomar decisiones.

De vez en cuando mis amigos me piden mi opinión. ¿Resolverían su problema sometiéndose a una pequeña intervencion quirúrgica o necesitarían varias operaciones? ¿Un PSA con un valor de 6.0 representa un problema grave o, simplemente, una advertencia? ¿Qué se debe hacer para reducir ese valor? Yo no puedo hablar del estado clínico de una persona, sino de la investigación. Y por todas las investigaciones que he visto, debo concluir que no hay ninguna duda de que la dieta desempeña un papel fundamental en esta enfermedad.

Aunque existe un debate abierto sobre las características específicas de la dieta y este tipo de cáncer, vamos a comenzar con una serie de presunciones muy fiables que la comunidad de investigadores ha aceptado desde hace tiempo:

* Los índices de cáncer de próstata varían ampliamente entre los distintos países, incluso más que los del cáncer de mama.
* Por lo general, las sociedades con dietas y estilos de vida "occidentales" son las que registran índices altos de cáncer de próstata.
* En los países en desarrollo, los hombres que adoptan hábitos nutricionales occidentales, o los que se trasladan a países occidentales, sufren más cáncer de próstata.

Estos patrones de la enfermedad son similares a los de otras dolencias que se relacionan con el bienestar económico. Básicamente, esto significa que aunque tiene un componente genético, los factores ambientales desempeñan el papel dominante. Entonces, ¿cuáles son los factores ambientales importantes? Con toda seguridad adivinarás que voy a decir que los alimentos vegetarianos son beneficiosos y los de origen animal son nocivos, pero ¿sabemos algo más específico? Lo sorprendente es que uno de los vínculos más concordantes entre la dieta y el cáncer de próstata es el consumo de productos lácteos.

Una revisión de investigaciones realizada en Harvard en 2001 no pudo ser más concluyente:[96]

> [. . .] doce de [. . .] catorce estudios de diseño caso-control y siete de [. . .] nueve estudios de cohortes han observado una asociación positiva entre una determinada cantidad de productos lácteos y el cáncer de próstata; *este es uno de los indicadores nutricionales más concordantes para el cáncer de próstata en toda la literatura científica publicada* [la cursiva es mía].

En estos estudios, los hombres que consumían más cantidad de productos lácteos tenían aproximadamente el doble de riesgo de contraer cáncer de próstata y un riesgo multiplicado por cuatro de sufrir metástasis o un cáncer de próstata con consecuencias fatales, en comparación con aquellos que consumían poca cantidad de dichos alimentos.[96]

Consideremos estos datos una vez más: la ingesta de productos lácteos es "uno de los indicadores nutricionales más concordantes para el cáncer de próstata en toda la literatura científica publicada", y aquellos que consumen mayor cantidad de productos lácteos corren un riesgo doble o cuádruple de contraer la enfermedad.

Otra revisión de publicaciones científicas realizada en 1998 llegó a una conclusión similar:

La información ecológica incluye correlaciones entre el consumo de carne y de productos lácteos per cápita y el índice de mortalidad por cáncer de próstata [un estudio citado]. En los estudios prospectivos y de caso-control, las mayores contribuciones de proteínas animales, carnes, productos lácteos y huevos se han asociado con frecuencia a un mayor riesgo de cáncer de próstata [. . .] [veintitrés estudios citados]. Merece la pena destacar que numerosos estudios hallaron una asociación esencial entre los hombres mayores [seis estudios citados], aunque no en todos ellos [un estudio citado] [. . .] Las asociaciones positivas con los productos lácteos podría ser, al menos en parte, el resultado de su contenido en calcio y en fósforo.[97]

En otras palabras, numerosas evidencias científicas demuestran que los alimentos de origen animal se asocian con el cáncer de próstata. En el caso de los productos lácteos, una ingesta elevada de calcio y de fósforo podría ser también parcialmente responsable de este efecto.

Estas investigaciones dejan poco espacio para el desacuerdo; cada uno de los estudios previamente mencionados representa el análisis de más de una docena de memorias individuales, ofreciendo así una impresionante cantidad de publicaciones científicas convincentes.

LOS MECANISMOS

Como ya hemos visto en otros tipos de cáncer, los estudios observacionales a gran escala demuestran un vínculo entre el cáncer de próstata y una dieta basada esencialmente en alimentos de origen animal. Comprender los mecanismos que operan en la asociación de esta enfermedad con los productos lácteos resuelve la discusión de forma contundente.

En el primero de dichos mecanismos, participa una hormona que promueve el desarrollo de células cancerosas y que nuestro organismo produce en la medida que sea necesaria. Esta hormona del crecimiento, conocida como IGF-1 (sigla en inglés de factor de crecimiento insulínico de tipo 1), está demostrando que es un indicador del cáncer, tal como el colesterol puede predecir las enfermedades cardíacas. En condiciones normales, esta hormona gestiona con eficacia el ritmo de "crecimiento" de las células, es decir, cómo se reproducen y cómo se descartan las células viejas, todo ello en nombre de la buena salud.

En condiciones poco saludables, sin embargo, la hormona IGF-1 se torna más activa, aumenta la formación y el crecimiento de células nuevas y, al mismo tiempo, inhibe la eliminación de las células viejas. Ambos procesos favorecen el desarrollo del cáncer (siete estudios citados).[98] Entonces, ¿qué tiene que ver todo esto con los alimentos que ingerimos? Pues bien, el consumo de productos de origen animal incrementa los niveles en sangre de esta hormona del crecimiento IGF-1.[99-101]

Con respecto al cáncer de próstata, se ha demostrado que las personas con niveles de hormona IGF-1 superiores a lo normal tienen un riesgo 5.1 veces mayor de sufrir un cáncer de próstata en estado avanzado.[98] Pero aún hay más: en los hombres que presentan también niveles bajos en sangre de una proteína que se asocia con la IGF-1 y que tiene la capacidad de desactivarla,[102] *el riesgo de sufrir la enfermedad en un estado avanzado es 9.5 veces superior.*[98] Vamos a colocar unas pocas estrellas junto a estas cifras, que son tan elevadas como imponentes, y lo fundamental de este hallazgo es el hecho de que cuantos más alimentos de origen animal consumimos (como carne y productos lácteos), más IGF-1 produce nuestro organismo.[99-101]

El segundo mecanismo se relaciona con el metabolismo de la vitamina D. Esta "vitamina" no es un nutriente que debamos consumir, porque nuestro cuerpo es capaz de producir toda la que necesita por el mero hecho de exponernos a la luz del sol entre quince y treinta minutos cada dos días. Pero la producción de la vitamina D no solo se ve afectada por la luz solar, sino también por los alimentos que consumimos. La formación de la clase más activa de vitamina D es un proceso que nuestro organismo supervisa y controla rigurosamente. Este proceso es un gran ejemplo de la tendencia natural al equilibrio que tiene nuestro cuerpo, lo cual afecta no solamente al cáncer de próstata sino también al de mama y al de colon, a la osteoporosis y a las enfermedades autoinmunes como la diabetes de tipo 1. Debido a la importancia que reviste para muchas enfermedades, y también a lo complicado que resulta explicar cómo funciona todo esto, en el Apéndice C presento un esquema abreviado que basta para exponer mi punto de vista. Esta red de reacciones ilustra la existencia de muchas otras redes similares de reacciones altamente integradas, que muestran de qué forma los alimentos controlan la salud.

El componente principal de este proceso es una forma activa de la vitamina D producida en el organismo a partir de la vitamina que obtenemos de los alimentos o de la luz solar. Esta vitamina D activa o "supercargada" reporta muchos beneficios en todo el organismo; entre ellos, la prevención del cáncer, de las enfermedades autoinmunes y de otras dolencias o afecciones, como la osteoporosis. Esta forma "supercargada" de vitamina D es de suma importancia y no se puede obtener a través de la dieta ni de un medicamento. El uso médico de un fármaco compuesto de esta forma de vitamina D aislada sería mucho más potente, pero también mucho más peligroso. Tu cuerpo emplea una serie perfectamente coordinada de controles y sensores para producir la cantidad idónea para cada tarea específica y en el momento oportuno.

Nuestra dieta puede determinar qué cantidad de vitamina D "supercargada" es necesario producir, así como también su forma de actuar. Las proteínas animales que consumimos tienden a bloquear la producción de vitamina D "supercargada" y esto provoca que los niveles de esta en el organismo sean bajos. Si estos niveles persisten, puede manifestarse el cáncer de próstata. Y, por otra parte, el consumo continuado de grandes cantidades de calcio favorece que el nivel de vitamina D "supercargada" comience a menguar, añadiendo un nuevo factor al problema.

Pues bien, ¿qué sustancia alimenticia contiene proteínas animales y grandes cantidades de calcio? *La leche y los demás productos lácteos.* Esto concuerda perfectamente con la evidencia científica que vincula el consumo de productos lácteos con el cáncer de próstata. Esta información nos ofrece lo que nosotros denominamos verosimilitud biológica, es decir, una indicación de cómo y en qué coinciden los datos observacionales. Vamos a revisar los mecanismos:

* ✳ Las proteínas animales causan que el organismo produzca más IGF-1, que a su vez, trastorna el crecimiento y la eliminación de las células, promoviendo el desarrollo del cáncer.

* Las proteínas animales suprimen la producción de la vitamina D "supercargada".
* Cantidades excesivas de calcio, como se encuentran en la leche, anulan también la producción de la vitamina D "supercargada".
* La vitamina D "supercargada", o activa, es responsable de crear una amplia variedad de beneficios para la salud del organismo. Cuando existen niveles persistentemente bajos de ella, se crea un entorno propicio para distintos tipos de cáncer, enfermedades autoinmunes, osteoporosis y otras dolencias.

Lo importante de todo esto es conocer que los efectos de los alimentos –tanto de los favorables como de los perjudiciales– operan a través de una sinfonía de reacciones coordinadas para prevenir enfermedades como el cáncer de próstata. Al descubrir la existencia de estas redes, a veces nos preguntamos qué función específica actúa en primer lugar y cuál se activa después. Tendemos a pensar que estas reacciones que intervienen en la red son independientes. Pero esto es un error. No deja de impresionarme la multitud de reacciones que trabajan en conjunto y de muy diversas maneras para producir el mismo efecto, en este caso para causar la enfermedad.

No existe un "mecanismo" único que explique completamente la causa de dolencias como el cáncer. De hecho, sería una tontería dejarnos llevar por esa línea de pensamiento. No obstante, hay algo que sí puedo afirmar: la totalidad y el alcance de las evidencias disponibles, operando a través de redes altamente coordinadas, respaldan las conclusiones de que el consumo de carne y productos lácteos es un factor de riesgo para el cáncer de próstata.

REUNIENDO TODA LA INFORMACIÓN

Alrededor de medio millón de estadounidenses acudirán este año a la consulta de su médico, quien les comunicará que padecen cáncer de mama, de próstata o de intestino grueso. Las personas que contraen uno de estos tres tipos de cáncer –que devastan la vida de sus víctimas directas, así como también la de sus familiares y amigos– representan el 40% de todos los nuevos pacientes de cáncer.

Cuando mi suegra murió de cáncer de colon a los cincuenta y un años, ninguno de nosotros sabía mucho sobre nutrición, ni siquiera lo que significaba para la salud. Y esto no quiere decir que no nos preocupáramos por la salud de nuestros seres queridos, por supuesto que lo hacíamos.

Simplemente, carecíamos de información. Sin embargo, han pasado treinta años y las cosas no han cambiado demasiado. De todas las personas que
sabes que tienen cáncer, o corren el riesgo de contraerlo, ¿cuántas han
considerado la posibilidad de adoptar una dieta vegetariana y de alimentos
integrales para mejorar sus probabilidades? Apuesto que muy pocas. Probablemente ellas tampoco tienen ninguna información.

Nuestras instituciones y las personas que deben informarnos nos están fallando. También las organizaciones que luchan contra el cáncer, sea en
el ámbito nacional o local, se muestran reticentes a someter a debate esta
evidencia, incluso a creer en ella. Considerar los alimentos como una clave
para la buena salud representa un gran desafío para la medicina convencional, que se basa fundamentalmente en los fármacos y la cirugía (parte
IV). La enorme cantidad de profesionales de la nutrición, investigadores y
médicos que existe o bien no ha tomado conciencia de esta evidencia o se
niega a compartirla. Debido a estas fallas . . . se priva a las personas de una
información que podría salvarles la vida.

Existen evidencias científicas suficientes como para que los médicos ya
estuvieran considerando la opción de recomendar cambios en la dieta como
un camino potencial hacia la prevención y el tratamiento del cáncer. Existen
evidencias suficientes como para que el gobierno de Estados Unidos ya estuviera debatiendo la idea de que la toxicidad de nuestra dieta es la única gran
causa de esta enfermedad. Existen evidencias suficientes como para que las
asociaciones locales de cáncer de mama y las instituciones para el cáncer de
próstata y de colon ya estuvieran discutiendo la posibilidad de informar a la
población de que una dieta vegetariana y de alimentos integrales puede ser una
medicina anticáncer increíblemente efectiva.

Si estas conversaciones tuvieran lugar, es posible que el año próximo
menos de medio millón de personas tuvieran que ir a la consulta del médico
para enterarse de que padecen cáncer de mama, de próstata o de intestino
grueso. Y al año siguiente, quizá menos amigos, compañeros de trabajo y
familiares recibirían el más temido de todos los diagnósticos. E incluso menos, el próximo año.

Ya no se puede negar la posibilidad de que este futuro pueda convertirse en nuestra realidad y, mientras represente una promesa de semejante
envergadura para la salud de las personas de todo el mundo, es un futuro
por el cual merece la pena trabajar.

9

Las enfermedades autoinmunes

Ningún grupo de enfermedades es más insidioso que las autoinmunes. Además de ser difíciles de tratar, uno de sus resultados más frecuentes es una pérdida progresiva de las funciones físicas y mentales. A diferencia de las cardíacas, del cáncer, de la obesidad o de la diabetes de tipo 2, en las enfermedades autoinmunes, el organismo se ataca a sí mismo de forma sistemática. Y está prácticamente garantizado que quien pierde es el paciente.

En Estados Unidos, un cuarto de millón de personas recibe el diagnóstico de una de las cuarenta enfermedades autoinmunes existentes.[1,2] Las mujeres tienen 2.7 veces más probabilidades de sufrirlas que los hombres. Alrededor del 3% de los estadounidenses (1 de cada 31 personas) padece una de ellas, una impresionante suma total de 8.5 millones de individuos. Incluso se habla de una cantidad global de entre 12 y 13 millones de personas.[3]

Las enfermedades autoinmunes más comunes se incluyen en el gráfico 9.1.[2] Las nueve primeras representan el 97% de todas ellas.[2] Las más estudiadas son la esclerosis múltiple (EM), la artritis reumatoide, el lupus y la diabetes de tipo 1.[2] Y estas también son las principales enfermedades autoinmunes que se han estudiado en relación con la dieta.

Otras dolencias que no se incluyen en el gráfico 9.1 son la enfermedad inflamatoria intestinal,[4] la enfermedad de Crohn,[4] la enfermedad cardíaca reumática[3] y (posiblemente) la enfermedad de Parkinson.[5]

**GRÁFICO 9.1: ENFERMEDADES AUTOINMUNES
(DESDE LAS MÁS COMUNES HASTA LAS MENOS COMUNES)**

1. Enfermedad de Grave (hipertiroidismo)	10. Enfermedad de Sjogren
2. Artritis reumatoide	11. Miastenia gravis
3. Tiroiditis (hipotiroidismo)	12. Polimiositis/dermatomiositis
4. Vitiligo	13. Enfermedad de Addison
5. Anemia perniciosa	14. Escleroderma
6. Glomerulonefritis	15. Cirrosis biliar primaria
7. Esclerosis múltiple	16. Uveítis
8. Diabetes tipo I	17. Hepatitis crónica activa
9. Lupus eritematoso sistémico	

El nombre de cada enfermedad puede sonar muy diferente pero, tal como señala una publicación reciente:[2] "Es importante considerar [. . .] estos desórdenes como un grupo". Comparten antecedentes clínicos similares,[3, 6, 7] algunas veces se manifiestan en la misma persona y se encuentran con frecuencia en las mismas poblaciones.[2] La esclerosis múltiple y la diabetes tipo 1, por ejemplo, tienen " una distribución geográfica y étnica prácticamente idéntica".[8] En general, las enfermedades autoinmunes son más frecuentes cuanto mayor es la distancia con respecto al Ecuador. Este fenómeno se conoce desde 1922.[9] La incidencia de la esclerosis múltiple, por ejemplo, es más de cien veces superior en el extremo norte que en el ecuador.[10]

Debido a algunas de estas características comunes, no es exagerado considerar que, en realidad, las enfermedades autoinmunes son una gran enfermedad que vive en diferentes partes del cuerpo y que asume distintos nombres. Así es como nos referimos al cáncer, al que designamos de un modo específico según la parte del cuerpo en la cual se manifiesta.

Todas las enfermedades autoinmunes son el resultado de un grupo de mecanismos que se ha desequilibrado o descontrolado, muy parecido a lo que sucede en el cáncer. En este caso, el mecanismo que se ha trastocado es el sistema inmunitario, que ataca por error a las células de su propio organismo. Ya sea que esto ocurra en el páncreas —como en la diabetes tipo 1—, en la capa de mielina —como en la esclerosis múltiple— o en los tejidos de las articulaciones —como en la artritis—, todas las enfermedades autoinmunes se caracterizan por un sistema inmunitario que se ha sublevado. Se trata de un motín interno de la peor clase, en el cual nuestro cuerpo se transforma en su enemigo más acérrimo.

INMUNIDAD CONTRA LOS INVASORES

El sistema inmunológico es asombrosamente complejo. A menudo las personas hablan de él como si fuera un órgano identificable, como por ejemplo un pulmón. Nada más alejado de la realidad. Se trata de un sistema y no de un órgano.

En esencia, nuestro sistema inmunitario es como una red militar diseñada para defenderse de los invasores extranjeros. Los "soldados" son los glóbulos blancos, que están compuestos por muchos subgrupos diferentes, cada uno de los cuales tiene su propia misión. Estos subgrupos son análogos a un ejército, a la armada, a la fuerza aérea y a los marines, y cada grupo de especialistas se ocupa de un trabajo altamente especializado.

El "centro de reclutamiento" del sistema se encuentra en la médula ósea, responsable de producir células especializadas denominadas células madre. Algunas de ellas, que se liberan en el flujo sanguíneo para cumplir su función en una parte distante del organismo, se denominan células o linfocitos B (B, por la palabra inglesa *bones,* que significa "huesos"). Otras células formadas en la médula ósea siguen siendo inmaduras, o no especializadas, hasta que se desplazan a la glándula timo (un órgano que se encuentra en la cavidad del pecho justo por encima del corazón), donde se convierten en células especializadas. Se las conoce como células o linfocitos T (por timo). Estas células "soldados" se unen a otras células especializadas y forman un equipo para crear planes de defensa inexpugnables. Se reúnen en las principales intersecciones del organismo, incluidos el bazo (a la izquierda del cuerpo, justo por detrás y debajo de las costillas) y los ganglios. Estos puntos de encuentro son como centros de mando y control, donde las células "soldado" se reorganizan en equipos para atacar a los invasores extraños.

Estas células son sorprendentemente dúctiles cuando se agrupan en equipos. Son capaces de reaccionar en diferentes circunstancias y ante diversas sustancias foráneas, incluso ante aquellas a las que jamás se habían enfrentado. La respuesta inmunitaria ante estos cuerpos extraños es un proceso muy creativo, una de las verdaderas maravillas de la naturaleza.

Los invasores extraños son moléculas de proteína llamadas antígenos; estas células foráneas pueden ser una bacteria o un virus que pretende destruir nuestra integridad física. De manera que nuestro sistema inmunitario se encarga de destruir esos cuerpos extraños, llamados antígenos, en cuanto advierte su presencia. Cada uno de estos antígenos posee una identidad propia, determinada por la secuencia de aminoácidos que contienen sus proteínas. Esto es equivalente al hecho de que cada uno de nosotros tenga una cara diferente. Dado que existe una gran variedad de aminoácidos disponibles para crear proteínas, existe una variedad infinita de caras.

Para contraatacar a estos antígenos, nuestro sistema inmunitario debe personalizar su estrategia de defensa para cada ataque, y lo hace creando una "imagen especular" de la proteína para cada atacante. La imagen especular es capaz de adecuarse perfectamente al antígeno y destruirlo. En esencia, el sistema inmunitario crea un molde para cada "cara" que encuentra, y utiliza el molde personalizado para "capturar" al invasor y eliminarlo cada vez que vuelve a ver esa cara después del encuentro inicial. El molde puede ser un anticuerpo, una célula B o un componente del receptor de la célula T (una proteína).

La inmunización implica recordar cada una de las defensas desplegadas contra cada uno de los invasores. Por ejemplo, una exposición inicial a la varicela es una batalla difícil; no obstante, la segunda vez que te afecte ese mismo virus ya sabrás exactamente cómo tratarlo y el combate será menos prolongado y doloroso, y mucho más exitoso. Acaso ni siquiera llegues a enfermar.

INMUNIDAD CONTRA NOSOTROS MISMOS

A pesar de que este sistema es una maravilla de la naturaleza, mientras está ocupado en defender al organismo de proteínas extrañas también puede atacar a los mismos tejidos que ha sido diseñado para proteger. Este proceso autodestructivo es común a todas las enfermedades autoinmunes. Es como si el cuerpo se empeñara en suicidarse.

Uno de los mecanismos fundamentales de esta conducta autodestructiva se conoce como mimetismo molecular. El problema es que algunos de los invasores extraños que buscan nuestras células soldado con el fin de destruirlos tienen la misma apariencia que nuestras propias células. Los "moldes" del sistema inmunitario que se adecuan a estos invasores también se adecuan a nuestras propias células. Bajo determinadas circunstancias, nuestro sistema inmunológico destruye todo lo que se ajusta a ese molde, incluidas nuestras células. Se trata de un proceso autodestructivo extremadamente complejo en el que el sistema utiliza muchas estrategias diferentes. Todas ellas comparten el mismo defecto fatal de no diferenciar las proteínas invasoras "extrañas" de las proteínas de nuestro propio cuerpo.

¿Y qué tiene que ver todo esto con lo que comemos? Resulta que los antígenos que engañan a nuestro organismo para que ataque a nuestras propias células pueden estar en los alimentos. Durante el proceso de la digestión, por ejemplo, algunas proteínas pasan del intestino al flujo sanguíneo sin haber sido completamente descompuestas en sus fracciones de aminoácidos. Nuestro sistema inmunológico trata los restos de las proteínas sin digerir como si fueran invasores extraños y comienza a construir moldes para destruirlos, poniendo en marcha el proceso autoinmune.

La leche de vaca es uno de los alimentos que contienen muchas de las proteínas extrañas que se asemejan a nuestras propias proteínas. No obstante, la mayor parte del tiempo, nuestro sistema inmunitario es bastante inteligente. Igual que un ejército se organiza para protegerse del fuego enemigo, el sistema inmunológico tiene medidas preventivas para detenerse a sí mismo cuando ataca al organismo que se supone debe proteger. Aunque un antígeno invasor sea muy similar a una de las células de nuestro cuerpo, el sistema todavía puede diferenciarlos de sus propias células. De hecho, el sistema inmunológico es capaz de utilizar sus propias células para practicar la forma de hacer moldes, que luego empleará contra los antígenos invasores *sin llegar a destruir las células sanas.*

Esto es equivalente a lo que sucede en los campos de entrenamiento cuando los soldados se preparan para la guerra. Cuando nuestro sistema inmunológico actúa de forma adecuada, podemos utilizar las células propias que son semejantes a los antígenos para hacer un ejercicio de entrenamiento sin llegar a destruirlas y, de este modo, enseñar a nuestras células "soldado" a repeler el ataque de los antígenos. Este es un ejemplo[1] más de la elegancia de la naturaleza para regularse a sí misma.

El sistema inmunitario recurre a un proceso muy delicado para decidir qué proteínas se deben atacar y cuáles se deben respetar.[11] Aún no se ha llegado a comprender cómo se trastoca este proceso tan complejo, dando lugar a enfermedades autoinmunes. Sólo sabemos que el sistema inmunológico pierde su capacidad para distinguir las células del cuerpo del antígeno invasor y, en lugar de utilizar las células corporales para un "entrenamiento", las destruye junto con los invasores.

DIABETES TIPO 1

En el caso de la diabetes tipo 1, el sistema inmunológico ataca a las células pancreáticas responsables de segregar insulina. Esta enfermedad incurable y devastadora afecta a los niños, convirtiéndose en una experiencia difícil y dolorosa para sus familias. La mayoría de la gente ignora que existen muchas evidencias científicas que permiten afirmar que esta enfermedad está asociada a la dieta, y más específicamente a los productos lácteos. La capacidad de la proteína presente en la leche de vaca para desencadenar la diabetes tipo 1[12-14] está muy bien documentada. Es probable que se inicie de la siguiente manera:

* Un bebé no es amamantado el tiempo suficiente y se alimenta con proteína de leche de vaca incluida en una fórmula especial para bebés.
* La leche llega al intestino delgado, donde se digiere hasta descomponerse en sus fracciones de aminoácidos.
* Algunos bebés no pueden digerir completamente la leche de vaca, y las pequeñas cadenas de aminoácidos o los fragmentos de la proteína original permanecen en el intestino.
* Esos fragmentos de proteínas que no se han digerido completamente pueden pasar al flujo sanguíneo.
* El sistema inmunológico considera a esos fragmentos como invasores extraños y sale en su búsqueda para eliminarlos.
* Lamentablemente, algunos de dichos fragmentos son casi idénticos a las células del páncreas que producen insulina.
* El sistema inmunitario pierde su capacidad para distinguir entre los fragmentos de la proteína de leche de vaca y las células pancreáticas, y los destruye a ambos, minando así la capacidad del bebé para producir insulina.
* El bebé se convierte en un diabético de tipo 1 y lo será durante el resto de su vida.

Este proceso se reduce a una afirmación francamente extraordinaria: *la leche de vaca puede ser la causa de una de las enfermedades más devastadoras que puede padecer un niño.* Por razones obvias, hoy en día este es uno de los temas más polémicos en el campo de la nutrición.

Uno de los informes más notables sobre este efecto de la leche de vaca se publicó en 1992, en el *New England Journal of Medicine*.[12] Los investigadores, de origen finlandés, obtuvieron sangre de niños diabéticos de tipo 1, con edades comprendidas entre cuatro y doce años. Luego midieron los niveles de anticuerpos que se habían formado en la sangre y los compararon con una proteína de leche de vaca, denominada BSA (sigla en inglés de seroalbúmina bovina), que no había sido digerida completamente. Repitieron el mismo proceso con niños no diabéticos y, más tarde, compararon los dos grupos (recuerda que un anticuerpo es la imagen especular, o el "molde", de un antígeno extraño). Los niños con anticuerpos para la proteína de leche de vaca tenían que haber consumido previamente este alimento. Esto significa también que los fragmentos sin digerir de proteína de leche de vaca tenían que haberse introducido en la circulación sanguínea de los niños antes de causar la formación de anticuerpos.

Los investigadores descubrieron algo realmente asombroso. De los 142 niños diabéticos estudiados, *todos presentaban niveles de anticuerpos que eran superiores a 3.55*. De los 79 niños normales estudiados, *todos tenían niveles de anticuerpos inferiores a 3.55*.

No existe absolutamente ninguna concordancia entre los anticuerpos de los niños sanos y los de los diabéticos. La totalidad de los que padecían diabetes tenían niveles de anticuerpos específicos para la leche de vaca superiores a los de aquellos que no sufrían la enfermedad. Esto significa dos cosas: primero, los niños con más anticuerpos consumían más leche de vaca, y segundo, un mayor número de anticuerpos podía causar la diabetes tipo 1.

Estos resultados conmocionaron a la comunidad de investigadores. La razón por la que este estudio se puede considerar extraordinario es que consiguió separar completamente las respuestas de los anticuerpos. Este estudio,[12] así como también otras investigaciones anteriores,[15-17] fue la causa de que en los años siguientes se produjera una verdadera avalancha de nuevos estudios, que no ha cesado hasta la actualidad.[13, 18, 19]

Desde entonces, diversos trabajos han investigado este efecto de la leche de vaca sobre los niveles de anticuerpos BSA. A excepción de uno de ellos, todos indicaron que aumenta los anticuerpos BSA en los niños diabéticos de tipo 1,[18] aunque la relevancia de las respuestas fue bastante variable.

El tema de la inmunidad se ha empezado a comprender mejor durante la última década, gracias a que los científicos han investigado muchos otros elementos además de los anticuerpos BSA. Se puede explicar muy brevemente más o menos del siguiente modo:[13, 19] Cuando los bebés (o niños muy pequeños) que tienen antecedentes genéticos y fueron destetados precozmente[22] y alimentados con leche de vaca[20, 21] contraen un virus y sufren una infección que afecta al sistema inmunitario intestinal,[19] suelen tener un riesgo alto de contraer la diabetes tipo 1. Una investigación realizada en Chile[23] consideró los dos primeros factores, la leche de vaca y los genes. Los bebés con predisposición genética que no habían sido amamantados el tiempo suficiente y habían sido alimentados con una fórmula de leche en polvo semejante a la leche de vaca corrían un riesgo 13.1 veces superior de contraer diabetes tipo 1 que los que no eran portadores de estos genes y habían sido amamantados durante al menos tres meses (reduciendo así su exposición a la leche de vaca). Otro estudio llevado a cabo en Estados Unidos demostró que los niños con antecedentes genéticos que habían sido alimentados con leche de vaca cuando eran bebés tenían un riesgo 11.3 veces superior que los que no eran portadores de estos genes y habían tomado el pecho materno durante al menos tres meses.[24] Un riesgo entre once y trece veces superior es un riesgo muy alto (¡entre un 1,000 y un 1,200%!); normalmente, cualquier valor que sea tres o cuatro veces superior se considera muy significativo. Para poner esto en perspectiva, los fumadores tienen aproximadamente un riesgo diez veces mayor de contraer cáncer de pulmón (y esta cifra sigue siendo inferior al riesgo que acabo de mencionar), y las personas con tensión alta y niveles de colesterol elevados presentan un riesgo entre 2.5 y 3 veces superior de llegar a ser enfermos cardíacos (gráfico 9.2).[18]

Entonces, ¿en qué medida ese riesgo entre once y trece veces superior de desarrollar la diabetes tipo 1 se debe a una exposición temprana a la leche de vaca, y en qué medida se debe a los genes? Actualmente, existe una

GRÁFICO 9.2: RIESGOS RELATIVOS DE DIVERSOS FACTORES PARA LA INCIDENCIA DE VARIAS ENFERMEDADES

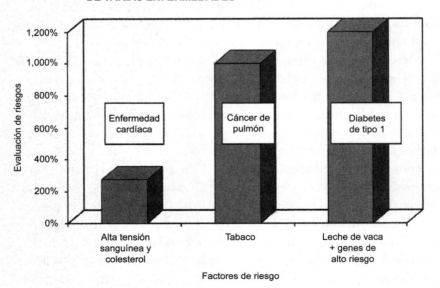

opinión muy diversa, también entre los médicos, de que la diabetes tipo 1 tiene causas genéticas. No obstante, no se puede adjudicar a la genética más que un número muy pequeño de casos. Los genes no actúan de forma aislada; necesitan que algo desencadene sus efectos. También se ha observado que cuando uno de los miembros de una pareja de gemelos idénticos enferma de diabetes tipo 1, la probabilidad de que el segundo contraiga la enfermedad es únicamente entre el 13 y el 33%, a pesar de que ambos tienen los mismos genes.[13, 20, 21, 25, 26] Si todo se pudiera adjudicar a los genes, el porcentaje de gemelos idénticos que padecerían diabetes se acercaría mucho al 100%. Además, es posible que el riesgo entre el 13 y el 33% para el segundo gemelo se explique por el hecho de que los hermanos comparten dos factores que los afectan a ambos, el lugar de residencia y la dieta.

Consideremos, por ejemplo, la observación presentada en el gráfico 9.3, donde se destaca el vínculo entre un aspecto del entorno –el consumo de leche de vaca– y la diabetes. La ingesta de leche de vaca entre niños de cero a dieciséis años de edad de doce países[27] revela una correlación casi perfecta con la diabetes tipo 1.[28] Cuanto mayor es el consumo de leche de vaca, mayor es la incidencia de la diabetes tipo 1. En Finlandia, donde se ingieren enormes cantidades de productos lácteos, esta enfermedad es treinta y seis veces más común que en Japón,[29] donde el consumo es muy reducido.[27]

GRÁFICO 9.3: RELACIÓN ENTRE EL CONSUMO DE LECHE DE VACA Y LA INCIDENCIA DE LA DIABETES TIPO 1 EN DIFERENTES PAÍSES

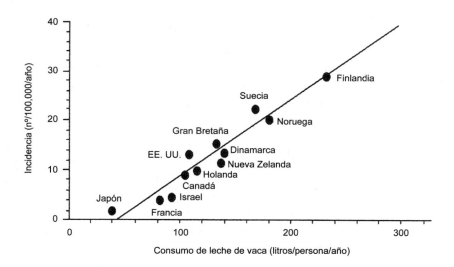

Como ya hemos visto respecto de otras enfermedades vinculadas al bienestar económico, cuando las personas migran desde regiones donde la incidencia de la enfermedad es baja a zonas donde su presencia es frecuente, a medida que cambian su dieta y su estilo de vida, adoptan rápidamente los índices elevados que se registran en su nuevo lugar de residencia.[30-32] Esto demuestra que, incluso cuando los individuos son portadores del gen (o los genes) asociado con la enfermedad, esta se desarrollará solamente en respuesta a determinadas circunstancias nutricionales o medioambientales.

Las tendencias de la enfermedad a lo largo del tiempo revelan algo semejante. La prevalencia mundial de la diabetes tipo 1 está aumentando a un ritmo alarmante del 3% anual.[33] Este incremento se observa en distintas poblaciones, pero es probable que existan diferencias sustanciales en los índices de la enfermedad. Y el hecho de que su incidencia aumente con relativa rapidez no se puede adjudicar a una predisposición genética. La frecuencia de cualquier gen en una gran población es relativamente estable con el paso del tiempo, a menos que existan presiones medioambientales variables que favorezcan que un grupo de genes se reproduzca con más éxito que otro. Por ejemplo, si todas las familias con miembros diabéticos de tipo 1 tuvieran una docena de bebés, y fallecieran todas las familias que no tienen ningún caso de diabetes tipo 1, el gen (o los genes) que podría ser responsable de este tipo de diabetes sería mucho más común entre la población. Pero, como es evidente, no es esto lo que está sucediendo, y el hecho de que la diabetes tipo 1 esté aumentando un 3% al año es una prueba muy concluyente de que los genes no son los únicos responsables de esta dolencia.

Me parece que ya tenemos claras muestras de que la leche de vaca puede ser una causa importante de la diabetes tipo 1. Cuando se combinan los resultados de todos estos estudios (los casos que se adjudican a la genética y los que se atribuyen a otros factores), descubrimos que los niños que han abandonado la lactancia tempranamente y consumido leche de vaca tienen un riesgo superior medio de contraer la enfermedad que oscila entre un 50 y un 60% (un riesgo entre 1.5 y 1.6 veces superior).[34]

La información precedente sobre la dieta y la diabetes de tipo 1 fue lo suficientemente impactante como para impulsar dos iniciativas importantes. La primera de ellas fue que, en 1994, la Academia Americana de Pediatría "recomendó efusivamente" que durante los primeros dos años de vida no se alimentara con suplementos de leche de vaca a los bebés de familias con antecedentes de diabetes. La segunda consistió en que muchos investigadores[19] desarrollaron estudios prospectivos –un tipo de estudios que realiza un seguimiento de los individuos analizados en el futuro– para comprobar si un control esmerado de la dieta y del estilo de vida podría explicar el desarrollo de la diabetes tipo 1.

Entre los más conocidos, dos de ellos se llevaron a cabo en Finlandia; uno se inició a finales de la década de los ochenta[15] y el otro a mediados de los años noventa.[35] El primero demostró que el consumo de leche de vaca aumenta el riesgo de sufrir diabetes tipo 1 entre cinco y seis veces,[36] en tanto que el segundo[35] concluyó que la leche de vaca aumenta el desarrollo de, al menos, entre tres y cuatro anticuerpos, además de los que ya se han presentado anteriormente. En otro estudio, se observó que los anticuerpos para la betacaseína, otra proteína de la leche de vaca, eran considerablemente elevados en los bebés alimentados con biberón, en comparación con los que habían tomado el pecho materno; por otra parte, los niños con diabetes tipo 1 tenían también niveles superiores de estos anticuerpos.[37] En definitiva, los hallazgos de todos los estudios que han comunicado sus resultados *confirman de forma contundente el peligro que entraña el consumo de leche de vaca, muy en especial para los niños con antecedentes genéticos.*

LA CONTROVERSIA DE LA CONTROVERSIA

Imagina que estás mirando la primera página del periódico y encuentras el siguiente titular: "La leche de vaca es la causa probable de la diabetes tipo 1, una enfermedad letal". No obstante, este titular no aparecerá en primera plana, independientemente de las evidencias científicas acumuladas, porque la reacción sería violenta y el impacto económico, monumental. Para acallar este titular, se echa mano de una poderosa etiqueta: "controversia". Con todo lo que está en juego, y con la gran cantidad de información que solo entienden unas pocas personas, es muy fácil generar y sostener la controversia. La polémica es una parte natural de la ciencia; sin embargo, es muy frecuente que no sea el resultado de un debate científico legítimo, sino un reflejo de la necesidad de postergar y distorsionar los resultados de la investigación. Por ejemplo, si afirmo que fumar es nocivo para la salud y presento una montaña de pruebas para apuntalar mi opinión, las compañías tabaqueras pueden dedicarse a buscar un único detalle que no haya sido completamente resuelto, para crear luego una polémica en torno a la idea de que los cigarrillos son malos para la salud, anulando todas mis conclusiones. Esto resulta muy sencillo porque en toda investigación siempre habrá detalles sin resolver; esta es la naturaleza de la ciencia. Algunos grupos emplean la controversia para silenciar determinadas ideas, obstaculizar la investigación constructiva, confundir a la población y criticar a las políticas públicas de ser incongruentes. Recurrir a ella como medio de desacreditar hallazgos que causan inconvenientes económicos o sociales es uno de los mayores pecados en el campo de la ciencia.

A las personas profanas en la materia puede resultarles difícil evaluar la legitimidad de una polémica referida a un tema excesivamente técnico, como puede ser la relación entre la leche de vaca y la diabetes tipo 1. Y esto sucede de cualquier modo, a pesar de que estas personas demuestren interés por leer artículos científicos.

Tomemos como ejemplo una revisión científica reciente[38] sobre la asociación entre la leche de vaca y la diabetes tipo 1. En diez estudios humanos (todos ellos con un diseño caso-control) resumidos en un documento que se publicó como parte de una "serie de temas controvertidos",[38] los autores concluyeron que cinco de los diez estudios indicaban una asociación positiva, y estadísticamente relevante, entre la leche de vaca y la diabetes de tipo 1; los otros cinco no la mencionaban. En principio, este hecho parece revelar una considerable incertidumbre que, como es obvio, ya es un paso más que suficiente para desacreditar la hipótesis.

No obstante, los cinco estudios que se contaron como "negativos" no indicaron que la leche de vaca *redujera* la incidencia de la enfermedad. Lo que demostraron fue que *no había efectos estadísticamente significativos para ninguna de las dos conclusiones*. En contraste, había un total de cinco estudios que son relevantes en términos estadísticos y todos ellos arrojaron el mismo resultado: un consumo temprano de leche de vaca está asociado con un riesgo superior de sufrir diabetes tipo 1. Hay solo una probabilidad entre sesenta y cuatro de que este resultado fuera azaroso o aleatorio.

Se dan muchas, muchísimas razones –algunas visibles y otras no– por las cuales un experimento no encontraría ninguna relación estadísticamente relevante entre dos factores, ni siquiera aunque exista dicha relación. Quizá el hecho de que el estudio no incluyera una cantidad suficiente de personas impidió obtener una certeza estadística. Acaso la mayoría de los sujetos tenían hábitos alimentarios muy similares, limitando así la posibilidad de detectar la relación que se investigaba. Es probable que la evaluación de los hábitos nutricionales que tenían los bebés muchos años atrás fuera lo suficientemente inexacta como para ocultar una relación real. También puede ser que los investigadores estudiaran un periodo de la vida del bebé que no fuera el correcto.

El caso es que si cinco de los diez estudios descubrieron una asociación estadísticamente significativa y *los cinco* demostraron que el consumo de la leche de vaca estaba vinculado con una mayor incidencia de la diabetes tipo 1, pero *ninguno de ellos* indicó que la leche de vaca se relacionaba con una reducción de la enfermedad, creo que difícilmente se puede afirmar (como hicieron los autores de esta revisión) que la hipótesis "se ha enturbiado debido a las incongruencias del material publicado".[38]

En este mismo informe,[38] los autores resumieron otros estudios que comparaban indirectamente la relación entre la lactancia materna y el consumo de leche de vaca con la diabetes tipo 1. Esta compilación incluía cincuenta y dos comparaciones posibles, veinte de las cuales eran estadísticamente relevantes. De esas veinte, *diecinueve estaban a favor de la asociación entre la leche de vaca y la enfermedad.* Una vez más, la asociación hipotética resultaba considerablemente favorecida, algo que los autores parecen no haber constatado.

Cito este ejemplo no solo con el fin de apoyar el efecto evidente de la leche de vaca sobre la diabetes tipo 1, sino también para ilustrar una táctica que se utiliza a menudo para conseguir que un tema sea controvertido cuando, en verdad, no lo es. Esta práctica es más común de lo que debería ser, además de constituir una fuente de confusión innecesaria. Cuando los investigadores apelan a ella —e incluso aunque no lo hagan de forma intencionada, suelen tener serios prejuicios en relación con la hipótesis presentada. Poco tiempo después de escribir esto, escuché en la Radio Pública Nacional una breve entrevista realizada a uno de los autores de esta publicación sobre el problema de la diabetes tipo 1.[38] Basta decir que el autor se negó a reconocer las evidencias científicas relacionadas con la hipótesis sobre la leche de vaca.

Es bastante improbable que esta investigación sobre la diabetes pueda llegar a los medios de comunicación norteamericanos en un futuro cercano porque es un tema con unas implicaciones financieras desmesuradas para la agricultura y, además, porque hay demasiadas personas con férreos prejuicios respecto de la hipótesis en cuestión. De cualquier modo, existe una abrumadora cantidad de evidencias científicas contundentes que señalan a la leche de vaca como la causa de la diabetes tipo 1, a pesar de que aún no somos capaces de comprender totalmente los complejos detalles mecanicistas que intervienen en el proceso. Y no solo tenemos evidencias del peligro que implica la leche de vaca; también contamos con pruebas contundentes que demuestran que la asociación entre la diabetes y la leche de vaca es biológicamente verosímil. La leche materna es el alimento perfecto para los bebés y una de las cosas más perniciosas que puede hacer una madre es sustituirla por la de vaca.

LA ESCLEROSIS MÚLTIPLE Y OTRAS ENFERMEDADES AUTOINMUNES

La esclerosis múltiple (EM) es una enfermedad autoinmune y particularmente difícil, tanto para los que la sufren como para quienes los cuidan. Es una batalla para toda la vida, que desencadena una gran variedad de trastornos tan graves como impredecibles. Los pacientes a menudo atraviesan episodios de ataques agudos, mientras van perdiendo su capacidad para andar o para ver. Es habitual que pasados entre diez y quince años desde la aparición de la EM, los enfermos estén confinados a una silla de ruedas y luego a una cama el resto de su vida.

Solo en Estados Unidos, alrededor de 400,000 personas padecen la enfermedad, según los datos ofrecidos por la Sociedad Nacional de Esclerosis Múltiple.[39] Es una dolencia que se diagnostica inicialmente entre los veinte y los cuarenta años de edad y que afecta a las mujeres con una frecuencia cien veces mayor que a los hombres.

A pesar de que existe un gran interés médico y científico por ella, la mayoría de las autoridades afirman saber muy poco acerca de sus causas o de su cura. Los principales sitios de esclerosis múltiple en Internet coinciden en afirmar que la enfermedad es un enigma. En general, apuntan a que la genética, los virus y los factores medioambientales desempeñan un papel importante en su desarrollo, pero prácticamente no prestan ninguna atención al papel que pudiera tener la dieta. Esto resulta bastante peculiar, considerando la abundante información que nos ofrecen los informes de prestigiosas investigaciones sobre los efectos de los alimentos.[40-42] Una vez más, la leche de vaca parece desempeñar una función relevante.

Los "múltiples" síntomas de esta enfermedad muestran un sistema nervioso alterado. Las señales eléctricas que transportan mensajes desde y hasta el sistema nervioso central (cerebro y espina dorsal) y, a través del sistema nervioso periférico, hacia el resto del cuerpo, no se hallan bien coordinadas ni controladas. La causa es que una reacción autoinmune está destruyendo la membrana aislante de las fibras nerviosas, denominada vaina de mielina. Piensa lo que podría suceder si se desgastara el aislamiento del cableado eléctrico de tu hogar, dejando los cables sin protección: las señales eléctricas producirían cortocircuitos. Eso es lo que ocurre con la esclerosis múltiple; las señales eléctricas descontroladas pueden destruir células y "quemar" fragmentos de los tejidos circundantes, dejando pequeñas cicatrices o segmentos de tejido esclerótico. Estas "quemaduras" pueden llegar a ser graves y, en última instancia, destruir el organismo.

La investigación inicial que demostró la relación de los hábitos alimentarios con la EM se remonta a más de medio siglo atrás, concretamente a las investigaciones del doctor Roy Swank, que comenzó su trabajo en Noruega y en el Instituto Neurológico de Montreal durante la década de los cuarenta. Más tarde, fue el máximo responsable de la División de Neurología en la Facultad de Medicina de la Universidad de Oregón.[43]

El doctor Swank comenzó a interesarse por la correlación entre la dieta y la esclerosis múltiple al enterarse de que esta dolencia parecía ser más común en los climas nórdicos.[43] Como se ha dicho anteriormente, existe una enorme diferencia en la prevalencia de esta enfermedad a medida que nos alejamos del ecuador: la incidencia de la esclerosis múltiple es cien veces superior en el extremo norte que en el ecuador[10] y siete veces superior en el sur de Australia (más cerca del Polo Sur) que en el norte del país.[44] Esta distribución es muy similar a la que observamos en otras enfermedades autoinmunes, entre ellas la diabetes tipo 1 y la artritis reumatoide.[45, 46]

A pesar de que algunos científicos especularon que los campos magnéticos podrían ser una de sus causas, el doctor Swank se inclinó por estudiar la dieta, en especial los alimentos de origen animal, ricos en grasas saturadas.[43] Descubrió que las regiones continentales de Noruega, donde se consumían grandes cantidades de productos lácteos, registraban tasas superiores de EM que las regiones costeras, donde abundaba el consumo de pescado.

El doctor Swank llevó a cabo su ensayo más conocido con 144 pacientes de esclerosis múltiple, que fueron seleccionados en el Instituto Neurológico de Montreal. Realizó un seguimiento de los enfermos durante los siguientes treinta y cuatro años.[47] Aconsejó a sus pacientes que adoptaran una dieta de bajo contenido en grasas saturadas; la mayoría siguió sus consejos pero hubo muchos que no lo hicieron. Posteriormente, los clasificó en dos grupos: los que tenían una buena nutrición y aquellos con una mala nutrición, según consumieran una cantidad inferior o superior a 20 gr/día de grasa saturada (a modo de comparación, una hamburguesa de queso con tocino condimentada contiene alrededor de 16 gramos de grasa saturada y en un pequeño pastel de pollo congelado hay unos 10 gramos).

A lo largo del estudio, el doctor Swank descubrió que la progresión de la enfermedad se reducía considerablemente en los individuos que habían adoptado la dieta con escaso contenido en grasas saturadas, incluso en aquellos que presentaban un estado avanzado de la dolencia al inicio del estudio. Finalmente, resumió su trabajo en 1990,[47] concluyendo que en el subgrupo de pacientes que habían reducido el consumo de grasas saturadas durante los estadios tempranos de su enfermedad, "alrededor del 95% [. . .] siguió padeciendo síntomas leves de EM durante aproximadamente treinta años", y el porcentaje de fallecidos fue de apenas un 5%. *En contraste, el 80% de los pacientes que padecían la esclerosis múltiple en un estadio temprano y consumieron la dieta "negativa" (con mayor contenido en grasas saturadas) murieron a causa de la enfermedad.* Los resultados de los 144 pacientes, incluyendo a los que iniciaron la dieta en un estadio posterior de la dolencia, se presentan en el gráfico 9.4.

Este trabajo es admirable. Hacer un seguimiento de un grupo de individuos durante treinta y cuatro años demuestra una perseverancia y una dedicación excepcionales. Más aún, si este fuera un ensayo para probar un fármaco potencial, estos hallazgos conseguirían que cualquier fabricante farmacéutico hiciera tintinear las monedas en sus bolsillos. Los primeros resultados de Swank se publicaron hace más de medio siglo,[48] y luego se publicaron otra vez,[49] y otra vez[50] y otra más,[47] y así sucesivamente durante los siguientes cuarenta años.

GRÁFICO 9.4: ÍNDICE DE MORTALIDAD EN 144 PACIENTES CON RECOMENDACIO- NES NUTRICIONALES DURANTE TREINTA Y CUATRO AÑOS

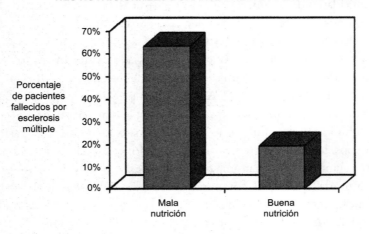

Más recientemente, nuevos estudios[42, 51, 52] han confirmado y amplia-
do sus observaciones y, de forma gradual, han comenzado a poner más énfasis en la leche de vaca. Estos estudios revelan que su consumo está fuertemente asociado con la esclerosis múltiple, tanto cuando se comparan países
diferentes[52] como los distintos estados de Estados Unidos.[51] El gráfico 9.5,
publicado por investigadores franceses, compara el consumo de leche de
vaca con la EM en 26 poblaciones de 24 países.[52]

Esta relación, que es prácticamente idéntica a la mencionada para la
diabetes tipo 1, es notable y no se debe a variables como, por ejemplo, la
disponibilidad de los servicios médicos o la latitud geográfica.[51] En algunos
estudios más recientes[52, 53] los investigadores sugieren que esta gran correlación podría deberse a la presencia de un virus en la leche. En ellos se sugiere también la posibilidad de que la grasa saturada, por sí sola, no sea la
única responsable de los resultados de Swank. En estos estudios realizados
en diversos países, el consumo de carne, rica en grasas saturadas igual que
la leche, estaba asociado con la esclerosis múltiple,[54] mientras que la ingesta de pescado, que contiene más grasas omega 3, se vinculaba con índices
bajos de la enfermedad.[55]

La vinculación de la leche de vaca con la EM, representada en el gráfico 9.5, puede ser sorprendente pero no constituye una prueba. Por ejemplo, ¿cuál es el papel que desempeñan los genes y los virus? Cada uno de

GRÁFICO 9.5: ASOCIACIÓN DEL CONSUMO DE LECHE DE VACA CON LA ESCLEROSIS MÚLTIPLE

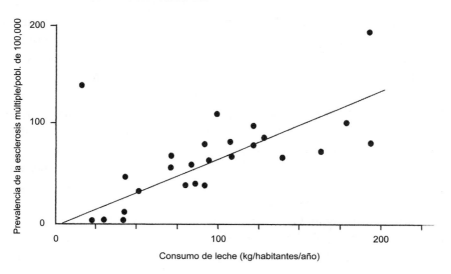

ellos, en teoría, podría dar cuenta de la inusual distribución geográfica de esta dolencia.

En el caso de los virus, aún no hay conclusiones definitivas. Se han identificado varios tipos diferentes que podrían producir efectos muy diversos en el sistema inmunitario. No obstante, no se ha llegado a ninguna conclusión demostrable. Una parte de las evidencias está basada en el hecho de haber encontrado más anticuerpos virales en los pacientes de esclerosis múltiple que en los controles; otra parte se apoya en los brotes esporádicos de la enfermedad entre comunidades aisladas y, por último, en el hallazgo de genes semejantes a los virus entre los pacientes afectados.[13, 19, 56]

Con respecto a los genes, podemos empezar a desentrañar su conexión con la esclerosis múltiple formulando la pregunta habitual: ¿qué ocurre con las personas que se trasladan de una población a otra y que, como es lógico, conservan sus propios genes pero modifican su dieta y su entorno? La respuesta es la misma que para el cáncer, las enfermedades cardíacas y la diabetes tipo 2. En esos casos, los individuos asumen el mismo riesgo que la población a la cual se trasladan, en especial si cambian de lugar de residencia antes de la adolescencia.[57, 58] Esto significa que la relación de esta dolencia con los factores medioambientales es más intensa que con los genes.[59]

Se han identificado genes específicos como posibles causas de la enfermedad pero, de acuerdo con un informe reciente,[3] puede haber hasta veinticinco genes que desempeñen dicha función. Por consiguiente, es indudable que pasará mucho tiempo antes de que seamos capaces de determinar con precisión los genes, o la combinación de genes, que predisponen a un individuo a contraer la enfermedad. La predisposición genética puede marcar una diferencia con respecto a quién llegará a padecer esclerosis múltiple pero, incluso en el mejor de los casos, los genes solo pueden ser responsables de aproximadamente una cuarta parte del riesgo total de sufrirla.[60]

Aunque la esclerosis múltiple y la diabetes tipo 1 comparten algunos de los mismos interrogantes, aún sin respuestas, sobre el papel exacto de los virus y los genes en el sistema inmunitario, comparten también una asociación alarmante con la dieta. En ambos casos, la dieta "occidental" está estrechamente vinculada con la incidencia de la enfermedad. A pesar de los esfuerzos de quienes preferirían descartar o desacreditar los polémicos estudios observacionales que han revelado esos hallazgos, lo cierto es que nos ofrecen una información coherente. Las investigaciones realizadas con individuos afectados por estas enfermedades en un ámbito internacional no hacen más que reforzar los hallazgos de los estudios observacionales. El doctor Swank hizo un trabajo brillante, así como también el doctor James Anderson (al que mencioné en el capítulo 6), un médico que consiguió reducir la medicación de pacientes diabéticos de tipo 1 únicamente mediante una terapia nutricional. Es importante destacar que ambos médicos recomendaban una dieta mucho más moderada que la vegetariana y de alimentos integrales. Me pregunto qué les habría sucedido a estos pacientes autoinmunes si hubieran adoptado la dieta ideal. Apuesto a que el éxito habría sido mayor.

LOS ASPECTOS COMUNES DE LAS ENFERMEDADES AUTOINMUNES

¿Y qué es lo que ocurre con otras enfermedades autoinmunes? Hay docenas de ellas y solo he mencionado dos de las más destacadas. ¿Podemos decir algo sobre todas ellas en general?

Para responder a esta pregunta necesitamos identificar qué es lo que estas dolencias tienen en común. Cuantos más elementos compartan, mayor será la probabilidad de que tengan también una causa (o causas) común. Esto es lo mismo que si viéramos a dos personas desconocidas con un tipo físico parecido, el cabello y los ojos de un color similar, rasgos faciales, peculiaridades físicas y vocales semejantes y, prácticamente, la misma edad, y concluyéramos que son hermanas. De la misma manera que expuse la hipótesis de que las enfermedades asociadas con la prosperidad económica —como el cáncer y las afecciones cardíacas— tienen causas comunes porque comparten geografías y biomarcadores bioquímicos similares (capítulo 4), podría también aventurar la hipótesis de que si la esclerosis múltiple, la diabetes tipo 1, la artritis reumatoide, el lupus y otras enfermedades autoinmunes presentan características semejantes, es posible que tengan una causa común.

Primero, por definición, cada una de estas dolencias representa a un sistema inmunitario alterado, que ataca a las proteínas "propias" que muestran un aspecto semejante a las proteínas extrañas.

Segundo, todas las enfermedades autoinmunes estudiadas han demostrado ser más frecuentes en latitudes geográficas superiores, donde la luz solar es menos constante.[9, 10, 61]

Tercero, algunas de estas enfermedades tienden a afectar a las mismas personas. Por ejemplo, la esclerosis múltiple y la diabetes tipo 1 han demostrado coexistir en los mismos individuos.[62-65] La enfermedad de Parkinson —que no es autoinmune pero cuyas características sí lo son— a menudo coincide con la EM, tanto en las mismas regiones geográficas[66] como en los mismos individuos.[5] La esclerosis múltiple también ha sido asociada —sea geográfica o individualmente— con otras enfermedades autoinmunes como el lupus, la miastenia gravis, la enfermedad de Grave y la vasculitis eosinofílica.[63] La artritis reumatoide juvenil, que también pertenece a este grupo, ha demostrado tener una relación inusualmente intensa con la tiroiditis Hashimoto.[67]

Cuarto, de todas las enfermedades estudiadas en relación con la nutrición, el consumo de alimentos de origen animal —en particular la leche de vaca— está asociado con un mayor riesgo de sufrir enfermedad.

Quinto, existen pruebas de que un virus (o varios) puede ser la causa de muchas de estas dolencias.

La sexta característica, que es la más importante, pues agrupa a todas estas afecciones, es la evidencia de que sus "mecanismos de acción" (frase utilizada en la jerga médica para describir cómo se desarrolla la enfermedad) tienen mucho en común. A la hora de considerar los mecanismos de acción que comparten, podríamos empezar por la exposición a la luz del sol, puesto que este factor parece estar vinculado de alguna manera con las enfermedades autoinmunes. La exposición a la luz solar, que disminuye a medida que aumentamos de latitud, podría ser importante, pero es evidente que existen otros factores. El consumo de alimentos de origen animal —y, en particular, de leche de vaca— también se incrementa al alejarnos del ecuador. De hecho, en uno de los estudios más extensos, se descubrió que esta era un factor de predicción para la esclerosis múltiple tan determinante como la latitud (es decir, la luz solar).[51] En los estudios del doctor Swank realizados en Noruega, la prevalencia de la esclerosis múltiple era menor cerca de las regiones costeras del país, donde había un consumo importante de pescado. Este dato sugirió la idea de que las grasas omega 3 presentes en el pescado podrían tener un efecto protector. Curiosamente, lo que casi nunca se ha mencionado es que el consumo de productos lácteos (y grasas saturadas) era muy inferior en las regiones donde abundaba el pescado. ¿Es posible que la leche de vaca y la falta de luz solar tengan un efecto similar sobre la EM y otras enfermedades autoinmunes porque actúan a través de un mecanismo similar? Si fuera cierto, esto podría ser muy interesante.

No parece que la idea sea tan alocada. En este mecanismo participa, una vez más, la vitamina D. Existen modelos experimentales con animales, de lupus, esclerosis múltiple, artritis reumatoide y dolencias intestinales inflamatorias (enfermedad de Crohn, colitis ulcerosa). Todas ellas son enfermedades autoinmunes.[6, 7, 68]

La vitamina D, que actúa a través de un mecanismo semejante en todos los casos, previene el desarrollo experimental de cada una de estas dolencias. Y si pensamos en el efecto que tienen los alimentos sobre la vitamina D, la historia parece ser aún más intrigante.

El primer paso en el proceso de la vitamina D tiene lugar cuando sales al aire libre un día soleado. En el momento en que el sol llega a tu piel, esta produce vitamina D, que debe ser posteriormente activada en los riñones, para crear una forma de esta vitamina que ayuda a prevenir el desarrollo de las enfermedades autoinmunes. Como ya hemos visto, los alimentos ricos en calcio y proteínas animales que producen ácidos, como la leche de vaca (algunos cereales también producen un exceso de acidez), pueden inhibir este paso de activación que es esencial. En condiciones experimentales, una vez que se activa, la vitamina D funciona de dos maneras: inhibe el desarrollo de determinadas células T y su producción de agentes activos (denominados citoquinas) que inician la respuesta autoinmune o favorecen la producción de otras células T que se oponen a este efecto.[69, 70] (En el Apéndice C se incluye un resumen de la red de esta vitamina D.) Este mecanismo de acción parece ser un factor común determinante de las enfermedades autoinmunes estudiadas hasta el momento.

Conociendo la contundencia de las pruebas científicas en contra de los alimentos de origen animal —principalmente la leche de vaca— tanto para la esclerosis múltiple como para la diabetes tipo 1, y a sabiendas de todo lo que tienen en común estas enfermedades autoinmunes, parece razonable empezar a dedicar más atención a la relación entre los alimentos y un grupo mucho más amplio de este tipo de dolencias. Como es obvio, debemos ser prudentes; se necesitan más trabajos de investigación para que las semejanzas entre las enfermedades autoinmunes sean concluyentes, aunque las pruebas científicas que poseemos en la actualidad son sorprendentes.

Hoy en día, el público no tiene prácticamente ninguna conciencia de la conexión existente entre los hábitos nutricionales y estas enfermedades. Por ejemplo, en la página web de la Federación Internacional de Esclerosis Múltiple se puede leer "no existen evidencias fiables de que la esclerosis múltiple se deba a una dieta inadecuada o a deficiencias nutricionales". Y además se advierte que un régimen dietético puede "ser muy caro" y "alterar el equilibrio nutricional normal".[71] Si modificar tus hábitos alimentarios resulta caro, no sé qué es lo que dirían con respecto al hecho de estar incapacitado y confinado a una cama. Y en cuanto a "alterar el equilibrio nutricional normal", ¿qué significa normal? ¿Se pretende afirmar que la dieta que tenemos ahora es "normal", la misma dieta que, en gran medida, es responsable de las enfermedades que dejan lisiados, deprimen e incluso matan a millones de norteamericanos cada año? ¿Acaso los elevadísimos índices de afecciones cardíacas, cáncer, enfermedades autoinmunes, obesidad y diabetes son "normales"? Si esto es normal, propongo que empecemos a considerar seriamente lo anormal.

Un total de 400,000 estadounidenses son víctimas de la esclerosis múltiple y unos cuantos millones más sufren otras enfermedades autoinmunes. Las estadísticas, los resultados de las investigaciones y las descripciones clínicas sustentan en gran parte mi opinión sobre la dieta y la enfermedad; sin embargo, la importancia de la información reside *en la experiencia personal de cada individuo*. Cualquiera de las graves dolencias de las que he hablado en este capítulo puede alterar para siempre la vida de una persona: la de un familiar, un amigo, un vecino, un compañero de trabajo o tu propia vida.

Ya es el momento de sacrificar nuestras vacas sagradas. Debe prevalecer la razón. Las asociaciones de profesionales, los médicos y las agencias gubernamentales necesitan ponerse de pie y ocuparse de sus obligaciones para que los niños que nazcan hoy no tengan que hacer frente en el futuro a tragedias que podrían haberse evitado.

10

Efectos de amplio alcance: enfermedades óseas, renales, oculares y cerebrales

Uno de los argumentos más convincentes para adoptar una dieta vegetariana es su capacidad para prevenir una gran variedad de enfermedades. Si yo conversara con algunas personas sobre un estudio determinado que demuestra el efecto protector de las frutas y verduras contra las enfermedades cardíacas, quizá estarían de acuerdo con las bondades de estos alimentos. Sin embargo, lamentablemente, lo más probable es que al volver a casa comerían albóndigas con una salsa hecha con el jugo de la carne asada en la comida. No importa lo extenso que sea el estudio, lo persuasivos que sean sus resultados ni lo respetables que sean los científicos encargados de la investigación, el hecho es que la mayoría de la gente demuestra un sano escepticismo cuando se hace referencia a un solo estudio, y hace bien.

Pero las personas a las que me dirijo se mostrarán más inclinadas a prestar atención si les comunico que docenas y docenas de estudios revelan que los países con menor incidencia de afecciones cardíacas son aquellos donde se consumen menos cantidades de alimentos de origen animal; que otras docenas de estudios indican que los individuos que consumen más alimentos vegetarianos y productos integrales contraen menos enfermedades cardíacas; y continúo documentando el tema refiriéndome a otros estudios que también demuestran que una dieta con escasos alimentos de origen animal y rica en productos vegetarianos sin procesar puede demorar, o incluso revertir, este tipo de enfermedades.

Si sigo hablando y extiendo este proceso no solo a las dolencias cardíacas sino también a la obesidad, a la diabetes tipo 2, al cáncer de colon, de mama y de próstata, a la esclerosis múltiple y a otras enfermedades autoinmunes, es muy posible que ya nadie quiera volver a comer albóndigas de carne ni una salsa hecha con su jugo.

La gran cantidad de evidencias sobre el efecto que tiene la dieta en nuestra salud resulta lo suficientemente convincente. Podemos considerar la idea de que un solo estudio pueda respaldar prácticamente cualquier idea que exista bajo el sol, pero ¿cuáles son las probabilidades de que cientos, incluso miles, de estudios diferentes demuestren los beneficios de los alimentos vegetarianos y los perjuicios de los de origen animal para tantas enfermedades diferentes? No podemos decir que se trate de una coincidencia ni que se deba a datos incorrectos, a investigaciones parciales o tendenciosas, a estadísticas erróneamente interpretadas ni al hecho de "jugar con las cifras". Esto debe tener una base real.

He presentado solamente una pequeña muestra de las numerosas evidencias científicas en favor de las dietas vegetarianas. Con la única intención de mostrar la magnitud de dichas evidencias, me ocuparé ahora de cinco enfermedades muy comunes en nuestro país que no parecen tener ninguna relación entre sí: la osteoporosis, los cálculos renales, la ceguera, la disfunción cognitiva y la enfermedad de Alzheimer. Estas dolencias no suelen ser fatales y, por lo general, son consideradas como una consecuencia inevitable del envejecimiento. Por consiguiente, cuando el abuelo afirma que ve puntos borrosos, que no puede recordar los nombres de sus amigos o que van a operarlo para colocarle una prótesis de cadera, nos parece algo natural. Pero, como veremos, incluso estos síntomas están vinculados a los hábitos dietéticos.

LA OSTEOPOROSIS

¿Has tenido alguna vez una maestra que dijera en clase que si no tuviéramos huesos no seríamos nada más que una mera mancha informe sobre el suelo? Tal vez conociste la estructura del esqueleto humano escuchando aquella popular canción: "El hueso del tobillo está conectado con el hueso de la espinilla, el hueso de la espinilla está conectado con el hueso de la rodilla", etc. Es probable que en esa época de tu vida te dijeran que la leche era necesaria para tener unos huesos y dientes sanos y fuertes. Y no dudábamos en beberla, porque ninguno de nosotros quiere ser una mancha informe sobre el suelo y también porque nuestros famosos cobraban dinero por aparecer en anuncios que ensalzaban sus presuntos beneficios. La leche era a la salud de los huesos como las abejas a la miel.

En Estados Unidos se consume más leche de vaca (y sus productos derivados) por persona que en la mayor parte del resto del mundo. Por lo tanto, los estadounidenses deberían tener unos huesos extraordinariamente fuertes, ¿verdad? Lamentablemente, no es así. Un estudio reciente demostró que, a partir de los cincuenta años, las estadounidenses tienen una de las tasas más altas de fracturas de cadera de todo el mundo.[1] Los únicos países que presentan índices superiores se encuentran en Europa y en el Pacífico Sur (Australia y Nueva Zelanda),[1] donde el consumo de leche es todavía mayor que en Estados Unidos. ¿Qué es lo que está ocurriendo?

Se suele considerar que un índice excesivo de fracturas de cadera es un indicador fiable de osteoporosis, una enfermedad de los huesos que afecta especialmente a las mujeres después de la menopausia. Es común oír que la osteoporosis se debe a una ingesta insuficiente de calcio, razón por la cual los responsables de las políticas sanitarias suelen recomendar un mayor consumo de dicho mineral. Los productos lácteos son particularmente ricos en calcio, de manera que la industria de estos productos se afana por respaldar todos los esfuerzos que sean necesarios para fomentar el consumo de calcio. En cierto sentido, estos esfuerzos están relacionados con las recomendaciones de beber leche para tener huesos fuertes (me ocuparé de estas políticas sanitarias en la parte IV).

Sin embargo, algo está sucediendo, porque esos países donde se registra un gran consumo de leche de vaca y de sus productos derivados tienen los mayores índices de fracturas y los huesos más frágiles. Podemos encontrar una posible explicación en un informe que demuestra una asociación tan sólida como impactante entre la ingesta de proteínas animales y los índices de fracturas óseas en mujeres de diferentes países.[2] El informe, que fue realizado en 1992 por investigadores de la Facultad de Medicina de la Universidad de Yale, resume los datos sobre la ingesta de proteínas y el índice de fracturas que se presentaron en treinta y cuatro estudios realizados en dieciséis países; dichos datos fueron divulgados en veintinueve publicaciones científicas debidamente revisadas por colegas. Todos los sujetos estudiados eran mujeres con edades a partir de los cincuenta años. Se descubrió que un sorprendente 70% de las fracturas se podía atribuir al consumo de proteínas animales.

Los investigadores explicaron que las proteínas de origen animal, a diferencia de las vegetales, incrementan la carga ácida de nuestro organismo,[3] lo que significa que tanto nuestra sangre como nuestros tejidos se tornan más ácidos. Al cuerpo no le gusta este entorno ácido y comienza a combatirlo. Para neutralizar el exceso de acidez, utiliza el calcio, que actúa con gran eficacia. Pero este calcio debe proceder de algún sitio y el organismo termina por extraerlo de los huesos, que con el paso del tiempo, se debilitan y corren mayor riesgo de fracturarse.

Desde hace más de cien años sabemos que las proteínas de origen animal atentan contra la salud de nuestros huesos. Por ejemplo, la explicación de que producen un exceso de ácido metabólico se sugirió por primera vez en la década de 1880[4] y fue documentada en 1920.[5] Sabemos también que las proteínas de origen animal son más efectivas para aumentar la carga de ácido metabólico en el organismo[6, 7, 8] que las de origen vegetal.

Cuando las proteínas animales provocan un aumento del ácido metabólico y el organismo extrae el calcio de los huesos, también se incrementa la cantidad de calcio presente en la orina. Este efecto se determinó hace más de ochenta años[5] y ha sido estudiado en detalle desde la década de los años setenta. En 1974,[9] 1981[10] y 1990[11], se publicaron resúmenes de dichos estudios, cada uno de los cuales demuestra manifiestamente que la cantidad de proteínas animales que muchos de nosotros consumimos a diario es capaz de causar un aumento sustancial del calcio presente en la orina.

El gráfico 10.1 forma parte de la publicación de 1981.[10] Duplicar el consumo de proteínas (en particular, las de origen animal), pasando de 35 gr a 78 gr/día, causa un incremento del 50% de calcio en la orina, un porcentaje alarmante. Este efecto se produce con una ingesta de proteínas que coincide con la que ingerimos la mayoría de los norteamericanos; la media de nuestro consumo de proteínas ronda los 70-100 gr/día. A propósito, como ya mencioné en el capítulo 4, un estudio de seis meses de duración, que fue financiado por el Centro Atkins, descubrió que las personas que habían adoptado la dieta Atkins excretaban un 50% más de calcio a través de la orina después de seis meses de seguir la dieta.[12]

Las observaciones iniciales sobre la asociación entre la ingesta de proteínas animales y los índices de fracturas óseas son impresionantes, y ahora

GRÁFICO 10.1: ASOCIACIÓN ENTRE LA EXCRECIÓN URINARIA DE CALCIO Y LA INGESTA DE PROTEÍNAS A TRAVÉS DE LA DIETA

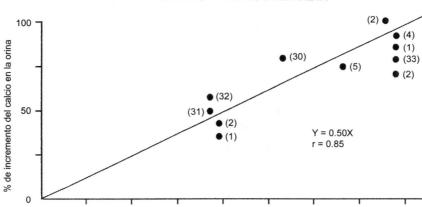

tenemos una explicación convincente de la forma de actuar de dicha asociación, es decir, su mecanismo de acción.

Los procesos que desencadenan enfermedades rara vez son tan simples como para que "un mecanismo lo haga todo", pero el trabajo que se está realizando en este campo constituye un argumento sólido. En 2000 se publicó un estudio más reciente, elaborado por el Departamento de Medicina de la Universidad de California, en San Francisco. Utilizando ochenta y siete trabajos de investigación realizados en treinta y tres países, el estudio comparaba la proporción del consumo de proteínas vegetales y proteínas animales respecto el índice de fracturas de huesos (gráfico 10.2).[1] El hallazgo fue que un elevado consumo de proteínas vegetales y no animales estaba fuertemente vinculado con la práctica desaparición de las fracturas.

Estos estudios son irrefutables por diversas razones. Se publicaron en las revistas científicas más prestigiosas, los autores fueron muy prudentes a la hora de analizar e interpretar los datos, e incluyeron un gran número de informes de investigación individuales y, por último, la importancia estadística de la asociación de las proteínas animales con los índices de fracturas óseas es verdaderamente excepcional. Es imposible considerarlos como un par de estudios más de entre todos los que se han realizado; ¡el más reciente es un resumen de ochenta y siete estudios individuales!

El Grupo de Investigación de Fracturas Osteoporóticas de la Universidad de California, en San Francisco, publicó otro trabajo[13] en el que

GRÁFICO 10.2: ASOCIACIÓN ENTRE LAS PROTEÍNAS ANIMALES CONTRA LAS VEGETALES Y LAS FRACTURAS ÓSEAS EN DIFERENTES PAÍSES

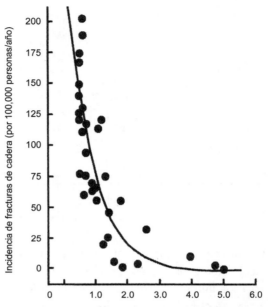

Relación de la ingesta de proteínas animales y vegetales (gr/gr)

participaron más de 1,000 mujeres con edades a partir de los sesenta y cinco años. Al igual que en la investigación realizada en varios países, los científicos calificaron la dieta de las mujeres basándose en las proporciones de proteínas de origen animal y vegetal. Después de un seguimiento de siete años de duración, se observó que las que habían consumido una mayor cantidad de proteínas animales que vegetales habían sufrido fracturas óseas 3.7 veces más que aquellas con un consumo inferior. Además, durante el mismo periodo, la pérdida de masa ósea de las integrantes del primer grupo se había producido casi cuatro veces más rápidamente que la de las mujeres con un consumo inferior de proteínas animales.

En el ámbito experimental, este estudio resulta de gran importancia por el hecho de haber comparado el consumo de proteínas, la pérdida de masa ósea y las fracturas en los mismos sujetos.

En esta investigación, se menciona un efecto multiplicado por 3.7, que es sustancial. Su valor reside en que, como media, alrededor de la mitad de las proteínas totales consumidas por las mujeres con índices inferiores de fracturas óseas eran de origen animal. No puedo evitar preguntarme cuál podría haber sido la diferencia si en lugar de consumir un 50% de proteínas de origen animal, hubieran ingerido solo entre un 0 y un 10%. En las investigaciones que realizamos en la China rural, donde la proporción ante el consumo de proteínas animales y vegetales era de aproximadamente un 10%, hallamos que el índice de fracturas era apenas una quinta parte del que se registraba en Estados Unidos. La proporción entre las proteínas animales y vegetales en Nigeria es alrededor del 10% de la que se observa en Alemania, y la incidencia de fracturas de cadera es un 99% inferior.[1]

Estas observaciones cuestionan seriamente la afirmación tan difundida de que los productos lácteos, ricos en proteínas, protegen nuestros huesos. Por otra parte, casi todos los días nos recuerdan que necesitamos el calcio de estos productos para tener huesos fuertes. Una avalancha de comentarios nos advierte que la mayoría de nosotros no satisfacemos nuestras necesidades diarias de calcio, en especial las mujeres embarazadas y mujeres en periodo de lactación. Sin embargo, esta bonanza del calcio no está justificada. Un trabajo realizado en diez países[14] demostró que un consumo superior de calcio estaba asociado con un riesgo superior (no inferior) de fracturas óseas (gráfico 10.3). Gran parte de la ingesta de calcio indicada en este gráfico, en particular en los países con un consumo alto, se debe a los productos lácteos más que a los suplementos de calcio o a las fuentes de calcio que no proceden de los alimentos derivados de la leche.

Mark Hegsted, profesor de Harvard durante muchos años y la persona que elaboró los resultados que se presentan en este gráfico, comenzó a investigar el tema del calcio a principios de los años cincuenta. Él fue el artífice principal de las primeras recomendaciones nutricionales dadas a conocer en el ámbito nacional en 1980 y publicó este gráfico en 1986. El profesor Hegsted opina que el consumo persistente de cantidades excesivas de calcio durante un periodo de tiempo prolongado anula la capacidad del organismo de controlar no solo cuánto calcio debe utilizar, sino también cuándo debe utilizarlo. En condiciones de buena salud, el cuerpo emplea una forma activada de la vitamina D, denominada calcitriol, para regular la cantidad de calcio que absorbe de los alimentos y la cantidad que excreta y distribuye hacia los huesos. El calcitriol se considera una hormona y su función es aumentar la absorción del calcio y restringir su excreción en los momentos en que el organismo necesita más cantidades de este mineral. Si se consume una cantidad excesiva de calcio de forma continuada, el cuerpo puede perder la capacidad de regular el calcitriol, alterando la absorción

GRÁFICO 10.3: ASOCIACIÓN ENTRE LOS ÍNDICES DE FRACTURAS DE CADERA Y LA INGESTA DE CALCIO EN DIFERENTES PAÍSES

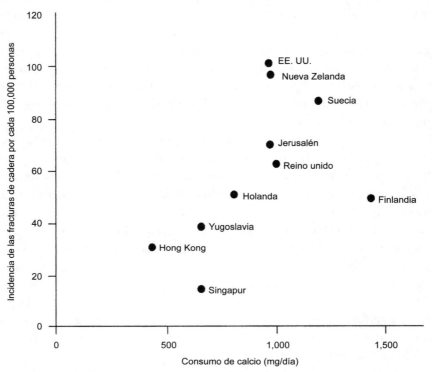

y la excreción del calcio sea de forma permanente o temporal. Arruinar este mecanismo regulatorio es la mejor receta para que las menopáusicas y posmenopáusicas sufran osteoporosis. En esa etapa de la vida, las mujeres deben preocuparse por optimizar su utilización del calcio, especialmente si su dieta es rica en proteínas animales. El hecho de que el cuerpo pierda la capacidad de controlar mecanismos finamente sincronizados porque se abusa de ellos es un fenómeno reconocido en biología.

Teniendo en cuenta estos hallazgos, parece perfectamente razonable que las proteínas de origen animal, e incluso el calcio, puedan aumentar el riesgo de osteoporosis cuando se consumen en cantidades excesivas. Desafortunadamente, los productos lácteos son los únicos alimentos ricos en ambos nutrientes. Hegsted, respaldado por su vasta experiencia en la investigación del calcio, afirmó en su documento de 1986: "Las fracturas de cadera son más frecuentes en poblaciones donde se consumen habitualmente productos lácteos y las ingestas de calcio son relativamente altas".

Años más tarde, la industria láctea sigue insistiendo en que debemos consumir un mayor número de sus productos para que nuestros huesos sean fuertes. La confusión, el conflicto y la controversia proliferan en este campo de investigación, permitiendo que cualquiera afirme prácticamente cualquier cosa. Y, como es obvio, hay grandes cantidades de dinero en juego. Uno de los expertos en osteoporosis más citados, financiado por la industria de productos lácteos, escribió un artículo en una acreditada publicación.[15] Con un tono airado, insistió en que algunas corrientes de la sociedad podrían haber influido, en cierta medida, en los hallazgos que respaldan una dieta con una mayor proporción de proteínas vegetales que animales (mencionado anteriormente). Las "corrientes" a las que se refería eran los activistas defensores de los derechos de los animales, que se oponían al consumo de productos lácteos.

Gran parte del debate referido a la osteoporosis, independientemente de que se lleve a cabo con integridad o no, reside en la investigación de los detalles. Como verás, el diablo acecha en los detalles y, en este caso, el detalle principal es la densidad mineral ósea (DMO).

Muchos científicos han investigado de qué forma diversos factores de la dieta y del estilo de vida afectan a la DMO. La DMO es una medida de la densidad ósea que suele utilizarse para diagnosticar la salud de los huesos. Si tu densidad ósea está por debajo de un determinado nivel, puedes correr el riesgo de padecer osteoporosis. En la práctica, esto significa que tienes una mayor probabilidad de fracturarte un hueso.[16-18] No obstante, en este gran circo de la investigación sobre la osteoporosis, existen algunos detalles endemoniadamente contradictorios que promueven la confusión. Por nombrar solo algunos de ellos:

* Una DMO alta aumenta el riesgo de osteoartritis.[19]
* Una DMO alta se ha asociado con un mayor riesgo de cáncer de mama.[20,21]
* A pesar de que una DMO alta está relacionada tanto con un incremento en el riesgo de cáncer de mama como con una disminución del riesgo de osteoporosis, ambas dolencias se dan conjuntamente en las mismas zonas del mundo, e incluso en los mismos individuos.[22]
* El índice de pérdida de masa ósea es tan importante como la DMO total.[23]
* Existen lugares donde la medición de la masa ósea total, la densidad mineral o el contenido mineral de los huesos es inferior a la de los países occidentales. Lo curioso es que también es inferior el

índice de fracturas, lo que desafía la lógica convencional empleada
para definir "huesos grandes y fuertes".[24-26]

* El sobrepeso se asocia con una mayor DMO,[24, 27] aunque las regiones del mundo que tienen los mayores índices de obesidad también presentan tasas superiores de osteoporosis.

La afirmación de que la DMO es fiable para detectar la osteoporosis y que, por deducción, indica el tipo de dieta que reduciría la incidencia de las fracturas no es del todo acertada. En contraste, una forma alternativa –y mucho mejor– de predecir la osteoporosis es la proporción entre proteínas animales y vegetales que hay en nuestra dieta.[1-13] Cuanto mayor es la proporción, mayor es el riesgo de contraer la enfermedad. Y adivina lo que se ha descubierto: la DMO mantiene una relación muy estrecha con esta proporción.[13]

Es evidente que en la literatura científica existen serias dudas sobre las recomendaciones convencionales respecto de los alimentos de origen animal, los productos lácteos y la densidad de los huesos. Dichas recomendaciones están influenciadas principalmente por la industria láctea, que se ocupa de divulgarlas a través de los medios. Basándome en la investigación, mis propuestas para reducir el riesgo de padecer osteoporosis son:

* Mantenerse físicamente activo. Subir por las escaleras en lugar de utilizar el ascensor, andar, practicar *jogging*, montar en bicicleta. Nadar, practicar yoga o aerobic cada dos días y considerar el hecho de comprar unas barras y mancuernas para utilizarlas de vez en cuando. Practicar un deporte o formar parte de un grupo que incluya el ejercicio físico. Las posibilidades son infinitas y pueden ser divertidas. Si haces este esfuerzo, te sentirás mejor y tus huesos estarán mucho más sanos.

* Consumir diversas clases de alimentos vegetarianos e integrales y evitar los de origen animal, incluidos los productos lácteos. Podemos ingerir el calcio a través de una amplia variedad de alimentos de origen vegetal, como judías y hortalizas de hoja. Si prescindes de los hidratos de carbono refinados, como los cereales azucarados, el pan blanco, la pasta hecha con harina blanca y las golosinas, no deberías tener problemas de deficiencia de calcio.

* Consumir cantidades mínimas de sal. Los alimentos envasados y muy procesados la contienen en exceso. Las evidencias indican que un consumo exagerado de sal puede constituir un problema.

LOS RIÑONES

En la página web del Centro de Tratamiento de Cálculos Renales de la Universidad de California, en Los Ángeles,[28] descubrirás que los cálculos renales pueden causar los siguientes síntomas:

* Náuseas y vómitos.
* Inquietud (al intentar encontrar una posición cómoda que alivie el dolor).
* Dolor sordo (difuso, lumbar, abdominal, dolor intermitente).
* Urgencia de vaciar la vejiga.
* Frecuencia (orinar a menudo).
* Sangre en la orina, acompañada de dolor (hematuria masiva).
* Fiebre (complicaciones debido a una infección).
* Cólico renal agudo (dolor lateral agudo que irradia hacia la ingle, el escroto y los labios genitales).

El cólico renal agudo requiere una explicación. Este dolor angustiante es el resultado de una piedra cristalizada que intenta pasar a través del delgado conducto que transporta la orina desde los riñones hacia la vejiga, el uréter. En la página web se puede leer la siguiente descripción del dolor que provoca este proceso: "Probablemente se trate de una de las peores experiencias dolorosas que puede sufrir una persona. Quienes la hayan vivido jamás la olvidarán. El intenso dolor de un cólico renal debe ser controlado mediante potentes analgésicos. No esperes que una aspirina resuelva la situación. Acude a la consulta del médico o a urgencias".[28]

No sé qué te pasará a ti, pero a mí, el mero hecho de pensar en todo esto me produce escalofríos. Lamentablemente, a un 15% de los norteamericanos (más hombres que mujeres) se les diagnosticarán cálculos renales a lo largo de su vida.[29]

Hay diversos tipos de cálculos renales. Uno de ellos es un tipo genéticamente raro,[30] y hay otro que se relaciona con una infección urinaria, pero la mayoría son piedras formadas por calcio y oxalato. Estas piedras son relativamente comunes en países desarrollados y poco habituales en los que se encuentran en vías de desarrollo.[31] Una vez más, esta dolencia sigue los mismos patrones globales que el resto de las enfermedades occidentales.

La primera vez que tomé conciencia de la conexión existente entre los hábitos alimentarios y los cálculos renales fue en la Facultad de Medicina de la Universidad de Toronto. Me habían invitado a dar un seminario sobre nuestros hallazgos en El estudio de China, y tuve la oportunidad de conocer al profesor W. G. Robertson, integrante del Consejo de Investigación Médica de Leeds, Inglaterra. Este encuentro casual fue muy gratificante. Más tarde me enteré de que el doctor Robertson es uno de los expertos mundiales más prestigiosos en el tema de la dieta y su relación con los cálculos renales. Su grupo de investigación ha analizado exhaustivamente la relación de los alimentos y las piedras que se forman en los riñones, tanto en la teoría como en la práctica. Su trabajo comenzó hace más de treinta años, y todavía no ha acabado. Una búsqueda de sus publicaciones científicas, o de otras en las que ha participado como coautor, muestra al menos cien documentos publicados desde mediados de los años sesenta.

Uno de los gráficos de Robertson indica una relación asombrosa entre el consumo de proteínas animales y la formación de cálculos renales (gráfico 10.4).[32] Demuestra que el consumo de proteínas animales por persona entre 1958 y 1973 era superior a 21 gramos diarios en el Reino Unido, un hecho estrechamente vinculado con el elevado número anual de cálculos renales registrado por cada 10,000 individuos. Este es un dato alarmante.

Pocos investigadores han analizado los detalles de una investigación con mayor atención que el doctor Robertson y sus colegas. Desarrollaron un modelo para estimar el riesgo de formación de piedras en los riñones con una exactitud extraordinaria.[33] A pesar de haber identificado seis factores de riesgo para los cálculos renales,[34, 35] descubrieron que el máximo

GRÁFICO 10.4: RELACIÓN ENTRE LA INGESTA DE PROTEÍNAS ANIMALES Y LA FORMACIÓN DE CÁLCULOS RENALES

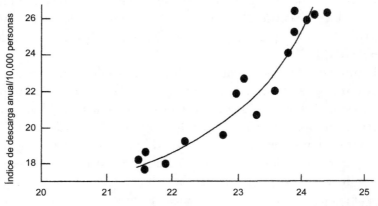

responsable era el consumo de proteínas animales. La ingesta de este tipo de proteínas en los niveles comúnmente observados en países con una economía próspera favorece el desarrollo de cuatro de esos seis factores de riesgo.[34, 35]

Las proteínas animales no solamente están asociadas con factores de riesgo para la futura formación de piedras en los riñones, sino también con los cálculos recurrentes. Robertson publicó sus hallazgos y demostró que era capaz de resolver el problema de los pacientes que sufrían periódicamente la enfermedad, por el mero hecho de eliminar de la dieta los alimentos procedentes de proteínas animales.[36]

¿Cómo funciona esto? Cuando se consumen cantidades suficientes de alimentos que contienen proteínas animales, por lo general las concentraciones de calcio y oxalato en la orina aumentan de manera notable al cabo de unas pocas horas. El gráfico 10.5 muestra esos cambios importantes que fueron publicados por el grupo de Robertson.[5]

Los individuos que participaron en este estudio consumieron solo 55 gramos diarios de proteínas animales, a los que se añadieron otros 34 de proteína animal que procedía exclusivamente del atún. Esta cantidad de proteínas animales corresponde a los niveles habituales de la mayoría de los norteamericanos —los hombres consumen alrededor de 90–100 gramos de

GRÁFICO 10.5: EFECTO DE LA INGESTA DE PROTEÍNAS ANIMALES SOBRE EL CALCIO Y EL OXALATO PRESENTES EN LA ORINA

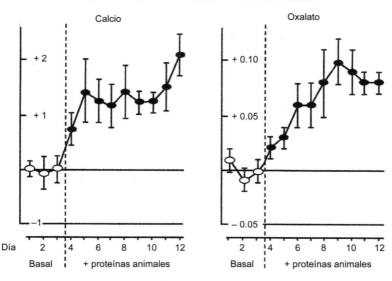

proteínas totales al día, la mayor parte de las cuales procede de alimentos de origen animal; las mujeres, unos 70-90 gramos diarios.

Cuando los riñones sufren una presión constante y a largo plazo debido a un consumo excesivo de calcio y oxalato, se pueden formar cálculos renales.[35] El siguiente párrafo, extraído de una revisión hecha por Robertson en 1987, enfatiza el papel de la dieta, en especial de los alimentos que contienen proteínas animales:

> La urolitiasis [formación de cálculos renales] es un problema mundial que se agrava por el consumo excesivo de productos lácteos y por las dietas muy energéticas con escaso contenido en fibra, como las de la mayoría de los países industrializados [. . .] En particular, las evidencias científicas indican que el factor dominante es una ingesta excesiva de proteínas procedentes de la carne [. . .] Estudios epidemiológicos y bioquímicos permiten prever que una modificación de los hábitos alimentarios, en favor de una dieta más vegetariana y menos energética, reduciría el riesgo de cálculos renales entre la población.

Los alimentos de origen animal han demostrado tener un efecto sustancial y concluyente en la formación de piedras en los riñones. La investigación reciente indica también que la formación de cálculos renales se puede deber a la actividad de los radicales libres[38] y que, por lo tanto, se podría prevenir mediante el consumo de alimentos vegetales que contienen antioxidantes (capítulo 4). Pero resta hablar de otra enfermedad y otro órgano, en los que hemos observado que los alimentos de origen vegetal y animal producen también efectos opuestos (respecto a la formación de piedras).

PROBLEMAS OCULARES

Las personas que ven bien a menudo creen que la visión está garantizada. Tratamos a nuestros ojos como si fueran piezas de tecnología y no partes vivientes de nuestro organismo. Estamos demasiado dispuestos a creer que el láser es el mejor recurso para mantener la salud de nuestros ojos. Pero durante las últimas dos décadas, la investigación ha demostrado que los alimentos que consumimos afectan considerablemente a estas "piezas de tecnología". Nuestros desayunos, comidas y cenas influyen particularmente en dos enfermedades muy comunes de los ojos, las cataratas y la degeneración macular, que afectan a millones de norteamericanos de la tercera edad.

Sí, en efecto, estoy a punto de decirte que si consumes alimentos animales en lugar de vegetales, podrías quedarte ciego.

La degeneración macular es la causa principal de una ceguera irreversible en personas mayores de sesenta y cinco años. Más de 1.6 millones de estadounidenses sufren esta enfermedad y muchos de ellos pierden la visión.[39] Como su mismo nombre indica, llega a destruir la mácula, la intersección bioquímica del ojo donde la energía de la luz que llega desde el exterior se transforma en una señal nerviosa. Por decirlo de alguna manera, la mácula ocupa el primer plano y debe funcionar bien para producir la visión.

En torno a la mácula, hay ácidos grasos que pueden reaccionar con la luz entrante y crear un bajo nivel de radicales libres que son altamente reactivos.[40] Estos radicales libres (capítulo 4) pueden destruir o degenerar los tejidos circundantes, incluida la mácula. Sin embargo, afortunadamente para nosotros, el daño de los radicales libres se puede dominar gracias a los antioxidantes de las frutas y verduras.

Hay dos estudios que ofrecen evidencias concluyentes de que los alimentos pueden prevenir la degeneración macular. En cada uno de ellos participó un equipo de investigadores expertos procedentes de instituciones muy prestigiosas. Ambos se publicaron hace poco más de una década. Uno de ellos evaluó la dieta[41] y el otro, los nutrientes en la sangre.[42] Los hallazgos de los dos estudios sugirieron que si se consumieran los alimentos adecuados, se podría prevenir entre un 70 y un 88% de la ceguera causada por la degeneración macular.

El estudio sobre las ingestas a través de la dieta[41] comparó 356 individuos de entre cincuenta y cinco y ochenta años de edad, a quienes les habían diagnosticado una degeneración macular avanzada (casos), con 520 que padecían otras enfermedades oculares (controles). En el proyecto colaboraron cinco centros oftalmológicos.

Los investigadores descubrieron que un mayor consumo de carotenoides totales estaba asociado con una menor frecuencia de degeneración macular. Los carotenoides son un grupo de antioxidantes que se encuentran en las partes coloridas de las frutas y hortalizas. Cuando se clasificaron las ingestas de carotenoides, se observó que la incidencia de la enfermedad entre los individuos que ingerían mayor cantidad de dichos nutrientes era un 43% menor que entre aquellos que consumían cantidades menores. No debe sorprendernos que cinco de los seis alimentos de origen vegetal medidos en el estudio también estuvieran vinculados con índices menores de degeneración macular (brócoli, zanahorias, espinacas u hojas verdes de berza, calabazas de invierno y boniatos o batatas). De todos ellos, las espinacas u hojas verdes de berza ofrecían la mayor protección. La presencia de la enfermedad fue un 88% menor en personas que consumían estas hortalizas verdes cinco veces por semana o más, en comparación con las que las tomaban menos de una vez al mes. El único grupo alimenticio que no demostró tener un efecto preventivo fue el de la familia de las coles (como el repollo, la coliflor o las coles de Bruselas), que es el menos colorido de los seis grupos de alimentos.[43]

Estos investigadores analizaron también la protección potencial contra la enfermedad derivada del consumo de cinco carotenoides individuales ingeridos a través de la dieta. Excepto uno de ellos, los demás demostraron tener un efecto protector muy importante, en especial los hallados en las hortalizas de hoja de color verde oscuro. En contraste, los suplementos de algunas vitaminas, entre ellas el retinol ("vitamina A" preformada) y las vitaminas C y E, no revelaron tener un efecto favorable. Una vez más comprobamos que, si bien los suplementos pueden representar grandes beneficios para sus fabricantes, no nos proporcionarán una buena salud ni a ti ni a mí.

Cuando parecía que ya se había dicho y hecho todo en relación con este tema, este estudio descubrió que *si se consumieran los alimentos apropiados, se podría reducir el riesgo de degeneración macular hasta un 88%.*[41]

Probablemente estarás pensando: "¿Y de qué alimentos puedo obtener algunos de estos carotenoides?". Abundan en las hortalizas de hoja verde, en las zanahorias y en las frutas cítricas. No obstante, aquí nos enfrentamos con un problema. Entre los cientos (acaso miles) de carotenoides antioxidantes presentes en estos alimentos, apenas se han estudiado una docena, o poco más, en relación con sus efectos biológicos. La capacidad de estas sustancias químicas de localizar y reducir el daño producido por los radicales libres es bien conocida, pero las actividades de los carotenoides individuales varían en gran medida dependiendo de las condiciones de la dieta y del estilo de vida. Debido a dichas variaciones, es prácticamente imposible predecir sus actividades individuales, sean favorables o desfavorables. La lógica de recurrir a los suplementos alimenticios ignora la dinámica de la naturaleza. Es mucho más seguro consumir los carotenoides en su forma natural, es decir, incluyendo frutas y verduras de vivos colores en tu dieta.

El segundo estudio[42] comparó un total de 421 pacientes aquejados de degeneración macular (casos) con 615 controles. Cinco de los principales centros clínicos especializados en enfermedades oculares y sus investigadores participaron en él. En esta investigación, se midieron los niveles de antioxidantes presentes en la sangre, en lugar de los consumidos. Los antioxidantes medidos pertenecían a cuatro clases: carotenoides, vitamina C, selenio y vitamina E. Excepto el selenio, cada uno de estos grupos de nutrientes estaba asociado con una menor cantidad de casos de degeneración macular, aunque solo los carotenoides revelaron resultados estadísticamente significativos. En las personas que tenían los niveles más altos de carotenoides en sangre, el riesgo de degeneración macular se redujo en dos tercios, en comparación con el grupo que había ingerido una cantidad escasa de carotenoides.

La reducción de aproximadamente un 65-70% observada en este estudio es similar a la disminución superior al 88% de la primera investigación. Ambos trabajos demostraron los beneficios que reportan los carotenoides antioxidantes cuando se consumen a través de la dieta de un modo asiduo. Dadas las limitaciones experimentales, solo podemos hacer una aproximación a la proporción de degeneración macular causada por malos hábitos nutricionales y no tenemos forma de saber cuáles son los antioxidantes que intervienen en el proceso. Pero lo que sí podemos afirmar, no obstante, es que el consumo de alimentos que contienen antioxidantes —y en especial los que incluyen carotenoides— puede prevenir la mayor parte de los casos de ceguera provocada por una degeneración macular. Esto, por sí mismo, ya es una recomendación extraordinaria.

Las cataratas son una enfermedad ligeramente menos grave que la degeneración macular, gracias a que, hoy en día, existen varias opciones quirúrgicas muy efectivas para recuperar la visión perdida. Sin embargo, en términos de cifras, las cataratas representan una carga mucho más importante para nuestra sociedad. Alrededor de los ochenta años de edad, la mitad de los estadounidenses tendrán cataratas.[39] En la actualidad, millones de ellos con edades a partir de los cuarenta años las sufren.

Se llama catarata a la falta de transparencia del cristalino. La cirugía consiste en retirar el cristalino opaco y sustituirlo por una lente artificial. La causa de esta opacidad, al igual que en la degeneración de la mácula y que en muchas otras dolencias, está estrechamente vinculada con el daño producido por un exceso de radicales libres reactivos.[44] Una vez más, es razonable considerar que puede ser de gran utilidad consumir alimentos que contienen antioxidantes.

A comienzos de 1988, investigadores de Wisconsin comenzaron a estudiar la salud de los ojos y los hábitos alimentarios de más de 1,300 personas. Diez años más tarde publicaron un informe[45] sobre sus hallazgos. El índice de cataratas entre los individuos que consumían más luteína (un tipo específico de antioxidante) era la mitad que entre aquellos que ingerían menos cantidades. La luteína es una sustancia química interesante; además de estar presente en las espinacas, y también en otras hortalizas de hojas de color verde oscuro, es parte integral del tejido del cristalino.[46, 47] Otro hallazgo similar fue que los individuos que consumían más espinacas tenían un 40% menos de cataratas.

Estas dos afecciones oculares, la degeneración macular y las cataratas, se producen cuando no se ingiere una cantidad suficiente de hortalizas de hojas verdes. En ambos casos, el principal responsable de estos males es el exceso de radicales libres, cuyo número aumenta por el consumo de alimentos de origen animal y se puede reducir mediante alimentos vegetarianos.

DIETAS QUE PRODUCEN ALTERACIONES MENTALES

Cuando este libro llegue a las estanterías de las librerías, tendré setenta años. Asistí recientemente a la 50ª reunión de los compañeros de mi instituto, y allí me enteré de que muchos de ellos habían fallecido. Estoy suscrito a la revista *AARP*, me hacen descuento en diversos productos por ser una persona de edad avanzada y puedo hacerme chequeos mensuales en la Seguridad Social. Algunos eufemistas podrían llamarme "adulto maduro"; yo sencillamente diría: viejo. ¿Qué significa ser viejo? Sigo corriendo todas las mañanas, algunas veces nueve kilómetros diarios, y en ocasiones incluso algunos más. Mantengo una vida laboral activa, quizá más activa que nunca. Todavía disfruto de todas las actividades que me dan placer, sea visitar a mis nietos, cenar con amigos, trabajar en el jardín, viajar, jugar al golf, dar una conferencia o realizar algunas tareas al aire libre, como por ejemplo construir vallas o hacer pequeños arreglos aquí y allá, como solía hacer en la granja. Es obvio que algunas cosas han cambiado. Hay una gran diferencia entre el hombre que hoy tiene setenta años y el que tenía veinte. Soy más lento, no tan fuerte, trabajo menos horas por día y me gusta dormir la siesta con más frecuencia que antes.

Todos sabemos que envejecer implica una merma de todas las capacidades de las que disfrutamos plenamente en nuestra juventud. Pero ahí está la ciencia para demostrar que no tenemos por qué renunciar a la claridad de pensamiento en nuestros últimos años de vida. La pérdida de memoria, la desorientación y la confusión no son partes inevitables del envejecimiento, sino problemas asociados a un factor fundamental del estilo de vida: la dieta.

Hoy en día, existe muy buena información nutricional sobre las dos perturbaciones principales vinculadas al deterioro mental. Por un lado, existe un trastorno moderado, al que se conoce como "disfunción cognitiva", que describe la incapacidad creciente de recordar y pensar con la misma precisión con que solíamos hacerlo. Esta enfermedad tiene un desarrollo continuo, e incluye desde los casos en los que solo se puede entrever una pequeña merma de las funciones cognitivas hasta otros mucho más evidentes y fáciles de diagnosticar.

Por otro lado, están las disfunciones mentales que pueden llegar a ser graves e, incluso, representar una amenaza para la vida; se les da el nombre de demencia. Existen dos tipos principales: la demencia vascular y la enfermedad de Alzheimer. La primera de ellas se produce principalmente como consecuencia de múltiples derrames cerebrales pequeños que, a su vez, ocurren cuando se bloquean o "rompen" vasos sanguíneos del cerebro. Es muy común que las personas mayores tengan ataques cerebrales silenciosos. Un derrame cerebral se considera silencioso cuando no ha sido detectado ni diagnosticado. Cada pequeño derrame incapacita una parte del cerebro. El otro tipo de demencia, el Alzheimer, sobreviene cuando una sustancia proteica denominada beta-amiloide se acumula y forma una placa en regiones esenciales del cerebro, un proceso semejante a la formación de la placa cargada de colesterol que se observa en las afecciones cardiovasculares.

La enfermedad de Alzheimer es extraordinariamente común. Se afirma que el 1% de las personas a partir de los sesenta y cinco años muestran signos de padecerla, una cifra que se duplica cada cinco años a partir de esa edad.[48] Supongo que esta es la razón por la cual nos resignamos a aceptar la senilidad como parte del proceso de envejecimiento.

Se ha estimado que entre el 10 y el 12% de los individuos con una disfunción cognitiva leve desarrollan tipos más graves de demencia, en tanto que apenas el 1-2% de los que no la padecen llegan a sufrir algún tipo de demencia.[49, 50] Esto significa que las personas con disfunción cognitiva tienen un riesgo diez veces mayor de enfermar de Alzheimer.

Por otra parte, no solo es frecuente que un trastorno cognitivo evolucione hacia un tipo más grave de demencia; también es habitual que esté asociado con las enfermedades cardiovasculares,[51-53] con el derrame cerebral[54] y con la diabetes tipo 2 en adultos.[55, 56] Todas estas afecciones suelen manifestarse en las mismas poblaciones y, en muchas ocasiones, también en la misma persona. Esta tendencia significa que comparten algunos de los factores de riesgo. Uno de estos factores es la hipertensión (tensión sanguí-nea alta)[51, 57, 58] y otro es un nivel elevado de colesterol en sangre.[53] Ambos, por supuesto, se pueden controlar mediante la dieta.

Un tercer factor es la cantidad de esos desagradables radicales libres que causan estragos en nuestras funciones cerebrales durante nuestros últimos años de vida. Como el deterioro causado por los radicales libres tiene una importancia fundamental para el proceso de la disfunción cogni-tiva y la demencia, los investigadores estiman que consumir antioxidantes a través de los alimentos puede proteger nuestro cerebro y evitar que se deteriore, como sucede con otras dolencias. Los productos de origen ani-mal carecen de escudos antioxidantes y tienden a activar la producción de los radicales libres y el deterioro celular; en contraste, los alimentos vege-tarianos ricos en antioxidantes tienden a prevenirlo. Se trata de la misma relación causa-efecto nutricional que mencioné al ocuparme de la dege-neración macular.

Es evidente que la genética desempeña una función y se ha comproba-do que determinados genes pueden aumentar el riesgo de deterioro cogni-tivo.[52] Pero también desempeñan un papel los factores del medio ambiente, y, lo más probable, es que sea el dominante.

En un estudio reciente, se descubrió que los hombres estadounidens-ses de origen nipón que viven en Hawái presentan una tasa superior de la enfermedad de Alzheimer que los japoneses que residen en Japón.[59] Otro estudio concluyó que, entre los nativos africanos, había índices inferiores de demencia y Alzheimer que entre los afroamericanos de Indiana.[60] Ambos hallazgos respaldan claramente la idea de que el medio ambiente tiene un papel preponderante en los trastornos cognitivos.

En el ámbito mundial, los patrones dominantes de los trastornos cog-nitivos parecen ser similares a los de otras enfermedades occidentales. En las regiones menos desarrolladas, se da una baja incidencia de Alzheimer.[61] Un estudio reciente comparó los índices de esta enfermedad con las varia-bles nutricionales de once países diferentes y descubrió que las poblaciones con una gran ingesta de grasas y un escaso consumo de cereales registraban los valores más altos.[62, 63]

Según parece, nos estamos acercando a algo. Es evidente que la dieta ocupa un lugar fundamental y determina la calidad de nuestro pensamiento al final de nuestra vida. Pero, exactamente, ¿qué es lo más adecuado para nosotros?

Con respecto a los desórdenes cognitivos menos graves, las investigaciones recientes han demostrado que altos niveles de vitamina D en sangre están relacionados con una menor pérdida de memoria.[64] Sin embargo, esta también se asocia con niveles elevados de vitamina C y selenio, dos sustancias que reducen la actividad de los radicales libres.[65] Las vitaminas E y C son antioxidantes que se encuentran casi exclusivamente en los alimentos de origen vegetal, mientras que el selenio está presente en los de origen animal y vegetal.

Las conclusiones de un estudio realizado con 260 personas mayores, cuyas edades oscilaban entre los sesenta y cinco y los noventa años, fueron las siguientes: "Una dieta con menos grasa, grasas saturadas y colesterol, y más rica en carbohidratos, fibra, vitaminas (especialmente folato, vitaminas C y E, y betacarotenos) y minerales (hierro y zinc) es recomendable no solo para mejorar la salud general de las personas mayores, sino también para regenerar la función cognitiva".[66] Esta afirmación defiende las virtudes de los alimentos de origen vegetal para conseguir una función cerebral óptima y reprueba los productos de origen animal. Otro estudio, que incluyó a varios cientos de personas mayores, concluyó que las puntuaciones de los tests mentales eran superiores en los individuos que consumían mayor cantidad de vitamina C y betacaroteno.[67] Otros trabajos realizados han descubierto también que bajos niveles de vitamina C en sangre se asocian con un rendimiento cognitivo inferior en los ancianos;[68, 69] algunos investigadores han descubierto que el grupo de vitaminas B,[69] incluido el betacaroteno,[70] se asocia con una mejor función cognitiva.

Los siete estudios mencionados demuestran que uno o más nutrientes presentes casi exclusivamente en las plantas se correlacionan con un riesgo menor de deterioro cognitivo en la tercera edad. Los experimentos con animales han confirmado que los alimentos de origen vegetal son favorables para el cerebro y, también, han dado a conocer los mecanismos a través de los cuales actúan estos alimentos.[71, 72] A pesar de que existen importantes variaciones entre algunos de los hallazgos de estos trabajos de investigación —por ejemplo, uno de los estudios solo indica una asociación con la vitamina C, y otro descubre únicamente una asociación positiva con el betacaroteno, pero no con la vitamina C—, no deberíamos dejar de ver el bosque por concentrarnos en uno o dos árboles. Ningún estudio ha descubierto jamás que un mayor consumo de antioxidantes a través de la dieta acreciente la pérdida de memoria. Una mera observación de las asociaciones demuestra que siempre sucede lo contrario. Más aún, la correlación resulta ser significativa, independientemente de que sea necesario realizar investigaciones más sustanciales antes de poder conocer con exactitud qué proporción del deterioro cognitivo se debe a la dieta.

¿Y qué sucede con las demencias más graves derivadas de un derrame cerebral (demencia vascular y Alzheimer)? ¿Cómo afecta la dieta a estas enfermedades? La alimentación tiene un efecto claro en la demencia, cuyas causas son los mismos problemas vasculares que desembocan en un derrame cerebral. En una publicación del famoso Estudio de Framingham, los investigadores concluyeron que, por cada tres raciones adicionales de fruta y hortalizas consumidas a diario, el riesgo de derrame cerebral se reduce en un 22%.[73] Tres raciones de frutas y verduras es menos de lo que podrías pensar. En el estudio mencionado, los siguientes ejemplos cuentan como una ración: media taza de melocotones, un cuarto de taza de salsa de tomate, media taza de brócoli o una patata.[73] Media taza no es mucha cantidad de comida. De hecho, los hombres de este estudio que consumían la mayor cantidad de frutas y verduras tomaban unas diecinueve raciones diarias. Si tres raciones disminuyen el riesgo en un 22%, los beneficios pueden aumentar muy rápidamente (la reducción del riesgo se acercaría al 100%, aunque no puede superarlo).

Este estudio demuestra que la salud de las arterias y de los vasos que transportan la sangre hasta y desde tu cerebro depende de cómo te alimentes. Por extensión, es lógico asumir que el consumo de frutas y hortalizas nos protegerá del riesgo de padecer una demencia causada por una mala salud vascular. Una vez más, la investigación parece demostrar la veracidad de dicho argumento. Los científicos analizaron la salud mental de más de 5,000 personas mayores, evaluaron su ingesta de alimentos e hicieron un seguimiento de todos los casos durante más de dos años. Descubrieron que las que consumían la mayor cantidad de grasas totales y grasas saturadas corrían un riesgo muy superior de contraer el tipo de demencia derivada de problemas vasculares.[74]

La enfermedad de Alzheimer también está relacionada con la dieta y, a menudo, se manifiesta junto con dolencias cardíacas,[53] lo que sugiere que comparten las mismas causas. Conocemos las causas de las cardiopatías y también sabemos cuál es el factor que nos ofrece la mejor esperanza de reversión de la enfermedad. Los estudios con animales de laboratorio han demostrado de forma concluyente que una dieta rica en colesterol promueve la producción de beta-amiloide, presente en el Alzheimer.[53] Para confirmar los resultados de estos experimentos con animales, un estudio elaborado con más de 5,000 personas ha detectado que una mayor ingesta de grasa y colesterol procedentes de los alimentos tiende a aumentar el riesgo específico para el Alzheimer,[75] y para todas las demencias en general.[74]

En otros estudios sobre el Alzheimer,[76] el riesgo de enfermar era 3.3 veces mayor entre personas cuyos niveles de ácido fólico en sangre se situaban en el tercio inferior de la escala y 4.5 veces superior cuando los niveles de homocisteína en sangre se situaban en el tercio superior. ¿Qué es el ácido fólico? ¿Y la homocisteína? El primero es un compuesto derivado exclusivamente de los alimentos de origen vegetal, como los vegetales de hoja verde. La homocisteína es un aminoácido derivado, en gran medida, de las proteínas animales.[77] Este trabajo descubrió que era recomendable mantener niveles bajos de homocisteína en sangre y niveles elevados de ácido fólico. En otras palabras, la combinación de una dieta rica en productos de origen animal que contiene escasos alimentos vegetarianos aumenta el riesgo de padecer la enfermedad de Alzheimer.[78]

Un trastorno cognitivo leve, que constituye el tema típico de los chistes más comunes, permite que la persona afectada siga manteniendo una vida independiente y funcional, a diferencia de la demencia y del Alzheimer, dos enfermedades trágicas y muy penosas para las víctimas, así como también para sus seres queridos. En todo el espectro, desde las pequeñas dificultades para mantener en orden los pensamientos hasta la degeneración grave, los alimentos que ingerimos pueden afectar radicalmente la probabilidad de un deterioro mental.

Las enfermedades de las que me he ocupado en este capítulo pueden perjudicarnos mucho en la última etapa de nuestra vida; sin embargo, no son fatales. Y, precisamente porque en general no lo son, muchas de las personas que las padecen son longevas. No obstante, su calidad de vida se deteriora de forma constante hasta que la enfermedad los incapacita para desempeñar las funciones básicas, condenándolos a depender de los demás.

He hablado con mucha gente que dice: "Es posible que no viva tanto como esos chalados de la salud, pero estoy seguro de que voy a disfrutar de todo el tiempo que me queda comiendo carne cuando me dé la gana, fumando si me apetece y haciendo cualquier otra cosa que se me ocurra". He crecido con este tipo de personas, he ido al colegio con ellas y he hecho grandes amigos. Uno de mis mejores amigos tuvo que someterse a una difícil operación destinada a extirparle un cáncer y pasó sus últimos años paralizado en una residencia. Todas las veces que acudí a la residencia para visitarlo, salí de allí apreciando profundamente que aún disfruto de buena salud a pesar de mi edad. No era nada extraño que, durante mis visitas, me enterara de que alguno de los nuevos pacientes de la residencia era una persona que ambos conocíamos desde nuestra juventud. Por lo general, los alojaban en una sección especial de las instalaciones porque padecían Alzheimer.

Disfrutar de la vida —y, en especial, de la segunda mitad— es muy complicado si no vemos, si no podemos pensar, si nuestros riñones no funcionan bien o si nuestros huesos están frágiles y se fracturan con facilidad. Yo, por lo pronto, espero poder disfrutar plenamente no solo del presente, sino también del futuro, con buena salud y conservando mi autonomía.

Parte III

LA GUÍA DE LA BUENA NUTRICIÓN

Hace unos días me encontraba en un restaurante mirando la carta, cuando advertí que existía la opción de pedir un plato especial "bajo en carbohidratos". Se trataba de un enorme plato de pasta con verduras, conocido también como pasta primavera. La mayor parte de sus calorías procedían de los carbohidratos. ¿Cómo podían anunciar esta comida como "baja en carbohidratos"? No podía tratarse de una errata. En muchas otras ocasiones he notado que las ensaladas, el pan e incluso los bollos de canela se describen como alimentos con "un bajo contenido en carbohidratos", a pesar de que la lista de sus ingredientes demuestra que la mayor proporción de sus calorías proviene precisamente de ellos. ¿Qué es lo que está ocurriendo?

Básicamente, esta manía anticarbohidratos es el resultado de las propuestas nutricionales y dietéticas del fallecido doctor Atkins. Sin embargo, el libro *Dr. Atkins' New Diet Revolution* (La revolución dietética del doctor Atkins) ha sido recientemente desplazado y sustituido por *The South Beach Diet* (La dieta South Beach), que ahora es considerado el rey de los libros sobre dietas. La dieta South Beach se considera más moderada, fácil y segura que la de Atkins; mi opinión es que el "lobo" de la pérdida de peso simplemente se ha puesto encima una piel de oveja diferente. Ambas dietas se dividen en tres etapas, restringen severamente la ingesta de carbohidratos durante la primera fase, y tiene como alimentos básicos la carne, los huevos y los productos lácteos. La dieta South Beach prohíbe, por ejemplo, el pan, las patatas, el arroz, la pasta, los platos al horno, el azúcar e incluso la fruta durante las primeras dos semanas. A partir de entonces, está permitido volver a tomar carbohidratos hasta llegar a consumir lo que a mí me parece prácticamente la típica dieta norteamericana. Quizá este sea el motivo por el cual el libro sobre la dieta South Beach se vende tan bien. De acuerdo con la página web de *The South Beach Diet*, el semanario *Newsweek* escribió: "El valor real del libro reside en que sus consejos nutricionales son muy sensatos. Conserva lo mejor de la dieta de Atkins –la carne– y se olvida del principio que prohíbe consumir hidratos de carbono".[1]

¿Alguno de los empleados del *Newsweek* se habrá tomado la molestia de revisar la literatura científica para cotejar si sus consejos nutricionales son realmente sensatos? Y por otra parte, si se trata de una nueva versión de la dieta Atkins a la que se han agregado algunos carbohidratos, ¿qué diferencia hay entre esta dieta y la que consumimos habitualmente los norteamericanos, esa tóxica dieta que nos hace engordar y enfermar del corazón, destruye nuestros riñones, nos produce ceguera y nos conduce hacia el Alzheimer, el cáncer y muchos otros problemas médicos?

Estos son meros ejemplos del estado actual de la información sobre la nutrición imperante en Estados Unidos. Los medios de comunicación me recuerdan a diario que la población se está ahogando en una espantosa marea de información nutricional. Hace varias décadas existía un dicho muy popular: a los estadounidenses les encanta la bazofia. Y recuerdo también otro: a los estadounidenses les gusta que hablen bien de sus malos hábitos. Si echamos un vistazo a nuestras costumbres alimentarias, podríamos concluir que ambas afirmaciones son verdaderas. ¿Lo son?

Pero yo tengo fe en el norteamericano medio. No es verdad que les guste la bazofia, ¡es que la bazofia los ahoga, les guste o no! Sé que algunos quieren saber la verdad, pero no han conseguido acceder a ella porque está sencillamente sofocada por la bazofia. Apenas una mínima parte de la información nutricional que llega a la conciencia del público está basada en la ciencia, y pagamos un precio muy alto por ello. Un día se afirma que el aceite de oliva es muy perjudicial para la salud, al siguiente resulta que es bueno para el corazón. Un día se dice que los huevos terminarán por obstruir tus arterias, y luego que son una buena fuente de proteínas. Un día oyes que las patatas y el arroz son maravillosos, y otro que son la mayor amenaza para tu peso corporal.

Al comienzo de este libro dije que mi objetivo era volver a definir nuestra forma de comprender la nutrición, es decir, eliminar la confusión, explicar qué es la salud de la forma más simple posible y basar mis afirmaciones en las evidencias científicas presentadas en numerosas investigaciones sobre nutrición, que han sido cabalmente revisadas por colegas antes de su publicación. Hasta el momento, te he ofrecido una amplia muestra —y solo se trata de una muestra— de esas evidencias. Como ya habrás comprobado, una mayoría abrumadora de científicos abogan por una dieta simple y óptima, la dieta vegetariana y de alimentos integrales.

Quiero condensar en una guía fácil y simple para la buena nutrición todas las lecciones que aprendí gracias a este amplio espectro de evidencias científicas y, también, a través de mis propias experiencias durante los últimos cuarenta y tantos años.

He resumido mis conocimientos en una serie de principios esenciales que esclarecerán la verdadera forma de actuar de la nutrición y la salud. Más aún, he traducido la ciencia en recomendaciones dietéticas que puedes comenzar a incorporar a tu propia vida. Esto no solo te reportará una nueva comprensión sobre la nutrición y la salud; también te permitirá reconocer cuáles son los alimentos que te conviene consumir y cuáles deberías evitar. Lo que decidas hacer con esta información te concierne únicamente a ti, pero al menos reconocerás que, como lector y como persona, te han enseñado algo diferente a una bazofia.

11

Comer bien: ocho principios de los alimentos y la salud

Los beneficios de un estilo de vida saludable son enormes. Quiero que sepas que puedes:

* vivir más tiempo,
* sentirte y parecer más joven,
* tener más energía,
* perder peso,
* bajar tus niveles de colesterol en sangre,
* prevenir una enfermedad cardíaca e, incluso, conseguir que remita,
* reducir tu riesgo de cáncer de próstata, de mama y de otros tipos de cáncer,
* conservar tu visión durante los últimos años de tu vida,
* evitar diversas intervenciones quirúrgicas,
* prevenir y tratar la diabetes,
* reducir considerablemente la necesidad de tomar fármacos,
* mantener tus huesos fuertes,
* evitar la impotencia,
* evitar los derrames cerebrales,
* prevenir los cálculos renales,
* evitar que tu bebé contraiga la diabetes tipo 1,
* aliviar el estreñimiento,
* reducir tu tensión sanguínea,

* evitar el Alzheimer,
* vencer la artritis,
* y mucho más . . .

Estos son solo algunos de los beneficios, y todos están a tu alcance. ¿El precio? Simplemente cambiar tu dieta. Creo que nunca ha sido tan fácil, ni tan relativamente natural, conseguir unas ventajas tan sustanciales.

Hasta este momento, te he ofrecido una amplia muestra de evidencias científicas y he compartido contigo todo el recorrido que he realizado hasta llegar a las conclusiones que presento en este libro. Ahora quiero compendiar en los siguientes ocho principios todas las lecciones sobre los alimentos, la salud y la enfermedad que he aprendido a lo largo del camino. Estos principios deberían reflejar nuestra forma de hacer ciencia, de tratar a los enfermos, de alimentarnos, de enfocar la salud y de percibir el mundo.

PRINCIPIO 1

La nutrición representa las actividades combinadas de innumerables sustancias alimenticias. El todo es más que la suma de sus partes.

Para ilustrar este principio únicamente necesito enseñarte la perspectiva bioquímica de una comida. Supongamos que preparas espinacas salteadas con jengibre y raviolis con una pasta hecha de algún cereal integral, rellenos con calabaza almizclera y especias, y acompañados de una salsa de tomate y nueces.

Solo las espinacas contienen una cantidad enorme de diversos componentes químicos. El gráfico 11.1 es solo una *lista parcial* de lo que podrías encontrar en tu boca después de saborear un bocado de espinacas.

GRÁFICO 11.1: NUTRIENTES PRESENTES EN LAS ESPINACAS

MACRONUTRIENTES	
Agua	Grasas (muchos tipos)
Calorías	Carbohidratos
Proteínas (muchos tipos)	Fibra

MINERALES	
Calcio	Sodio
Hierro	Zinc
Magnesio	Cobre
Fósforo	Manganeso
Potasio	Selenio
VITAMINAS	
C (ácido ascórbico)	B_6 (piridoxina)
B_1 (tiamina)	Folato
B_2 (riboflavina)	A (como carotenoides)
B_3 (niacina)	E (tocoferoles)
Ácido pantoténico	
ÁCIDOS GRASOS	
14:0 (ácido mirístico)	18:1 (ácido oleico)
16:0 (ácido palmítico)	20:1 (ácido eicosenoico)
18:0 (ácido esteárico)	18:2 (ácido linoléico)
16:1 (ácido palmitoleico)	18:3 (ácido linoléico)
AMINOÁCIDOS	
Triptófano	Valina
Treonina	Arginina
Isoleucina	Histidina
Leucina	Alanina
Lisina	Alanina
Metionina	Ácido aspártico
Cistina	Ácido glutámico
Fenialanina	Prolina
Tirosina	Serina
FITOSTEROLES (MUCHOS TIPOS)	

Como puedes ver, acabas de introducir en tu cuerpo un montón de nutrientes. Cuando pruebas los raviolis con su salsa de tomate y su relleno de calabazas, además de esta combinación extremadamente compleja de nutrientes consumes miles y miles de sustancias químicas adicionales, todas ellas conectadas de diversas formas en cada uno de los alimentos, una verdadera bonanza bioquímica.

En cuanto este alimento entra en contacto con tu saliva, tu organismo comienza a producir su magia y se inicia el proceso de la digestión. Cada una de estas sustancias químicas alimenticias interactúa de forma muy específica con las que están presentes en el resto de los alimentos y con las que existen en tu propio cuerpo. Se trata de un proceso infinitamente complejo y es, literalmente, imposible comprender con precisión cómo interactúa cada una de esas sustancias con las demás. Nunca seremos capaces de descubrir el desarrollo exacto de este proceso.

El mensaje fundamental que estoy intentando transmitir es el siguiente: las sustancias químicas que obtenemos de los alimentos que consumimos participan en una serie de reacciones que trabajan en concierto para producir una buena salud. Estas sustancias químicas están cuidadosamente orquestadas por intrincados controles que se encuentran en el interior de nuestras células (y en todo nuestro cuerpo) y que deciden hacia dónde se dirige cada uno de los nutrientes, qué cantidad de cada uno de ellos es necesaria y en qué momento se produce cada reacción.

Nuestro organismo ha evolucionado hasta llegar a esta red infinitamente compleja de reacciones con el fin de obtener el máximo beneficio de los alimentos integrales, tal como existen en la naturaleza. Algunos individuos pueden anunciar erróneamente las virtudes de una sola sustancia química o de un nutriente específico, pero esa forma de pensar es demasiado simplista. Nuestro organismo ha aprendido a sacar provecho del conjunto de las sustancias químicas presentes en los alimentos, descartando algunas y empleando otras según lo que sea oportuno.

No sé cómo recalcar suficientemente lo antedicho, pues es la base para comprender lo que significa una buena nutrición.

PRINCIPIO 2

Los suplementos vitamínicos no son una panacea para la buena salud.

Como la nutrición opera como un sistema bioquímico infinitamente complejo, en el que participan miles de sustancias químicas y se producen miles de efectos sobre tu salud, no tiene mucho sentido pensar que los nutrientes que se consumen por separado en forma de suplementos puedan sustituir a los alimentos integrales. Los suplementos alimenticios no contribuirán a una buena salud duradera y, por otra parte, pueden tener efectos secundarios no previstos. Además, las personas que recurren a ellos no hacen más que demorar un cambio de hábitos alimentarios que sería muy beneficioso para su salud. Los peligros de la dieta occidental no se pueden eludir mediante píldoras de nutrientes.

A lo largo de los últimos veinte o treinta años, he visto proliferar el interés por los suplementos alimenticios y he llegado a comprender claramente los motivos del surgimiento y de la evolución de esta industria, que hoy en día es enorme. Obtener amplios beneficios es un incentivo excelente y las nuevas normativas gubernamentales han allanado el camino para la expansión del mercado. Por otra parte, los consumidores quieren mantener su dieta habitual y el hecho de tomar algunos suplementos los hace sentirse mejor en relación con los efectos potencialmente adversos que su alimentación tiene para la salud. Recurrir a los suplementos implica que los medios pueden contarle a la gente lo que desea escuchar y que los médicos tienen algo que ofrecer a sus pacientes. Como resultado, nuestro paisaje nutricional cuenta ahora con una industria de suplementos alimenticios que mueve muchos billones de dólares, y la mayoría de los consumidores se han dejado convencer de que lo que compran es salud. Esta era la fórmula del desaparecido doctor Atkins. Él defendía una dieta rica en proteínas y en grasas —sacrificando la salud a largo plazo por una ganancia a corto plazo—, así como también el consumo de sus propios suplementos para conseguir lo que, en sus palabras, eran los problemas comunes de las personas que hacen dieta, entre los que se incluyen el estreñimiento, el hambre, la ansiedad por comer algo dulce, la retención de líquidos, el cansancio, el nerviosismo y el insomnio.[1]

Esta estrategia de recuperar y mantener la salud mediante suplementos alimenticios, comenzó a ponerse de moda en 1994-1996, tras la investigación a gran escala de los efectos de los suplementos de betacaroteno (un precursor de la vitamina A) sobre el desarrollo del cáncer de pulmón y de otras dolencias.[2-3] Sin embargo, después de utilizar los suplementos durante un periodo de cuatro a ocho años, el cáncer de pulmón no solo no ha disminuido tal como se esperaba, sino que, por el contrario, ¡ha aumentado! Y, hasta el momento, tampoco se ha demostrado que las vitaminas A y E reporten ningún beneficio para prevenir las enfermedades cardíacas.

Desde entonces, con el propósito de determinar si las vitaminas A, C y E pueden prevenir las cardiopatías y el cáncer, se han llevado a cabo un gran número de ensayos que han costado cientos de millones de dólares. Recientemente, se han publicado dos importantes revisiones de dichos ensayos.[4,5] Los investigadores afirman que "no consiguieron determinar el equilibrio entre los beneficios y los perjuicios derivados del uso rutinario de suplementos de vitaminas A, C o E, de los complejos multivitamínicos que contienen ácido fólico, ni de las combinaciones de antioxidantes para la prevención del cáncer o de las enfermedades cardiovasculares".[4] De hecho, incluso llegaron a desaconsejar el uso de suplementos de betacaroteno.

Esto no significa que estos nutrientes no sean importantes. Lo son, aunque solo cuando se consumen a través de los alimentos y no como suplementos. Aislar los nutrientes con la intención de obtener los mismos beneficios que pueden proporcionarnos los alimentos integrales revela una absoluta ignorancia sobre cómo funciona la nutrición en el organismo. Un artículo especial, publicado hace poco tiempo en el *New York Times*,[6] documenta el fracaso de los suplementos alimenticios como beneficio para la salud. Confío en que, con el paso del tiempo, sigamos "descubriendo" que recurrir a ellos con el propósito de mantener la salud, sin abandonar la típica dieta occidental, no solo es un gasto de dinero sino también un peligro potencial.

PRINCIPIO 3

Prácticamente, no existen nutrientes en los alimentos de origen animal que no puedan proporcionarnos las plantas de una forma más sana.

En general, en términos de composición de nutrientes, cualquier alimento de origen vegetal se asemeja más a otros alimentos de origen vegetal que a los de origen animal. Lo mismo puede afirmarse de estos últimos: son más parecidos a otros alimentos de origen animal que a los de origen vegetal. Por ejemplo, aunque el pescado es muy diferente de la carne de vaca, se asemeja más a ella que al arroz. Incluso los alimentos que constituyen la "excepción" de esta regla —tal como los frutos secos, las semillas y los productos animales bajos en grasa procesados— se sitúan en diferentes grupos de "nutrientes" vegetales y animales.

Comer animales es una experiencia nutricional marcadamente distinta que comer plantas. Las cantidades y clases de nutrientes presentes en estos dos tipos de alimentos, que se muestran en el gráfico 11.2,[7,8,9] ilustran estas asombrosas diferencias nutricionales.

GRÁFICO 11.2: COMPOSICIÓN DE NUTRIENTES DE LOS ALIMENTOS DE ORIGEN ANIMAL Y VEGETAL (POR CADA 500 CALORÍAS DE ENERGÍA)

Nutriente	Alimentos de origen vegetal*	Alimentos de origen animal**
Colesterol (mg)	-	137
Grasa (gr)	4	36
Proteína (gr)	33	34
Betacaroteno (mcg)	29.919	17
Fibra dietética (gr)	31	-
Vitamina C (mg)	293	4
Folato (mcg)	1.168	19
Vitamina E (mg_ATE)	11	0.5
Hierro (mg)	20	2
Magnesio (mg)	548	51
Calcio (mg)	545	252
* Partes iguales de tomates, espinacas, habas garrafón, guisantes, patatas		
** Partes iguales de carne de vaca, cerdo, pollo o leche entera		

Como puedes ver, los alimentos vegetarianos tienen una cantidad muy superior de antioxidantes, fibra y minerales con respecto a los de origen animal. En realidad, estos últimos carecen prácticamente de muchos de dichos nutrientes, y por otro lado, contienen mucho colesterol y mucha grasa. También suelen tener menos proteínas que los vegetales, y más vitamina B_{12} y vitamina D, aunque esta última se debe en gran medida a la leche enriquecida artificialmente. Obviamente, hay algunas excepciones: algunos frutos secos y semillas son ricos en grasas y proteínas (por ejemplo, los cacahuetes o las semillas de sésamo) y algunos alimentos de origen animal contienen poca grasa porque es extraída mediante procedimientos industriales (por ejemplo, la leche desnatada). Pero si lo analizamos más detenidamente, las grasas y proteínas de los frutos secos y las semillas son de naturaleza diferente: son más saludables que la grasa y la proteína de los alimentos de origen animal y, además, están acompañadas por algunas sustancias antioxidantes muy interesantes. Por otra parte, los alimentos de origen animal procesados que son bajos en grasa siguen conteniendo colesterol, abundantes proteínas y muy pocas cantidades —o ninguna— de antioxidantes y fibra dietética, igual que otros alimentos de origen animal. Puesto que los nutrientes son los principales responsables de los efectos saludables de lo que comemos y teniendo en cuenta estas importantes diferencias entre los productos de origen animal y vegetal, ¿no sería razonable suponer que deberíamos experimentar efectos claramente diferentes según la variedad de alimentos que consumimos?

Por definición, para que una sustancia química alimenticia sea un nutriente esencial, debe cumplir dos requisitos:

* La sustancia química es necesaria para el buen funcionamiento del organismo.
* La sustancia química debe ser algo que nuestro organismo no es capaz de producir por sí mismo y que, por consiguiente, debe obtener de una fuente exterior.

Por ejemplo, el colesterol no es una sustancia química esencial; se trata de un componente de los alimentos de origen animal que no existe en los alimentos vegetarianos. El colesterol es imprescindible para la salud y nuestro organismo puede producir todo el que precise, de modo que no necesitamos consumir alimentos que lo contengan. Por lo tanto, no es un nutriente esencial.

Los alimentos de origen animal contienen cuatro nutrientes que no poseen la mayoría de los vegetales: el colesterol y las vitaminas A, D y B_{12}. Tres de estos nutrientes no son esenciales. Como ya he mencionado, nuestro cuerpo produce colesterol de forma natural; también puede producir fácilmente vitamina A a partir de los betacarotenos y vitamina D a través de la exposición de la piel a la luz solar durante unos quince minutos cada dos días. Pero estas dos vitaminas resultan tóxicas cuando se consumen en grandes cantidades. He aquí otra indicación de que es mejor recurrir a los precursores de las vitaminas —el betacaroteno y la luz del sol— para que nuestro cuerpo pueda controlar adecuadamente la cantidad de vitaminas A y D que necesitamos en cada momento.

La vitamina B_{12} es más problemática. Está formada por microorganismos hallados en el suelo y por microorganismos presentes en los intestinos de los animales, incluyendo los nuestros. La cantidad producida en nuestros intestinos no se absorbe adecuadamente, por lo cual se recomienda consumir esta vitamina a través de los alimentos que la contienen. La investigación científica ha demostrado de forma convincente que las plantas que crecen en terrenos de buena calidad, con una adecuada concentración de vitamina B_{12}, absorben fácil y rápidamente este nutriente.[10] No obstante, las plantas sembradas en campos "inertes" (suelo inorgánico) pueden ser deficientes en vitamina B_{12}. En Estados Unidos, la mayor parte de la agricultura se realiza en suelos relativamente inertes, diezmados por años de uso de pesticidas, herbicidas y fertilizantes inorgánicos. De manera que las plantas que crecen en estos terrenos y se venden en nuestros supermercados carecen de esta vitamina. Por otra parte, vivimos en un mundo tan aséptico que rara vez entramos en contacto directo con los microorganismos que habitan en el suelo y producen la vitamina B_{12}. En un momento de nuestra historia, la obteníamos de los vegetales que aún traían un poco de tierra del huerto adherida a ellos. Como consecuencia, parece razonable pensar que, hoy en día, los norteamericanos que se alimentan de frutas y verduras lavadas con esmero y no consumen productos de origen animal probablemente no obtengan cantidades suficientes de vitamina B_{12}.

A pesar de que la obsesión de nuestra sociedad por los suplementos alimenticios resta valor a otra información nutricional que es mucho más importante, esto no significa que siempre se deban evitar los suplementos. Se estima que en nuestro cuerpo hay una reserva de vitamina D para tres años. Si no tomas ningún producto de origen animal durante tres años o más, si estás embarazada o amamantando a un bebé, deberías considerar la posibilidad de tomar un pequeño suplemento de vitamina B_{12} esporádicamente, o acudir a la consulta de tu médico de familia una vez al año para conocer tus niveles de vitaminas B y homocisteína en sangre. Del mismo modo, si no te expones el tiempo suficiente a la luz del sol, en especial durante los meses de invierno, podrías también optar por un suplemento de vitamina D. Te recomendaría tomar la dosis mínima y esforzarte por salir un poco más al exterior.

A estos suplementos los denomino "separación de las píldoras naturales", porque la mejor respuesta para esta cuestión es llevar una dieta sana —que incluya alimentos vegetarianos frescos y orgánicos que han sido cultivados en un suelo rico en nutrientes— y pasar bastante tiempo al aire libre. Retornar a un estilo de vida natural ofrece también muchos otros beneficios.

PRINCIPIO 4

Los genes, por sí solos, no determinan la enfermedad. Funcionan únicamente cuando son activados, o expresados, y la nutrición desempeña un papel esencial para determinar cuáles son los genes expresados, sean favorables o desfavorables.

Puedo afirmar, sin temor a equivocarme, que el origen de cualquier enfermedad es genético. Nuestros genes son el código para todo lo que sucede en nuestro cuerpo, lo bueno y lo malo. Sin genes, no existiría el cáncer. Sin genes, no habría obesidad, diabetes ni afecciones cardiovasculares. Y sin genes, no habría vida.

Esto podría explicar por qué estamos gastando cientos de millones de dólares con el fin de descubrir cuál es el gen específico para una determinada enfermedad y cómo podemos silenciar los genes peligrosos, así como también por qué algunas mujeres jóvenes y sanas se someten a una operación para extirparse las mamas, por el mero hecho de ser portadoras de genes asociados con el cáncer de mama. Esto explica por qué, en la última década, la mayor cantidad de recursos de la ciencia y la salud se han trasladado a la investigación genética. Solo en la Universidad de Cornell, se han invertido 500 millones de dólares para crear la Iniciativa de las Ciencias de la Vida. Dicha iniciativa promete "modificar definitivamente la forma en que se lleva a cabo la investigación sobre las ciencias de la vida, así como también la forma en que se enseñan en la universidad". ¿Cuál es una de las ideas centrales de este programa? Integrar cada una de las disciplinas científicas en el paraguas de la investigación genética que lo abarca todo. Se trata del mayor esfuerzo científico en la historia de Cornell.[11]

Esta tendencia a centrarse en los genes, no obstante, se olvida de un hecho simple pero crucial: no todos los genes se expresan completamente todo el tiempo. Si no son activados, o expresados, permanecen bioquímicamente latentes. Estos genes inactivos no tienen ningún efecto sobre nuestra salud. Y aunque esto resulta evidente para la mayoría de los científicos, e incluso para los profanos en la materia, rara vez se comprende la importancia de esta idea. ¿Cuál es la causa de que algunos genes permanezcan latentes y otros se expresen? La respuesta es el medio ambiente y, en particular, la dieta.

Para volver a emplear una analogía a la que ya he recurrido, resulta útil pensar en los genes como si fueran semillas. Como cualquier buen jardinero sabe, las semillas no se desarrollarán hasta convertirse en plantas, a menos que se hayan sembrado en un suelo rico en nutrientes, con abundante agua y luz solar. Los genes tampoco llegarán a expresarse a menos que encuentren un contexto idóneo. En nuestro organismo, la nutrición es el factor medioambiental que determina la actividad de nuestros genes. Como ya vimos en el capítulo 3, los que causan cáncer resultan profundamente afectados por el consumo de proteínas. En mi grupo de investigación, aprendimos que podíamos activar y desactivar los genes negativos por el simple hecho de regular la ingesta de proteínas animales.

Es más, los hallazgos de la investigación que realizamos en China demostraron que personas que compartían aproximadamente los mismos antecedentes étnicos registraban índices de enfermedad enormemente variables. Dichas personas afirmaban tener genes similares y, sin embargo, padecían dolencias que dependían del medio ambiente donde residían. Docenas de estudios han documentado que los individuos que emigran asumen el riesgo de contraer las enfermedades del país o de la región a donde se han trasladado. Sus genes no se modifican, y no obstante son víctimas de afecciones que no tienen una gran incidencia entre la población de sus lugares de origen.

Por otra parte, hemos observado que los índices de enfermedad se modificaban tan drásticamente con el paso del tiempo que, en términos biológicos, resulta imposible responsabilizar a los genes. El porcentaje de la población obesa en Estados Unidos se ha duplicado a lo largo de veinticinco años, pasando de un 15 a un 30%. Además, en nuestra historia reciente, la diabetes, las cardiopatías y muchas otras enfermedades típicas de sociedades económicamente prósperas no eran nada frecuentes. Y nuestro código genético no puede haber cambiado tanto en los últimos veinticinco, cien o, incluso, quinientos años.

De modo que, aunque podemos afirmar que los genes son cruciales para cualquier proceso biológico, también disponemos de evidencias concluyentes que indican que la expresión de los genes es mucho más importante. Y esta expresión (o activación) está controlada por el medio ambiente y, en especial, por la nutrición.

Otra locura de esta investigación genética es asumir que comprender cómo funcionan nuestros genes es una tarea sencilla. No lo es, en absoluto. Por ejemplo, se ha estudiado recientemente la regulación genética del peso en una especie diminuta de lombrices.[12] Los científicos investigaron 16,757 genes, los desactivaron y observaron el efecto que este procedimiento producía sobre el peso. De esta manera, descubrieron 417 genes que afectaban al peso corporal. La forma en que estos cientos de genes interactúan a largo plazo entre sí —y también con el medio ambiente en constante cambio— con el fin de alterar el aumento o la pérdida de peso es un misterio increíblemente complejo. Goethe dijo: "Sabemos con precisión solo cuando sabemos poco; con el conocimiento la duda aumenta".[13]

La expresión de nuestro código genético representa un universo de interacciones bioquímicas de una complejidad casi infinita. Este "universo" bioquímico interactúa con muchos sistemas diferentes, incluida la nutrición, que, en sí misma, representa sistemas bioquímicos completos y muy complejos. Sospecho que con la investigación genética, nos estamos embarcando en una gran búsqueda destinada a tomar un atajo y adelantarnos a la naturaleza, solo para terminar en peores condiciones que cuando empezamos.

¿Significa todo esto que creo que los genes no son importantes? Por supuesto que no. Si tomas dos norteamericanos que viven en el mismo entorno y los alimentas con la misma dieta a base de carne durante todos los días de su vida, no me sorprendería que uno de ellos muriera de un ataque al corazón a los cincuenta y cuatro años y el otro, de cáncer a los ochenta. ¿Cómo se explica esta diferencia? Por los genes. Los genes nos proporcionan una gran cantidad de predisposiciones. Todos tenemos diferentes riesgos en relación con las enfermedades y esto se debe a que nuestros genes son distintos. Pero aunque nunca conoceremos exactamente a qué riesgos estamos predispuestos, sabemos cómo controlarlos. Independientemente del gen, o de los genes, de que se trate, podemos optimizar nuestras oportunidades de que se expresen los genes favorables ofreciéndole el mejor entorno posible a nuestro cuerpo, es decir, la mejor nutrición posible. A pesar de que los dos norteamericanos del ejemplo mencionado fallecieron debido a enfermedades diferentes y en distintos momentos de su vida, es muy posible que si ambos se hubieran ocupado de tener una nutrición óptima, habrían podido vivir muchos años más con una mejor calidad de vida.

PRINCIPIO 5

La nutrición puede controlar sustancialmente los efectos adversos de los compuestos químicos tóxicos.

Periódicamente, la prensa publica artículos sobre compuestos químicos que producen cáncer. La acrilamida, los edulcorantes artificiales, las nitrosaminas, los nitritos, el Alar, las aminas heterocíclicas y la aflatoxina han sido vinculados con el cáncer en estudios experimentales.

Existe una percepción muy extendida de que el cáncer se desarrolla debido a sustancias químicas tóxicas que se introducen en nuestro cuerpo de una forma siniestra. Por ejemplo, es habitual que las personas recurran a preocupaciones relacionadas con la salud para justificar su negativa a utilizar antibióticos y hormonas en las granjas de animales. Los argumentos se basan en la idea de que sería mucho más seguro comer carne si no contuviera sustancias que no son naturales. No obstante, el verdadero peligro de la carne reside en el desequilibrio de nutrientes, independientemente de la presencia o ausencia de esas desagradables sustancias químicas. Mucho antes de que estos productos químicos modernos se introdujeran en nuestros alimentos, a medida que las personas comenzaron a incluir mayor cantidad de productos de origen animal en su dieta, también empezaron a enfermar más de cáncer y de otras afecciones cardíacas.

Existe un ejemplo importante de un "problema de salud pública" relacionado con las sustancias químicas que no se interpretó correctamente. Se trata de una extensa investigación sobre los índices mínimamente superiores de cáncer de mama en Long Island, Nueva York, que costó 30 millones de dólares y a la que ya me referí en el capítulo 8. Este estudio parecía demostrar que los contaminantes químicos de determinadas industrias provocaban cáncer de mama entre las mujeres que vivían en los alrededores. Esta historia fue mal planteada y, por otra parte, demostró carecer de fundamentos.

Otra de las preocupaciones asociadas a los compuestos químicos carcinógenos recae sobre la acrilamida, que se encuentra principalmente en los alimentos fritos o procesados, como las patatas fritas. La consecuencia es que si fuéramos realmente capaces de eliminar esta sustancia química de las patatas fritas, podríamos comerlas con plena seguridad. Sin embargo, esas patatas procesadas, empapadas en grasa y sal, seguirían siendo muy poco saludables.

De manera que muchos de nosotros preferiríamos tener un chivo expiatorio. No queremos escuchar que nuestros alimentos favoritos constituyen un problema que se debe únicamente a su contenido nutricional.

En el capítulo 3, vimos que mediante la nutrición se podrían controlar totalmente los efectos potenciales de la aflatoxina, una sustancia química conocida por ser altamente carcinógena. Cuando se administraba a las ratas grandes dosis de aflatoxina y, al mismo tiempo, una dieta baja en proteínas, los animales seguían estando sanos y activos, y no contraían cáncer. Vimos también que, cada vez que se menciona el cáncer, pequeños hallazgos pueden dar lugar a grandes noticias. Por ejemplo, si los animales de laboratorio revelan una mayor incidencia de cáncer después de exposiciones prolongadas a un determinado agente químico, se anuncia con bombo y platillo que dicho compuesto es cancerígeno. Este fue el caso de la NSAR (capítulo 3) y de los nitritos. De cualquier modo, al igual que los genes, las actividades de estos carcinógenos químicos se controlan principalmente mediante los nutrientes que ingerimos.

Entonces, ¿qué nos dicen estos ejemplos? En términos prácticos, no te cuidas demasiado bien si decides comer un filete de carne orgánico, en lugar de un filete convencional que está lleno de sustancias químicas. Es probable que el orgánico sea un poco más saludable que el normal, pero yo jamás diría que es una opción segura. Ambos tipos de filete tienen un perfil nutricional semejante.

Es útil pensar sobre este principio de una forma diferente. Una enfermedad crónica como el cáncer tarda años en manifestarse y esas sustancias químicas que contribuyen a su desarrollo suelen ser las que aparecen en los titulares de los medios. Sin embargo, lo que no queda reflejado en ellos es el hecho de que la evolución de la enfermedad continúa mucho tiempo después de haberse iniciado y que, durante su estadio de desarrollo, se la puede acelerar o, por el contrario, revertir mediante la nutrición. En otras palabras, la nutrición determina de manera preponderante si la enfermedad llegará a evolucionar hasta deteriorar la salud.

PRINCIPIO 6

La misma nutrición que previene la enfermedad en sus estadios tempranos (antes del diagnóstico) puede también detenerla o revertirla en sus estadios más avanzados (después del diagnóstico).

Merece la pena repetir que las enfermedades crónicas tardan muchos años en desarrollarse. Por ejemplo, una creencia generalizada afirma que el cáncer de mama puede comenzar en la adolescencia y, sin embargo, ¡no ser detectado hasta después de la menopausia! *De manera que es muy probable que haya muchas mujeres de mediana edad con un cáncer de mama que se inició cuando eran adolescentes y que no será detectado hasta después de la menopausia.*[14] Para muchas personas, esto se traduce en la idea fatalista de que es muy poco lo que se puede hacer en la última etapa de la vida. ¿Significa esto que estas mujeres deberían empezar a fumar y a comer más filetes de pollo frito porque, de cualquier modo, ya están sentenciadas? Y dado que muchos de nosotros podemos haber desarrollado ya una enfermedad crónica que acecha en nuestro organismo sin saberlo, ¿qué es lo que hacemos al respecto? ¿Acaso estamos esperando que explote dentro de varias décadas?

Como observamos en el capítulo 3, mediante una buena nutrición es posible aminorar, detener o, incluso, revertir la evolución del cáncer, una vez que este se ha formado y desarrollado en animales de laboratorio. Afortunadamente para nosotros, *una buena nutrición potencia la salud en todos los estadios de una enfermedad*. Como ya hemos visto, algunos hallazgos de las investigaciones realizadas demuestran que, mediante una dieta vegetariana y de alimentos integrales, es posible conseguir que remita una enfermedad cardíaca avanzada, que las personas obesas logren perder peso y que los diabéticos puedan prescindir de su medicación y retornar a una vida más normal, como la que llevaban antes de contraer la dolencia. La investigación ha demostrado también que un melanoma avanzado –el cáncer de piel que puede producir la muerte– se puede atenuar o revertir modificando el estilo de vida.[15]

Como es evidente, algunas enfermedades pueden ser irreversibles. Es posible que las autoinmunes sean las más alarmantes, puesto que una vez que el organismo se vuelve contra sí mismo puede resultar muy difícil detenerlo. Sin embargo, por sorprendente que pueda parecer, la evolución de algunas de estas dolencias se puede aminorar o atemperar también por medio de la dieta. Recuerda la investigación que mencioné en un capítulo anterior, mediante la cual se demostraba que incluso los diabéticos de tipo 1 pueden reducir su medicación cuando se alimentan de la forma adecuada. La evidencia científica revela también que el desarrollo de la artritis reumatoide se puede retrasar mediante la dieta,[16] al igual que la esclerosis múltiple.[17, 18]

Creo que vale más prevenir que curar y que nuestra salud experimentará una notable mejoría cuanto antes empecemos a seleccionar los alimentos idóneos. Pero pensando en todas las personas que ya se enfrentan a la pesada carga de una enfermedad, no debemos olvidar que la nutrición puede desempeñar un papel vital.

PRINCIPIO 7

La nutrición que es benéfica para una enfermedad crónica promoverá la buena salud en general.

Cuando estaba intentando publicar este libro, tuve una reunión con la editora de una editorial muy importante, a quien le transmití mi voluntad de crear capítulos específicos de enfermedades en los que pretendía relacionar la dieta con cada una de ellas o con grupos específicos de dolencias. La editora me preguntó:

—¿Puede elaborar una dieta para cada enfermedad? Así evitaríamos que cada capítulo incluyera las mismas recomendaciones?

En otras palabras, pretendía que indicara a los lectores que se alimentaran de una determinada manera cuando sufrían enfermedades cardíacas y de otra diferente si eran diabéticos. Como resulta evidente, me estaba insinuando que si recomendaba la misma dieta para diversas enfermedades, el libro no sería lo suficientemente atractivo, lo suficientemente "comercial".

Tal vez esto sea buen marketing, pero no es buena ciencia. A medida que he llegado a comprender cada vez mejor los procesos bioquímicos de diversas dolencias, también me he dado cuenta de que todas ellas tienen mucho en común. Sus asombrosas semejanzas nos permiten afirmar que una nutrición adecuada promueve la buena salud y es la mejor prevención para las enfermedades *en general*. Aunque una dieta vegetariana y de productos integrales sea más efectiva para tratar las cardiopatías que los tumores cerebrales, puedes estar seguro de que nunca favorecerá el desarrollo de una enfermedad mientras detiene la evolución de otra. Nunca será "mala" para ti; sus efectos son beneficiosos para todos.

Por tanto, me temo que no poseo ninguna fórmula que sea diferente para cada afección y que resulte atractiva para los lectores. Solo puedo hacer una recomendación dietética. Pero, en lugar de entristecerme por el efecto que esto pueda tener en el éxito de mi libro, prefiero conservar el entusiasmo de transmitir que el tema de la salud y la nutrición es realmente muy sencillo. Se trata de una oportunidad para aclarar gran parte de la enorme confusión que impera entre el público. *Dicho de forma muy sencilla, mediante una simple dieta puedes potenciar tu salud o recuperarte de toda clase de enfermedades.*

PRINCIPIO 8

La buena nutrición promueve la salud en todas las áreas de nuestra existencia. Todas las partes están interconectadas.

En los últimos tiempos se ha hablado mucho de la salud "holística". Este concepto puede querer decir una gran variedad de cosas para diferentes personas. Muchas incluyen en él todas las actividades y medicinas "alternativas" que conocen, de manera que la salud comienza a identificarse con la acupresión, la acupuntura, la fitoterapia, la meditación, los suplementos vitamínicos, los tratamientos quiroprácticos, el yoga, la aromaterapia, el Feng Shui, el masaje e, incluso, la terapia del sonido.

Conceptualmente, yo creo en la salud holística pero no como un latiguillo para designar cualquier medicina no convencional y, a menudo, no contrastada. Por ejemplo, los alimentos y la nutrición tienen una importancia primordial para nuestra salud. El proceso de comer acaso sea el encuentro más íntimo que tenemos con el mundo; se trata de un proceso en el cual lo que ingerimos se convierte en parte de nuestro cuerpo. Pero hay otras experiencias que también son importantes, tal como la actividad física, la salud emocional y mental, y el bienestar de nuestro medio ambiente. Es fundamental incorporar estas diversas esferas en nuestro concepto de salud, porque todas ellas están interconectadas. Este sí que es un concepto verdaderamente holístico.

Estas interconexiones en expansión se tornaron evidentes para mí gracias a los experimentos con animales. Las ratas alimentadas con dietas bajas en proteínas no contrajeron cáncer de hígado ni registraron altos niveles de colesterol en sangre; es más, demostraron tener más energía que las ratas a las que se administró una dieta rica en proteínas y realizaron el doble de actividad física por propia voluntad. Las pruebas asociadas a los mayores niveles de energía se basaron en una enorme cantidad de datos anecdóticos que fui conociendo con el paso de los años: las personas tienen más energía cuando se alimentan de forma adecuada. Esta sinergia entre nutrición y actividad física es verdaderamente significativa y constituye una evidencia de que estas dos partes de la vida no están aisladas. La buena nutrición y el ejercicio físico asiduo se combinan para ofrecer más salud que cada uno de ellos por separado.

También sabemos que la actividad física tiene un efecto sobre el bienestar emocional y mental. Se ha hablado mucho de la influencia del ejercicio físico sobre diversas sustancias químicas de nuestro organismo que, a su vez, afectan a nuestros estados de ánimo y nuestra concentración. Y la recompensa de sentirnos emocionalmente mejor y de estar más atentos nos da confianza y nos motiva a adoptar gustosamente una nutrición óptima, lo cual refuerza el ciclo completo. Quienes se sienten más a gusto consigo mismos son más proclives a respetar su salud alimentándose de la manera adecuada.

En algunas ocasiones, las personas intentan desarrollar estas dos partes diferentes de su vida como si compitieran entre sí. Se preguntan, por ejemplo, si podrían erradicar de su vida los malos hábitos nutricionales convirtiéndose en corredores. La respuesta es no. Los beneficios y los riesgos de una dieta tienen una importancia crucial y son más apreciables que los de otras actividades. Además, ¿por qué podría alguien querer equilibrar los riesgos y los beneficios pudiendo disponer de estos últimos actuando de manera conjunta? Cuando la gente percibe que su salud ha experimentado una mejoría, suele preguntarse si ha sido por causa del ejercicio o de una buena dieta. En definitiva, se trata de una cuestión meramente teórica porque el hecho es que estas dos esferas de nuestra vida se hallan íntimamente interconectadas; lo importante es que *todo trabaja al unísono para promover o desestabilizar la salud.*

Por otra parte, si comenzamos a prestarle atención a nuestra dieta con el fin de mejorar nuestra salud, al mismo tiempo estaremos contribuyendo a cuidar la salud del planeta. Consumir alimentos vegetarianos e integrales significa también utilizar menos agua, tierras y recursos, producir menos contaminación y ahorrar sufrimiento a nuestros animales de granja. John Robbins ha hecho más que cualquier otra persona para despertar la conciencia de los norteamericanos respecto de este asunto. Recomiendo vivamente la lectura de su último libro *The Food Revolution* (La revolución de la alimentación).

La elección de nuestros alimentos tiene un impacto increíble no solo en nuestro metabolismo, sino también en el inicio, en el desarrollo e, incluso, en la remisión de una enfermedad, así como también en nuestra energía, actividad física, bienestar emocional y mental, y medio ambiente. *Todas estas esferas, en apariencia separadas, se encuentran estrechamente interconectadas.*

En distintas secciones de este libro, he hablado de la sabiduría de la naturaleza y he llegado a comprender el poder que tienen los procesos en el mundo natural. Constituyen una maravillosa red de salud que comienza en las moléculas y llega a las personas, a los animales, a los bosques, a los océanos y al aire que respiramos. Así es el trabajo de la naturaleza, que va desde lo microscópico hasta lo macroscópico.

DE CUALQUIER MODO, ¿A QUIÉN LE PREOCUPA?

Los principios descritos en este capítulo comenzaron a organizarse tras una investigación realizada con ratas y centrada exclusivamente en la dieta y el cáncer, que luego se amplió hasta convertirse en un universo en expansión de preguntas sobre la salud humana y social en todo el mundo. Los principios presentados en este capítulo son, en gran medida, las respuestas a ciertas cuestiones trascendentales sobre las que no pude dejar de preguntarme durante toda mi carrera.

La aplicabilidad de estos principios no debería subestimarse. Lo más relevante es que pueden ayudar a reducir la confusión del público en relación con la salud y los alimentos. Las últimas modas pasajeras, los últimos titulares y los estudios más recientes se sitúan en un contexto muy útil. No tenemos que dar un brinco en nuestros asientos cada vez que se señala a una sustancia química como carcinógena, cada vez que un nuevo libro de dietas llega a las librerías, ni cada vez que un titular habla de curar las enfermedades a través de la investigación genética.

Para decirlo simplemente, podemos relajarnos, respirar profundamente, tal como necesitamos, y ponernos cómodos. Más aún, podemos hacer ciencia de un modo más inteligente y formular preguntas más acertadas, porque contamos con un marco de referencia sólido para la nutrición y la salud. En efecto, podemos interpretar los nuevos hallazgos teniendo en cuenta un contexto más amplio. Con esta nueva interpretación de los hallazgos, seremos capaces de enriquecer o modificar el marco original de nuestras investigaciones e invertir nuestro dinero y recursos allí donde sea necesario para mejorar la salud de nuestra sociedad. Los beneficios que reporta la comprensión de estos principios son muy amplios y profundos, tanto para los individuos como para la sociedad, tanto para nuestros animales como también para nuestro planeta.

12

Cómo comer

Cuando mi hijo menor y colaborador de este libro, Tom, tenía trece años, nuestra familia se encontraba en las etapas finales de un progresivo cambio hacia el vegetarianismo. Un domingo por la mañana, Tom volvió a casa tras pasar la noche en la casa de su mejor amigo y nos contó una historia que aún hoy recuerdo.

La familia de su amigo se había interesado por sus hábitos alimentarios y, según mi hijo, lo habían interrogado durante la cena. La hermana de su amigo le había preguntado con cierta incredulidad:

—¿Es cierto que no comes carne?

Tom nunca se había detenido a reflexionar sobre sus hábitos alimentarios; simplemente se había acostumbrado a comer lo que había en la mesa. Como no estaba preparado para contestar una pregunta semejante, se limitó a responder con un simple "No", sin ofrecer ninguna otra explicación. La chica insistió un poco más:

—Entonces, ¿qué es lo que comes?

Encogiéndose de hombros con indiferencia, mi hijo contestó:

—Supongo que solo . . . plantas.

Ella dijo: "¡Oh!", y así se zanjó el tema.

La razón por la que disfruto de esta historia es que la respuesta de mi hijo fue muy simple y escueta: "plantas". No cabe duda de que estaba diciendo la verdad, aunque su respuesta fue muy poco convencional. A nadie se le ocurre decir: "Dame la carne de las nalgas del cerdo, por favor", cuando quiere que le pasen el jamón durante una comida. Y cuando alguien les pide a sus hijos que terminen su plato de guisantes y zanahorias tampoco les dice: "Cómete ya esas plantas". Pero, desde que mi familia y yo modificamos nuestros hábitos alimentarios, he llegado a disfrutar pensando en la comida en términos de plantas o animales. Creo que concuerda muy bien con mi filosofía de transmitir la información sobre nutrición y salud de la manera más simple posible.

En nuestro país, los alimentos y la salud son cualquier cosa menos algo simple. Me maravillo con frecuencia ante la complejidad de las diversas dietas existentes para perder peso. Los autores que las dan a conocer aclaran invariablemente que son fáciles de aplicar cuando, en realidad, nunca lo son. Las personas que siguen estas dietas se ven obligadas a contar calorías, puntos, reacciones, raciones o nutrientes, o a ingerir cantidades específicas de ciertos alimentos que se basan en relaciones matemáticas muy específicas. Además hay que utilizar herramientas, tomar suplementos y rellenar hojas de trabajo. No debe sorprendernos que, con este tipo de dieta, rara vez se alcancen los objetivos.

Comer debería ser una experiencia placentera y libre de preocupaciones, y jamás basarse en privaciones. Para disfrutar de nuestros alimentos, es esencial conseguir que siga siendo algo simple.

Uno de los hallazgos más afortunados de la montaña de investigaciones nutricionales que he conocido es que la buena alimentación y la buena salud son una cuestión muy sencilla. La biología de la relación que existe entre los alimentos y la salud es excepcionalmente compleja; sin embargo, el mensaje sigue siendo simple. Así lo reflejan las recomendaciones procedentes de la literatura publicada, que se podrían describir en una sola frase: adoptar una dieta vegetariana y de alimentos integrales, y reducir el consumo de alimentos refinados, de sal y de grasas añadidas (ver la tabla de la página 278).

SUPLEMENTOS

Los suplementos diarios de vitamina B_{12}, y acaso también de vitamina D, son recomendables para personas que pasan la mayor parte del tiempo en el interior o viven en climas nórdicos. Con respecto a la vitamina D, no se debería exceder la cantidad diaria recomendadas (CDR).

Y eso es todo. La ciencia considera que esa es la dieta que promueve la salud y causa la menor incidencia de enfermedades cardíacas, cáncer y obesidad, así como también de otras dolencias occidentales.

¿QUÉ SIGNIFICA REDUCIR AL MÍNIMO? ¿DEBERÍAS ELIMINAR TOTALMENTE LA CARNE DE TU DIETA?

Los hallazgos de El estudio de China indican que cuanto menor sea la cantidad de alimentos de origen animal que consumimos, mayores serán los beneficios para la salud, aún cuando el porcentaje se reduce del 10 al 0% de las calorías. De modo que no resulta descabellado asumir que el porcentaje óptimo de productos de origen animal incluidos en la dieta es igual a cero, al menos para cualquier persona con predisposición a contraer una enfermedad degenerativa.

No obstante, esto no se ha demostrado de forma categórica. Efectivamente, la mayoría de los beneficios para la salud se obtienen con niveles muy bajos de alimentos de origen animal, pero nunca se ha probado con valores iguales a cero.

Mi consejo es que intentes eliminar todos los productos animales de tu dieta, pero sin obsesionarte. Si la base de una sabrosa sopa de verduras contiene pollo, si una sustanciosa rebanada de pan de trigo integral incluye algo de huevo, no te preocupes. Es muy probable que estas cantidades no tengan demasiada relevancia en términos nutricionales. A la hora de aplicar la dieta, es mucho más importante que seas capaz de relajarte y que no te inquietes por estas ínfimas cantidades de alimentos de origen animal, en especial cuando comes fuera de casa o compras comidas preparadas.

Pero, al hacerte esta recomendación, no pretendo sugerirte que incorpores deliberadamente pequeñas porciones de carne en tu dieta diaria. Mi consejo es que intentes evitar todos los productos de origen animal.

COME TODO LO QUE TE APETEZCA (CONSUMIENDO UNA AMPLIA VARIEDAD DE PRODUCTOS) DE CUALQUIER ALIMENTO VEGETAL, INTEGRAL Y SIN REFINAR

CATEGORÍA GENERAL	EJEMPLOS ESPECÍFICOS
Frutos	naranja, ocra (o guingombó), kiwi, pimiento rojo, manzana, pepino, tomate, aguacate, calabacín, arándano, fresa, pimiento verde, frambuesa, diversos tipos de calabaza, mora, mango, berenjena, pera, melón, papaya, pomelo, melocotón
HORTALIZAS	
Flores	brócoli, coliflor (habitualmente no se comen muchas de la amplia variedad de flores que son comestibles)

Tallos y hojas	espinaca, alcachofa, col rizada, lechuga (todas las variedades), col, acelga, verduras de color verde oscuro, apio, espárrago, hojas de mostaza, coles de Bruselas, hojas de nabo, hojas de remolacha, endivia, albahaca, bok choi', rúcula, perejil, cilantro, ruibarbo, algas
Raíces	patata (todas las variedades), remolacha, zanahoria, nabo, cebolla, ajo, jengibre, puerro, rábano, colinabo
Legumbres (fijan el nitrógeno)	judías verdes, soja, guisantes, judías azuki, cacahuetes, judías de ojo negro, alubias, judías blancas, lentejas, judías pintas
Hongos	champiñón blanco, baby bella, Cremini, Portobello, shiitake, setas
Frutos secos	nueces, almendras, nueces de macadamia, pecanas, anacardos, avellanas, pistachos
Cereales integrales (en pan, pasta, etc.)	trigo, arroz, maíz, sorgo, trigo sarraceno, kamut, teff, mijo, centeno, avena, cebada, amaranto, quinoa, espelta
REDUCIR	
Carbohidratos refinados	pasta (excepto las de cereales integrales), pan blanco, *crackers*, azúcares y la mayoría de los postres y tartas
Aceites vegetales añadidos	aceite de maíz, de cacahuete, de oliva
Pescado	salmón, trucha, bacalao
EVITAR	
Carne roja	filete, hamburguesa, manteca de cerdo
Aves	pollo, pavo
Productos lácteos	queso, leche, yogur
Huevos	huevos y productos con alto contenido en huevos (por ejemplo, mayonesa)

Existen excelentes razones para llegar hasta el final. Primero, adoptar esta dieta requiere un cambio radical en tu forma de entender la nutrición. Debo advertirte que es mucho más difícil hacerlo a medias. Si planificas una dieta que incluya alimentos de origen animal, los tomarás seguramente en mayor cantidad de lo que deberías. Segundo, solo pensarás en las privaciones. En lugar de valorar que tus nuevos hábitos alimentarios te permiten comer todos los alimentos de origen vegetal que desees, lo considerarás como una limitación, y esto no te ayudará a mantener la dieta a largo plazo.

Si tienes un amigo, o amiga, que ha sido fumador durante toda su vida y ha acudido a ti para pedirte consejo, ¿acaso le recomendarías que redujera el número de cigarrillos que fuma al día hasta llegar a dos? ¿O le aconsejarías que abandonara completamente el tabaco? Por tanto, incluso con la mejor de las intenciones, a veces la moderación es un obstáculo para el éxito.

¿PUEDES HACERLO?

Para la mayoría de los norteamericanos sería imposible renunciar prácticamente a todos los productos de origen animal —entre ellos, la carne de vaca, el pollo, el pescado, el queso, la leche y los huevos—. Sería lo mismo que pedirles que dejaran de respirar. La idea sería tildada de extraña, fanática o fantástica.

Este es el mayor obstáculo para adoptar una dieta vegetariana: la mayoría de las personas que oyen hablar de ella no la toman en serio, a pesar de sus impresionantes beneficios para la salud.

Si eres una de estas personas —si sientes curiosidad por estos hallazgos, pero sabes que jamás serás capaz de dejar de ingerir carne—, sé que no habrá nada que pueda decir para lograr que cambies de opinión.

Tienes que intentarlo.

Prueba un mes. Has estado comiendo hamburguesas con queso durante toda tu vida; no te morirás si no las comes durante un mes.

Este tiempo no es suficiente para obtener beneficios a largo plazo, pero sí para que descubras cuatro cosas:

* Cuando adoptas una dieta vegetariana, hay algunos alimentos maravillosos que nunca hubieras descubierto de otro modo. Quizá no comas todo lo que desearías (el anhelo por comer carne puede durar más de un mes), pero probarás una enorme cantidad de productos deliciosos.

* Las cosas no son tan malas como parecen. Algunas personas se adaptan rápidamente a esta dieta y luego se aficionan a ella. Amoldarse completamente a esta nueva forma de comer puede tardar varios meses, pero todos aquellos que la prueben descubrirán que es mucho más fácil de lo que se imaginaban.

* Te sentirás mejor. Al cabo de un mes, la mayoría de las personas notarán la mejoría y, con toda probabilidad, también habrán perdido peso. Si te haces un análisis de sangre antes de iniciar esta dieta y

otro al concluirla, es muy posible que notes cambios significativos en un periodo de tiempo breve.

*   Y, lo más importante, descubrirás que es factible. Quizá llegues a aficionarte a la dieta, o quizá no, pero al menos habrás conseguido hacer un mes de prueba, sabiendo que es posible. *Si te lo propones, puedes lograrlo.* Todos los beneficios para la salud de los que he hablado en este libro no son solo para monjes tibetanos o espartanos fanáticos; también tú puedes disfrutar de ellos. La decisión está en tus manos.

El primer mes puede ser todo un desafío (en breve hablaré más de ello), pero luego resulta mucho más fácil. Y para muchos, se convierte en un verdadero placer.

Reconozco que no es fácil creer en lo que digo hasta que lo experimentas por ti mismo, pero cuando adoptas una dieta vegetariana tus gustos empiezan a cambiar. No solamente deja de apetecerte la carne, sino que también comienzas a descubrir nuevos sabores en la mayoría de los alimentos que consumes, sabores que estaban adormecidos cuando ingerías una dieta basada esencialmente en productos de origen animal. Un amigo mío afirmó, en cierta ocasión, que era como si te arrastraran a un cine donde se proyecta una película independiente, cuando lo que tú deseabas ver era la última película de acción de Hollywood. Entras en la sala refunfuñando, pero, para tu sorpresa, descubres que la película es excelente, y te gusta mucho más que la de pistoleros que habías elegido.

LA TRANSICIÓN

Si aceptas mi sugerencia de probar una dieta vegetariana durante un mes, lo más probable es que debas afrontar cinco desafíos principales:

*   Durante la primera semana, mientras tu sistema digestivo se adapta a la nueva alimentación, puedes sentir el estómago revuelto. Esto es natural, no hay nada de qué preocuparse y, por otra parte, no dura demasiado tiempo.
*   Deberás dedicar parte de tu tiempo a la dieta. No dejes que esto te contraríe, también el cáncer y las enfermedades cardíacas necesitan tiempo para desarrollarse. Tendrás que aprender algunas recetas nuevas, estar dispuesto a probar nuevos platos y descubrir

nuevos restaurantes. Deberás prestar atención a tus gustos y descubrir cuáles son las comidas que realmente disfrutas. Esta es la clave.

* Tendrás que prepararte psicológicamente. Con independencia de lo lleno de comida que esté el plato, muchos de nosotros hemos sido educados para pensar que no constituye una verdadera comida si no contiene carne. Deberás superar este prejuicio.

* Acaso ya no puedas ir a los restaurantes que conoces, y si lo haces, no podrás pedir los mismos platos. Esto requiere cierto grado de adaptación.

* Es probable que tus amigos, familia y colegas no te apoyen. Por diversas razones, a muchas personas les molestará tu decisión de ser vegetariano; acaso porque, en el fondo, saben que su propia dieta no es muy sana y les sienta mal que alguien sea capaz de renunciar a hábitos alimentarios poco saludables cuando ellos mismos no son capaces de hacerlo.

También me gustaría darte unos cuantos consejos para tu primer mes:

* A largo plazo, ser vegetariano es más barato que llevar una dieta basada en alimentos de origen animal. Sin embargo, durante el periodo de aprendizaje, quizá gastes un poco más de dinero probando diversas alternativas. No te prives de hacerlo, merece la pena.

* Come bien. Si lo haces fuera de casa, prueba diferentes restaurantes hasta encontrar algunos platos veganos que son realmente muy sabrosos. Los restaurantes étnicos suelen ofrecer la mayor cantidad de platos vegetarianos, y sus peculiares sabores también son exquisitos. Sal a descubrir lo que hay allí fuera.

* Come lo suficiente. Acaso adelgazar sea uno de tus objetivos para gozar de una buena salud, y con una dieta vegetariana es muy probable que lo consigas. Pero no te prives de nada; hagas lo que hagas, no te quedes con hambre.

* Consume una amplia variedad de alimentos. Combinarlos es importante tanto para obtener todos los nutrientes necesarios como para mantener vivo tu interés por la dieta.

La idea básica es que puedes adoptar una dieta vegetariana, disfrutar de ella y sentirte satisfecho por tu elección. Sin embargo, la transición de una a otra dieta es todo un desafío. Hay obstáculos psicológicos y también prácticos. El cambio requiere tiempo y esfuerzo. Aunque no recibas el apoyo de tu familia o amigos, los beneficios son milagrosos y te sorprenderá comprobar que no es tan difícil cambiar los hábitos alimentarios.

Prueba el reto de adoptar la dieta durante un mes. Además de estar haciendo algo importante por ti mismo, también formarás parte de la vanguardia que trabaja a favor de que el país tenga un futuro más pobre en grasas y mucho más sano.

Mi colega Glenn era un carnívoro convencido hasta hace muy poco tiempo. De hecho, hace poco siguió la dieta de Atkins para adelgazar algunos kilos, pero la abandonó cuando descubrió que sus niveles de colesterol se habían disparado. Glenn tiene cuarenta y dos años y un importante sobrepeso. Le pasé un borrador del manuscrito de El estudio de China y aceptó el desafío de probar la dieta durante un mes. He aquí algunas de sus observaciones.

SUGERENCIAS DE GLENN

La primera semana es un verdadero desafío. Resulta difícil imaginar qué se puede comer. No soy buen cocinero, de modo que conseguí varios libros de recetas e intenté preparar algunos platos veganos. Soy una de esas personas que se dejan caer por el McDonald's o calientan en el microondas un plato congelado para cenar. Por este motivo, me molesta tener que cocinar todas las noches. Al principio, al menos la mitad de los platos que preparé fueron a parar a la basura, pero, con el paso del tiempo, descubrí algunos que me encantaron. Mi hermana me pasó la receta de un guiso de cacahuetes, del oeste africano, que era absolutamente increíble y muy diferente a todo lo que había saboreado hasta entonces. Mi madre me dio una receta de un chili vegetariano que estaba riquísimo. Y yo descubrí un enorme plato de espaguetis de trigo integral acompañado de muchas verduras y una falsa salsa de carne (hecha de soja) que era una delicia. Me gustaría que alguien lo probara y me dijera qué es lo que contiene; apuesto a que nunca adivinaría que es un plato vegano. Sin embargo, todo esto requiere tiempo.

Ahora estoy volviendo a descubrir la fruta, que siempre me ha encantado, pero, por alguna razón, prácticamente no consumía. No es lo mismo que comer carne, pero la disfruto más que nunca. Ahora tomo pomelo como aperitivo, ¡y me encanta! Antes nunca hubiera hecho algo semejante. Creo, francamente, que mis gustos se están tornando más sensibles.

He intentado evitar comer fuera de casa —algo que suelo hacer con mucha frecuencia— por temor a no encontrar ningún plato vegano. Pero me he aventurado a probar algunos nuevos restaurantes, incluyendo un maravilloso vietnamita, y he descubierto algunas guarniciones veganas que son exquisitas (sé que la mayoría de los platos vietnamitas no son estrictamente veganos, ya que muchos contienen salsa de pescado, pero en términos nutricionales, las cantidades no son importantes).

Hace unos días, salí con un grupo de personas a quienes les apetecía ir a una pizzería y no pude negarme a acompañarlas. Pedí una pizza de vegetales sin queso. Yo pensaba que iba a ser incomible, pero, cuando llegó a la mesa, descubrí que la masa era de trigo integral y, francamente, debo decir que estaba deliciosa. Desde entonces, muchas veces compro una de esas pizzas para traer a casa.

He descubierto que mi apetencia por los productos cárnicos está disminuyendo, en particular cuando me cuido muy bien de no llegar a sentir demasiada hambre. Y, a decir verdad, estoy comiendo como un cerdo. Como toda mi vida he tenido problemas de sobrepeso, estaba acostumbrado a prestarle mucha atención a lo que comía. Ahora como igual que un loco y me siento muy orgulloso. Puedo decir con toda franqueza que estoy disfrutando como nunca de la comida, en parte porque ahora soy más quisquilloso con lo que me llevo a la boca y solo consumo alimentos que me gusten de verdad.

El primer mes pasó más rápido de lo que había imaginado. Perdí diez kilos y mi colesterol se redujo drásticamente. Ahora invierto mucho menos tiempo en la dieta, en especial desde que he descubierto varios restaurantes a los que puedo ir a comer y, también, desde que me he acostumbrado a preparar varios platos y luego congelarlos. Mi congelador está lleno de comida vegana.

Hace ya varias semanas que ha terminado el experimento y he dejado de considerarlo como tal. Ya no se me ocurre ninguna razón por la cual volver a mis viejos hábitos alimentarios.

Parte IV

¿POR QUÉ NUNCA HABÍAS OÍDO HABLAR DE ESTO?

Es bastante habitual que, cuando las personas oyen hablar de una información científica que justifica un cambio radical de la dieta en favor del vegetarianismo, no puedan dar crédito a sus oídos. "Si todo lo que dices es cierto —se preguntan—, ¿por qué nunca he oído hablar de ello? Es más, ¿por qué, en general, he oído opiniones contrarias a lo que tú dices: que la leche es un buen alimento, que necesitamos ingerir carne para obtener proteínas y que el cáncer y las enfermedades cardíacas tienen causas genéticas?" Estas preguntas son legítimas y sus respuestas desempeñan un papel crucial en esta historia. Sin embargo, con el fin de llegar a conocer dichas respuestas, creo que es esencial saber cómo se produce la información y cómo se da a conocer al público en general.

Como comprobarás, una gran parte del tema está gobernada por la regla de oro: el que tiene el oro impone las reglas. Existen industrias poderosas, influyentes y enormemente acaudaladas que comenzarán a perder enormes cantidades de dinero si a los norteamericanos se les ocurre adoptar una dieta vegetariana. Su salud financiera depende del control que puedan ejercer sobre la información que se proporciona al público sobre la nutrición y la salud. Como toda buena empresa, estas industrias están dispuestas a hacer cualquier cosa que esté dentro de sus posibilidades con el fin de proteger sus beneficios y a sus accionistas.

Es probable que pienses que la industria ofrece dinero "bajo cuerda" a los científicos para "falsear datos", que soborna a los funcionarios del gobierno o emprende actividades ilegales. Muchas personas adoran las historias sensacionalistas. Pero, en general, por lo que yo sé, los poderosos intereses que mantienen el *status quo* no realizan negocios ilegales, no pagan a los científicos ni sobornan a los funcionarios.

La situación es mucho peor que eso.

Todo el sistema —el gobierno, la ciencia, la medicina, la industria y los medios— se interesa más por los beneficios que por la salud, antepone la tecnología a los alimentos y prefiere la confusión a la claridad. La mayor parte de esta confusión respecto de la nutrición se crea mediante procedimientos legales, a la vista de todos, y se divulga a través de personas bienintencionadas y confiadas, sean investigadores, políticos o periodistas. El aspecto más perjudicial del sistema no es sensacionalista y es probable que su descubrimiento no cause demasiado revuelo. Se trata de un enemigo silencioso que pocas personas pueden ver y comprender.

Mis experiencias dentro de la comunidad científica ilustran la forma en que el sistema genera información poco clara y también el motivo por el cual nunca antes habías oído el mensaje que trae este libro. En los siguientes capítulos, he dividido el "sistema" de problemas entre distintas entidades: la ciencia, el gobierno, la industria y la medicina. Pero, como podrás comprobar, existen casos en los que resulta prácticamente imposible distinguir la ciencia de la industria, el gobierno de la ciencia o el gobierno de la industria.

13

El lado oscuro de la ciencia

Cuando vivía en un valle rodeado de montañas en las afueras de Blacksburg, Virginia, mi familia solía visitar a un granjero jubilado que vivía cerca de nuestra granja, el señor Kinsey, que siempre tenía alguna historia graciosa que contar. Solíamos esperar con ilusión las noches en las que nos narraba historias en el porche de su casa. Una de mis favoritas era la del gran escarabajo de la patata.

El señor Kinsey nos hablaba de la época en la que todavía no se usaban pesticidas en las granjas. Nos contaba que, cuando un cultivo de patatas era invadido por los escarabajos, la única manera de eliminarlos era retirarlos del cultivo a mano y matarlos uno a uno. Cierto día, se fijó en un anuncio de una revista rural que ofrecía un dispositivo para eliminar los escarabajos de la patata; costaba cinco dólares. A pesar de que en esa época cinco dólares no era una pequeña suma de dinero, pensó que los escarabajos eran lo suficientemente fastidiosos como para justificar la inversión. Poco tiempo después recibió el paquete; al abrirlo encontró dos piezas de madera y una breve lista que incluía tres instrucciones:

* Coger una de las piezas de madera.
* Colocar el escarabajo de la patata sobre la parte plana de la madera.
* Coger el segundo bloque de madera y presionar firmemente sobre el escarabajo.

Los chanchullos, las tretas y el engaño descarado destinados a obtener ganancias personales son tan antiguos como la misma historia y acaso ninguno de los ámbitos de nuestra sociedad haya sufrido más esta desgracia que el área de la salud. Existen muy pocas experiencias personales que sean tan intensas como las de los individuos cuya salud se ha deteriorado prematuramente. Como es comprensible, están deseando creer en algo que pueda ayudarles. Constituyen un grupo muy vulnerable de consumidores.

A mediados de los años setenta, surgió un ejemplo claro de estafa relacionada con el tema de la salud; al menos eso fue lo que afirmó la comunidad médica. Se trataba de un tratamiento alternativo para el cáncer basado en un producto llamado Laetrile, un compuesto natural fabricado principalmente a base a huesos de albaricoque. Si padecías cáncer y los tratamientos recomendados por los médicos norteamericanos no habían tenido éxito, podías considerar la idea de trasladarte a Tijuana, México. La revista *Washington Post Magazine* publicó la historia de Sylvia Dutton, una mujer de cincuenta y tres años que residía en Florida y que había viajado a México en un último intento por vencer un cáncer que ya se había extendido desde los ovarios al sistema linfático.[1] Sylvia y su marido se habían enterado de la existencia de este tratamiento a través de sus amigos y de sus compañeros de la iglesia. Ellos les habían contado que el Laetrile era capaz de curar un cáncer en un estadio avanzado. El marido de Sylvia afirmaba en aquel artículo:[1] "Hay al menos una docena de personas en esta región que fueron desahuciadas por los médicos y que, después de someterse al tratamiento, están aún por aquí jugando al tenis".

No obstante, la cuestión era que el Laetrile era un tratamiento polémico. Desde la medicina oficial se argumentaba que los experimentos con animales habían demostrado reiteradamente que no tenía ningún efecto sobre los tumores.[1] Por este motivo, la Administración de Alimentos y Medicamentos de Estados Unidos había decidido suprimir el uso del producto, y una consecuencia de dicha decisión fue la creación de la popular clínica al sur de la frontera del país. Un famoso hospital de Tijuana llegó a tratar "aproximadamente a 20,000 pacientes norteamericanos por año".[1] Uno de ellos fue Sylvia Dutton, para quien, desafortunadamente, el Laetrile no fue efectivo.

Pero este fue solo uno de los muchos productos alternativos para la salud. A finales de la década de los setenta, los estadounidenses gastábamos 1,000 millones de dólares al año en diversos suplementos y pociones que prometían beneficios mágicos.[2] Entre ellos se encontraba el ácido pangámico (que fue promocionado como una nueva vitamina con poderes prácticamente ilimitados), diversos brebajes preparados con abejas y otros suplementos alimenticios que incluían el ajo y el zinc.

Al mismo tiempo, en la comunidad científica se generaba cada vez más información sobre la salud a un ritmo frenético, específicamente sobre la nutrición. En 1976, el senador George McGovern convocó un comité para elaborar un borrador que incluía una serie de objetivos dietéticos, en el que se recomendaba un menor consumo de alimentos grasos de origen animal en favor de un mayor consumo de frutas y hortalizas, debido a sus efectos beneficiosos para las enfermedades cardíacas. El primer borrador de este informe asociaba las afecciones cardíacas con los alimentos. Causó un alboroto tan grande que fue necesario revisarlo exhaustivamente antes de publicar la información. En una conversación personal, McGovern me comentó que uno de los motivos por los cuales él y otros poderosos senadores procedentes de estados agrícolas habían perdido sus respectivas elecciones en 1980 era que habían osado enfrentarse con la industria de alimentos de origen animal. A finales de los años setenta, el informe McGovern consiguió presionar al gobierno para que estableciera las primeras pautas dietéticas de la historia que, según se rumoreaba, trasmitían un mensaje similar al que había elaborado el comité de McGovern. Aproximadamente en esa misma época se celebró una serie de debates gubernamentales, ampliamente divulgados, sobre el tema de la seguridad de los aditivos alimentarios y sobre la posibilidad de que la sacarina fuera cancerígena.

DESEMPEÑANDO MI PAPEL

A finales de la década de los setenta, me encontraba en medio de este ambiente sometido a un cambio constante. En 1975 había concluido mi programa en Filipinas y estaba dedicado de lleno otra vez a mi trabajo experimental de laboratorio en Estados Unidos, después de haber aceptado la titularidad de una cátedra en la Universidad de Cornell. Una parte de la investigación que había realizado sobre la aflatoxina y el cáncer de hígado en Filipinas (capítulo 2) había suscitado bastante interés, y el posterior trabajo de laboratorio, en el que investigamos los factores nutricionales, los productos carcinógenos y el cáncer (capítulo 3) había tenido una gran acogida en el ámbito nacional. En esa época, yo tenía uno de los dos o tres laboratorios dedicados a investigaciones básicas sobre la nutrición y su relación con el cáncer que había en el país. Era un empeño novedoso.

Desde 1978 hasta 1979, solicité un año sabático a la Universidad de Cornell para trasladarme al epicentro de la actividad nutricional nacional: Bethesda, Maryland. La organización con la cual estaba trabajando era la FASEB (sigla en inglés de la Federación de Sociedades Americanas para la

Biología Experimental). La federación estaba compuesta por seis sociedades de investigación individuales, que representaban la patología, la bioquímica, la farmacología, la nutrición, la inmunología y la fisiología. La FASEB
patrocinaba las reuniones anuales de las seis sociedades, a las cuales asistían
más de veinte mil científicos. Yo era miembro de dos de estas sociedades,
la de nutrición y la de farmacología, y también participaba activamente en
la Institución Americana de Nutrición (actualmente denominada Sociedad
Americana de Ciencias de la Nutrición). Mi tarea principal residía en presi-
dir un comité de científicos que investigaba los peligros potenciales del uso
de suplementos de nutrientes, y había sido contratado por la Administración de Alimentos y Medicamentos.

Mientras realizaba mi trabajo, fui invitado a participar en un comité
de relaciones que servía de enlace entre la FASEB y el Congreso. La tarea
del comité era mantenerse informado de la actividad del Congreso y representar los intereses de nuestras sociedades en los tratos con los legisladores.
Revisábamos las políticas, los presupuestos y las declaraciones de intenciones, y nos reuníamos con los miembros del Congreso en torno a las mesas
enormes e imponentes de las augustas y distinguidas salas de juntas. Solía
tener la sensación de hallarme en el baluarte de la ciencia.

Como requisito para representar a mi sociedad de nutrición en este
comité de relaciones públicas, lo primero que tenía que hacer era decidir
por mí mismo cuál era la mejor definición de nutrición, y este es un asunto
mucho más difícil de lo que puedes imaginar. Contábamos con científicos
que estaban interesados en la nutrición aplicada, que incluye personas y
comunidades. Teníamos médicos empeñados en estudiar compuestos alimenticios aislados y drogas farmacológicas. Y también había científicos en
cuyas investigaciones de laboratorio solo trabajaban con células aisladas y
sustancias químicas bien identificadas. Incluso había quien pensaba que los
estudios sobre nutrición no solamente debían centrarse en las personas,
sino también en el ganado. El concepto de nutrición estaba muy lejos de ser
claro; y era esencial dilucidarlo. La opinión media de los estadounidenses
sobre la nutrición era todavía más variada y confusa. A los consumidores
constantemente se les engañaba con modas pasajeras y, sin embargo, seguían demostrando interés por los suplementos o por los consejos dietéticos procedentes de cualquier fuente, ya fuera un libro, una dieta que les
habían recomendado o un funcionario del gobierno.

Cierto día, a finales de la primavera de 1979, mientras hacía mi trabajo más rutinario, recibí una llamada del director de la oficina de relaciones

públicas de la FASEB, que coordinaba el trabajo de nuestro comité de "enlace" con el Congreso.

Ellis me informó que se estaba formando un nuevo comité en el seno de una de las sociedades de la FASEB, el Instituto Americano de Nutrición. Me lo comunicó pensando que la noticia podría interesarme:

—Lo han denominado Comité de Información Pública sobre Nutrición —me dijo— y una de sus responsabilidades será decidir cuáles son las recomendaciones adecuadas en favor de una buena alimentación que se pueden dar al público. Como es evidente —continuó—, lo que este nuevo comité desea hacer coincide en gran medida con lo que nosotros hacemos en el comité de relaciones públicas. —Yo era de la misma opinión—. Si estás interesado, me gustaría que formaras parte de este nuevo comité como representante de la oficina de relaciones públicas.

La propuesta me pareció interesante porque yo estaba en los inicios de mi carrera y significaba una oportunidad para escuchar los debates académicos de algunos de los "grandes nombres" en el campo de la investigación sobre nutrición. Por otra parte, de acuerdo con sus organizadores, era un comité que podría evolucionar hasta convertirse en una "corte suprema" de la información pública sobre nutrición. Por ejemplo, podría servir para identificar los engaños y estafas en este campo.

UNA GRAN SORPRESA

En la época en que se creó el Comité de Información Pública sobre Nutrición, en la prestigiosa NAS (sigla en inglés de la Academia Nacional de Ciencias), tuvo lugar una vorágine de acontecimientos. Se originó un debate público entre el presidente de la NAS, Phil Handler, y la Junta de Alimentación y Nutrición de la NAS. Handler pretendía incluir un grupo de afamados científicos que no pertenecían a la organización NAS, para iniciar el debate sobre el tema de la dieta, la nutrición y el cáncer y, posteriormente, elaborar un informe. Esta idea no fue bien recibida por la Junta, que esperaba ejercer el control de este proyecto. El Congreso había ofrecido a la NAS financiar la elaboración de un informe sobre un tema que nunca se había considerado desde esa perspectiva.

En la comunidad científica se tenía conocimiento de que la Junta de Alimentación y Nutrición de la NAS estaba muy influenciada por las industrias de la carne, los lácteos y los huevos. Dos de sus líderes, Bob Olson y Alf Harper, tenían fuertes conexiones con estas industrias. Olson era un asesor muy bien remunerado de la industria de los huevos y Harper reconoció que el 10% de sus ingresos procedía de los servicios que ofrecía a empresas alimentarias, incluyendo grandes empresas de productos lácteos.[3]

Por último, Handler, como presidente de la NAS, acudió a la Junta de Alimentación y Nutrición para designar un panel de científicos, formado por expertos ajenos a su organización, que debía elaborar el informe de 1982 titulado *Dieta, nutrición y cáncer*.[4] Yo sería uno de los trece científicos seleccionados para participar en el panel que habría de redactar el citado informe.

Como cabía esperar, Alf Harper, Bob Olson y sus colegas de la Junta de Alimentación y Nutrición no estaban muy conformes con la idea de perder el control de un informe que habría de marcar un hito. Sabían que podía tener una gran influencia sobre la opinión nacional relacionada con la dieta y la enfermedad. Pero lo que más temían era que se cuestionara la gran dieta norteamericana, que incluso podría llegar a ser considerada como una causa posible del desarrollo del cáncer.

James S. Turner, presidente del Panel de Relaciones con los Consumidores de la NAS, se mostró muy crítico con la Junta de Alimentación y Nutrición y escribió: "Solo podemos concluir que la Junta [de Alimentación y Nutrición] está dominada por un grupo de científicos resistentes al cambio, que comparten un punto de vista bastante reduccionista sobre la dieta y la enfermedad".[3]

Después de que se le negara el control de este nuevo y prometedor informe sobre la dieta, la nutrición y el cáncer, la Junta proindustria tenía que controlar los posibles daños. Rápidamente se creó un grupo alternativo: el nuevo Comité de Información Pública sobre Nutrición. ¿Quiénes eran los líderes de este nuevo comité? Bob Olson, Alfred Harper y Tom Jukes, un científico que había trabajado para la industria durante muchos años. Todos ellos eran profesores universitarios. Al principio era completamente inocente con respecto al propósito del grupo, pero, tras la primera reunión, que se celebró en la primavera de 1980, descubrí que de los dieciocho miembros de ese comité, yo era el único individuo que no tenía relaciones con el mundo de las empresas alimentarias y farmacéuticas, ni con sus alianzas comerciales.

Ese comité no era fiable; sus miembros estaban integrados en el *sistema*. Sus asociaciones profesionales, sus amigos, las personas con las que confraternizaban, todos ellos eran proindustria. Disfrutaban de la típica dieta carnívora norteamericana y no estaban dispuestos a considerar la posibilidad de que sus opiniones fueran erróneas. Es más, algunos de ellos se beneficiaban de espléndidas ventajas, incluidos billetes de avión en primera clase y buenos honorarios por sus servicios de consultoría pagados por empresas de productos de origen animal. A pesar de que no había nada ilegal en estas actividades, la situación dejaba al descubierto un serio conflicto de intereses que puso a la mayoría de los miembros del comité en contra del interés público.

Esta situación es análoga a lo que sucede en relación con el tabaco y la salud. Cuando las primeras evidencias científicas demostraron que fumar era peligroso, miles de profesionales de la salud salieron vigorosamente en su defensa. Por ejemplo, el *Journal of the American Medical Association* siguió publicando anuncios de tabaco, y muchos otros se dedicaron a defender su consumo de forma incondicional. En muchos casos, estos científicos asumieron una actitud cautelosa muy comprensible, pero muchos otros, en particular a medida que aumentaba la evidencia en contra del tabaco, demostraron que sus motivaciones eran claramente personales y se basaban en la codicia.

De manera que allí estaba yo, en un comité que habría de juzgar el mérito de la información sobre la nutrición, y que estaba compuesto por algunos de los científicos más poderosos que estaban a favor de la industria. Yo era el único que no había sido cuidadosamente seleccionado por alguno de los compinches del sector industrial, sino que estaba allí a instancias del director de la oficina de relaciones públicas de la FASEB. En ese momento de mi carrera, aún no me había formado ninguna opinión particularmente sólida a favor o en contra de la dieta típica norteamericana. Lo que más me interesaba era promover un debate honesto y abierto, algo que me hubiera situado de inmediato en una posición desfavorable dentro de esta nueva organización.

LA PRIMERA REUNIÓN

Desde los primeros instantes de la primera reunión, que se celebró en abril de 1980, me di cuenta de que era el pollo que se había metido en la guarida del lobo. Me había incorporado al comité con grandes esperanzas y sin ideas preconcebidas, pero también con cierta ingenuidad. Después de todo, muchos científicos —incluido yo— habían asesorado a empresas al mismo tiempo que trabajaban para mantener la objetividad en beneficio de la salud pública.

En la segunda sesión de nuestra primera reunión, el presidente, Tom Jukes, distribuyó una propuesta para un comunicado de prensa sobre la misión del comité, que él mismo había escrito a mano. Además de anunciar la creación del comité, el comunicado citaba ejemplos de la clase de fraudes que se podía encontrar en el área de la nutrición y que nuestro comité pretendía sacar a la luz.

Mientras leía la lista de los denominados fraudes, me quedé perplejo al descubrir que incluía los objetivos dietéticos de McGovern de 1977.[5] Dichos objetivos relativamente modestos, cuyo primer borrador databa de 1976, sugerían que era posible prevenir las enfermedades cardíacas consumiendo menos carne y grasas, y más cantidad de frutas y hortalizas. En este comunicado de prensa, sus objetivos eran considerados simple charlatanería y se los situaba al mismo nivel que el Laetrile –un producto que había sido públicamente condenado– y que algunas otras fórmulas que incluían el ácido pangámico. En definitiva, la recomendación de cambiar nuestros hábitos dietéticos para consumir más frutas, hortalizas y cereales integrales era un fraude. ¡Este era el intento del comité de demostrar su capacidad para ser el árbitro supremo de la información científica confiable!

Como había albergado grandes expectativas respecto de mi inclusión en este nuevo comité, me indignó ver lo que allí estaba sucediendo. A pesar de que en esa época no tenía ninguna predilección particular por ningún tipo de dieta, supe de inmediato que el debate sobre la dieta, la nutrición y el cáncer de la Academia Nacional de Ciencias (en el que yo participaba y que habría de marcar un hito) recomendaría probablemente algo similar a los objetivos de McGovern. En este caso, se citaría la investigación sobre el cáncer en lugar de aquella sobre las enfermedades cardíacas. Los resultados científicos con los que yo estaba familiarizado parecían justificar claramente las recomendaciones moderadas del comité de objetivos dietéticos de McGovern.

En nuestra primera reunión, Alf Harper estaba sentado junto a mí. Le tenía en gran estima desde nuestros días en el MIT, donde él era profesor general de alimentos y ciencias de la nutrición. Al comienzo de la reunión, mientras el manuscrito de la propuesta del boletín de prensa circulaba entre los miembros del comité, me acerqué a él y le señalé el lugar de la lista donde se citaban los objetivos dietéticos de McGovern entre otros fraudes comunes y, con incredulidad, le susurré al oído: "¿Has visto esto?".

Harper percibió mi malestar, incluso mi recelo, y rápidamente se dirigió al grupo con un tono condescendiente: "Hay en nuestra sociedad personas honorables que no necesariamente están de acuerdo con esta lista. Quizá deberíamos suspenderla". Sus palabras dieron lugar a un debate que concluyó con la decisión de eliminar la propuesta presentada.

Tras la decisión de rechazar el comunicado de prensa, se dio por terminada la reunión. En lo que a mí respecta, creo que, para decirlo de la mejor manera posible, fue un inicio un poco turbio.

Un par de semanas más tarde, había regresado al norte de Nueva York. Mientras miraba un telediario matutino, apareció en pantalla Tom Brokaw, que comenzó a hablar de nutrición con Bob Olson. Comentaban un informe reciente que Olson y sus amigos habían elaborado en la NAS y que llevaba por título "A favor de las dietas sanas". Este documento, uno de los informes sobre la salud más breves y superficiales que jamás haya producido la NAS, exaltaba las virtudes de la dieta típica norteamericana, rica en grasas y en carnes, y confirmaba, básicamente, que los estadounidenses se alimentaban de forma adecuada.

Desde un punto de vista científico, el mensaje era una completa insensatez. Recuerdo el momento en que Tom le preguntó a Olson qué pensaba de la comida rápida y este respondió con gran aplomo que las hamburguesas de McDonald's eran muy buenas. Si tenemos en cuenta que millones de telespectadores estaban viendo a un "experto" elogiar las virtudes de las hamburguesas de McDonald's, es bastante comprensible que los consumidores de todo el país se sintieran confusos. Solo un puñado de personas que contaban con información fidedigna sobre el tema en cuestión podían saber realmente que sus opiniones no reflejaban ni por asomo lo que la ciencia conocía en aquel momento.

LA SEGUNDA REUNIÓN

A finales de la primavera de 1981, estábamos otra vez en Atlantic City para asistir al segundo asalto de nuestra reunión anual. El comité ya tenía una agenda informal, basada en la correspondencia que habíamos intercambiado a lo largo del año anterior. En primer lugar, debíamos abordar el tema de que los fraudes asociados a la nutrición estaban desgastando la confianza que el público tenía depositada en la comunidad de investigadores científicos del campo de la nutrición. En segundo lugar, teníamos que divulgar que la misma idea de defender un mayor consumo de frutas y hortalizas, y una menor ingesta de carne y productos ricos en grasa era, en sí misma, un fraude. En tercer lugar, pretendíamos que nuestro comité fuera una organización permanente. Hasta entonces, nuestro grupo solo había servido como una entidad provisional, como un comité exploratorio. Había llegado el momento de seguir adelante con nuestro objetivo de constituirnos en la principal fuente permanente de información confiable sobre la nutrición en Estados Unidos.

Unos pocos días después de haber llegado a la convención, uno de los miembros del comité, Howard Applebaum, me comunicó que había empezado a circular un rumor. "¿Te has enterado? —me susurró al oído—. Olson ha decidido reorganizar el comité y, al parecer, no contarán contigo". En esa época, Olson ocupaba todavía el cargo de presidente de la asociación matriz, el Instituto Americano de Nutrición. Como el puesto se adjudicaba por un periodo de un año, tenía suficiente poder como para hacer ese tipo de cosas.

Recuerdo haber pensado que la noticia no me sorprendía ni tampoco me decepcionaba. Yo sabía que era la oveja negra del comité; en la misma reunión inaugural del año anterior ya había manifestado mi desacuerdo con sus intereses. Mi participación en este particular grupo iba a ser lo mismo que intentar remontar nadando las cataratas del Niágara. La única razón por la que estaba involucrado en el proyecto era que el director de la oficina de relaciones públicas de la FASEB se había asegurado de que estuviera allí.

La primera reunión del comité me había parecido un tanto turbia, pero un año más tarde, y antes de que Olson tuviera la oportunidad de deshacerse de mí, constaté que el comienzo de esta segunda reunión era todavía más extraño. Cuando se abordó la propuesta de que el comité se convirtiera en una organización permanente de nuestra asociación, fui el único que cuestionó la idea. Expresé mi inquietud porque este comité y sus actividades recordaban al macartismo, algo que no tenía lugar en una organización dedicada a la investigación científica. Mis palabras enfadaron enormemente al presidente, que llegó a demostrar físicamente su hostilidad. Entonces decidí que lo mejor era simplemente abandonar la sala. Era evidente que yo representaba una amenaza para todo aquello que los miembros del comité deseaban conseguir.

Después de que le comentara esta horrible experiencia a la profesora Doris Calloway, de la Universidad de Berkeley, a la que acababan de designar como presidenta de la asociación, el comité fue clausurado y reformado, y me nombraron a mí como presidente. Por fortuna, cuando ni siquiera había transcurrido un año logré persuadir a los seis miembros del comité para que lo disolviéramos. Así concluyó este lamentable asunto.

Quedarme en el comité y "librar una buena batalla", por decirlo de alguna manera, no era una alternativa viable. Mi carrera acababa de empezar y el formidable poder que ostentaban los miembros más antiguos de la asociación era abusivo e intelectualmente brutal. Para muchos de esos personajes no era factible buscar una verdad que priorizara la salud pública frente al *sistema establecido*. Estoy completamente convencido de que si me hubiera empeñado en tratar de resolver estos asuntos en una etapa tan temprana de mi profesión, nunca habría escrito este libro. Por otra parte, me habría resultado muy difícil, si no imposible, conseguir financiación para mis investigaciones y mis publicaciones.

En el ínterin, Olson y algunos de sus colegas cambiaron su punto de mira para centrarse en una organización relativamente nueva, fundada en 1978, denominada ACSH (sigla en inglés del Consejo Americano sobre Ciencia y Salud). Con su sede central en la ciudad de Nueva York, el ACSH se anunciaba —y lo sigue haciendo hoy en día— como "un consorcio para la educación del consumidor, preocupado por temas relacionados con los alimentos, la nutrición, las sustancias químicas, los productos farmacéuticos, el estilo de vida, el medio ambiente y la salud". El grupo afirma también ser una "organización independiente, sin fines de lucro y exenta de pagar impuestos";[6] sin embargo, algunas compañías y otros donantes empresariales aportan el 76% de su financiación, en conformidad con lo que se cita en los Perfiles Trimestrales de Interés Público del Congreso.[7]

De acuerdo con la Fundación Nacional del Medio Ambiente,[7] el ACSH afirma en sus informes que el colesterol no está relacionado con las enfermedades coronarias, que "la impopularidad de la irradiación de los alimentos [. . .] no se basa en la ciencia", que "las sustancias que son consideradas como perturbadores endocrinos" (por ejemplo, los PCB, las dioxinas, etc.) no representan ningún problema para la salud humana, que la sacarina no tiene efectos carcinógenos y que las restricciones en el uso de combustibles fósiles para controlar el calentamiento global no deberían ponerse en práctica. Pretender que el ACSH formule una crítica seria de la industria alimentaria sería como buscar una aguja en un pajar. Creo que algunos de sus argumentos tienen mérito; no obstante, cuestiono formalmente que sea una organización objetiva a la hora de "educar al consumidor".

EL TIRO POR LA CULATA

Durante el periodo que participé en el Comité de Información Pública sobre Nutrición, continué trabajando en el informe sobre la dieta, la nutrición y el cáncer de la Academia Nacional de las Ciencias, que se publicó en junio de 1982.[4] Como era de esperar, su publicación generó un gran alboroto. Se le dio mucha publicidad porque era el primer estudio sobre la dieta y el cáncer que se planteaba desde una perspectiva diferente y, rápidamente, se convirtió en el informe más buscado de la historia de la NAS.

En él se establecían los objetivos que desempeñaban un papel preponderante en la prevención del cáncer a través de la dieta. Dichos objetivos eran muy similares a los que se habían presentado en el informe sobre la dieta y las enfermedades cardíacas del comité de McGovern, en 1976. En nuestro estudio, animábamos a los consumidores a ingerir más frutas, verduras y productos integrales, y a reducir la ingesta total de grasas. El hecho de que este informe se refiriera al cáncer en lugar de a las enfermedades cardíacas sublevó los ánimos. Había muchas expectativas y era mucho lo que estaba en juego; el cáncer es más temido que las enfermedades cardíacas.

Debido precisamente a todo lo que había en juego, algunos poderosos enemigos salieron a la palestra. Al cabo de dos semanas, el CAST (sigla en inglés del Consejo de Agricultura, Ciencia y Tecnología), un influyente grupo de presión de la industria de criadores de ganado, elaboró un informe que resumía las opiniones de 56 "expertos" preocupados por las posibles consecuencias de nuestro informe de la NAS para las industrias agrícola y alimentaria. Olson, Jukes y sus colegas del desaparecido Comité de Información Pública, todos ellos con ideas afines, formaban parte del grupo de expertos. El documento que elaboraron se publicó rápidamente y se distribuyó entre los 535 miembros del Congreso de Estados Unidos. Era evidente que en el CAST imperaba una gran inquietud respecto del impacto que nuestro informe podría tener sobre el público.

El CAST no fue el único grupo que criticó el informe. Los demás fueron el Instituto Americano de la Carne, el Consejo Nacional de Avicultura, la Asociación Nacional de Criadores de Ganado, la Junta Nacional de Carnes y Ganado, la Asociación Nacional de Carnes, la Federación Nacional de Productores de Leche, el Consejo Nacional de Productores de Cerdos y la Federación Nacional del Pavo y los Productores Unidos de Huevos.[3] Yo no presumiría de saber cuántas investigaciones sobre el cáncer ha realizado la Federación Nacional del Pavo, pero me inclino a pensar que las críticas que hizo de nuestro informe no estaban basadas en el deseo de desvelar una verdad científica.

Lo irónico del caso es que yo había aprendido algunas de mis lecciones más valiosas mientras crecía en una granja de productos lácteos y, sin embargo, el trabajo que estaba realizando se consideraba contrario a los intereses agrícolas. Es verdad que estos colosales intereses empresariales estaban muy lejos de los granjeros que conocí en mi infancia, familias honestas y trabajadoras que tenían granjas pequeñas, cuyas dimensiones eran idóneas para administrarlas fácil y cómodamente. En muchas ocasiones me he preguntado si los intereses agrícolas de Washington representan realmente a la gran tradición granjera estadounidense o únicamente a conglomerados de empresas agrícolas cuyas transacciones comerciales superan las decenas de millones de dólares.

Alf Harper, que había redactado una recomendación muy favorable para que yo consiguiera mi primer puesto de profesor en la universidad después de abandonar el MIT, me escribió una carta personal muy severa en la que me comunicaba que "me había salido el tiro por la culata". Al parecer, mi participación en el Comité de Información Pública sobre Nutrición y el informe *Dieta, nutrición y cáncer* de la NAS también a él le habían resultado intolerables.

No cabe duda de que fueron épocas agitadas. El Congreso celebró sesiones para someter a debate el informe de la NAS, y yo tuve que prestar declaración como testigo. La revista *People* me citó en un importante artículo, y los medios de comunicación divulgaron una serie interminable de informes a lo largo del siguiente año.

EL INSTITUTO AMERICANO PARA LA INVESTIGACIÓN DEL CÁNCER

Al parecer, por primera vez en nuestra historia, el gobierno estaba considerando seriamente los alimentos que consumíamos como un medio de controlar el cáncer. Este era un territorio fértil para hacer algo nuevo, y precisamente algo nuevo llegó a mi vida como llovido del cielo. Me invitaron a colaborar con una nueva organización, denominada AICR (sigla en inglés del Instituto Americano para la Investigación del Cáncer), en Falls Church, Virginia. Los fundadores de esta organización eran recaudadores de fondos y habían aprendido que es posible reunir grandes cantidades de dinero para la investigación del cáncer, a través de campañas realizadas por correo normal o electrónico. Por lo visto, había muchas personas interesadas en saber algo nuevo sobre la enfermedad, que fuera diferente al modelo habitual de cirugía, radiación y fármacos citotóxicos.

Esta organización en ciernes conocía muy bien nuestro informe de la NAS de 1982,[4] donde se abordaba el tema de la dieta y su relación con el cáncer, y por esta razón, me invitaron a unirme a ellos ofreciéndome el cargo de consejero científico principal. Los animé a que se centraran en la dieta, porque la conexión de la nutrición con esa dolencia estaba empezando a ser un campo de investigación importante y, a pesar de ello, recibía muy poco apoyo financiero —de hecho, prácticamente ninguno— de los principales organismos. Y, muy especialmente, los alenté a que destacaran la relevancia de los alimentos integrales –y no los suplementos de nutrientes– como fuente nutricional, en parte porque este era el mensaje del informe de la NAS.

Cuando comencé a trabajar con el AICR, me enfrenté de inmediato a dos desafíos simultáneos. En primer lugar, necesitaba establecerse como una organización fiable con el propósito de potenciar el mensaje y apoyar la investigación. Y en segundo lugar, las recomendaciones de la NAS tenían que hacerse públicas. Y yo pensé que tenía sentido que el AICR ayudara a divulgar esas recomendaciones. El doctor Sushma Palmer, director ejecutivo del proyecto de la NAS,[4] y el profesor de Harvard Mark Hegsted, que era el asesor principal del comité de McGovern, aceptaron colaborar conmigo para respaldar este proyecto del AICR. Al mismo tiempo, la presidenta del instituto, Marilyn Gentry, sugirió que el AICR podía publicar el informe de la NAS y enviar copias gratuitas a los 50,000 médicos de Estados Unidos. Estos proyectos, que me parecieron lógicos, prácticos y socialmente responsables, tuvieron también un éxito muy sonado. Las asociaciones que estábamos creando y la información que estábamos dando a conocer sobre nuestro trabajo tenían como objetivo mejorar la salud pública. Sin embargo, no tardé demasiado en descubrir que el hecho de crear una organización centrada en los efectos de la dieta en el desarrollo del cáncer representaba una amenaza para demasiadas personas. Las industrias alimentarias, médicas y farmacéuticas no tardaron en manifestar una reacción hostil, lo cual puso de relieve que los proyectos del AICR comenzaban a ser certeros. Nuestros esfuerzos parecían estar destinados a desacreditarlas.

Me sorprendió comprobar que la injerencia del gobierno era particularmente dura. Las procuradurías generales nacionales y estatales cuestionaron el prestigio del instituto y sus procedimientos de recaudación de fondos. Las oficinas postales del país se unieron a la refriega, cuestionando que el AICR utilizara el correo para divulgar información "basura". Todos teníamos nuestras sospechas sobre quién podía estar alentando a estas oficinas gubernamentales para que acallaran la divulgación de esta dieta y la información referida al cáncer. Estos organismos públicos actuaban en conjunto para hacernos la vida imposible. ¿Por qué motivo atacaban a una organización sin ánimo de lucro que promovía la investigación sobre el cáncer? Todo se reducía al hecho de que el AICR, al igual que la NAS, estaba imponiendo una agenda que establecía una vinculación entre la dieta y el cáncer.

La ACS (sigla en inglés de la Sociedad Americana del Cáncer) se convirtió en una detractora especialmente enérgica. La opinión de sus miembros era que el AICR tenía dos factores en su contra: podía competir con ellos por los mismos donantes de fondos y, además, estaba intentando desviar el debate sobre la enfermedad hacia la dieta. La ACS todavía no había reconocido que la alimentación y la nutrición estaban asociadas con el cáncer. (La asociación elaboró sus recomendaciones dietéticas para controlarlo muchos años más tarde, a comienzos de los años noventa, cuando la idea ya se había difundido considerablemente entre el público.) Por el contrario, apostaba por el uso convencional de fármacos, cirugía y radioterapia.

Poco tiempo antes, la ACS se había puesto en contacto con nuestro comité de la NAS para plantearnos la posibilidad de trabajar juntos en la elaboración de las recomendaciones dietéticas destinadas a prevenir el cáncer. El comité declinó la propuesta, aunque dos de sus miembros ofrecieron sus servicios individuales. La ACS parecía percibir que había una buena oportunidad en el horizonte y no le gustaba la idea de que otra organización, el AICR, pudiera llevarse los laureles.

INFORMACIÓN ERRÓNEA

Podría parecer que estoy descalificando a una organización que la mayoría de las personas consideran benéfica, pero la ACS actuaba de un modo diferente entre bastidores a cómo lo hacía en público.

En cierta ocasión, me invitaron a dar una conferencia en su sede local de una ciudad situada al norte de Nueva York, como ya había hecho en otras localidades. En un momento de la conferencia, mostré una diapositiva que hacía referencia a la nueva organización AICR. Como no mencioné mi asociación personal con ella, la audiencia ignoraba que yo era su principal consejero científico.

En la ronda de preguntas celebrada al concluir la conferencia, mi anfitriona me preguntó:

—¿Sabe usted que el AICR es una organización de charlatanes?

—No —respondí— no lo sabía.

Me temo que no hice un buen trabajo intentando esconder el escepticismo que despertaba en mí su comentario, porque se sintió obligada a explicarme:

—Esa organización está dirigida por un grupo de charlatanes y medicuchos desacreditados, alguno de los cuales incluso pasó un tiempo en prisión.

¿En prisión? ¡Eso era algo nuevo para mí! Una vez más, sin desvelar mi asociación con el AICR, le pregunté:

—¿Cómo lo sabe?

Me contestó que lo había leído en un memorándum que había circulado por las oficinas de la ACS de todo el país. Antes de marcharme, le pedí que me enviara una copia del memorándum al cual se refería, y lo recibí uno o dos días más tarde.

El memorándum había sido enviado desde la oficina del presidente nacional de la ACS, que también era un alto directivo del prestigioso Instituto Rosswell Park Memorial para la Investigación del Cáncer en Búfalo. En él se afirmaba que el "presidente" científico de la organización, sin mencionar mi nombre, estaba liderando un grupo de "ocho o nueve" médicos desprestigiados, muchos de los cuales habían pasado un tiempo en prisión. Eran puras mentiras. Ni siquiera reconocí los nombres de esos médicos desacreditados ni tenía la menor idea de cómo se había podido originar semejante difamación.

Después de husmear un poco más, descubrí quién era la persona de la oficina de la ACS de Búfalo responsable de ese memorándum. La llamé por teléfono y, tal como esperaba, se mostró evasiva y se limitó a decir que había obtenido esa información de una fuente desconocida. Como es evidente, era del todo imposible rastrear la fuente original. Lo único que sé con toda certeza es que ese memorándum fue distribuido por la oficina del presidente de la ACS.

También me enteré de que el Consejo Nacional de Productos Lácteos, un grupo de presión industrial muy influyente, había conseguido una copia de ese mismo memorándum y lo había enviado a sus delegaciones locales de todo el país, acompañado de una nota. La campaña difamatoria contra el AICR fue ampliamente divulgada. Las industrias alimentarias, farmacéuticas y médicas mostraron su verdadero rostro a través de la ACS y del Consejo Nacional de Productos Lácteos y, al mismo tiempo, también lo hicieron ambas organizaciones. La prevención del cáncer por medio de alimentos vegetales de bajo coste que reportaban exiguos beneficios no era bienvenida por las industrias mencionadas. Aprovechándose del apoyo que les brindaban los medios de comunicación afines a sus ideas, aunaron su poder para ejercer una abrumadora influencia sobre la opinión pública.

CONSECUENCIAS PERSONALES

No obstante, esta historia tiene un final feliz. A pesar de que los dos primeros años del AICR fueron turbulentos y difíciles para mí, tanto a nivel personal como profesional, las campañas calumniosas fueron debilitándose. El AICR ya no es considerado una organización "marginal" y su ámbito de acción se ha extendido hasta llegar a Inglaterra [WCRF (siglas en inglés del Fondo Mundial de Investigación sobre el Cáncer, con sede en Londres)] y a muchos otros lugares. Durante más de veinte años, el instituto desarrolló un programa que financia los proyectos de investigación y educación que se ocupan del vínculo entre la dieta y el cáncer. Al principio organicé y presidí ese programa de subvención; posteriormente, continué en el AICR como principal consejero científico, cargo que ocupé durante varios años y en diferentes temporadas, después de su fundación.

Sin embargo, debo mencionar otro suceso desafortunado. En un determinado momento, la junta de directivos de la asociación de nutrición me informó de que dos de sus miembros (Bob Olson y Alf Harper) habían propuesto mi expulsión, presuntamente debido a mi asociación con el AICR. Aquella hubiera sido la primera expulsión en la historia de la asociación. Tuve que viajar a Washington para ser "entrevistado" por el presidente de la organización y por el director de nutrición de la Administración de Alimentos y Medicamentos. La mayoría de las preguntas que me formularon se referían al AICR.

Aquella dura prueba demostró ser más extraña que una historia de ficción. ¿Expulsar a un prominente miembro de la sociedad –poco tiempo después de que me hubieran propuesto para ser presidente de la asociación– por participar en una organización de investigación del cáncer? Después de que concluyera todo este asunto, conversé sobre esta espantosa experiencia con un colega que conocía el funcionamiento interno de la sociedad, el profesor Sam Tove, de la Universidad del Estado de Carolina del Norte. Como es obvio, él conocía todos los detalles de la investigación, así como también de otras maniobras. En nuestra conversación le comenté que el AICR era una organización benéfica con buenas intenciones. No he podido olvidar su respuesta.

—No se trata del AICR —me dijo—, sino de tu participación en el informe *Dieta, nutrición y cáncer* de la Academia Nacional de Ciencias.

Cuando, en 1982, el informe de la NAS concluyó que una menor ingesta de grasas y un mayor consumo de frutas, hortalizas y cereales integrales contribuían a una dieta más sana, algunos pensaron que yo había traicionado a la comunidad de investigadores del campo de la nutrición. Por ser uno de los dos investigadores experimentales del equipo que estudiaban la relación del cáncer y la dieta, supuestamente mi obligación era proteger la reputación de la típica dieta norteamericana. Las cosas empeoraron porque yo nunca hice tal cosa y, por si esto fuera poco, posteriormente participé en el AICR y en la promoción del informe de la NAS.

Por fortuna, en este encuentro completamente absurdo prevaleció la razón. La junta celebró una reunión para votar si debían expulsarme de la sociedad, pero sobreviví a la votación (6-0, con dos abstenciones).

Era difícil no interpretar toda la situación como un ataque personal, pero en ella hay algo que es más importante. En el mundo de la nutrición y la salud, los científicos no tienen la libertad de seguir sus investigaciones a dondequiera que ellas los conduzcan. Llegar a conclusiones "equivoca-das", aunque sea a través de una ciencia de primera calidad, puede arrui-nar tu carrera. Pretender hacer públicas estas conclusiones "equivocadas" en nombre de la salud pública puede arruinar tu carrera. La mía no había sido destruida —podía considerarme afortunado puesto que algunas perso-nas honestas se mostraron dispuestas a defenderme—, pero todo ese asunto podría haber sido mucho peor.

Después de todas estas desagradables experiencias, tuve ocasión de comprender mejor por qué la organización había actuado de aquella ma-nera. Los premios financiados por Mead Johnson Nutritionals, Lederle La-boratories, BioServe Biotechnologies y, anteriormente, Procter & Gamble y el Instituto Dannon —todas ellas empresas alimentarias y farmacéuticas— representaban un extraño matrimonio entre la industria y mi asociación.[8] ¿Crees acaso que estos "amigos" de la sociedad estén interesados en los proyectos de investigación científica, independientemente de cuáles sean sus conclusiones?

LAS CONSECUENCIAS PARA EL PÚBLICO

En última instancia, las lecciones que aprendí a lo largo de mi carrera tienen muy poco que ver con nombres específicos o instituciones determi-nadas. Estas lecciones se refieren más a lo que sucede entre bastidores en cualquier gran institución. Y lo que sucede allí durante los debates de las políticas nacionales, más allá de que tengan lugar en sociedades científicas, en el seno del gobierno o en salas de juntas industriales, es extremadamen-te importante para nuestra salud como nación. Las experiencias persona-les que he referido en este capítulo, y que solo constituyen una muestra, tienen consecuencias mucho más significativas que los agravios personales y el daño que puedan infligir a mi profesión. Ilustran el lado oscuro de la ciencia, ese que no solo perjudica a los investigadores individuales que se interponen en el camino, sino a toda la sociedad. Y todo esto se logra a través de intentos sistemáticos de ocultar, vencer y destruir los puntos de vista que se oponen al *sistema*.

Hay algunos individuos que ocupan cargos universitarios y gubernamentales muy influyentes y se ocultan tras el disfraz de "expertos" científicos. Su verdadero trabajo consiste en silenciar los debates científicos abiertos y honestos. Acaso reciban provechosas compensaciones personales por actuar en favor de los intereses de las poderosas empresas alimentarias y farmacéuticas. Pero también puede suceder que lo hagan debido a que sus opiniones personales son afines al punto de vista de dichas empresas. La ideología es más fuerte de lo que puedes imaginar. Conozco científicos con familiares que han fallecido de cáncer y a quienes les disgusta considerar la posibilidad de que las elecciones personales, como la dieta, puedan haber desempeñado un papel fundamental en la muerte de sus seres queridos. También hay otros que han aprendido a temprana edad que la dieta rica en grasas y en alimentos de origen animal que consumen a diario constituye una alimentación sana. Están acostumbrados a ella y no tienen la menor intención de modificar sus hábitos.

La gran mayoría de los científicos son honrados, inteligentes y trabajan en la investigación con el objetivo de alcanzar un bien común y no una ganancia personal. Sin embargo, hay unos pocos dispuestos a vender su alma al mayor postor. Es posible que no sean muchos en número, pero su influencia puede ser enorme. Pueden corromper el buen nombre de las instituciones de las que forman parte y, lo que es aún más importante, producir una gran confusión entre el público, que a menudo ignora quién es quién. Un día enciendes el televisor y ves a un experto alabando las hamburguesas de McDonald's. Y un poco más tarde, ese mismo día, lees en una revista que deberías tomar menos carne roja, rica en grasas, para protegerte del cáncer. ¿A quién deberías creer?

Las instituciones también forman parte del lado oscuro de la ciencia. Los comités como, por ejemplo, el Comité de Información Pública sobre Nutrición y el Consejo Americano sobre Ciencia y Salud producen equipos de trabajo que no son imparciales, y comités e instituciones que están mucho más interesados en promocionar su punto de vista que en debatir las investigaciones científicas dejando de lado los prejuicios. Si un informe del

Comité de Información Pública sobre Nutrición afirma que las dietas bajas en grasa son fraudulentas y un informe de la Academia Nacional de Ciencias argumenta lo contrario, ¿quién está en lo cierto?

Por otra parte, esta estrechez de miras en el campo de la ciencia se extiende a todos los sistemas. La Sociedad Americana del Cáncer no fue la única institución del ámbito de la salud empeñada en complicarle la vida al AICR. La oficina de información pública del Instituto Nacional del Cáncer, la Facultad de Medicina de Harvard y algunas otras universidades que cuentan con facultades de medicina se mostraron muy escépticas respecto del AICR, y en algunos casos, francamente hostiles. Al principio, me sorprendió la hostilidad de las facultades de medicina, pero cuando una institución médica tan tradicional como la ACS se sumó a la refriega, resultó evidente que realmente existía una "medicina oficial". Este gigante no aceptaba de buen grado la idea de que la dieta se relacionaba con el cáncer o, lo que es lo mismo, con ninguna otra enfermedad. La Gran Medicina norteamericana participa en el negocio de tratar enfermedades mediante medicamentos y cirugía después de que se hayan manifestado los síntomas.

Únicamente alguien que esté familiarizado con los mecanismos internos del sistema puede distinguir las posturas sinceras, fundamentadas en la ciencia, de las opiniones falsas basadas en intereses personales. Yo participé en el sistema durante varios años, trabajando a niveles muy altos; tuve ocasión de ver lo suficiente como para poder afirmar que la ciencia no siempre es una búsqueda honesta de la verdad, tal como muchas personas creen. Con frecuencia, se privilegia el dinero, el poder, el ego y la protección de los intereses personales por encima del bien común. Y para conseguir esos fines solo hay que realizar unas pocas acciones ilegales, o acaso ni siquiera sean necesarias. Esto no significa que se ingresen grandes sumas de dinero en cuentas bancarias secretas ni que se pague a investigadores privados en los vestíbulos cargados de humo de hoteles lujosos. Esta no es una historia de Hollywood, es sencillamente el día a día del gobierno, de la ciencia y de la industria en Estados Unidos.

14

Reduccionismo científico

Cuando nuestro comité sobre la dieta, la nutrición y el cáncer de la Academia Nacional de Ciencias estaba decidiendo cómo resumir la investigación sobre la dieta y el cáncer, incluimos capítulos sobre nutrientes individuales y grupos de nutrientes. Organizamos la investigación de esta forma con el propósito de estudiar un nutriente cada vez. Por ejemplo, el capítulo sobre vitaminas incluía información sobre la relación que tiene el cáncer con las vitaminas A, C y E, y con algunas del grupo B. No obstante, en el resumen del informe recomendábamos obtener estos nutrientes a partir de los alimentos y no a través de píldoras ni suplementos. Exponíamos explícitamente: "Estas recomendaciones solo se aplican a los alimentos como fuentes de nutrientes, y no a los suplementos dietéticos de nutrientes individuales".[1]

El informe se divulgó rápidamente en el mundo empresarial, que encontró una espléndida oportunidad para hacer dinero. Las compañías ignoraron el mensaje que insistía en la necesidad de distinguir los alimentos de las píldoras, y comenzaron a anunciar pastillas de vitaminas como productos que podrían prevenir el cáncer, citando arrogantemente nuestro informe para justificar sus intereses. Aquel fue el inicio de un vasto y nuevo mercado, los suplementos vitamínicos comerciales.

General Nutrition, Inc., la empresa con miles de centros generales de nutrición, comenzó a vender un producto denominado Healthy Greens, un suplemento multivitamínico que contenía vitaminas A, C y E, betacaroteno, selenio y un minúsculo medio gramo de vegetales deshidratados. Más tarde publicitaron su producto apoyándose en las siguientes declaraciones:[2]

[El informe *Dieta, nutrición y cáncer*] nos recomienda, entre otras cosas, aumentar el consumo de determinados productos vegetales para salvaguardar nuestro cuerpo, protegiéndolo del riesgo de contraer ciertas formas de cáncer. Las hortalizas recomendadas [por el informe de la NAS] [. . .] que deberíamos consumir en mayores cantidades son: col, coles de Bruselas, coliflor, brócoli, zanahorias y espinaca [. . .] ¡Mamá tenía razón!

Los investigadores científicos y los técnicos que trabajaban en los laboratorios de General Nutrition advirtieron la importancia de la investigación y, de inmediato, se pusieron a trabajar para aprovechar los beneficios de todas esas hortalizas, combinándolas en un comprimido natural muy potente. Una forma fácil de ingerirlas.

El resultado de su trabajo es Health Greens [sic], un nuevo y potente producto de vanguardia en el campo de la nutrición que ahora pueden tomar millones de personas para salvaguardar su bienestar con . . . ¡las verduras que el comité de la Academia Nacional de Ciencias nos recomienda ingerir en mayores cantidades!

General Nutrition, Inc. estaba publicitando un producto que todavía no había demostrado sus propiedades y, además, utilizando de manera impropia un documento del gobierno para apoyar sus afirmaciones sensacionalistas. Por este motivo, la Comisión Federal de Comercio recurrió a los tribunales para impedir que la compañía se aprovechara de esos argumentos. La batalla duró años y se rumoreaba que a General Nutrition, Inc. le costó alrededor de 7 millones de dólares. La NAS me recomendó como testigo experto, no solo porque yo había sido coautor del informe en cuestión, sino, además, debido a mi insistencia sobre este asunto durante nuestras deliberaciones en las sesiones del comité.

El doctor Tom O'Connor, un colega investigador que estaba en mi grupo, y yo pasamos tres años trabajando en este proyecto, incluyendo los tres días completos que tuve que permanecer en el estrado de los testigos frente al tribunal. Esos años fueron un gran estímulo intelectual. En 1988, General Nutrition, Inc. dio por zanjados los cargos de publicidad fraudulenta relacionados con el producto Healthy Greens y con otros suplementos alimenticios, mediante el pago de 600 millones de dólares, divididos equitativamente entre tres organizaciones diferentes del área de la salud.[3] Considerando los beneficios finales generados por el mercado de suplementos de nutrientes, que estaba en pleno auge en ese momento, el precio que la empresa se vio obligada a pagar fue una suma muy pequeña.

CENTRARSE EN LAS GRASAS

Ocuparse de los nutrientes individuales en lugar de los alimentos integrales se ha convertido en un lugar común en las últimas dos décadas y, en parte, se puede responsabilizar de esta situación a nuestro informe de 1982. Como ya he mencionado, nuestro comité organizó la información científica sobre la dieta y el cáncer basándose en cada uno de los nutrientes por separado, con un capítulo aparte para cada nutriente o grupo de ellos. Había capítulos individuales para las grasas, las proteínas, los hidratos de carbono, las vitaminas y los minerales. Estoy convencido de que fue un gran error por nuestra parte. No destacamos con suficiente claridad que nuestras recomendaciones se referían a alimentos *integrales* porque muchas personas aún consideraban que el informe no era más que un catálogo de los efectos específicos de los nutrientes individuales.

El nutriente del que se ocupó principalmente el comité fue la grasa. La primera directriz de nuestro informe afirmaba explícitamente que un alto consumo de grasas está vinculado al cáncer, y recomendaba reducir la ingesta de un 40 a un 30% del total de las calorías, aunque este objetivo del 30% era un límite arbitrario. El texto que lo acompañaba afirmaba: "Los datos se podrían utilizar para justificar una reducción aún mayor. No obstante, a juicio del comité, la reducción sugerida es un objetivo práctico y moderado que tiene todas las probabilidades de ser beneficioso". Uno de los miembros del comité, el director del Laboratorio de Nutrición del USDA (sigla en inglés del Departamento de Agricultura de Estados Unidos) nos dijo que si proponíamos reducir las grasas por debajo del 30%, los consumidores se verían obligados a reducir la ingesta de alimentos de origen animal, y esto sería lo mismo que firmar el acta de defunción de nuestro informe.

En la época en que se redactó dicho informe, todos los estudios basados en seres humanos, que ponían de manifiesto la relación de la grasa con el cáncer (en especial el de mama y de intestino grueso), demostraban en realidad que las poblaciones con una mayor incidencia de cáncer no solo consumían más grasas, sino también más productos animales y menos alimentos vegetarianos (capítulo 4). Esto significaba que estos tipos de cáncer podían sencillamente ser provocados por la proteína animal, por el colesterol ingerido a través de la dieta, por algún otro componente presente exclusivamente en los productos animales o por una carencia de alimentos vegetales (este tema se abordó en los capítulos 4 y 8). Sin embargo, en estos estudios se consideró que la principal responsable de la situación era la grasa ingerida a través de la dieta, en lugar de señalar los alimentos de origen animal. Durante las reuniones del comité, me opuse a poner el énfasis en nutrientes específicos, pero solo obtuve un modesto éxito. (Este punto de vista fue el que me llevó a ser el testigo experto en las sesiones del FTC.)

Este error de calificar a los alimentos integrales por los efectos que determinados nutrientes tienen sobre la salud es lo que yo denomino reduccionismo. Por ejemplo, las consecuencias de una hamburguesa para nuestra salud no se pueden atribuir simplemente al efecto de unos pocos gramos de grasa saturada presente en la carne. La grasa saturada únicamente constituye uno de los ingredientes que contiene la carne. Las hamburguesas incluyen también otros tipos de grasa, además del colesterol, las proteínas y cantidades muy pequeñas de vitaminas y minerales. Aunque se modificara el nivel de grasas saturadas que contiene la carne, todos los demás nutrientes seguirían presentes y podrían tener efectos perniciosos para la salud. Se trata de que el todo (la hamburguesa) es más que la suma de sus partes (la grasa saturada, el colesterol, etc.)

Hubo un científico que se fijó especialmente[4] en que nuestra crítica se centraba en la grasa consumida a través de la dieta y decidió estudiar un gran grupo de mujeres estadounidenses para poner a prueba la hipótesis de que la grasa produce cáncer de mama. Se trataba del doctor Walter Willett, de la Facultad de Salud Pública de Harvard, y el estudio que realizó es el famoso Estudio de salud de las enfermeras.

A comienzos de 1976, los investigadores de la Facultad de Salud Pública de Harvard habían enrolado a más de 120,000 enfermeras de todo el país para realizar un estudio. El objetivo era investigar la relación entre varias enfermedades y los anticonceptivos orales, las hormonas posmenopáusicas, el tabaco y otros factores, como por ejemplo, los tintes para el cabello.[5] A principios de 1980, el profesor Willett añadió al estudio un cuestionario sobre la dieta y, cuatro años más tarde, en 1984, amplió este cuestionario incluyendo más productos alimenticios. Esta nueva versión fue nuevamente enviada a las enfermeras en 1986 y en 1990.

Hasta el momento, se han reunido datos durante más de dos décadas. El Estudio de salud de las enfermeras es ampliamente conocido como el trabajo más importante y extenso que se ha realizado hasta el momento sobre la salud de las mujeres.[6] Ha dado lugar a tres estudios satélite que, en conjunto, han costado entre 4 y 5 millones de dólares al año.[6] Cuando doy una conferencia para una audiencia que está familiarizada con los temas relacionados con la salud, más del 70% de las personas que la integran han oído hablar del Estudio de salud de las enfermeras.

La comunidad científica ha seguido con interés su evolución. Los investigadores a su cargo han escrito cientos de artículos científicos que se han editado en las mejores publicaciones científicas y han sido revisados por colegas. Su diseño lo convierte en un estudio de cohorte prospectivo, lo que significa que incluye información sobre la dieta antes de que se diagnostique la enfermedad. Muchos consideran que un estudio de cohorte prospectivo es el mejor diseño experimental para estudios humanos.

La cuestión de si las dietas ricas en grasa están vinculadas con el cáncer de mama fue el resultado natural de un acalorado debate que tuvo lugar a mediados de los setenta y comienzos de los ochenta. Estas dietas no solo fueron asociadas con las enfermedades cardíacas (los objetivos dietéticos de McGovern), sino también con el cáncer (informe *Dieta, nutrición y cáncer*). ¿Acaso existe un estudio mejor para responder a esta pregunta que el Estudio de salud de las enfermeras? Tiene un buen diseño, incluye un gran número de mujeres, cuenta con investigadores de primera categoría y realiza un seguimiento prolongado de los casos. Suena perfecto, ¿no es verdad? *Sin embargo, no lo es.*

El Estudio de salud de las enfermeras tiene fallos que condenan a sus resultados al fracaso. Es un ejemplo muy significativo de que el reduccionismo científico puede crear una gran confusión y transmitir información errónea, aun cuando los científicos involucrados sean honestos, bienintencionados y trabajen en las mejores instituciones del mundo. Prácticamente ningún estudio ha hecho más daño al paisaje nutricional y dietético que el Estudio de salud de las enfermeras, y esto debería servir como advertencia para que el resto de los científicos tuvieran en cuenta lo que no se debe hacer.

ENFERMERAS CARNÍVORAS

Para poder comprender por qué critico tan severamente este estudio, es necesario tener cierta perspectiva de la dieta norteamericana, en especial cuando se la coteja con los estudios internacionales que impulsaron la hipótesis de la grasa consumida a través de la dieta.[7] En comparación con los países en desarrollo, los estadounidenses comemos grandes cantidades de carne y grasa, consumimos más proteínas totales y, lo que es aún más significativo, el 70% de nuestras proteínas proceden de fuentes animales. El hecho de que sean los productos de origen animal los que nos proporcionen el 70% de nuestras proteínas totales solo puede significar una cosa: consumimos muy pocas frutas y hortalizas. Y, para empeorar las cosas, cuando decidimos incluir alimentos vegetarianos en nuestra dieta, lo que en realidad ingerimos es una gran cantidad de productos altamente procesados que, a menudo, contienen más grasa, azúcar y sal añadidas. Por ejemplo, el programa nacional de comidas escolares del USDA considera las patatas fritas como un producto vegetal.

En contraste, las personas que habitan en la China rural ingieren muy pocos alimentos animales, que les proporcionan solo un 10% de su ingesta total de proteínas. La considerable diferencia que existe entre los dos patrones dietéticos se demuestra de dos maneras en el gráfico 14.1.[8]

Estas discrepancias son típicas de los diferentes tipos de alimentación de las culturas occidentales y tradicionales. En general, los habitantes de los países occidentales son principalmente carnívoros, mientras que en el resto abundan los alimentos vegetales.

Entonces, ¿qué ocurre con las mujeres del Estudio de salud de las enfermeras? Como ya habrás adivinado, prácticamente todas ellas tienen una dieta muy rica en alimentos de origen animal, que en algunos casos supera la del estadounidense medio. Su ingesta media de proteínas (como porcentaje de calorías) ronda el 19%, en tanto que la media aproximada del país es de un 15-16%. Para poner estas cifras en perspectiva, la cantidad diaria recomendada (CDR) para las proteínas oscila entre un 9 y un 10%.

Pero hay un dato que es aún más importante: *entre el 78 y el 86% de las proteínas consumidas por las enfermeras que participan en este estudio proceden de productos animales,*[9] como se muestra en el gráfico 14.2.[8, 9] Incluso en el grupo

GRÁFICO 14.1: INGESTA DE PROTEÍNAS EN EE. UU. Y EN LA CHINA RURAL[8]

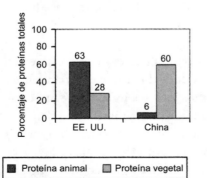

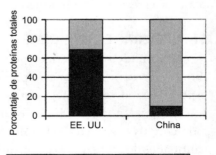

GRÁFICO 14.2: PORCENTAJE TOTAL DE PROTEÍNAS ANIMALES EN LOS ALIMENTOS

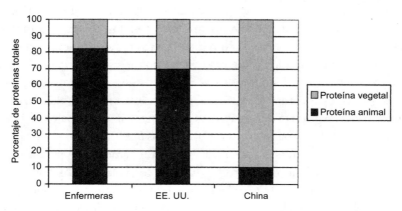

de las que consumían la menor cantidad de proteínas totales, el 79% de ellas provenían de alimentos de origen animal.[9] *En otras palabras, prácticamente todas las enfermeras eran más carnívoras que la media de las mujeres estadounidenses.* Todas consumían muy pocos alimentos vegetarianos y productos integrales.

Este es un punto de crucial importancia. Para tener una perspectiva más amplia, debo volver a la comparación internacional que realizó Ken Carroll en 1975, y que presenté en los gráficos 4.7 a 4.9. El gráfico 4.7 se reproduce aquí como gráfico 14.3.

GRÁFICO 14.3: INGESTA TOTAL DE GRASAS Y MORTALIDAD POR CÁNCER DE MAMA

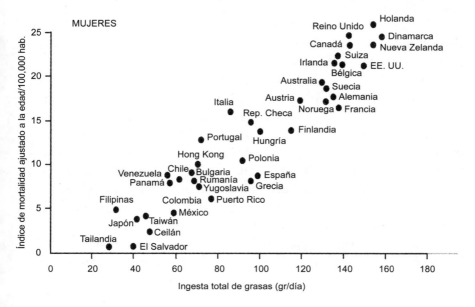

Este gráfico se convirtió en una de las observaciones más influyentes sobre la dieta y la enfermedad crónica de los últimos cincuenta años. Igual que otros estudios, fue uno de los motivos por los cuales el informe de 1982 *Dieta, nutrición y cáncer* recomendaba a los estadounidenses que, para prevenir el cáncer, debían reducir su consumo de grasas hasta un 30% de la ingesta calórica total. Este estudio y otros informes científicos de consenso que lo sucedieron allanaron el camino para una verdadera explosión de productos bajos en grasa en los mercados (productos lácteos "bajos en grasas", cortes magros de carne, golosinas y aperitivos *light*.)

Desafortunadamente, poner el énfasis únicamente en la grasa fue un gran error. El estudio de Carroll, igual que todas las demás comparaciones internacionales, cotejó poblaciones que se alimentan esencialmente de carne y productos lácteos con otras cuya dieta predominante se basa en productos vegetales. ¡Entre estos dos tipos de dietas había muchas más diferencias que la mera ingesta de grasa! Lo que el gráfico de Carroll demuestra realmente es que cuanto mayor es el consumo de alimentos vegetales, menor es el riesgo de contraer cáncer de mama.

Pero, dado que las mujeres que participaron en el Estudio de salud de las enfermeras distaban mucho de tener una dieta vegetariana, *no hay forma de estudiar la relación que existe entre la alimentación y el cáncer de mama, que fue inicialmente sugerida por los estudios internacionales*. Prácticamente ninguna de estas mujeres tenía una dieta típica de los países que están en la parte inferior del gráfico. No te equivoques: casi toda esta cohorte de enfermeras tiene una dieta de alto riesgo. La mayoría de las personas que han leído el Estudio de salud de las enfermeras no advierten este fallo porque, tal como destacaron los investigadores de Harvard, existe un rango amplio de ingesta de grasas entre las participantes.

El grupo de enfermeras que consumía la menor cantidad de estos nutrientes obtenía el 20-25% de sus calorías en forma de grasa; en el grupo que registraba un mayor consumo de grasa, el 50-55% de sus calorías procedía de ella.[10] Un examen superficial permite inferir que el rango indicaría que existían diferencias sustanciales en sus dietas, lo cual no es cierto puesto que casi todas las mujeres del estudio tenían una alimentación muy rica en productos animales. Entonces cabe preguntarse ¿cómo puede variar tan drásticamente su ingesta de grasas, si todas ellas consumían grandes cantidades de productos de origen animal?

Desde que "bajo en grasa" se ha convertido en sinónimo de "sano", la tecnología ha extraído la grasa de muchos de esos mismos alimentos que conoces y aprecias. De modo que ahora puedes adquirir todo tipo de productos lácteos desnatados o semidesnatados, carnes magras procesadas, salsas y aliños *light*, galletas y golosinas bajas en grasa, e incluso "comida basura" baja en grasa, como por ejemplo patatas fritas de bolsa. En otras palabras, puedes comer prácticamente los mismos alimentos que hace veinticinco años, reduciendo sustancialmente tu ingesta de grasa pero conservando, al mismo tiempo, idéntica proporción de alimentos vegetarianos y de origen animal.

En términos prácticos esto significa que el consumo de carne de vaca, de cerdo, de cordero y de ternera está disminuyendo en favor de un mayor consumo de pollo, pavo y pescado, que son menos grasos. De hecho, en un intento, en general fallido,[11] por reducir la ingesta de grasa, existe ahora una tendencia a consumir más aves y pescado que, no obstante, ha aumentado la ingesta total de carne hasta cantidades que constituyen un récord.[12] Además, se consume menos leche entera, pero cada día aumenta más la demanda de leche desnatada y semidesnatada. En los últimos treinta años el consumo de queso ha aumentado en un 150%.[13]

En términos generales, somos tan carnívoros hoy en día como lo éramos hace treinta años. La diferencia es que ahora tenemos la posibilidad de reducir la ingesta de grasas gracias a las maravillas de la tecnología aplicada a la alimentación. Para ilustrarlo solo necesitamos analizar dos comidas típicamente norteamericanas.[14, 15]

La comida nº 1 se sirve en un hogar en el que sus miembros se preocupan por la salud y la persona que se encarga de hacer la compra lee cuidadosamente las etiquetas de los alimentos antes de adquirirlos. El resultado es una alimentación baja en grasas.

La comida nº 2 se sirve en un hogar donde todos prefieren los platos típicos de la cocina norteamericana. Cuando cenan en casa preparan comidas "suculentas". El resultado es una alimentación rica en grasas.

GRÁFICO 14.4: COMIDAS NORTEAMERICANAS DE BAJO Y ALTO CONTENIDO EN GRASAS (PARA UNA PERSONA)

	COMIDA BAJA EN GRASAS (Nº 1)	COMIDA RICA EN GRASAS (Nº 2)
Comida	250 gramos de pavo asado	125 gramos de filete a la sartén
	Salsa de carne baja en grasas	Judías verdes con almendras
	Papa russet asada	Tortas de papa sazonadas
Bebida	Una taza de leche desnatada	Agua
Postre	Yogur desnatado	Tarta crujiente de manzana
	Tarta de queso desnatado	

Ambas proporcionan unas 1,000 calorías, pero su contenido en grasas es sustancialmente diferente. La comida baja en grasas (n° 1) contiene alrededor de 25 gramos de grasa, mientras que la rica en grasa (n° 2) contiene un poco más de 60. En la comida n° 1, de escaso contenido en grasas, estas aportan el 2% de las calorías totales; en la comida n° 2, rica en grasas, estas proporcionan el 54% de las calorías.

En el hogar donde se preocupan por la salud, se las han ingeniado para preparar una comida mucho más pobre en grasas que una típicamente norte-mericana, pero no han equilibrado las ingestas de alimentos vegetales y animales de forma proporcional. Los productos animales son el elemento básico de ambas comidas. De hecho, la pobre en grasas contiene más alimentos de origen animal que la rica en grasas. Así es como las participantes del Estudio de salud de las enfermeras consiguieron que la ingesta de grasas fuera tan variada. Algunas de las participantes simplemente se esmeraron más a la hora de elegir productos animales bajos en grasa.

Muchas personas considerarían que la comida baja en grasas es un excelente ejemplo de un menú sano, pero ¿y los otros nutrientes presentes en esos platos? ¿Qué ocurre con las proteínas y el colesterol? *Al parecer, la comida baja en grasas contiene más del doble de proteínas que la rica en grasas, y prácticamente todos los platos se basan en alimentos de origen animal. Por otra parte, la comida baja en grasas contiene casi el doble de colesterol* (gráfico 14.5).[14, 15]

GRÁFICO 14.5: CONTENIDO DE NUTRIENTES DE DOS MUESTRAS DE COMIDAS

	COMIDA BAJA EN GRASAS (N° 1)	COMIDA RICA EN GRASAS (N° 2)
Grasa (porcentaje de calorías totales)	22	54
Proteína (porcentaje de calorías totales)	36	16
Porcentaje de proteínas totales derivadas de alimentos de origen animal	93	86
Colesterol	307	165

Una abrumadora cantidad de información científica sugiere que las dietas ricas en proteínas animales pueden tener consecuencias desfavorables para la salud, así como también las dietas altas en colesterol. En la comida baja en grasas, hay una cantidad significativamente *superior* de estos dos nutrientes poco saludables.

GRASA CONTRA ALIMENTOS DE ORIGEN ANIMAL

Cuando las mujeres estadounidenses –como las que participaron en el Estudio de salud de las enfermeras y en el Estudio para la salud de la mujer,[16, 19] que costó 1,000 millones de dólares[4]– quieren reducir su ingesta de grasas, no lo hacen consumiendo menos productos de origen animal, sino tomando productos animales magros y desgrasados y, paralelamente, disminuyendo el consumo de grasa durante el proceso de cocción de los alimentos y también en la mesa. De este modo, *no* adoptan las dietas que han demostrado estar asociadas con una baja incidencia del cáncer de mama, de acuerdo con los estudios donde se correlacionan diversos países y también con nuestro estudio de las regiones rurales de China.

Se trata de una discrepancia importante, que queda ilustrada por la correlación existente entre el consumo de proteínas animales y de grasas a través de la dieta en un grupo de países (gráfico 14.6).[8, 9, 18, 20-22] La comparación más fiable fue publicada en 1975[20] y puso de manifiesto una correlación muy convincente, superior al 90%. Esto significa que a medida que se incrementa la ingesta de grasas en diversos países, aumenta también la de proteína animal. De igual modo, el consumo de proteínas animales y de grasas revela una correlación similar de un 84%[8, 21] en El estudio de China.

Este no es el caso en el Estudio de salud de las enfermeras. La correlación entre las ingestas de proteínas animales y de grasas es de apenas un 16%. En el Estudio para la salud de la mujer, que también incluye mujeres estadounidenses, la ingesta es aún peor, pues alcanza un -17%;[18, 21, 22] a medida

GRÁFICO 14.6: CORRELACIÓN PORCENTUAL DEL CONSUMO TOTAL DE LAS GRASAS Y PROTEÍNAS ANIMALES

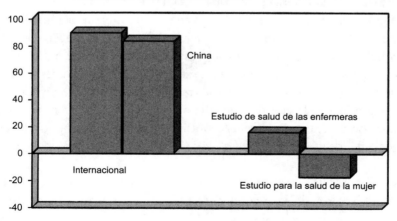

que disminuye el consumo de grasas, aumenta el de proteínas animales. Esta práctica es típica de mujeres norteamericanas a quienes se ha convencido de que el mero hecho de disminuir su ingesta de grasas redundará en una dieta más sana. Una enfermera del estudio de Harvard que consume una dieta "baja en grasas", como cualquier otra mujer norteamericana, seguirá probablemente comiendo grandes cantidades de proteínas animales, tal como se muestra en la comida nº1 (gráfico 14.4).

Lamentablemente, se ha ignorado e, incluso, difamado esta evidencia sobre los efectos de los alimentos de origen animal sobre el cáncer y otras enfermedades típicas de sociedades prósperas, y el resultado es que seguimos prestando atención a la grasa o a otros nutrientes por separado, y no como componentes de un alimento determinado. Por este motivo, el Estudio de salud de las enfermeras, y prácticamente cualquier otro estudio epidemiológico humano publicado hasta la fecha, se ha quedado corto en sus investigaciones sobre las asociaciones entre la dieta y la enfermedad. Casi todos los sujetos estudiados consumían la dieta que provoca las dolencias típicas de los países económicamente desarrollados. Cuando se sustituye un tipo de alimento de origen animal por otro, es fácil pasar por alto los efectos adversos para la salud de ambos productos, en comparación con los alimentos vegetarianos. Y para empeorar las cosas, con frecuencia estos estudios se interesan exclusivamente por el consumo de un solo nutriente, como por ejemplo la grasa. Como estos fallos son bastante serios, estos estudios han sido prácticamente desastrosos a la hora de descubrir los verdaderos efectos significativos de la dieta sobre las enfermedades mencionadas.

LOS RESULTADOS DE MÁS DE 100 MILLONES DE DÓLARES

De manera que, ahora que ya sabes cuál es mi interpretación del Estudio de salud de las enfermeras y sus fallos, deberíamos echar un vistazo a sus conclusiones. Después de haber gastado 100 millones de dólares e invertido varias décadas en el trabajo, no se puede decir que los resultados sean escasos. Entonces, ¿cuáles son esos resultados? Lo lógico, obviamente, es comenzar por la cuestión de si la ingesta de grasas está realmente vinculada con el cáncer de mama. A continuación presento algunos de los hallazgos, citados literalmente:

✳ "Estos datos proporcionan evidencias que refutan la influencia adversa de la ingesta de grasa, así como también el efecto protector del consumo de fibra, para el cáncer de mama en mujeres de mediana edad durante un periodo de ocho años".[23]

*Traducción: el Estudio de salud de las enfermeras no detectó ninguna aso-
ciación entre la grasa y la fibra ingeridas a través de la dieta y el riesgo de
sufrir cáncer de mama.*

* "No encontramos ninguna prueba de que una menor ingesta total
de grasas, o de los principales tipos específicos de grasas, estuviera asociada con un riesgo menor de contraer cáncer de mama".[10]

*Traducción: el Estudio de salud de las enfermeras no detectó ninguna relación
entre el consumo menor de grasas, sea de grasa total o de determinados tipos
de grasa, y el riesgo de padecer cáncer de mama.*

* "No obstante, los datos existentes no son suficientes para respaldar
la hipótesis de que se pueda conseguir una disminución sustancial
de la incidencia del cáncer de mama en las culturas occidentales
por el hecho de reducir la composición de grasas en la dieta, incluso hasta un 20% de energía durante el estado adulto".[24]

*Traducción: el Estudio de salud de las enfermeras no detectó ninguna asocia-
ción del cáncer de mama con la grasa, ni siquiera cuando las mujeres redujeron su consumo de grasas hasta llegar al 20% de calorías.*

* "Los riesgos relativos para [. . .] grasas mono y poliinsaturadas se
acercaban a la unidad".[25]

*Traducción: el Estudio de salud de las enfermeras no detectó ninguna rela-
ción entre estas grasas "favorables" y el riesgo de contraer cáncer de mama.*

* "No hallamos ninguna asociación significativa entre la ingesta de
carne y de productos lácteos, y el riesgo de contraer cáncer de
mama".[26]

*Traducción: el Estudio de salud de las enfermeras no detectó ninguna relación
entre el consumo de carne y de productos lácteos y el riesgo de sufrir cáncer de
mama.*

* "Nuestros hallazgos no respaldan ningún vínculo entre la actividad física, sea en la última etapa de la adolescencia como en un
pasado reciente, y el riesgo de cáncer de mama entre las mujeres
jóvenes".[27]

*Traducción: el Estudio de salud de las enfermeras no detectó ninguna relación
entre el ejercicio físico y el riesgo de contraer cáncer de mama.*

* "Estos datos sugieren únicamente que existe una asociación positiva débil cuando se sustituye el consumo de grasas saturadas por
hidratos de carbono; ninguno de los demás tipos de grasas estudiados reveló una asociación significativa con el riesgo de cáncer

de mama cuando se redujo el consumo de carbohidratos de forma equivalente".[28]

Traducción: el Estudio de salud de las enfermeras no halló ningún efecto —o detectó algunos efectos no significativos— en el cáncer de mama cuando las mujeres sustituyeron la grasa por hidratos de carbono.

✶ "Consumir selenio en etapas avanzadas de la vida no parece ser un factor importante en la etiología del cáncer de mama".[29]

Traducción: el Estudio de salud de las enfermeras no detectó que el selenio fuera un factor de protección contra el riesgo de contraer cáncer de mama.

✶ "Estos resultados sugieren que el consumo de frutas y hortalizas durante el estado adulto no está asociado de forma relevante con un riesgo menor de sufrir cáncer de mama".[30]

Traducción: el Estudio de salud de las enfermeras no detectó ninguna relación entre el consumo de frutas y verduras y el riesgo de enfermar de cáncer de mama.

Esto es todo, queridos lectores. El riesgo de contraer cáncer de mama no aumenta cuando se consumen mayores cantidades de grasa, carne, productos lácteos o grasas saturadas. La enfermedad no se puede prevenir mediante un mayor consumo de fruta y hortalizas, ni tampoco reducir gracias al ejercicio físico (sea durante la adolescencia o en el estado adulto), a la fibra dietética, o a las grasas mono o poliinsaturadas. Por otra parte, el selenio, un mineral considerado durante mucho tiempo un factor de protección contra ciertos tipos de cáncer, no tiene ningún efecto sobre el de mama. *En otras palabras, podríamos concluir que la dieta no tiene absolutamente ninguna relación con el cáncer de mama.*

Puedo comprender la frustración del profesor Meir Stampfer, uno de los investigadores más destacados de este grupo quien, según lo que he leído, afirmó: "Este ha sido nuestro mayor fracaso y nuestra mayor decepción. No hemos conseguido aprender nada nuevo sobre lo que las personas pueden hacer para reducir el riesgo de contraer la enfermedad".[6] Este comentario era una respuesta a la opinión de que "el mayor desafío para el futuro es aclarar la confusión producida por los hallazgos contradictorios y la falta de información sobre el cáncer de mama".[6] Aplaudo al profesor Stampfer por su franqueza, pero es lamentable que se haya invertido tanto dinero para aprender tan poco. Resulta irónico pensar que, acaso, el hallazgo más gratificante haya sido demostrar que el hecho de modificar las cantidades de un solo nutriente en la dieta, manteniendo los mismos patrones dietéticos generales, no da como resultado una mejoría de la salud ni tampoco una información más precisa sobre ella.

Sin embargo, a pesar de estos retos, los investigadores de Harvard han divulgado ininterrumpidamente sus hallazgos. De la enorme cantidad de estudios que han realizado, he aquí algunos descubrimientos que yo consideraría contradictorios y preocupantes a la hora de determinar los riesgos que tienen los hombres de contraer una determinada enfermedad en comparación con los que afrontan las mujeres:

* Los hombres que consumen alcohol tres o cuatro veces por semana tienen un riesgo menor de sufrir ataques cardíacos.[31]
* Los hombres que padecen diabetes de tipo 2 y consumen cantidades moderadas de alcohol tienen menos riesgo de padecer enfermedades coronarias.[32]

Y además:

* El consumo de alcohol aumenta la incidencia de cáncer de mama en un 41% en mujeres que consumen entre 30 y 60 gramos diarios, en comparación con las abstemias.[33]

Al parecer, el alcohol es favorable para las enfermedades cardíacas, pero perjudicial para el cáncer de mama. El marido puede tomar una copa a la hora de la cena, pero jamás debería compartirla con su mujer. ¿Se trata de una diferencia entre hombres y mujeres, o de una diferencia relacionada con las enfermedades cardíacas y el cáncer? ¿Crees que ahora estás mejor informado, o quizá más confundido?

Por otro lado, tenemos los maravillosos ácidos grasos omega 3. Algunos tipos de pescado contienen cantidades relativamente grandes de estos nutrientes que, últimamente, son muy valorados. Si nunca has oído hablar de los ácidos grasos omega 3, esto significa que necesitas consumirlos más para estar más sano. Pero volvamos a los hallazgos de la investigación de Harvard:

* "En oposición a la hipótesis predominante, descubrimos un riesgo mayor de contraer cáncer de mama asociado con la grasa omega 3 presente en el pescado". (Este riesgo superior fue estadísticamente significativo y se asoció con un aumento de solo el 0.1% de la energía total ingerida a través de la dieta)"[10]

★ "Nuestros hallazgos sugieren que ingerir pescado por lo menos una vez al mes, o más, puede reducir el riesgo de ataques cerebrales isquémicos en los hombres".[34]

★ "Los datos sugieren que consumir pescado una vez por semana, como mínimo, puede reducir el riesgo de sufrir una muerte súbita por ataque cardíaco en los hombres [pero no] el riesgo de infarto total de miocardio, de fallecimiento por enfermedades cardíacas ni de la mortalidad total por episodios cardiovasculares".[35] (En otras palabras, el pescado puede prevenir algunos aspectos de las enfermedades cardíacas, pero, en última instancia, no tiene ningún efecto sobre la mortalidad provocada por las cardiopatías, ni siquiera sobre el riesgo de padecer un ataque al corazón.)

¿Acaso se trata nuevamente de decidir cuál de todas las enfermedades te produce menos temor? ¿O es otra diferencia entre hombres y mujeres?

He aquí una historia todavía más antigua: durante mucho tiempo nos han advertido que es importante reducir la ingesta de colesterol, y principalmente por esta razón, se empezó a cuestionar el consumo de huevos. Un huevo tiene la friolera de 200 miligramos (o más) de colesterol,[36] lo cual representa una parte considerable de los 300 miligramos diarios recomendados. Por tanto, ¿qué es lo que tienen que decir los estudios de Harvard sobre este tema tan trillado?

[. . .] es bastante improbable que consumir un huevo al día, como máximo, tenga un impacto general relevante sobre el riesgo de sufrir enfermedades cardíacas coronarias y ataques cerebrales en hombres y mujeres que gozan de buena salud.[37]

Sin embargo, en relación con el cáncer de mama:

Nuestros hallazgos [que representan ocho estudios prospectivos] sugieren un posible aumento moderado del riesgo [de padecer cáncer de mama] debido al consumo de huevos [. . .] ha quedado demostrado que el riesgo de sufrir cáncer de mama aumentó en un 22% por cada 100 gramos adicionales diarios [alrededor de dos huevos].

Sin embargo, poco tiempo antes los investigadores de Harvard habían adoptado una perspectiva ligeramente diferente:

[. . .] para los hombres y las mujeres que tienen buena salud, un consumo moderado de huevos puede formar parte de una dieta equilibrada y nutritiva.[38]

Más recientemente, se ha citado el Estudio de salud de las enfermeras por defender el consumo de huevos de un modo aún más categórico. Un reciente artículo afirmaba:

El consumo de huevos durante la adolescencia podría ser un factor de protección contra el cáncer de mama en mujeres adultas.[39]

El mismo artículo continúa citando a los investigadores de Harvard como los responsables de la siguiente afirmación:

Las mujeres que consumieron cantidades importantes de huevos durante la adolescencia [. . .] demostraron tener menor riesgo de contraer cáncer de mama.[39]

La mayoría de las personas que han leído este artículo probablemente dirán que los huevos vuelven a ser aceptados, a pesar de que no saben cuántos se recomienda ingerir al día, ni tampoco si existe alguna excepción para esta generalización—. Los huevos solo serán más saludables cuando la industria avícola haga uso de su sabiduría. Pero, espera un momento. Las evidencias demuestran que está muy bien (incluso puede ser muy favorable) que las mujeres adolescentes consuman huevos; sin embargo, lo cierto es que también existen evidencias de que un mayor consumo de huevos aumenta el riesgo de padecer cáncer de mama. Es evidente que esto nos da que pensar. Muchos estudios han demostrado de forma bastante contundente que el consumo de huevos puede aumentar el riesgo de sufrir cáncer de colon y, además, que este riesgo es más específico para las mujeres que para los hombres.[40]

¿De cuál de estas afirmaciones podemos fiarnos? En un determinado momento, la ingesta de alcohol puede reducir el riesgo de contraer enfermedades, y poco después puede aumentarlo. En un determinado momento, el consumo de pescado puede ayudar a reducir el riesgo de enfermar, y más tarde resulta que puede ser perjudicial. En un determinado momento, los huevos son nocivos, y luego pueden ser un producto muy sano. Mi opinión es que hace falta situar estas afirmaciones en un contexto más amplio. La ausencia de dicho contexto solo genera una gran confusión.

ACLARANDO EL TEMA DE LA DIETA Y EL CÁNCER

Además de afirmar que la dieta y el ejercicio no tienen ninguna relación con el cáncer de mama, los investigadores de Harvard han estado socavando otras creencias populares asociadas a la dieta y el cáncer. Por ejemplo, no han conseguido detectar ninguna asociación entre el cáncer colorrectal y la ingesta de fibra o de frutas y hortalizas.[4, 41, 42]

La fibra dietética solo se encuentra en los alimentos vegetales, razón por la cual estos hallazgos no hacen más que debilitar la idea de que la fibra, presente en las frutas, las hortalizas y los cereales, previene el cáncer de intestino grueso. Ten en cuenta que los estudios de Harvard se ocupan mayoritariamente de poblaciones que son carnívoras y que casi ninguna de ellas tiene una dieta de productos vegetarianos y cereales integrales, naturalmente baja en grasas y rica en fibra. Es muy probable que el efecto potencial de protección de la fibra de las frutas y hortalizas no contribuya a prevenir el cáncer colorrectal hasta que se modifique la dieta por completo y se abandonen definitivamente los productos de origen animal.

Entre los hallazgos referidos al cáncer de colon y de mama, el Estudio de salud de las enfermeras ha contribuido mucho a generar confusión en torno a la vinculación de la dieta con la enfermedad, cuando no a desacreditarla. Después de décadas de trabajo, el profesor Walt Willett afirma:

> [. . .] aumentar el consumo total de frutas y verduras parece ser menos prometedor de lo que se creía como un medio para reducir sustancialmente el riesgo de contraer cáncer [. . .] los beneficios [de estos alimentos] parecen ser más importantes para las enfermedades cardiovasculares que para el cáncer.[4]

Esta afirmación no presagia nada bueno. El cáncer de colon fue históricamente uno de los primeros tipos de cáncer de los cuales se dijo que se podía prevenir por medio de una dieta vegetariana.[43-45] ¿Y ahora nos anuncian que no tiene ninguna relación con la dieta? ¿Y, además, que las dietas bajas en grasas no previenen el cáncer de mama? Con resultados semejantes, solo es una cuestión de tiempo que la hipotética relación de la dieta con el cáncer comience a caer en el olvido. De hecho, ya he oído a algunas personas de la comunidad científica afirmar que es muy probable que la dieta no tenga ningún efecto sobre esta dolencia.

Por estas razones, opino que el Estudio de salud de las enfermeras ha sido muy pernicioso para el paisaje nutricional. Prácticamente, ha anulado muchos de los avances conquistados durante los pasados cincuenta años y no ha planteado ningún desafío científicamente fiable a los hallazgos anteriores relacionados con la dieta y el cáncer.

Este problema de estudiar una población que tiene una dieta de alto riesgo y concentrarse en las diferencias de consumo de cada uno de los nutrientes por separado no es exclusivo del Estudio de salud de las enfermeras. Por el contrario, es común a casi todos los estudios que incluyen sujetos occidentales. Más aún, tiene poco o ningún valor agrupar los resultados de muchos estudios extensos para someterlos a un análisis con el fin de conseguir un resultado más creíble, cuando todos los estudios incurren en el mismo error. La estrategia de agrupar los resultados se utiliza con frecuencia para identificar asociaciones de causa y efecto, que son más sutiles e inciertas en los estudios individuales. Este recurso es fiable cuando cada estudio se realiza de la manera idónea, pero resulta obvio que no lo es cuando todos los estudios tienen fallos similares. Los resultados combinados solo aportan una versión más aceptable del fallo.

Los investigadores de Harvard se han ocupado de realizar varios análisis combinados de múltiples estudios. Uno de ellos se refería a la cuestión de si la carne o los productos lácteos tienen algún efecto sobre el cáncer de mama.[26] En 1993, se agruparon diecinueve estudios[46] que habían demostrado que una mayor ingesta de carne causaba un aumento de un 18% en el riesgo de contraer cáncer de mama, y de un 17% con una ingesta mayor de leche, lo cual representaba un incremento modesto, pero estadísticamente significativo.[46] Por tanto, en 2002 los investigadores de Harvard se dedicaron a resumir un grupo más reciente de estudios. En esta ocasión, incluyeron ocho extensos estudios prospectivos cuya información dietética era considerada más fiable y en los cuales se había incluido un grupo mucho mayor de mujeres. Las conclusiones fueron las siguientes:

> No hemos hallado ninguna asociación relevante entre la ingesta de carne o de productos lácteos y el riesgo de contraer cáncer de mama.[26]

La mayoría de las personas dirían: "Bien, eso es todo. No existe ninguna prueba convincente que demuestre que los productos lácteos o la carne tengan alguna relación con el riesgo de enfermar de cáncer de mama". Pero, vamos a echarle un vistazo a este análisis presuntamente más sofisticado.

Los ocho estudios representaban dietas con una alta proporción de productos de origen animal. En efecto, todos ellos incurrían en el mismo fallo que el Estudio de salud de las enfermeras. Por consiguiente, combinar esos estudios no tiene ningún sentido y, por otra parte, no beneficia a nadie. A pesar de que en esta megabase de datos había 351,041 mujeres y 7,370 casos de cáncer de mama, sus resultados no pueden detectar el verdadero efecto que tienen las dietas ricas en carne y productos lácteos sobre el riesgo de sufrir cáncer de mama. Y esto seguiría siendo cierto incluso en el caso de que hubieran participado varios millones de sujetos. Igual que en el Estudio de salud de las enfermeras, los científicos que realizaron estas investigaciones se centraron en las típicas dietas occidentales, con una marcada tendencia al consumo de productos animales, y en personas que se limitaron a hacer pequeños ajustes en sus hábitos alimentarios, modificando el consumo de un solo nutriente o de una sola comida cada vez. Ninguno de los estudios tuvo en cuenta una gama más amplia de opciones dietéticas —ni siquiera aquellas que demostraron tener efectos positivos sobre el riesgo de contraer cáncer de mama en el pasado.

MI CRÍTICA FUE IGNORADA

En cierta ocasión, después de haber leído un artículo sobre proteínas animales y enfermedades cardíacas elaborado por las investigaciones del Estudio de salud de las enfermeras,[9] publiqué una crítica[47] en la que resumía algunos de los mismos temas que planteo en este capítulo, incluyendo la incapacidad de dicho estudio a la hora de fomentar nuestro conocimiento y comprensión de los estudios de correlación a nivel internacional. Los responsables del estudio me respondieron y nuestro intercambio de opiniones fue el siguiente. En primer lugar, mi comentario:

> En una dieta [tan rica en alimentos de origen animal], creo que carece de sentido afirmar que es posible detectar de forma fiable las así llamadas asociaciones independientes de los constituyentes individuales de este grupo, cuando lo previsible es que compartan los mismos efectos para las enfermedades y que exista una amplia variedad de factores de riesgo que interactúan entre sí y que son muy difíciles de medir. ¿Cuándo se comprenderá que la mayor contribución al mantenimiento de la salud y a la prevención de la enfermedad es la dieta en su conjunto y los efectos globales de los grandes grupos alimenticios? El tipo de reduccionismo incorporado en la interpretación de los datos de esta cohorte de mujeres [del Estudio de salud de las enfermeras] corre el riesgo de desvirtuar seriamente la disertación sobre los valiosos programas de políticas y de salud públicas.[47]

He aquí la respuesta del doctor Hu y del profesor Willett:

Aunque estamos de acuerdo en que los patrones dietéticos generales también son importantes a la hora de determinar el riesgo de enfermedad (referencia citada), creemos que el primer paso en la investigación debería ser identificar las asociaciones con los nutrientes individuales porque los compuestos específicos, o los grupos de compuestos, mantienen una relación fundamental con el [proceso de la enfermedad]. Los componentes específicos de la dieta se pueden modificar; eso es precisamente lo que están haciendo algunos individuos y, también, la industria alimentaria de forma muy activa. Por tanto, comprender los efectos que determinados cambios dietéticos —a los que Campbell se refiere como "reduccionismo"— tienen sobre la salud es una empresa importante.[48]

Estoy de acuerdo en que merece la pena estudiar los efectos independientes de las sustancias alimenticias individuales (su identidad, sus funciones y sus mecanismos), pero discrepo seriamente con Willett en cuanto a la interpretación y el uso de estos hallazgos.

Rechazo tajantemente las implicaciones del argumento de que "los componentes específicos de la dieta se pueden modificar" en beneficio de la propia salud. Este es un error frecuente en este campo de investigación. De hecho, aunque el Estudio de salud de las enfermeras no revele nada más, cuando menos ha demostrado que modificar la ingesta de un solo nutriente cada vez, sin cuestionar los patrones dietéticos en general, no reporta ningún beneficio significativo para la salud. Entre las mujeres que se ocupan de reducir el consumo de grasa pero siguen manteniendo una dieta casi carnívora, no se registra un riesgo menor de contraer cáncer de mama.

Esto nos lleva al corazón mismo del reduccionismo en la ciencia. Mientras los científicos sigan estudiando cada sustancia química y cada producto alimenticio por separado, y continúen sacando la información de su contexto para hacer presunciones generalizadas sobre las complejas relaciones de la dieta con la enfermedad, seguirá existiendo una gran confusión. Los titulares engañosos sobre una u otra sustancia química alimenticia, y sobre esta o aquella enfermedad, constituirán la norma. Mientras sigamos ocupándonos de detalles relativamente triviales, los mensajes más encomiables sobre los beneficios que reporta un cambio radical de la dieta permanecerán ocultos.

En algunas ocasiones en las que nuestros caminos se han cruzado, el profesor Willett y yo hemos intercambiado opiniones sobre los hallazgos referidos a las grasas que se presentaron en El estudio de China y en el Estudio de salud de las enfermeras. Yo siempre he criticado que no se incluyeran las dietas vegetarianas y de alimentos integrales, naturalmente bajas en grasas, en la cohorte del Estudio de salud de las enfermeras, cuando precisamente este tipo de dietas es el más beneficioso para nuestra salud. En más de una ocasión, el profesor Willett me ha respondido: "Usted puede tener razón, Colin, pero no es eso lo que quiere el público en general". Creo que su comentario tiene consecuencias inquietantes.

Los científicos no deberían ignorar estas ideas solo porque perciban que no son del agrado del público. A lo largo de mi carrera, con frecuencia he oído comentarios que parecen estar más dirigidos a complacer a la población que a provocar un debate abierto y sincero, a dondequiera que pueda conducirnos. Me parece un gran error. El papel de la ciencia en la sociedad es observar, hacer preguntas, formular y comprobar hipótesis e interpretar los hallazgos de forma imparcial, y no rendirse a los deseos del público. Los consumidores tienen la última opción en lo que se refiere a integrar nuestros descubrimientos en su estilo de vida, pero nosotros tenemos la obligación de proporcionarles la mejor información posible para que sean ellos, y no nosotros, quienes tomen la decisión. Ellos son los que pagan las investigaciones y solo ellos tienen el derecho de decidir lo que quieren hacer con la información que les ofrecemos.

El hecho de que la comunidad científica perciba que la gente únicamente desea que le ofrezcan fórmulas mágicas y limitarse a introducir pequeños cambios en la dieta es una opinión sobrevalorada. Cada vez que doy una conferencia pública, descubro que hay mucho más interés por modificar la dieta y el estilo de vida de lo que la comunidad académica está dispuesta a admitir.

Este método de investigar los detalles fuera de contexto —lo que denomino reduccionismo— e intentar valorar relaciones complejas a partir de los resultados es funesto. Resulta incluso más dañino que el mal comportamiento de una pequeña minoría de científicos de los que ya he hablado en el capítulo 13. Resulta lamentable que esta forma errónea de investigar la nutrición se haya convertido en la norma. Como consecuencia, los científicos trabajadores, honestos y bienintencionados de todo el mundo se han visto obligados a expresar sus opiniones sobre los efectos globales de la dieta basándose en estudios que se han centrado específicamente en los nutrientes individuales. El mayor de los peligros es que la ciencia reduccionista, despojada de su contexto más amplio, se ha convertido en la regla de oro. De hecho, conozco a muchos investigadores que llegarían incluso a afirmar que esto es lo que define a la "buena" ciencia.

Estos problemas son especialmente atroces cuando se investigan los suplementos vitamínicos. Como ya he indicado al comienzo de este capítulo, cuando la industria de suplementos vitamínicos empezaba a darse a conocer, fui uno de los testigos de la Comisión Federal de Comercio y de la Academia Nacional de Ciencias en el juicio que se celebraba contra General Nutrition, Inc., y que duró más de tres años. En esas comparecencias rechacé la idea de que los suplementos alimenticios que contenían minerales y vitaminas aislados pudieran tener beneficios específicos para la salud en pacientes que sufren enfermedades crónicas. Este comentario supuso que se acaloraran los ánimos de muchos colegas que tenían una opinión diferente. Han pasado ya más de quince años y después de que se hayan invertido cientos de millones de dólares para financiar la investigación (y de que los consumidores hayan gastado miles de millones de dólares), un reciente estudio nos ofrece la siguiente conclusión:

> El Grupo de Trabajo sobre Servicios de Prevención de Estados Unidos concluye que no hay evidencias suficientes para recomendar o desaconsejar el uso de suplementos de vitaminas A, C o E, de suplementos multivitamínicos con ácido fólico o de combinaciones de antioxidantes como medio para prevenir el cáncer o las enfermedades cardiovasculares.[49, 50]

¿Cuántos miles de millones de dólares más se gastarán antes de que lleguemos a comprender las limitaciones de la investigación reduccionista? Tiene poco o ningún sentido realizar investigaciones científicas con el fin de analizar los posibles efectos de los nutrientes individuales sobre enfermedades complejas, cuando sabemos que el principal efecto de la nutrición consiste en consumir una extraordinaria colección de nutrientes y de otras sustancias que solo están presentes en los alimentos integrales. Esto es especialmente cierto si tenemos en cuenta que ninguno de los sujetos de la población estudiada tiene una dieta vegetariana y de alimentos integrales cuando, precisamente, es esta dieta la que más concuerda con las evidencias biológicas. Una dieta que ha recibido el apoyo de un gran número de publicaciones profesionales, que está en consonancia con los extraordinariamente bajos índices de enfermedad observados en los estudios internacionales y que, además, armoniza con un medio ambiente sostenible. Una dieta que tiene la capacidad de curar enfermedades en etapas avanzadas y que posee el potencial, sin parangón, de promover un sistema de asistencia sanitaria de bajo coste. Rechazo categóricamente la idea de hacer reduccionismo científico en este campo sin intentar buscar y comprender el contexto más amplio. El flujo interminable de confusión que genera un reduccionismo tergiversado no solamente socava la ciencia de la nutrición en su conjunto, sino también la salud del país.

15

La "ciencia" de la industria

¿En qué gastan los occidentales su dinero varias veces al día? En comida. Después de comer durante toda la vida, ¿qué es lo que hacemos todos? Morir, un proceso que normalmente implica invertir grandes sumas de dinero con la intención de posponer la muerte lo máximo posible. Todos somos clientes del hambre y de la muerte, de manera que debemos ganar mucho dinero porque tenemos muchos gastos.

Por este motivo, las industrias estadounidenses de la alimentación y de productos para la salud están entre las organizaciones más influyentes del mundo. Los beneficios generados por las compañías de este sector son asombrosos. Muchas empresas de alimentación tienen ingresos anuales superiores a los 10,000 millones de dólares. Kraft se embolsa alrededor de 30,000 millones de dólares anuales. El grupo Danone, una empresa internacional de productos lácteos con sede en Francia, comercializa en Estados Unidos la marca Dannon, que le reporta unos beneficios anuales de 15,000 millones de dólares. Y, por supuesto, también tenemos que contar las grandes compañías de "comida rápida". Los ingresos de McDonald's superan los 15,000 millones de dólares al año y Wendy's International genera más de 3,000 millones anuales. *El gasto total en alimentos, incluidos los que son adquiridos por los ciudadanos, por el gobierno y por las empresas, excede los 700,000 millones de dólares al año.*[1]

En 2002, la enorme empresa farmacéutica Pfizer obtuvo unos ingresos de 32,000 millones de dólares, mientras que los de Eli Lilly & Co. ascendieron a más de 11,000 millones. Johnson & Johnson ganó más de 36 millones de dólares por la venta de sus productos. No es exagerado afirmar que el gasto anual de más de un billón de dólares —una suma exorbitante de dinero— depende de los productos alimenticios que compramos, de los tratamientos que elegimos para nuestras enfermedades y de los recursos a los que apelamos para promover nuestra salud.

Hay grupos poderosos que compiten por conseguir el dinero que inviertes en tus alimentos y en tu salud. Como es evidente, las empresas individuales hacen todo lo que está en sus manos para vender más, pero también existen grupos industriales que trabajan para aumentar la demanda general de sus propios productos. El Consejo Nacional de Productos Lácteos, la Junta Nacional de Promoción para la Investigación de los Productos Lácteos, el Consejo Nacional de Promoción de los Procesadores de Leche Líquida, la Asociación Internacional de Cultivadores de Semillas Germinadas, el Instituto Americano de la Carne, la Asociación de Procesadores de Cítricos de Florida y los Productores Unidos de Huevos son algunos ejemplos de esos grupos industriales. Estas organizaciones, que operan de forma independiente sin ninguna asociación con una empresa en particular, ostentan un gran poder e influencia —las más poderosas tienen presupuestos anuales de cientos de millones de dólares.

Estas empresas y asociaciones alimentarias utilizan todos los métodos que tienen a su alcance con el propósito de que sus productos resulten más atractivos y aumentar así su cuota de mercado. Una forma de conseguirlo es anunciar los beneficios nutricionales de los productos que comercializan. Al mismo tiempo, deben proteger la imagen de sus productos para evitar que se los considere nocivos para la salud. Si uno de ellos se asocia con el cáncer, o con alguna otra enfermedad, las ganancias y los beneficios pueden evaporarse. De manera que los intereses de las empresas alimentarias las llevan a afirmar que sus productos son buenos o, al menos, que no son malos para tu salud. En este proceso, la "ciencia" de la nutrición se convierte en el "negocio" del marketing.

EL CLUB DEL AEROPUERTO

Mientras me ocupaba de que El estudio de China se concretara, escuché que la industria de productos alimenticios de origen animal (el Consejo Nacional de Productos Lácteos y el Instituto Americano de la Carne) había contratado a un comité de prominentes científicos dedicados a la investigación para que vigilaran cualquier proyecto realizado en Estados Unidos que pudiera resultar perjudicial para la industria. Yo conocía a seis de los siete miembros que integraban ese comité, en particular a cuatro de ellos.

Un graduado universitario que había sido alumno mío estaba conversando con uno de estos científicos cuando, de repente, este le entregó un archivo sobre las actividades del comité. Nunca supe exactamente cuáles fueron las razones que lo motivaron a hacerlo, quizá era un problema de conciencia. En cualquier caso, como es de suponer, el archivo también llegó a mis manos.

El documento contenía los resúmenes de las reuniones del comité. Como las últimas se habían celebrado en el aeropuerto O'Hare, de Chicago, a partir de entonces he llamado a este grupo de científicos el "Club del Aeropuerto". El grupo estaba dirigido por los profesores E. M. Foster y Michael Pariza, catedráticos de la Universidad de Wisconsin (donde trabajaba Alf Harper), y financiado por la industria cárnica y de productos lácteos. El principal objetivo de este comité era que los miembros observaran los proyectos potencialmente "perjudiciales" para su industria. Apelando a este tipo de vigilancia, la industria podría reaccionar más eficazmente ante los descubrimientos imprevistos de los investigadores que, de ser contrarios, podrían tener efectos devastadores para sus intereses económicos. Yo sabía muy bien que, cuando hay mucho en juego, la industria no se muestra en absoluto reacia a darle un giro a la situación.

Los miembros del club elaboraron una lista de nueve proyectos potencialmente dañinos, y yo tuve el discutible honor de ser el único investigador que era responsable de dos de dichos proyectos. Mi nombre apareció por primera vez en la lista debido a mi participación en El estudio de China (que uno de los miembros del comité tenía el compromiso de vigilar) y en la segunda ocasión, por mi vinculación con el Instituto Americano para la Investigación del Cáncer y, en especial, por haber presidido el grupo de revisión encargado de decidir cuáles serían las investigaciones sobre la dieta y el cáncer que se beneficiarían de una financiación. A otro miembro del equipo se le asignó la tarea de vigilar las actividades del AICR.

Después de conocer la existencia del Club del Aeropuerto, y del individuo que había sido designado para vigilarme en las reuniones del AICR, me encontraba en una posición privilegiada para observar cómo se desarrollaba su tarea de "espía". Después de conocer la existencia del club, ¡asistí a la primera reunión del grupo de revisión con la determinación de no perder de vista al espía que me habían asignado!

Alguien podría argüir que este "espionaje" industrial no era ilegal y que, por otra parte, el hecho de que una empresa vigile cualquier información que sea potencialmente dañina y que podría afectar negativamente a su futuro no es más que una muestra de prudencia. Estoy completamente de acuerdo con esta afirmación; sin embargo, me resultó desconcertante descubrir que formaba parte de la lista de individuos que era preciso vigilar. Pero la industria no se limita a vigilar las investigaciones "peligrosas"; también se dedica a comercializar activamente su versión de los hechos a pesar de los efectos desastrosos que puedan tener sobre la salud, y corrompe la integridad de la ciencia para lograr sus objetivos. Esto es especialmente preocupante porque los individuos que se dedican al espionaje y ocultan sus intenciones son catedráticos dedicados a la investigación científica.

GRUPOS PODEROSOS

La industria de productos lácteos, uno de los patrocinadores del Club del Aeropuerto, es particularmente poderosa en este país. Fundado en 1915, el Consejo Nacional de Productos Lácteos, perfectamente organizado y financiado, ha promocionado el consumo de leche durante al menos cien años.[2] En 1995, dos de los principales grupos lácteos de la industria confirieron un nuevo rostro a su antigua empresa, cambiando su nombre por el de Dairy Management, Inc. Este nuevo grupo tenía "un objetivo único: aumentar la demanda de productos lácteos producidos en Estados Unidos", tal como se puede leer en su página web.[3] En 2003, disponían de un presupuesto de marketing superior a los 165 millones de dólares para alcanzar ese objetivo.[4] En comparación, la Junta Nacional de Promoción de la Sandía contaba con un presupuesto de 1.6 millones.[5] Un comunicado de prensa de Dairy Management, Inc. incluye las siguientes declaraciones:[4]

> Rosemont, Illinois – los directores de los productores lácteos en el ámbito regional, estatal y nacional han aprobado un presupuesto de 165.7 millones de dólares para un Plan Unificado de Marketing concebido para aumentar la demanda de productos lácteos.
> [. . .]
> Las áreas principales del programa incluyen:
> Leche líquida: además de las principales actividades que se están llevando a cabo en publicidad, los esfuerzos realizados en promoción y relaciones públicas destinados a niños con edades comprendidas entre seis y doce años, y a sus madres, los objetivos de financiación para la promoción e investigación de productos lácteos de 2003 se centrarán en el desarrollo y la expansión de sus asociaciones con los principales agentes de comercialización de alimentos, entre ellos Kellogg's®, Kraft Foods® y McDonald's®.

[. . .]

Marketing escolar: como parte de nuestro esfuerzo para orientar a los niños en edad escolar con el fin de que se conviertan en consumidores de productos lácteos durante toda su vida, el objetivo de las actividades de 2003 serán los alumnos, padres, educadores y profesionales de los servicios de comidas escolares. Los programas ya se han puesto en marcha, tanto en las aulas como en los comedores, y las organizaciones que reúnen fondos para la promoción e investigación de los productos lácteos pretenden ampliar el éxito de la prueba piloto sobre la leche que se realizó en los colegios el año pasado.

[. . .]

Imagen de confianza en los productos lácteos: la aplicación de este programa, que ya se ha puesto en marcha, tiene como objetivo proteger y aumentar la confianza del consumidor en los productos lácteos y en la industria láctea. Uno de sus principales elementos consiste en realizar investigaciones sobre los productos lácteos y comunicar sus resultados, demostrando que son alimentos sanos. También se propone gestionar los problemas y las crisis con eficacia.

Parafraseando los esfuerzos de la industria láctea, diría que sus objetivos son: 1) comercializar sus productos entre los niños y sus madres; 2) utilizar las escuelas como un canal para llegar a los consumidores jóvenes; 3) emprender investigaciones que sean favorables a la industria y promocionarlas.

Hay muchas personas que no son conscientes de la presencia de las industrias lácteas en los colegios de nuestros hijos. Pero no nos equivoquemos: en lo que se refiere a la información sobre nutrición, esta industria consigue llegar a los niños mucho más eficazmente que ninguna otra.

El sector lácteo considera que el sistema de educación pública es el principal vehículo para aumentar la demanda de sus productos. En el informe anual de Dairy Management, Inc. de 2001 se afirma:[6]

No cabe la menor duda de que los niños representan el consumo de productos lácteos en el futuro y, por tanto, son la mejor perspectiva para aumentar la ingesta de leche líquida a largo plazo. Por este motivo, la investigación y la promoción de productos lácteos siguen fomentando los programas de marketing en los colegios como una forma de potenciar un mayor consumo de leche líquida entre los niños.

Los productores de productos lácteos [. . .] lanzaron dos iniciativas innovadoras en 2001. Un programa de investigación escolar sobre la leche, que comenzó en el otoño de 2001 y se prolongó durante un año, analiza cuál es el impacto que puede tener en el consumo de leche líquida y en la actitud de los niños en relación con este producto (tanto en el colegio como fuera de él) el hecho de modernizar los envases, añadir sabores nuevos, contar con refrigeradores para comercializar los productos y regular mejor la temperatura. El estudio concluyó a finales el curso escolar 2001-2002. Por otro lado, los productores y procesadores de la industria láctea trabajaron de forma conjunta en cinco de los principales mercados de Estados Unidos para realizar un estudio de cinco meses de duración en institutos de enseñanza media y superior. Dicho estudio reveló que muchos estudiantes preferirían beber leche antes que otras bebidas competitivas, si el producto estuviera disponible en el momento y lugar adecuados y de la forma que ellos desearían.

Existen muchos otros programas escolares que siguen animando a los niños a beber leche con gran éxito. Los programas de educación en nutrición, tales como "Pyramid Explorations" y "Pyramid Cafe", enseñan a los alumnos que los productos lácteos son una parte esencial de una dieta sana; el programa "Cold is Cool" enseña a los encargados de las cafeterías escolares a mantener fría la leche, tal como les gusta a los niños. La investigación y la promoción están ayudando a ampliar los programas escolares de desayunos en los que abundan los productos lácteos. Por otra parte, la popular campaña de *got milk* (contiene leche) se sigue divulgando en los colegios como el medio principal para llegar a los niños, así como también a través de otros medios de comunicación dirigidos exclusivamente a los más pequeños, como Nickelodeon y Cartoon Network.

Estas actividades distan mucho de ser acciones a pequeña escala; en 1999, *Las fantásticas aventuras del chef Combo*, una serie "educativa" (marketing) de guías didácticas producidas por la industria láctea "se introdujo en el 70% de los jardines de infancia de todo el territorio nacional".[7] De acuerdo con un informe de la industria láctea que se presentó en el Congreso,[8] los programas "de educación en nutrición" divulgados por la industria láctea están teniendo bastante éxito:

"Pyramid Cafe® y "Pyramid Explorations™", que transmiten el mensaje de que la leche y los productos lácteos son una parte fundamental de una dieta sana y están dirigidos a alumnos de segundo y cuarto curso, consiguieron llegar a doce millones de estudiantes. Los resultados de las encuestas siguen demostrando que los dos programas tienen amplia difusión; actualmente los utiliza más del 70% de los educadores que los han recibido.

Estados Unidos está confiando a la industria láctea la importante tarea de educar a nuestros niños en el campo de la nutrición y de la salud. Además de estas omnipresentes guías educativas sobre nutrición y de los kits "educativos", la industria proporciona videos, carteles y guías sobre este tema a los institutos de enseñanza secundaria, lleva a cabo promociones especiales en las cafeterías escolares con el fin de incrementar el consumo de leche en miles de colegios, ofrece información a los directores a través de conferencias en el ámbito nacional, organiza actividades promocionales para "la vuelta al cole" en más de 20,000 escuelas y también se ocupa de hacer promociones deportivas dirigidas exclusivamente a la juventud.

¿Deberíamos preocuparnos? En una palabra, sí. Si sientes curiosidad sobre qué tipo de "educación" imparte la industria láctea, puedes entrar en su página web.[9] Cuando la visité por primera vez en julio de 2003, una de las primeras cosas que leí fue la siguiente: "Julio es el mes nacional del helado". Después de hacer clic en el vínculo para obtener más información, encontré lo siguiente: "Si te preguntas si un helado es un buen alimento, la respuesta es sí".[9] ¡Genial! Esto parece lo más indicado para luchar contra la obesidad y la diabetes infantil.

La página web se divide en tres secciones, una para educadores, una para padres y una para los profesionales de los servicios de nutrición. Cuando entré por primera vez en la página (que cambia su contenido de forma asidua), en la sección dirigida a los educadores descubrí que los maestros podían descargar guías educativas sobre cómo enseñar nutrición en las aulas. Entre otras sugerencias, dichas guías proponen confeccionar títeres de dedos que representen vacas y productos lácteos, y montar una función. Una vez fabricados los títeres, el maestro debe "comunicar a sus alumnos que van a encontrarse con cinco amigos muy especiales que desean que todos los niños y niñas crezcan sanos y fuertes".[9]

Otra lección era "El día de las delicias lácteas", en la cual se invitaba a todos los niños a probar queso, natillas, yogur, requesón y helado.[9] Otra sugerencia para los maestros era que sus alumnos realizaran "máscaras Moo".[9] Para los alumnos de cuarto curso, los educadores podían aplicar una de las lecciones de "Pyramid Explorations", que invita a los alumnos a explorar los cinco grupos de alimentos y sus beneficios para la salud, con las siguientes frases:[9]

* Grupo de la leche (produce huesos y dientes fuertes).
* Grupo de la carne (crea músculos fuertes).
* Grupo de hortalizas (te ayuda a ver en la oscuridad).
* Grupo de frutas (te ayuda a que se te curen las heridas y contusiones).
* Grupo de cereales (te da energía).

Basándote en las pruebas presentadas en capítulos anteriores, ya sabes que si esto es lo que están aprendiendo nuestros hijos sobre la nutrición y la salud, entonces nos encontramos ante un viaje vergonzoso, por cortesía de Dairy Management, Inc. Como es evidente, ni los niños ni sus padres están aprendiendo que la leche se asocia a la diabetes de tipo 1, al cáncer de próstata, a la osteoporosis, a la esclerosis múltiple y a otras enfermedades autoinmunes. Ni tampoco que la investigación experimental ya ha demostrado que la caseína —la principal proteína de los alimentos lácteos— promueve el cáncer y aumenta los niveles de colesterol en sangre y la placa aterosclerótica.

En 2002, esta página web dedicada al marketing envió más de 70,000 *guías educativas* a los maestros y profesores.[8] Es innegable que la industria láctea está enseñando su propia versión de la nutrición a la próxima generación de estadounidenses.

Y precisamente eso es lo que ha estado haciendo con gran éxito durante décadas. He conocido muchas personas que, al oír hablar de los potenciales efectos adversos de los productos lácteos, afirman de inmediato que "la leche no puede ser mala". Por lo general, estas personas no tienen ninguna prueba que respalde su postura; simplemente se dejan guiar por la sensación de que la leche es un buen alimento. Siempre les han dicho que lo es y prefieren que siga siéndolo. Puedes rastrear algunas de sus opiniones hasta sus años escolares, en los que aprendieron que hay cinco continentes, que dos más dos son cuatro y que es sano beber leche. Si piensas del mismo modo, comprenderás por qué la industria láctea ha conseguido tener una influencia tan excepcional en este país utilizando la educación con el propósito de comercializar sus productos.

Si este programa de marketing no fuera una amenaza tan extendida para la salud de nuestros niños, resultaría cómico que un grupo industrial intentara vender sus productos mediante una guía "educativa". ¿Cómo es que la gente no se pregunta qué es lo que está ocurriendo, cuando prácticamente todos los libros infantiles promocionados en la sección "Nutrition Bookshelf" ("Biblioteca de nutrición") de su página web se refieren a la leche, al queso o a los helados, con títulos como "El helado: grandes momentos en la historia del helado"?[9] En julio de 2003 no era posible encontrar ningún libro sobre productos vegetales en esta "Biblioteca de nutrición". ¿Acaso no son alimentos sanos?

Cuando la industria láctea describe todas estas actividades escolares en los informes oficiales que presenta ante el Congreso y en los boletines de prensa, al menos se refiere directamente a ellas como actividades de "marketing".

ÁCIDO LINOLEICO CONJUGADO

Pero la industria láctea no se limita a hacer marketing entre los niños. Cuando se dirige a los adultos, insiste en recurrir a la "ciencia" y en divulgar los resultados de las investigaciones que se podrían interpretar como un ensalzamiento de los beneficios para la salud derivados del consumo de productos lácteos. Para ello, invierte entre 4 y 5 millones de dólares anuales para financiar investigaciones que descubran algo saludable de lo que puedan hablar.[7, 10] Por otra parte, los promotores de esta industria cuentan con un consejo médico asesor compuesto por médicos, catedráticos y otros profesionales de la salud. Estos científicos son los únicos que aparecen en los medios de comunicación; en su calidad de profesionales de la medicina, hacen declaraciones con bases científicas que resaltan los beneficios de la leche para la salud.

El Club del Aeropuerto fue un buen ejemplo de los esfuerzos realizados por la industria para mantener una imagen favorable del producto y la "confianza" de los consumidores. Además de vigilar de cerca los proyectos potencialmente dañinos para sus propósitos, el Club intentó generar investigaciones que pudieran demostrar que se podía prevenir el cáncer bebiendo leche de vaca. ¡Ese hubiera sido un buen golpe de efecto! En esa época, la industria se estaba poniendo bastante tensa porque era cada vez más evidente que el consumo de alimentos de origen animal estaba relacionado con esta enfermedad y también con otras dolencias asociadas.

El "gancho" para esta investigación fue un grupo inusual de ácidos grasos producidos por las bacterias en el rumen de la vaca (el mayor de sus cuatro estómagos). El conjunto de estos ácidos grasos recibió el nombre de CLA (sigla en inglés del ácido linoleico conjugado) y se produce a partir del ácido linoleico que se encuentra normalmente en el maíz con que se alimentan las vacas. El CLA se absorbe en el rumen del animal y luego se almacena en la carne y en la leche que se destinan al consumo humano.

El gran día de pago para el Club del Aeropuerto fue aquel en que las pruebas iniciales con ratones experimentales indicaron que el CLA podría ayudar a bloquear la formación de tumores estomacales producidos por un agente cancerígeno débil: el benzo(a)pireno.[11, 12] Pero en esta investigación había una trampa. Y la trampa era que los investigadores habían administrado CLA a los ratones antes de suministrarles el benzo(a)pireno cancerígeno. *El orden de administración de las sustancias se había invertido.* En el organismo hay un sistema enzimático que trabaja para reducir la cantidad de cáncer provocado por una sustancia carcinógena. Cuando se consume primero una sustancia química como el CLA, esta "excita" el sistema enzimático para aumentar su actividad. De modo que el truco consistió en administrar el CLA antes que el agente cancerígeno con el fin de excitar el sistema enzimático. Siguiendo este orden, el sistema enzimático excitado por el CLA sería más efectivo a la hora de deshacerse de la sustancia carcinógena. En consecuencia, se podría considerar que es un agente anticancerígeno.

Voy a poner como ejemplo una situación análoga. Supongamos que tienes un saco de un pesticida muy potente en tu garaje. En el saco del pesticida está escrita la frase: "No se debe tragar el producto. En caso de ingestión, póngase en contacto con las autoridades locales que atienden casos de intoxicación", o alguna otra advertencia semejante. Pongamos por caso que tienes hambre y que, a pesar del aviso, comes un puñado de pesticida. Una vez dentro de tu cuerpo, el pesticida "acelera" los sistemas enzimáticos de todas las células que son responsables de eliminar a los elementos peligrosos. Si luego entras en casa y comes un puñado de cacahuetes que rezuman aflatoxina, los sistemas enzimáticos de tu organismo estarán preparados para ocuparse de ella, y tú acabarás teniendo menos tumores inducidos por esta sustancia. De modo que el pesticida, que terminará por producir toda clase de efectos desagradables en tu cuerpo, ¡es una sustancia anticancerígena! Como es obvio, todo esto es completamente absurdo. Y también lo es la investigación con ratones que en un primer momento demostró que el CLA era anticancerígeno. No obstante, las personas ajenas a esta metodología (incluida la mayoría de los científicos) consideraron que los resultados finales de la investigación con ratones eran muy aceptables.

Michael Pariza, uno de los miembros del Club del Aeropuerto, presidió la investigación que estudió con detalle el CLA.[13, 15] Más adelante, en el Instituto Roswell Park Memorial para la Investigación del Cáncer, un excelente investigador y su equipo de trabajo ampliaron un poco más la investigación. Demostraron que el CLA no se limitaba a bloquear la primera etapa de formación de tumores sino que, al parecer, podía detener también su desarrollo[16, 17] cuando se administraba después del agente carcinógeno. Este hallazgo de las propiedades anticancerígenas del CLA fue más convincente que los estudios iniciales,[11, 12] en los cuales lo único que se demostraba era que inhibía la formación del tumor.

Independientemente de lo promisorios que parecieran estos estudios con ratones y vacas, la investigación carecía de dos elementos fundamentales en relación con el cáncer humano. En primer lugar, no se había demostrado que la leche de vaca que contiene CLA, considerado como alimento integral (y no como sustancia química CLA aislada), previniera el cáncer en ratones. Y en segundo lugar, incluso aunque ese efecto se produjera realmente en los ratones, todavía no se había demostrado en seres humanos. De hecho, como ya he comentado en este libro, se ha probado que la leche de vaca no sólo no reduce el riesgo de sufrir cáncer sino que, por el contrario, lo aumenta. El nutriente más importante de la leche es la proteína, cuyas potentes propiedades para producir cáncer concuerdan con los datos de seres humanos.

En otras palabras, defender los beneficios para la salud que reporta la presencia del CLA en la leche y los efectos que tiene en el desarrollo del cáncer humano requeriría grandes actos de fe injustificados. Pero nunca dudes de la tenacidad (es decir, dinero) de aquellos que pretenden hacer creer al público que la leche de vaca previene el cáncer. ¡Y quién lo iba a decir!, un reciente titular de primera página de nuestro periódico local, *Ithaca Journal*, afirmaba: "Modificar la dieta de las vacas aumenta las propiedades de la leche para prevenir el cáncer".[18] Este artículo se refería a los estudios de un profesor de Cornell que jugó un papel decisivo en el desarrollo de la hormona de crecimiento bovino, que también se administraba a las vacas. Este profesor demostró que se podía aumentar el CLA de la leche de vaca alimentando a los animales con mayores cantidades de aceite de maíz.

Lo cierto es que el artículo del *Ithaca Journal*, aunque solo se tratara de un periódico local de nuestro pueblo natal, fue un sueño hecho realidad para los patrocinadores del Club del Aeropuerto. El mensaje del titular es muy simple, pero también muy convincente: beber leche reduce el riesgo de contraer cáncer. Sé que a las personas que trabajan en los medios les encantan las declaraciones impactantes; por tanto, lo primero que sospeché fue que las palabras del periodista iban más allá de lo que los investigadores habían afirmado. Sin embargo, el entusiasmo por las consecuencias de esta investigación que el profesor Bauman había manifestado en el artículo se correspondía con este titular. El estudio citado únicamente demostraba que hay más cantidad de CLA en la leche de las vacas cuya dieta incluye aceite de maíz. Hay un largo camino entre este hallazgo y el hecho de que esta sustancia tenga alguna importancia en la prevención del cáncer humano. Ningún estudio ha demostrado hasta ahora que las personas (ni siquiera los ratones) que beben leche de vaca tengan un riesgo menor de contraer cáncer –del tipo que sea–. No obstante, un periodista publicó que Bauman, un investigador técnicamente competente, había afirmado que esos hallazgos tenían "un gran potencial porque el CLA es un agente anticarcinógeno muy potente". El periodista añadía: "se ha demostrado que el CLA es capaz de suprimir sustancias cancerígenas y de inhibir la metástasis de los cánceres de colon, de próstata, de ovarios y de mama, así como también de la leucemia", y para finalizar concluía que "todo parece indicar que el CLA es efectivo en humanos, incluso en concentraciones bajas". De acuerdo con el artículo, Bauman afirma: "Esta investigación representa el nuevo foco de atención a la hora de producir alimentos que realcen las características nutricionales y de salud". Estas declaraciones no podrían ser más exageradas, considerando que no se han realizado investigaciones con seres humanos y que estas son imprescindibles para constatar su veracidad.

Durante quince años, Bauman, Pariza y muchos de sus colegas[19] han insistido enérgicamente en esta línea de investigación y han publicado un gran número de documentos. Aunque se habla mucho de otros efectos favorables del CLA, la investigación clave todavía no se ha realizado, en concreto, un estudio destinado a comprobar si el consumo de leche de vacas alimentadas con grandes cantidades de aceite de maíz puede realmente reducir el riesgo humano de contraer cáncer.

Más recientemente, Bauman y sus colegas han intentado avanzar un poco más en la búsqueda de esta conexión esencial. Han conseguido demostrar que la materia grasa láctea de vacas alimentadas con grandes cantidades de aceite de maíz (es decir, ácido linoleico, el padre del CLA) en forma de CLA sintético, es eficaz para reducir los tumores de ratas tratadas con un agente carcinógeno.[20] Pero una vez más, para llegar a esa conclusión recurrieron a un método experimental tramposo. Administraron la materia grasa láctea *antes* y no *después* del carcinógeno. No obstante, sus afirmaciones fueron tan rotundas como siempre, porque esta fue la primera vez que se demostró que el CLA presente en el alimento ensayado (es decir, en la materia grasa) es tan anticancerígeno como la sustancia química aislada. Si lo traducimos, esto significaría que consumir mantequilla procedente de vacas alimentadas con aceite de maíz ¡previene el cáncer!

LA CIENCIA DE LA INDUSTRIA

La historia del CLA es un buen ejemplo para ilustrar de qué manera la industria utiliza la ciencia para aumentar la demanda de sus productos y obtener mayores beneficios. En el mejor de los casos, la ciencia industrial suele generar una confusión generalizada entre el público. ¿Son los huevos un alimento bueno para la salud? ¿O, por el contrario, son nocivos? Y en el peor de los casos, da lugar a que los consumidores ingieran alimentos que en realidad son nocivos para ellos, sin siquiera sospecharlo. Y todo en nombre de la buena salud.

En esta ciencia de la industria, abundan los conflictos de intereses. La investigación del CLA se inició con un dinero que correspondía a intereses especiales, y se ha desarrollado y sostenido gracias a ese mismo dinero. El Consejo Nacional de Productos Lácteos,[20-22] Kraft Foods, Inc.,[20] el Centro de Investigación de Productos Lácteos del Noreste,[20, 21] la Junta de Ganaderos de Carne Vacuna[23] y la Asociación de Ganaderos de Carne Vacuna[23] son algunos de los grupos que con frecuencia han financiado estos estudios.

La influencia empresarial en el mundo de la investigación académica puede asumir muchas formas diferentes, desde abusos flagrantes de poder personal hasta conflictos de intereses, todos ellos a espaldas del público. Esta influencia no se realiza necesariamente mediante burdos sobornos que insten a los investigadores a fabricar datos. Este tipo de conducta no es frecuente. La forma más característica de conseguir que los intereses de las empresas condicionen la investigación académica es mucho más sofisticada y efectiva. Como quedó demostrado con el ejemplo del CLA, los científicos investigan un determinado detalle, fuera de contexto, que se puede convertir en un mensaje favorable, y la industria lo explota por su valor. Casi nadie sabe cuándo comenzaron las hipótesis sobre el CLA ni tampoco quién las financió originalmente.

Muy pocas personas cuestionan una investigación que se publica en las mejores revistas científicas. Y menos aún (en particular los ciudadanos), las que saben qué estudios se "benefician" de una financiación directa de las empresas. Y, por último, muy pocas son capaces de ordenar los detalles técnicos y reconocer cuál es la información que falta, y que es imprescindible para establecer el contexto. Sin embargo, casi todo el mundo entiende el titular publicado en el periódico local de mi pueblo.

Yo también podría participar en este juego. Si quisiera perjudicar a la industria láctea e interpretar los resultados de los estudios de forma un poco descabellada, podría redactar otro titular que dijera: "Se descubren nuevas sustancias químicas para el control de la natalidad en la leche de vaca". Investigaciones recientes han demostrado que el CLA destruye los embriones de pollos.[13] Por otra parte, aumenta el nivel de grasas saturadas en los tejidos que podría (apelando a nuestro drástico método de interpretación) exacerbar el riesgo de sufrir enfermedades cardíacas. Como es evidente, me he encargado de sacar completamente de contexto estos dos efectos que no están relacionados entre sí. Ignoro si ambos se traducen realmente en una fertilidad menor y en un riesgo mayor de cardiopatías para las personas, pero si jugara al mismo juego que los entusiastas de la industria, no me importaría afirmarlo. Eso daría motivos para crear un gran titular, y la noticia podría llegar muy lejos.

Hace poco tiempo conocí a uno de los miembros del Club del Aeropuerto, un científico que había participado en la promoción del CLA. Me confesó que el efecto de este ácido nunca podría superar el efecto de un fármaco. Sin embargo, puedes estar seguro de que lo que se sabe en privado nunca se pronunciará en público.

A LA INDUSTRIA LE ENCANTAN LOS RETOQUES

Gran parte del Club del Aeropuerto y de la historia del CLA corresponde al "lado oscuro" de la ciencia, del que me ocupé en detalle en el capítulo 13. Pero la historia del CLA se refiere también a los peligros del reduccionismo, a la práctica de sacar los detalles de contexto y luego extraer conclusiones sobre la dieta y la salud, temas que ya he abordado en el capítulo anterior. La industria, al igual que el mundo académico, es esencial en el sistema del reduccionismo científico que socava nuestro conocimiento de los patrones nutricionales y la enfermedad. Como puedes comprobar, a la industria le encantan los retoques. Al asegurar sus patentes basándose en los detalles, crea demandas de mercado que aumentan sus ingresos.

En un documento reciente[20] elaborado por varios investigadores del CLA (incluyendo al profesor Bauman, un viejo amigo de la industria de productos de origen animal), encontramos la siguiente frase, muy reveladora de lo que sienten algunos entusiastas de la industria mientras nosotros "hacemos retoques" para conseguir una buena salud:

El concepto de alimentos enriquecidos con CLA podría ser particularmente interesante para las personas que desean prevenir el cáncer mediante un enfoque basado en la dieta, aunque sin introducir cambios radicales en sus hábitos alimentarios.[20]

A través de Bauman y de otros científicos, sé que "sin introducir cambios radicales en los hábitos alimentarios" significa consumir una dieta rica en productos de origen animal. En lugar de sugerirnos que evitemos por completo los alimentos que pueden ser nocivos, estos investigadores nos aconsejan que nos apañemos con los que normalmente consumimos, aunque sean problemáticos. En lugar de trabajar con la naturaleza para mantener la salud, pretenden que confiemos en la tecnología —en *su* tecnología.

Esta fe en los retoques tecnológicos, en el hombre por encima de la naturaleza, es omnipresente. No se limita a la industria láctea, ni a la cárnica, ni tampoco a la de alimentos procesados; ya forma parte de cada una de las industrias alimentarias y de productos para la salud de todo el país, desde las naranjas hasta los tomates, desde los cereales hasta los suplementos vitamínicos.

La industria de alimentos de origen vegetal se entusiasmó recientemente por el "descubrimiento" de un nuevo carotenoide. Es posible que hayas oído hablar de él. Se llama licopeno y es una sustancia que confiere el color rojo característico de los tomates. En 1995 se informó al público que las personas que consumían más tomates —sea enteros o en alimentos que los contienen, como por ejemplo, las salsas para la pasta— tenían un riesgo menor de contraer cáncer de próstata.[24] Esta información se divulgó en apoyo a un informe previo.[25]

Este fue un regalo caído del cielo para las compañías que fabricaban alimentos con productos derivados del tomate. Los encargados del marketing del mundo empresarial captaron rápidamente el mensaje. Pero centraron su atención en el licopeno, y no en los tomates.

Los medios de comunicación, dispuestos a atender su petición, estuvieron a la altura de las circunstancias. ¡Había llegado la época del licopeno! De repente, se convirtió en algo muy conocido que había que consumir en mayores cantidades para prevenir el cáncer de próstata. El mundo científico investigó los detalles y redobló sus esfuerzos para descifrar la "magia del

licopeno". Desde que se publicó este libro, la Biblioteca Nacional de Medicina tiene registradas 1,361 publicaciones sobre esta sustancia.[26] Y actualmente existe un gran mercado de suplementos alimenticios en desarrollo,
con marcas comerciales como Licopeno 10, de dispersión en agua fría, o
Lycovit al 10%.[27] A juzgar por las declaraciones de algunos profesionales de
la salud, podríamos estar en camino de controlar el cáncer de próstata, el
tipo de cáncer más frecuente entre los hombres.

Sin embargo, me gustaría mencionar algo inquietante. Después de
gastar millones de dólares en investigación y desarrollo, hay algunas dudas
respecto de si el licopeno, como sustancia química aislada, puede prevenir esta enfermedad. De acuerdo con una publicación más reciente, seis
estudios han demostrado que una mayor ingesta de licopeno produce una
disminución estadísticamente significativa del riesgo de cáncer de próstata.
Hay tres estudios (que no son estadísticamente significativos) que están de
acuerdo con lo anterior y otros siete que demuestran que no existe ninguna asociación entre ambos factores.[28] Pero, en estos trabajos, se midió la
ingesta de licopeno a través de *alimentos completos*, es decir, de los tomates.
Ahora bien, si estos estudios indican que el tomate sigue siendo un alimento
sano,[28] ¿ podemos asumir que el riesgo de contraer cáncer de próstata disminuye debido exclusivamente al licopeno? Existen cientos, incluso miles,
de sustancias químicas en los tomates. ¿Tenemos alguna evidencia de que el
licopeno aislado producirá el mismo efecto que los tomates (especialmente
para aquellos a los que no les gusta este vegetal)? La respuesta es no.[29]

No existe ninguna evidencia de que el licopeno tenga un efecto específico sobre el cáncer de próstata, y yo pongo seriamente en duda que algún día dispongamos de una prueba convincente. De cualquier manera, el
negocio del licopeno está en auge. Se están realizando estudios exhaustivos
para determinar la dosis más efectiva de esta sustancia así como también
si las fórmulas comerciales del licopeno son seguras (cuando se ensayan
en ratas y conejos).[27] Por otra parte, se está considerando la posibilidad de
modificar genéticamente las plantas para que contengan mayores niveles
de licopeno y de otros carotenoides.[30] Es un poco arriesgado afirmar que
esta serie de informes sobre el licopeno son legítimamente científicos. En
mi libro, a esto lo llamo un retoque tecnológico y de marketing, pero jamás
lo llamaría ciencia.

Cinco años antes del último "descubrimiento" del licopeno, un licen-
ciado que formaba parte de mi equipo de trabajo comparó cuatro carotenoides diferentes (el betacaroteno, el licopeno de los tomates, la cantaxantina

de las zanahorias y la criptoxantina de las naranjas) en relación con su capacidad de prevenir el cáncer en animales de laboratorio.[31, 32] Dependiendo del tema que se pretenda estudiar y de la forma en que se haya realizado el ensayo, cada uno de los carotenoides por separado podría tener una gama enorme de potencialidades. Cualquiera de ellos puede ser muy potente en una reacción específica y, al mismo tiempo, reaccionar con menor intensidad en otras condiciones. Esta misma variación indica de innumerables maneras que estas sustancias incluyen cientos de antioxidantes y miles de reacciones diferentes, formando una red casi indescifrable. Consumir uno de dichos carotenos a través de una pastilla nunca será lo mismo que tomar el alimento completo, que proporciona una red natural de nutrientes favorables para la salud.

Cinco años después de nuestro trabajo sobre estos antioxidantes,[32] que no fue lo suficientemente claro, un estudio de Harvard[33] rechazó la campaña del licopeno. En mi opinión, el licopeno como sustancia para combatir el cáncer va camino de pasar a mejor vida, como tantas otras fórmulas mágicas, no sin antes dejar detrás de sí un rastro de profunda confusión.

AFIRMACIONES SOBRE LA FRUTA

La industria frutícola ha entrado en este juego, igual que cualquier otra. Por ejemplo, cuando piensas en la vitamina C, ¿qué alimento es el primero que se te ocurre? Si no se te vienen a la mente las naranjas o el zumo de naranja, eres una persona inusual. La mayoría de nosotros hemos oído hasta el cansancio que las naranjas son una buena fuente de vitamina C.

Esto, sin embargo, es otro resultado de un marketing eficaz. Por ejemplo, ¿qué sabes acerca de las relaciones que tiene la vitamina C con las enfermedades y la dieta? Vamos a empezar por lo básico. A pesar de que probablemente sepas que las naranjas son una buena fuente de vitamina C, te sorprenderá saber que hay otros alimentos que tienen cantidades mucho más considerables de dicha vitamina, entre ellos los pimientos, las fresas, el brócoli o los guisantes. Una papaya tiene cuatro veces más vitamina C que una naranja.[34]

Además de afirmar que hay muchos otros alimentos que son mejores fuentes de vitamina C, ¿qué podemos decir sobre la que se encuentra presente en las naranjas? Me refiero a la capacidad de la vitamina C para actuar como antioxidante. ¿Qué proporción de la actividad total antioxidante de una naranja se debe principalmente a la contribución de la vitamina C? Es muy probable que no supere el 1 o el 2%.[35] Más aún, medir la actividad antioxidante realizando estudios con "tubos de ensayo" no es representativo del efecto antioxidante de la vitamina C en nuestro organismo.

La mayor parte de lo que conocemos sobre la vitamina C y las naranjas es una combinación de conjeturas y suposiciones sobre evidencias que han sido sacadas de contexto. ¿Quién fue el primero en establecer dichos supuestos? Los comerciantes de naranjas. ¿Acaso lo justificaron basándose en una investigación minuciosa? Por supuesto que no. Todas esas presunciones (que fueron presentadas como hechos), ¿resultaron favorables para los encargados del marketing? Por supuesto que sí. ¿Debería tomar una naranja para obtener la vitamina C que necesito? No. ¿Debería tomarla porque es un alimento sano que contiene una red compleja de sustancias químicas que son beneficiosas para la salud? Categóricamente, sí.

Desempeñé un pequeño papel en esta historia hace un par de décadas. En los años setenta y ochenta, aparecí en un anuncio publicitario de cítricos. Cierto tiempo antes, una empresa de relaciones públicas de Nueva York, que trabajaba para la Comisión de Cítricos de Florida, me había entrevistado para hablar de la fruta, la nutrición y la salud. Dicha entrevista fue el motivo de mi presencia en el anuncio, algo que en aquel momento yo desconocía por completo. No había visto el anuncio y tampoco me habían pagado nada por aparecer en él; de todos modos, fui uno de los personajes que ayudaron a que la Comisión de Cítricos de Florida reuniera evidencias sobre el contenido de vitamina C de las naranjas. ¿Por qué acepté la entrevista? Es probable que en ese momento de mi carrera pensara que la vitamina C de las naranjas era importante y que, independientemente de esta vitamina, las naranjas eran un alimento muy saludable.

Resulta muy fácil que los científicos se vean envueltos en una red de reduccionismo, incluso a pesar de tener otras intenciones. Después de toda una vida dedicada a la investigación, hace relativamente poco tiempo que he llegado a advertir lo perjudicial que puede ser sacar los detalles de contexto y utilizar los resultados para hacer declaraciones sobre la dieta y la salud. La industria utiliza estos detalles extremadamente bien y, como resultado, el público está sumido en una gran confusión. Al parecer, cada año hay un nuevo producto en el mercado que se considera esencial para tener buena salud. La situación ha llegado a ser tan adversa que las secciones de "alimentos sanos" de las tiendas de comestibles suelen tener cada vez más suplementos y fórmulas especiales a los que se adjudican las mismas propiedades mágicas que a los alimentos reales. No se dejen engañar: la sección más sana de cualquier tienda de comestibles es la de frutas y verduras.

Aunque quizá lo peor de todo sea que la industria desvirtúa las evidencias científicas aun cuando sus productos se hayan vinculado con graves problemas de salud. El objetivo más codiciado de este marketing son nuestros niños. El gobierno estadounidense ha creado una normativa que prohíbe la publicidad de las empresas de tabaco y alcohol entre los niños. ¿Por qué ha ignorado los alimentos? A pesar de que ya hemos aceptado que estos juegan un papel fundamental en muchas enfermedades crónicas, no solo permitimos que las industrias alimentarias los comercialicen directamente entre los niños, sino también que utilicen nuestras escuelas públicas para hacerlo. Las consecuencias a largo plazo de nuestra imprudencia, carente por completo de visión de futuro, son incalculables.

16

¿Está el gobierno a favor de los ciudadanos?

Durante las últimas dos o tres décadas, se han obtenido evidencias sustanciales que demuestran que la mayoría de las enfermedades crónicas de nuestro país se pueden atribuir, al menos en parte, a una nutrición incorrecta. Lo han dicho los paneles de expertos del gobierno, y también los cirujanos generales y los científicos académicos. Hay más muertes causadas por una dieta inadecuada que por el tabaco, por accidentes o por cualquier otro factor medioambiental o relacionado con el estilo de vida. Sabemos que la incidencia de la obesidad y la diabetes se está disparando y que la salud de los estadounidenses se está menoscabando. Y sabemos también quién tiene la culpa: la dieta. De manera que, ¿no debería el gobierno guiarnos hacia una nutrición más adecuada? Lo mejor que podrían hacer las autoridades para evitar que haya más dolor y sufrimiento en este país es comunicar a los ciudadanos de forma inequívoca que ingieran menos productos animales y vegetales altamente refinados, y más alimentos de origen vegetal. Este es un mensaje sólido, basado esencialmente en una gran cantidad de evidencias científicas irrevocables. Sería deseable que el gobierno lo dejara bien claro, tal como hizo con el tabaco. El tabaco mata, pero también lo hacen esos alimentos perjudiciales. *Sin embargo, en lugar de hacer lo correcto, las autoridades siguen afirmando que los productos de origen animal (los lácteos y la carne), el azúcar refinado y la grasa de la dieta son buenos para la salud.* El gobierno hace oídos sordos a las evidencias científicas y también a los millones de estadounidenses que sufren enfermedades relacionadas con la nutrición. Se ha roto el pacto de confianza que existía entre el gobierno, que no está consiguiendo apagar los incendios —sino que, por el contrario, está avivando las llamas— y los ciudadanos de este país.

RANGOS DE NUTRIENTES: EL ÚLTIMO ASALTO

La FNB (sigla en inglés de la Junta de Alimentación y Nutrición), que forma parte del Instituto de Medicina de la Academia Nacional de Ciencias, tiene la responsabilidad de revisar y actualizar la cantidad diaria recomendada (CDR) de cada nutriente aproximadamente cada cinco años. La FNB comenzó a hacer recomendaciones sobre los nutrientes en 1943, año en que elaboró un régimen para las fuerzas armadas estadounidenses, en el cual incluyó la CDR para cada uno de los nutrientes.

En el informe más reciente de la FNB,[1] publicado en 2002, las recomendaciones para los nutrientes se presentan en términos de rango, y no como cifras únicas, tal como se hacía hasta ese año. En nombre de la buena salud, ahora nos aconsejan consumir entre un 45 y un 65% de nuestras calorías en forma de hidratos de carbono. Pero también hay rangos para las grasas y las proteínas.

Mencionaré un par de citas bastante elocuentes del boletín de prensa que anunció este informe monumental de más de novecientas páginas. Esta es la primera frase del comunicado:[2]

Para satisfacer las necesidades energéticas y nutricionales diarias del organismo y, al mismo tiempo, reducir el riesgo de enfermedades crónicas, los adultos deberían obtener entre un 45 y un 65% de sus calorías de los hidratos de carbono, entre un 20 y un 35% de las grasas y entre un 10 y un 35% de las proteínas.

Más adelante, encontramos:

[. . .] los azúcares añadidos no deberían superar el 25% de las calorías totales consumidas [. . .] los azúcares añadidos se incorporan a los alimentos y bebidas durante el proceso de producción. Entre las fuentes principales de azúcar, podemos nombrar los refrescos, las golosinas, las bebidas a base de frutas, la pastelería y otros dulces.[2]

Vamos a analizar estas declaraciones más detenidamente. ¿Qué quieren decir estas recomendaciones en realidad? Recuerda que este comunicado de prensa empieza diciendo que el objetivo del informe es "reducir el riesgo de enfermedades crónicas".[2] En él se afirma que podemos consumir una dieta que contenga un 35% de calorías en forma de grasas, como máximo. Esto supera el límite del 30% recomendado en informes anteriores. Nos aconseja también consumir hasta un 35% de las calorías en forma de proteínas, un porcentaje muy superior al sugerido por otras autoridades en la materia.

La última recomendación es la guinda del pastel, por así decirlo. Podemos consumir hasta un 25% de calorías en forma de azúcares añadidos. Como recordarás, los azúcares son el tipo más refinado de los carbohidratos. En efecto, el informe recomienda ingerir un 45% de calorías en forma de hidratos de carbono, como mínimo. Más de la mitad de esta cantidad (es decir, un 25%) puede proceder de los azúcares presentes en golosinas, refrescos y pasteles. La presunción más grave de este informe es la siguiente: la dieta norteamericana es la mejor dieta que existe, y ahora tienes toda la libertad para adoptar una alimentación aún más rica en productos animales con la plena seguridad de que "estás reduciendo el riesgo de contraer enfermedades crónicas". Olvídate de las advertencias que puedes encontrar en este informe, con una gama tan amplia de posibilidades, prácticamente cualquier dieta puede reducir el riesgo de contraer enfermedades.

Es muy probable que no termines de entender cómo se traducen las cifras mencionadas en la vida cotidiana. Por este motivo, he preparado el siguiente menú, que proporciona los nutrientes según las indicaciones del informe (gráfico 16.1)[3, 4]

GRÁFICO 16.1: MUESTRA DE UN MENÚ ADAPTADO A LOS RANGOS ACEPTABLES DE NUTRIENTES

COMIDA	ALIMENTOS
Desayuno	Una taza de cereales Froot Loops Una taza de leche desnatada Un paquete de confites de chocolate con leche M&M Suplementos de fibra y de vitaminas
Almuerzo	Una hamburguesa de queso cheddar a la parrilla
Cena	Tres porciones de pizza con pimientos, un refresco de medio litro, una ración de galletas azucaradas Archway

GRÁFICO 16.2: PERFIL DE NUTRIENTES DEL MENÚ DE MUESTRA Y RECOMENDACIONES DEL INFORME

NUTRIENTE	CONTENIDO DEL MENÚ DE MUESTRA	RANGOS RECOMENDADOS
Calorías totales	1,800	varía según peso y altura
Proteínas (porcentaje de calorías totales)	18%	10-35%
Grasa (porcentaje de calorías totales)	31%	20-35%
Carbohidratos (porcentaje de calorías totales)	51%	45-65%
Azúcares presentes en dulces o azúcares añadidos (porcentaje de calorías totales)	23%	hasta 25%

Amigos, no estoy de broma. Este desastroso menú se ajusta a las recomendaciones del informe y, supuestamente, ayuda a "reducir el riesgo de padecer enfermedades crónicas".

Lo más asombroso es que podría reunir una amplia variedad de menús, todos ellos saturados de productos animales y azúcares añadidos, y todos ellos se adaptarían a estas ingestas diarias recomendadas. En este punto del libro, no es necesario decir que si ingerimos este tipo de dieta día tras día, no solo nos estaremos encaminando directamente hacia las enfermedades crónicas, sino que estaremos *corriendo hacia ellas a toda velocidad*. Y lamento tener que decir que esto, precisamente, es lo que hace gran parte de la población.

LAS PROTEÍNAS

Quizá la cifra más impactante sea la que corresponde al límite superior que se ha establecido para la ingesta de proteínas. En relación con el total de calorías, solo es necesario consumir entre un 5 y un 6% de proteínas a través de la dieta para sustituir las que el cuerpo excreta de manera asidua (en forma de aminoácidos). Sin embargo, la cantidad recomendada en los últimos cincuenta años para garantizar que la mayoría de las personas obtengan entre un 5 y un 6% de sus necesidades mínimas de proteínas se sitúa en torno a un 9 o un 10%. Esto es equivalente a la cantidad diaria recomendada, o CDA, que todos conocemos.[5]

Casi todos los estadounidenses superan esta recomendación del 9-10%. Consumimos un porcentaje aproximado de proteínas que oscila entre un 11 y un 21%, con una media de alrededor del 15-16%.[6] Existe un grupo relativamente pequeño de personas que consume más de un 21% de proteínas, formado, en general, por los que "hacen pesas". A ellas se han sumado, recientemente, todos los que adoptan las dietas para adelgazar ricas en proteínas.

Resulta cuando menos desconcertante que estas nuevas recomendaciones de la FNB de 2002, que fueron financiadas por el gobierno, afirmen ahora que para reducir las enfermedades crónicas como el cáncer y las dolencias cardíacas deberíamos aumentar el consumo de proteínas hasta un nivel insólito: 35%. Si consideramos las evidencias científicas, esto no es más que una parodia increíble. Las pruebas presentadas en este libro demuestran que cuando aumentamos la ingesta de proteínas a través de la dieta hasta un rango de 10-20%, se incrementa también el riesgo de padecer toda una serie de problemas de salud, especialmente si consideramos que la mayoría de dichas proteínas procede de fuentes animales.

Como ya hemos visto, las dietas que abundan en proteínas de origen animal contribuyen a aumentar los niveles de colesterol en sangre y traen aparejado un riesgo mayor de contraer aterosclerosis, cáncer, osteoporosis, Alzheimer y cálculos renales, por nombrar solo unas pocas enfermedades crónicas que, misteriosamente, el comité de la FNB decide ignorar.

Por otra parte, el equipo de la FNB ha tenido la audacia de explicar que esta recomendación del 10-35% es la misma que se propuso en los informes previos. En su comunicado de prensa se afirma claramente: "Las recomendaciones para la ingesta de proteínas son las mismas que presentamos en informes anteriores". *No conozco ningún informe que haya sugerido, ni siquiera remotamente, un nivel tan elevado como este.*

Cuando vi por primera vez esta recomendación para las proteínas, sinceramente pensé que era un error de imprenta. Pero me equivoqué, el texto era correcto. Conozco a varios de los integrantes del panel de científicos que elaboró este informe y me decidí a llamarlos por teléfono. El primero de ellos, una persona con la que me relaciono desde hace años, ¡me dijo que era la primera vez que había oído hablar de un límite del 35% para la ingesta de proteínas! Sugirió que, acaso, esta recomendación hubiera sido incorporada en los últimos días de elaboración del informe. Además me comentó que se había producido muy poco debate en torno a las pruebas reunidas sobre las proteínas (a favor o en contra de un alto nivel de consumo), aunque recordaba vagamente que el comité manifestaba cierta solidaridad con Atkins. Él nunca había trabajado en el campo de las proteínas, de manera que no estaba muy familiarizado con las publicaciones científicas relacionadas con ellas. En cualquier caso, esta recomendación tan importante se había colado en el panel sin que nadie lo notara demasiado ¡y había terminado siendo la primera frase del comunicado de prensa de la FNB!

El segundo miembro al que telefoneé, un viejo amigo y colega, fue el presidente de un subcomité durante la última etapa del panel. No es un científico especializado en nutrición y también le sorprendió mi inquietud respecto del límite superior recomendado para la ingesta de proteínas. Él tampoco recordaba que este asunto se hubiera sometido a debate. Cuando le recordé algunas de las pruebas científicas que vinculaban las dietas ricas en proteínas animales con las enfermedades crónicas, su primera reacción fue ponerse a la defensiva. Sin embargo, ante mi perseverante referencia a las evidencias científicas, acabó diciéndome: "Colin, ya sabes que yo no entiendo nada de nutrición". Entonces, ¿cómo podía ser miembro —y mucho menos presidente— de un subcomité tan importante? *Pero las cosas son aún peores*. El presidente del comité permanente para la evaluación de estas recomendaciones abandonó el panel poco tiempo después de que se formara, para trabajar como alto ejecutivo en una gran empresa alimentaria —una compañía a la que se le haría la boca agua ante la perspectiva de estas nuevas recomendaciones.

UN INFORME CUBIERTO DE AZÚCAR

La recomendación sobre el azúcar añadido es tan indignante como la de las proteínas. Aproximadamente en la misma época en que se publicó el informe de la FNB, un panel de expertos reunido por la OMS (Organización Mundial de la Salud) y la FAO (sigla en inglés de la Organización para la Alimentación y la Agricultura) concluyó un nuevo informe sobre dieta, nutrición y prevención de enfermedades crónicas. El profesor Philip James, otro de mis amigos, era miembro de este panel y también su portavoz en lo referente a las recomendaciones sobre los azúcares añadidos. Los rumores que circulaban sobre los hallazgos del informe indicaban que la OMS/FAO estaba a punto de determinar que el límite superior seguro para el azúcar añadido era de un 10%, un porcentaje muy inferior al 25% establecido por la FNB.

Sin embargo, la política entró de lleno en el debate, tal como había ocurrido en las deliberaciones de otros informes anteriores sobre los azúcares añadidos.[7] De acuerdo con un comunicado de prensa de la oficina del director general de la OMS,[8] la Asociación del Azúcar de Estados Unidos y la Organización Mundial de Investigación del Azúcar, que "representan los intereses de los productores y refinadores de azúcar, habían organizado una fuerte campaña de presión en un intento por desacreditar el informe [de la OMS] y detener su divulgación". No les gustaba que el límite superior seguro para los azúcares añadidos fuera tan bajo. Según el periódico *Guardian,* de Londres,[7] la industria azucarera estadounidense estaba amenazando con "llevar a la OMS al borde del desastre" a menos que esta abandonara las indicaciones referidas a los azúcares añadidos. En el seno de la OMS, dicha amenaza se percibía como "equivalente a un chantaje" y se consideraba que era "más grave que cualquiera de las presiones ejercidas por la industria tabacalera".[7] La sede del grupo en Estados Unidos llegó a amenazar públicamente con presionar al Congreso para que recortara la financiación de 406 millones de dólares que concedía a la OMS, si esta persistía en establecer el límite superior seguro para los azúcares añadidos en un 10%, un valor que consideraban excesivamente bajo. Después de que la industria enviara una carta al secretario de Salud y Servicios Humanos, Thomas Thompson, se elaboraron informes que afirmaban que la administración Bush se encontraba del lado de la industria azucarera. En medio de esta situación, muchos científicos estábamos dispuestos a ponernos en contacto con nuestros representantes en el Congreso para frenar esta táctica vergonzosa, tan bien organizada por las compañías azucareras del país.

De modo que, en lo que se refiere a los azúcares añadidos, ahora tenemos dos límites superiores "seguros": uno del 10% para la comunidad internacional y otro del 25% para Estados Unidos. ¿Cuál es el motivo de que exista una diferencia tan considerable? ¿Acaso la industria azucarera consiguió controlar el informe de la FNB pero fracasó con el de la OMS/FAO? ¿Y qué opinión podemos tener de los científicos que idearon las nuevas recomendaciones para las proteínas? Estas estimaciones tan diferentes no tienen nada que ver con la interpretación científica; todo el asunto no es más que una cuestión meramente política.

El profesor James y sus colegas de la OMS resistieron la presión; el grupo de la FNB parecía haberse derrumbado. La empresa de golosinas M&M Mars y un consorcio de compañías de refrescos habían financiado el panel de expertos de Estados Unidos. ¿Es posible que el grupo estadounidense se sintiera en la obligación de complacer a estas compañías azucareras? A propósito, en su lucha contra las conclusiones de la OMS, la industria azucarera se había basado esencialmente[7] en el informe de la FNB que recomendaba un límite del 25%. En otras palabras, el comité de la FNB elabora una recomendación favorable a la industria azucarera; luego esta le imprime un nuevo giro a la situación y utiliza este hallazgo para justificar su disconformidad con el informe de la OMS.

LA INFLUENCIA DE LA INDUSTRIA

Esta discusión no ofrece ninguna respuesta a la pregunta de cómo logra la industria ejercer una influencia tan extraordinaria. En general, trabaja con empresas consultoras que cuentan con unas pocas figuras del mundo académico, públicamente visibles, que ocuparán posiciones de liderazgo fuera de ese ámbito. De cualquier modo, estos asesores de la industria siguen usando sus sombreros académicos. Organizan simposios y talleres, redactan las revisiones que les encargan, presiden paneles de expertos en políticas o se convierten en agentes de poderosas sociedades profesionales. Gravitan en torno a posiciones de liderazgo en organizaciones basadas en la ciencia, que desarrollan políticas y campañas publicitarias muy relevantes.

Cuando llegan a ocupar cargos importantes, estas personas tienen la oportunidad de organizar equipos de trabajo conforme a sus propios gustos e intereses: eligen a los miembros de los comités, a los oradores para los simposios, al personal de gestión, etc. Los individuos más útiles para el equipo son colegas con prejuicios similares o que son totalmente ajenos a "quien tiene la última palabra". Esto es lo que se llama "arreglar la baraja", ¡y no cabe duda alguna de que funciona!

En el caso de la FNB, su panel de expertos se organizó bajo la presidencia de un catedrático que tenía fuertes vínculos personales con la industria láctea. Él se ocupó personalmente de las dos funciones más importantes que había realizado jamás una sola persona: colaborar en la selección de los sujetos "idóneos" y organizar la agenda para el informe. ¿Debemos extrañarnos por el hecho de que la industria láctea, que tenía sobrados motivos para estar eufórica por los hallazgos del panel, colaborara también en la financiación del informe?

Acaso te sorprenda saber que los científicos académicos pueden recibir compensaciones personales de la industria mientras realizan actividades de considerable importancia para el sector público que son patrocinadas por el gobierno. Resulta irónico que puedan incluso ayudar a establecer la agenda para las mismas autoridades gubernamentales que tienen prohibido vincularse con empresas privadas. Permitir que las industrias ejerzan su influencia a través de la puerta lateral del ámbito académico es una gran trampa para el "conflicto de intereses". En efecto, todo el sistema se halla básicamente bajo el control de la industria. Por lo general, cuando el gobierno y las comunidades académicas desempeñan sus respectivos papeles, se comportan según lo que se espera de ellos.

El informe de la FNB no fue patrocinado únicamente por la empresa M&M Mars, sino también por otras compañías farmacéuticas y alimentarias muy influyentes que habrían de beneficiarse de una ingesta mayor de proteínas y azúcares.[2] El Instituto Dannon, un consorcio líder en la industria láctea que promociona su propia marca de información nutricional, y el ILSI (sigla en inglés del Instituto Internacional de Ciencias de la Vida), grupo líder de alrededor de cincuenta empresas alimentarias, farmacéuticas y de suplementos alimenticios, contribuyeron a financiar el informe de la FNB. Entre las empresas que forman parte del grupo se incluyen, por ejemplo, Coca-Cola, Nestlé, Burger King, Taco Bell, Pfizer y Roche Vitamins.[9] Algunas compañías farmacéuticas patrocinaron el informe directamente, además de apoyarlo a través del ILSI. No recuerdo que ninguna empresa privada ofreciera apoyo financiero a los paneles de expertos en los que yo participé.

Parece ser que esta historia no tiene fin. El presidente de la FNB fue un asesor importante de diversas empresas asociadas a los productos lácteos con una gran presencia en el mercado (por ejemplo, el Consejo Nacional de Productos Lácteos, Mead Johnson Nutritionals —que es el principal vendedor de productos derivados de la leche—, Nestlé y una empresa afiliada a yogures Dannon).[10] Paralelamente, fue presidente del Comité de Recomendaciones Dietéticas que establece la pirámide de los alimentos e instaura las políticas nutricionales nacionales que afectan a los programas nacionales de comidas y desayunos escolares, el Programa de Ayuda para Alimentos y el Programa para la Nutrición y Salud de Mujeres, Bebés y Niños.[1, 10] Cuando fue presidente de este último comité, sus asociaciones financieras personales con la industria alimentaria no se revelaron públicamente, tal como establecen las leyes federales.[11] Pero, finalmente, una orden judicial promovida por el Comité de Médicos para una Medicina Responsable[12] lo obligó a revelar sus relaciones con la industria alimentaria, igual que a todos sus colegas. Aunque sus vinculaciones con ella eran las más importantes, *seis de los once miembros del comité tenían vínculos estrechos con la industria de productos lácteos*.[10, 11]

El sistema encargado de divulgar la información nutricional entre el público, tal como yo había presenciado originalmente en el Comité de Información Pública sobre Nutrición que había presidido (ver el capítulo 11), había sido invadido y utilizado por fuentes industriales que tenían interés y recursos para hacerlo. Ellos se ocuparon de todo. Compraron a unos pocos académicos de segunda categoría que habían conquistado posiciones de poder y ejercían una influencia considerable, tanto dentro del mundo académico como en el seno del gobierno.

Es, cuando menos, curioso que los científicos contratados por el gobierno no estén autorizados a recibir compensaciones personales del sector privado, mientras que sus colegas académicos pueden aceptar todas las que sean capaces de conseguir. A su vez, estos individuos con pocos escrúpulos toman las riendas de la situación en colaboración con sus homólogos del gobierno. No obstante, la respuesta no es prohibir a los académicos que trabajen como consultores para empresas privadas, puesto que esta medida solo conseguiría que lo hicieran de forma encubierta. La situación únicamente se podría mejorar haciendo públicas las conexiones entre los académicos y la industria. Todos deben conocer el alcance real de estas vinculaciones. La revelación de esta información y la transparencia total son de interés general. Es inaceptable que dichas relaciones tengan que salir a la luz a través de procesos judiciales.

NOS HAN POSTERGADO DURANTE AÑOS

En el caso de que pienses que este informe de la Junta de Alimentación y Nutrición es una noticia de actualidad que dura cinco segundos y que luego queda archivada en un viejo armario polvoriento de algún personaje de Washington, déjame decirte que diez millones de personas resultan directamente afectadas por los hallazgos de este panel. De acuerdo con el mismo resumen del informe,[13] los niveles recomendados para el consumo de nutrientes establecidos son

la base para las etiquetas con información nutricional de los alimentos, para la pirámide de los alimentos y para otros programas de educación nutricional [. . .] [Se] usan para determinar los tipos y cantidades de alimentos:

* ofrecidos en el Programa para la Nutrición y Salud de Mujeres, Bebés y Niños y para los programas de nutrición infantil, como, por ejemplo, el Programa de Comidas Escolares;

* que se sirven en hospitales y residencias, y que son reembolsados por Medicare;
* se encuentran en los productos alimenticios que se deberían enriquecer con nutrientes específicos, y
* se utilizan en una gran cantidad de otros importantes programas y actividades realizados en el ámbito estatal y federal [como, por ejemplo, el establecimiento de los valores de referencia empleados en el etiquetado de los alimentos].[13]

El Programa de Comidas Escolares alimenta diariamente a 28 millones de niños. Si nos guiamos por los patrones de consumo recomendados oficialmente, como los que acabo de mencionar, tenemos la libertad de poner cualquier producto agrícola en las bocas hambrientas de los más pequeños, entre los que ya se registran niveles de obesidad y diabetes sin precedentes. Por cierto, el informe de la FNB de 2002 hace una excepción especial para los niños: ellos pueden consumir hasta un 40% de calorías en forma de grasas (para todos los demás el límite es de un 35%) y, al mismo tiempo, resta importancia al riesgo de padecer enfermedades crónicas. El Programa para la Nutrición y Salud de Mujeres, Bebés y Niños afecta directamente a las dietas de otros 7 millones de estadounidenses, ya que los programas hospitalarios Medicare alimentan a millones de personas al año. Es posible afirmar con absoluta certeza que los productos suministrados por estos programas gubernamentales alimentan directamente a un mínimo de 35 millones de estadounidenses al mes.

Esta información sobre los nutrientes también tiene consecuencias significativas para las personas que no son alimentadas directamente por el gobierno. A partir de setiembre de 2002, todos los programas de educación nutricional del país incorporan estas nuevas pautas. Y esto incluye la educación en escuelas primarias, en universidades, en programas para profesionales de la salud y en otros programas comunitarios. Por otra parte, estos cambios afectarán a las etiquetas de los alimentos, como también a la información nutricional que se filtra en nuestra vida a través de los anuncios publicitarios.

Casi todos los efectos de amplio alcance de este informe de la FNB de 2002 son profundamente perniciosos. En los colegios, nuestros niños pueden consumir más grasas, carne, leche, proteína animal y azúcar. Y también aprenden que estos alimentos son buenos para la salud. Las repercusiones de esta situación son graves, puesto que toda una generación, que está alimentándose "correctamente", se encaminará hacia la obesidad, la diabetes y otras enfermedades crónicas. Mientras tanto, nuestro gobierno y sus académicos de segunda categoría siguen teniendo la libertad de proporcionar más carne, grasa, proteínas animales y azúcar a los más necesitados de nuestra sociedad (por ejemplo, a los beneficiarios del Programa para la Nutrición y Salud de Mujeres, Bebés y Niños). Considero que esto es una irresponsabilidad y una desconsideración cruel para con los ciudadanos. ¡Es evidente que estos niños y mujeres no están en posición de contribuir económicamente con la investigación, de donar dinero a los políticos, de otorgar favores académicos especiales ni de financiar los paneles de expertos del gobierno! Las personas interesadas por la nutrición que consultan con un especialista en dietética o con su médico de familia, que acuden a un nutricionista o van al centro de salud de la comunidad, suelen escuchar que una dieta rica en grasas, proteínas animales, carne y productos lácteos es beneficiosa para la salud y que no deben preocuparse por el hecho de comer demasiados dulces. Los carteles que adornan los tablones de anuncios de instituciones públicas también habrán de incorporar próximamente estas nuevas directrices del gobierno.

Para decirlo brevemente, este informe de la FNB, que representa las afirmaciones más radicales y regresivas sobre política nutricional que he conocido, promoverá enfermedades entre los estadounidenses directa o indirectamente durante muchos años. Por haber sido miembro de varios paneles de expertos encargados de tomar decisiones sobre las políticas nutricionales y de salud a lo largo de veinte años, estaba convencido de que dichos paneles estaban dedicados a promocionar la salud del consumidor. Ya no lo estoy.

LA NUTRICIÓN NO SE FINANCIA

El gobierno no solo está fracasando en promover la salud a través de sus recomendaciones e informes; también está desaprovechando la oportunidad de fomentar la salud pública a través de la investigación científica. El NIH (sigla en inglés del Instituto Nacional de la Salud de Estados Unidos) es responsable de la financiación de un 80 a un 90%, como mínimo, de toda la investigación relacionada con la biomedicina y la nutrición que se ha publicado en la literatura científica. El propósito del NHI, que está compuesto por veintisiete institutos y centros, es ocuparse de diversos temas relacionados con la salud. Entre ellos, los dos más importantes son el NCI (sigla en inglés del Instituto Nacional del Cáncer) y el Instituto Nacional del Corazón, los Pulmones y la Sangre.[14] Con una propuesta de presupuesto que asciende a casi 29,000 millones de dólares para 2005,[15] es el centro de los monumentales esfuerzos del gobierno para financiar la investigación médica.

No obstante, en el ámbito de las investigaciones sobre nutrición hay algo que falla. Ninguno de estos veintisiete institutos y centros está dedicado a ella, a pesar de la importancia fundamental que esta tiene para la salud, y también a pesar del interés público por este tema. Uno de los argumentos que se oponen a la necesidad de crear un instituto dedicado a la nutrición es que los existentes ya se ocupan de ella. Sin embargo, esto no es lo que sucede en realidad. El gráfico 16.3 muestra las prioridades de financiación del NIH para diversos temas de salud.[16]

De los 28,000 millones de dólares del presupuesto presentado por el NIH para 2004, solo en torno a un 3.6% se asigna a proyectos relacionados en algún sentido con la nutrición[17] y un 24% se destina a proyectos asociados con la prevención. Estas cifras acaso no parezcan tan negativas, pero son muy engañosas.

GRÁFICO 16.3: FINANCIACIÓN ESTIMADA DEL NIH EN 2004 PARA DIFERENTES TEMAS DE SALUD[17]

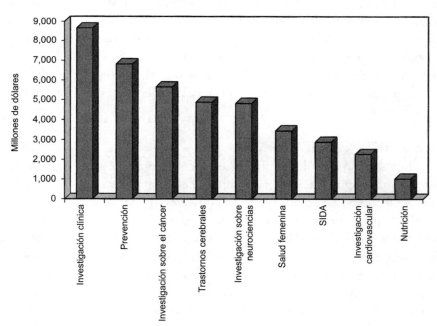

La mayor parte de los presupuestos dedicados a la prevención y la nutrición no tienen absolutamente nada que ver con ninguna de ellas, tal como ya he afirmado en este libro.

No es muy factible que oigamos hablar de una investigación interesante sobre los patrones dietéticos, ni tampoco del compromiso formal de comunicar al público los efectos que tiene la dieta sobre la salud. En lugar de ello, los presupuestos destinados a la prevención y la nutrición se asignarán a suplementos de nutrientes y fármacos en desarrollo. Hace algunos años el director del NCI, el más antiguo de los institutos del NIH, describió la prevención como "los esfuerzos realizados para prevenir o inhibir directamente las transformaciones malignas de las células, para identificar, caracterizar y manipular factores que podrían ser efectivos en el logro de dicha inhibición y también para fomentar medidas preventivas".[18] La así llamada prevención solo se refiere a la manipulación de sustancias químicas aisladas. "Identificar, caracterizar y manipular factores" no es más que un código (que ya no es tan secreto) para el descubrimiento de nuevos fármacos.

Considerado desde otra perspectiva, el NCI (miembro del NIH) disponía de un presupuesto de 293,000 millones de dólares en 1999.[19] La organización invertía entre 500,000 y 1,000,000 en un régimen dietético denominado 5 AL DÍA, que se consideraba "de fundamental importancia", para educar al público en la necesidad de consumir cinco o más raciones de fruta y hortalizas cada día.[18] Esto representa únicamente *las tres centésimas partes del 1%* (0.0256%) de su presupuesto, es decir, ¡2.56 dólares de cada 10,000! Si a esto se lo denomina una campaña "de fundamental importancia", me daría lástima conocer sus campañas secundarias.

Por otra parte, el NCI financió también un par de estudios de varios años de duración, entre ellos el Estudio de salud de las enfermeras de Harvard (del que ya me ocupé en el capítulo 12) y la Iniciativa para la Salud Femenina, uno de cuyos objetivos principales era ensayar la terapia de restitución hormonal, los suplementos de calcio y de vitamina D, y el efecto de una dieta moderadamente baja en grasas como medio de prevenir el cáncer de mama y de colon. Estos estudios sobre nutrición, tan poco frecuentes, desafortunadamente presentan los mismos fallos experimentales que describí en el capítulo 14. En general, se diseñan para "retocar" un solo nutriente cada vez, en una población experimental que consume habitualmente una dieta de alto riesgo basada en productos animales. Es más que probable que dichos estudios contribuyan a crear una confusión que nos resultará muy cara y que, de más está decirlo, no necesitamos.

Si para financiar la investigación sobre nutrición solo se utilizan unos pocos dólares de los impuestos que pagamos, ¿qué es lo que financiamos? La mayor parte de los miles de millones de dólares de los contribuyentes que gasta anualmente el NIH se emplea para financiar proyectos cuyo objetivo es desarrollar fármacos, suplementos dietéticos y dispositivos mecánicos. En esencia, la gran mayoría de la investigación biomédica financiada por ti y por mí es una investigación básica destinada a descubrir productos que la industria farmacéutica pueda desarrollar y comercializar. En 2000, la doctora Marcia Angell, que había sido editora del *New England Journal of Medicine*, resumió muy bien la situación al escribir:

> El gobierno asigna a la industria farmacéutica subsidios y protecciones de proporciones extraordinarias. Gran parte de la investigación básica que puede potenciar el desarrollo de nuevos fármacos está financiada por el Instituto Nacional de la Salud (referencia citada). Después de que la investigación demuestre ser promisoria, pasará un cierto periodo de tiempo hasta que las empresas farmacéuticas decidan involucrarse en el proyecto. La industria disfruta también de grandes ventajas fiscales. Sus actividades de investigación y desarrollo, además de sus enormes gastos en marketing, se deducen de los impuestos. La tasa impositiva media de las mayores industrias estadounidenses desde 1993 hasta 1996 fue del 27.3% de sus ingresos. Según se ha informado, durante el mismo periodo de tiempo, se aplicó un tipo impositivo de apenas un 16.2% (referencia citada) a la industria farmacéutica. Y lo más importante, el gobierno les garantiza el monopolio de sus nuevos fármacos por un periodo de diecisiete años, es decir, avala la protección de sus patentes. Una vez que se ha patentado el fármaco, ninguna otra empresa puede comercializarlo y la compañía farmacéutica tiene la libertad de acomodar el precio del producto a la demanda del mercado.[20]

Los dólares que pagamos en impuestos se utilizan para que la industria farmacéutica sea más rentable. Se podría argumentar que las ventajas por mejorar la salud pública justifican esa situación, pero lo alarmante del caso es que esta letanía de investigaciones sobre fármacos, genes, dispositivos y tecnologías *nunca curarán nuestras enfermedades crónicas*. Este tipo de dolencias son, en gran medida, el resultado de agresiones infinitamente complejas que sufre nuestro organismo por el consumo de alimentos inadecuados.

Ninguna intervención química podrá igualar jamás la importancia de consumir alimentos más sanos. Por otra parte, las sustancias químicas aisladas en forma de medicamentos pueden ser muy peligrosas. El mismo Instituto Nacional del Cáncer afirma que "es evidente que la mayoría de nuestros tratamientos actuales producirán algunos efectos adversos".[21] Por otro lado, no existe ningún peligro en consumir una dieta sana; por el contrario, sus beneficios son enormes. Uno de ellos reside en generar ahorros considerables, tanto en los gastos iniciales para la prevención de la enfermedad como en los costes posteriores de los tratamientos. Entonces, ¿por qué nuestro gobierno ignora la abundante cantidad de investigaciones científicas que apoyan el enfoque de la prevención a través de la dieta, en lugar de favorecer intervenciones que recurren al uso de fármacos y dispositivos tecnológicos, que no solo han demostrado ser ineficaces, sino también peligrosas?

HISTORIAS PERSONALES

Hablando en términos de políticas públicas de nutrición, quiero relatar una pequeña historia que dice mucho acerca de las prioridades del gobierno. Una de mis antiguas alumnas de Cornell, Antonia Demas (ahora doctora Demas), hizo su tesis doctoral en el ámbito de la educación. Trabajó con niños que asistían a la escuela primaria, a quienes enseñó un programa de comida escolar basado en la nutrición y en los alimentos sanos.[22] Ya había realizado ese trabajo durante diecisiete años como voluntaria en el colegio de sus hijos antes de terminar sus estudios universitarios. Yo fui el asesor de su tesis doctoral en el área de nutrición.

El USDA (sigla en inglés del Departamento de Agricultura de Estados Unidos) administra el programa de comida escolar a 28 millones de niños, basándose principalmente en un inventario de alimentos subsidiados por el gobierno. Como sabemos ahora, el programa gubernamental utiliza básicamente productos de origen animal, e incluso solicita a los colegios que incluyan leche de vaca. En un ámbito local esto, en general, significa que el consumo de leche es obligatorio.

La investigación innovadora de la doctora Demas sobre el programa de comida escolar fue un gran éxito. Su forma de enseñar entusiasmó a los niños, que estaban encantados de tomar alimentos sanos a la hora de la comida y que convencieron luego a sus padres para que los incluyeran en las comidas familiares. El programa de Demas ganó varios premios nacionales por "la puesta en práctica más creativa de las recomendaciones dietéticas" y por su "excelencia en la enseñanza de la nutrición", y además demostró ser de gran interés para más de trescientos programas de cátering para colegios y centros de rehabilitación de todo el territorio estadounidense, que incluyen los de las regiones más dispares como Hawái, Florida, Indiana, Nueva Inglaterra, California y Nuevo México. El compromiso de la doctora Demas con este tema la ha llevado a organizar una fundación sin ánimo de lucro, el Instituto de Estudios de la Alimentación, en Trumansburg, Nueva York, y ha escrito un programa de estudios denominado "La comida es elemental" (*Food is Elementary*). Y el truco es que su programa es plenamente vegetariano.

Tuve la oportunidad de ir a Washington y hablar con la doctora Eileen Kennedy, que en esa época era la directora del Centro para Políticas y Promoción de la Nutrición del USDA. Estaba muy comprometida con el programa de comidas escolares y también con el comité de recomendaciones dietéticas, en el que se habían hecho públicas sus vinculaciones con la industriá lactea. En este momento, ocupa el cargo de subsecretaria adjunta de la División de Investigación, Educación y Economía del USDA. El tema de nuestra conversación fue el innovador programa de comidas escolares de Demas y la importancia que empezaba a tener en el ámbito nacional. Al final de nuestra entrevista, le comenté: "Como ya sabrá, este programa es totalmente vegetariano". Me miró fijamente, movió el dedo índice frente a mí en un gesto reprobatorio, como si yo fuera un niño que se ha portado mal, y exclamó: "No podemos aceptarlo".

He llegado a la conclusión de que cuando se trata de la salud, el gobierno no está del lado de los ciudadanos; favorece a la industria alimentaria y farmacéutica a expensas del pueblo. Cuando esta, el mundo académico y el gobierno se combinan para determinar la salud de este país, nos encontramos ante un problema del sistema en su conjunto. La industria proporciona los fondos para financiar los informes sobre la salud pública, y los académicos que mantienen relaciones con ella ocupan cargos que son decisivos para su desarrollo. Hay una puerta giratoria entre los puestos de trabajo del gobierno y los de la industria, y la financiación estatal de las investigaciones se destina al progreso de fármacos y dispositivos, y no a fomentar una nutrición saludable. Estamos hablando de un sistema que ha sido construido por personas que se ocupan de desempeñar sus funciones en forma aislada y que suelen desconocer quiénes son los personajes importantes que toman las decisiones y sus segundas intenciones. Además de derrochar el dinero de los contribuyentes, el sistema es profundamente dañino para nuestra salud.

17

¿La salud de qué personas está protegiendo la gran medicina?

¿Cuál fue la última vez que acudiste a la consulta de tu médico y te asesoró sobre lo que deberías comer, desaconsejándote el consumo de ciertos alimentos? Lo más probable es que nunca hayas pasado por una experiencia semejante. La gran mayoría de los occidentales serán víctimas de alguna de las enfermedades crónicas que son típicas de las sociedades del bienestar, y de las que ya he hablado en la parte II. Y, como has podido comprobar, se han publicado una enorme cantidad de investigaciones que sugieren que la causa de dichas enfermedades no es la predisposición genética ni la mala suerte, sino una nutrición inadecuada. Entonces, ¿por qué el sistema médico no trata con seriedad el tema de la nutrición?

Cuatro palabras: dinero, ego, poder y control. No me parece justo generalizar en lo que se refiere a los médicos, pero sí afirmar que el sistema en el que trabajan, el sistema que actualmente asume la responsabilidad de promover la salud de los estadounidenses, nos está fallando. Nadie lo sabe mejor que la minúscula minoría de doctores que tratan a sus pacientes desde una perspectiva nutricional. Dos de los médicos más prominentes que se incluyen en esa minoría han invertido muchos años en destacar la importancia de la dieta y la salud, tanto a través de intervenciones públicas en calidad de profesionales como en su consulta privada. En su afán por proteger la salud de sus pacientes, han obtenido resultados excepcionales y sorprendentes. Estos dos médicos son Caldwell B. Esselstyn, de cuyo trabajo me ocupé en el capítulo 5, y John McDougall, especialista en medicina interna. Mi hijo Tom y yo nos reunimos con ellos recientemente para hablar de su experiencia como defensores de la dieta vegetariana y de alimentos integrales en un entorno médico.

EL DOCTOR BROTES

Mucho antes de que se fundara nuestro país, pioneros holandeses se habían establecido en el valle del Hudson, al norte de la ciudad de Nueva York. Estas familias de colonos eran los Esselstyn. Comenzaron a trabajar una parcela de tierra en 1675. Cinco generaciones más tarde, esa granja todavía pertenece a la misma familia. El doctor Esselstyn y su mujer, Anna, son propietarios de una granja de varios cientos de acres en el valle del Hudson, situado a dos horas al norte de la ciudad de Nueva York. Ambos pasaron el verano de 2003 en el campo, trabajando en la granja, arreglando el jardín, recibiendo la visita de sus hijos y nietos, y disfrutando de una vida más relajada que la que suelen tener en Cleveland, Ohio.

Ess y Ann tienen una casa modesta: un almacén grande y rectangular que fue rehabilitado. La sencillez de este edificio no deja traslucir que se trata de una de las familias más antiguas del país. Únicamente cuando te dedicas a observar detenidamente la casa, adviertes que es un sitio inusual. De una de las paredes del salón cuelga un certificado que el Estado de Nueva York concedió a la familia en reconocimiento por su granja familiar, que ya tiene casi cinco siglos. En la misma pared, hay un remo; es el que utilizó Ess en 1955, cuando formaba parte del equipo de remo de Yale que venció a Harvard por cinco segundos. Ess nos explicó que conserva otros tres remos; utilizó dos de ellos en otra competición contra Harvard en la que también consiguieron la victoria, y con el tercero ganó la medalla de oro con el equipo de Yale en las Olimpiadas de 1956.

En la planta baja, hay una foto muy antigua del tatarabuelo de Ess trabajando en la granja. Al otro lado de la esquina, un impresionante árbol genealógico de la familia, que es digno de un museo. Y en el otro extremo del vestíbulo, se puede ver una fotografía en blanco y negro del padre de Ess. Está de pie frente a un micrófono, intercambiando comentarios con Kennedy durante una visita a la Casa Blanca. A pesar de su apariencia modesta, es evidente que ese lugar tiene una historia muy distinguida.

Después de recorrer la granja en tractor, nos sentamos a conversar y le pedí a Ess que me hablara de su pasado. Tras graduarse en Yale, se formó como cirujano en la clínica Cleveland y en el hospital San George, de

Londres. Conserva muy buen recuerdo de algunos de sus mentores más influyentes: los doctores George Crile júnior, Turnbull y Brook. El doctor Crile, un gigante de la medicina en la clínica Cleveland, muy comprometido, que cuestionaba la macabra cirugía denominada "mastectomía radical" con gran valentía,[1] se convirtió en su suegro cuando se casó con Ann. Los doctores Turnbull y Brook también eran renombrados cirujanos. Además, el propio padre de Ess era médico y gozaba de una reputación excelente en el ámbito nacional. No obstante, como recuerda Ess, a pesar de ser expertos en salud, estos cuatro hombres fueron víctimas de "enfermedades cardiovasculares". El padre de Ess sufrió un ataque cardíaco a los cuarenta y dos años, y el doctor Brook a la edad de cincuenta y dos.

Ess admiraba y respetaba a estos hombres que no consiguieron vencer sus problemas cardiovasculares. Sacudiendo la cabeza, continuó: "No puedes escapar a esta enfermedad. Estas personas, que eran grandes figuras de la medicina, simplemente se *marchitaron* en la flor de la vida". Tras dedicar unos momentos al recuerdo de su padre, comentó: "Cierto día, dos o tres años antes de que mi padre falleciera, habíamos salido a dar un paseo y, de pronto, me dijo: 'Tenemos que enseñar a las personas cómo pueden llevar una vida más saludable'". *Tenía toda la razón.* Estaba muy interesado en la medicina preventiva, pero no contaba con ninguna información. Ese interés de su padre fue una influencia decisiva en la vida de Ess.

Siguiendo las huellas de esos hombres por quienes sentía un gran respeto, Ess consiguió acumular una increíble lista de premios y reconocimientos: una medalla de oro olímpica de remo, una estrella de bronce por haber hecho el servicio militar en Vietnam y muchos cargos importantes —entre ellos, presidente del equipo de expertos en distintas áreas de políticas públicas de la Presidencia del Gobierno, miembro de la Junta de Gobernadores, presidente del Grupo de Trabajo contra el Cáncer de Mama, máximo responsable de la Sección de Cirugía de Tiroides y Paratiroides de la clínica Cleveland, una de las instituciones médicas más prestigiosas de todo el mundo, y presidente de la Asociación Americana de Cirujanos Endocrinos—. Además, ha elaborado más de cien artículos científicos profesionales y fue incluido en la lista de los mejores médicos estadounidenses del curso 1994-1995.[2] Ess recuerda: "Durante un periodo de diez a quince años fui la persona mejor remunerada del departamento de cirugía general. Como era el yerno del doctor Crile, me daba pánico no dar la talla. Llegaba a casa muy tarde por la noche, pero mi puesto de trabajo estaba asegurado". Su prestigio era tan conocido que, cuando la persona que presidía en esa época la Asociación Americana de Medicina tuvo que someterse a una operación de tiroides, solicitó que el cirujano fuera Ess.

A pesar de los elogios y galardones, los títulos y los premios, algo no funcionaba bien. *Con mucha frecuencia los pacientes no terminaban de recuperar la salud a pesar de su entrega y empeño.* Tal como lo describió Ess: "Tenía una inquietud constante que estaba empezando a agobiarme. No dejaba de observar a los pacientes para seguir de cerca su recuperación después de haberlos operado". Ligeramente crispado, prosiguió: "¿Cuál es el índice de supervivencia para el cáncer de colon? ¡No es tan elevado!". Y a continuación, comenzó a relatar la operación de cáncer de colon a la que se había sometido uno de sus mejores amigos. Durante la intervención, los médicos comprobaron que el cáncer se había extendido hacia el intestino. Al recordar esto, Ess bajó ligeramente el tono de su voz y continuó diciendo: "Cuando la enfermedad ha avanzado hasta ese punto, ya es demasiado tarde". Al hablar de todas las operaciones de cáncer de mama que había realizado, de las lumpectomías y mastectomías, expresó su disgusto por el hecho de "desfigurar a alguien cuando sabes que eso no va a cambiar su posibilidad de recuperarse".

Entonces comenzó a hacer un profundo examen de conciencia: "¿Cuál será mi epitafio? ¡Practicó cinco mil mastectomías! ¡Ha desfigurado a más mujeres que ninguna otra persona en Ohio!". Dejando de lado el sarcasmo, se sinceró: "Creo que todo el mundo quiere abandonar el planeta pensando que quizás . . . haya ayudado un poco a la humanidad".

El doctor Esselstyn se dedicó a estudiar la literatura científica existente sobre las enfermedades que trataba habitualmente. Leyó parte del popular trabajo del doctor John McDougall, que acababa de escribir un *best-seller* sobre la salud y la dieta llamado *The McDougall Plan* (El programa McDougall).[3] Leyó también las publicaciones científicas que comparaban los índices internacionales de las enfermedades con las opciones del estilo de vida y, entre ellas, un estudio elaborado por un patólogo de la Universidad de Chicago, que demostraba que una dieta baja en colesterol y en grasas administrada a primates no humanos podía revertir la aterosclerosis. Fue entonces cuando advirtió que la causa de las enfermedades que afectaban a menudo a sus pacientes era una dieta rica en carne, grasas y alimentos altamente refinados.

Como se mencionó en el capítulo 5, empezó a considerar la posibilidad de tratar a los pacientes cardíacos con una dieta vegetariana baja en grasas, y en 1985 se entrevistó con la máxima responsable de la clínica

Cleveland para conversar sobre el contenido de este estudio. Ella afirmó que nunca nadie había demostrado que fuera posible revertir las enfermedades cardíacas en humanos a través de la dieta. Sin embargo, Ess sabía que estaba en lo cierto y prosiguió con sus estudios durante los años siguientes. El estudio que publicó, basado en 18 pacientes cardíacos, demostró la reversión más categórica de las afecciones cardíacas en la historia de la medicina, mediante un tratamiento muy simple basado en una dieta vegetariana de bajo contenido en grasas y en una cantidad mínima de medicación para reducir los niveles de colesterol.

Esselstyn se había convertido en un defensor del tratamiento de las enfermedades a través de la dieta y disponía de los datos necesarios para demostrarlo. Pero las cosas no fueron tan fáciles. En lugar de reconocerlo como un héroe, algunos miembros de la medicina oficial hubieran preferido que desapareciera. En algún momento de su transición de médico prestigioso, que se describía a sí mismo como un "cirujano macho, duro de pelar", a defensor de la dieta, le habían puesto el apodo de doctor Brotes a sus espaldas.

UNA LABOR DESALENTADORA

Lo interesante de esta historia es que un hombre que había alcanzado la cúspide de una profesión muy respetada se atrevió a intentar algo diferente, consiguió tener éxito y, de pronto, se encontró fuera del ámbito de la medicina oficial observando lo que sucedía en su interior. Este hombre había amenazado al *sistema* al cuestionar los tratamientos clásicos y al negarse a recurrir a ellos para tratar a sus pacientes.

Algunos de sus colegas habían criticado el tratamiento que aplicaba por ser demasiado "extremo" y hubo médicos que lo desestimaron con la siguiente afirmación: "Me temo que la investigación en este campo no es demasiado contundente". Este comentario es completamente absurdo, teniendo en cuenta la amplitud y profundidad de las investigaciones internacionales, los experimentos con animales y los estudios intervencionistas. Varios médicos manifestaron: "Todo lo que dice está muy bien, pero nadie va a poder adoptar una dieta semejante. Ni siquiera puedo conseguir que mis pacientes dejen de fumar". La respuesta de Ess fue: "Bueno, ustedes no tienen ningún entrenamiento en esto. Se requiere tanta experiencia como para hacer un *by-pass*. Necesito tres horas con cada paciente para explicarle cómo modificar sus hábitos alimentarios". Y eso por no mencionar la diligencia que se necesita para realizar un seguimiento y un control constantes de la salud de los enfermos. Un paciente le comentó a su cardiólogo que quería pedir una cita con Ess, pues deseaba adoptar la dieta que él recomendaba para revertir la dolencia cardíaca que padecía. El cardiólogo le respondió: "Escuche lo que voy a decirle: no hay ninguna forma de revertir esta enfermedad".

¡Y todos pensamos que el principal interés de los médicos es curar a sus pacientes!

Al hablar de los médicos y de su falta de voluntad e interés para valorar la dieta vegetariana y de alimentos integrales, Ess dijo: "No puedes sentirte frustrado. No son malas personas. Hay sesenta cardiólogos [en la clínica Cleveland] y un buen número de ellos son partidarios de lo que hago, pero no lo manifiestan en público por temor a las estructuras de poder".

Sin embargo, Ess no ha conseguido evitar cierto nivel de frustración. Cuando comenzó a sugerir que las enfermedades cardíacas se podían tratar a través de la dieta, sus colegas aceptaron la idea con reserva. Él se figuró que su actitud precavida se debía a que la investigación científica que demostraba que la dieta era eficaz en el tratamiento de afecciones cardíacas en humanos todavía no era lo suficientemente convincente. Pero un poco más tarde, se publicaron resultados científicos con un éxito sin precedentes, entre los que se encontraba el estudio de Esselstyn. Gracias a ellos, los datos ahora eran sólidos, consecuentes y profundos y, sin embargo, seguía existiendo un rechazo considerable a aceptar esta idea:

> Hablas con un cardiólogo y te dice que ha leído todo lo que existe sobre los betabloqueadores y sobre los antagonistas del calcio, que ha estudiado los métodos para introducir un catéter hasta el corazón e inflar pequeños globos en su interior, y que ha aprendido a utilizar el láser o colocar un *stent* sin que tu vida corra ningún peligro, a pesar de que todos ellos son procedimientos muy sofisticados. Y luego están todas esas enfermeras, se apagan las luces y empieza la función. ¡Dios mío! Lo que quiero decir es que el médico tiene un globo inflado dentro de su cabeza. El ego de estas personas es enorme. Y, de repente, llega alguien y dice: "Escuchen, creo que podemos curar esto con coles de Bruselas y brócoli". La respuesta de los médicos es: "¿QUÉ? He estudiado todas estas idioteces, estoy consiguiendo ganar un montón de pasta ¿y tú pretendes arrebatármelo todo?".

Pero, luego, esa persona sigue su camino y cura de verdad a sus pacientes con coles de Bruselas y brócoli, tal como hizo Esselstyn, consiguiendo mejores resultados que ninguna otra píldora o procedimiento conocido, y demostrando que hay algo muy sencillo y mucho más efectivo que el 99% de los tratamientos que se aplican en la profesión. Para resumir, esto es lo que afirma Ess:

Se supone que los cardiólogos son expertos en enfermedades del corazón; sin embargo, no tienen ninguna experiencia en tratar los trastornos cardiovasculares y, cuando toman conciencia de ello, adoptan una postura defensiva. Son capaces de tratar los síntomas, de ocuparse de las arritmias y de operar, pero no saben cómo tratar realmente la enfermedad, porque el tratamiento idóneo está relacionado con la nutrición. ¿Te imaginas a un dietista entrenando a un cirujano cardíaco?

Ess ha descubierto que el mero hecho de comunicar a sus pacientes que pueden controlar su propia salud ya implica un desafío para muchos médicos. Después de todo, estos expertos se consideran dispensadores de salud y curación. "El hecho de que el paciente pueda recuperar la salud de una manera más rápida y segura, constituye un verdadero desafío intelectual. Por otra parte, es un tratamiento que va a tener efectos duraderos". Ninguno de los actuales artilugios o tecnologías médicas, ninguna formación, ningún conocimiento es más efectivo que orientar al paciente para que elija un estilo de vida que sea ventajoso para su salud.

A pesar de ello, Ess se apresura a destacar que los médicos no son personas maliciosas que participan en una conspiración:

La única persona a la que le gusta el cambio es a un recién nacido, y es lógico, así es la naturaleza humana. A dondequiera que vayas, el 99% de las personas se alimentan de un modo incorrecto. Las cifras están en tu contra; a ese 99% le resulta muy duro ver que tú formas parte del 1% y afirmar: "Él tiene razón y nosotros estamos equivocados".

Aún hay otro obstáculo: la mayoría de los médicos no saben prácticamente nada de nutrición. Ess ha compartido experiencias con algunos de estos médicos ignorantes y su impresión es que: "la ignorancia de los médicos respecto de la posibilidad real de revertir la enfermedad es absolutamente desalentadora y te lleva a preguntarte: '¿Qué es lo que habrán leído estas personas?'".

En general, el saber de los doctores se limita a los tratamientos normales: píldoras y procedimientos. "¿Qué es lo que nos ofrece la medicina del siglo XX? Disponemos de medicamentos y de técnicas quirúrgicas, ¿no es verdad?". Esselstyn se inclinó un poco hacia delante y, con una sonrisa ligeramente burlona, como si estuviera por decirnos que el emperador no lleva ropa, aseguró: *"Como alguna vez se afirmó: 'Quizá deberíamos dedicarnos a detener las enfermedades'"*. Apoyándose en su larga experiencia, el doctor Esselstyn proclama que la tarea de detener las enfermedades no ocupa un lugar preponderante en el *sistema*.

FALTA DE FORMACIÓN

La medicina oficial se basa principalmente en la medicación y la cirugía, y excluye la nutrición y el estilo de vida. Los médicos no tienen prácticamente *ninguna formación en nutrición e ignoran de qué manera se relaciona con la salud*. En 1985, el Consejo Nacional de Investigación de Estados Unidos financió el informe de un comité de expertos que investigaba la cantidad y la calidad de la enseñanza en nutrición de las facultades de medicina de todo el país.[4] Los hallazgos fueron claros: "El comité concluyó que los programas educativos sobre nutrición en las facultades de medicina de Estados Unidos no son en absoluto adecuados para responder a las demandas actuales y futuras de la profesión médica".[4] Pero este descubrimiento no constituía ninguna novedad. El comité observó que el "Consejo de Alimentación y Nutrición de la Asociación Médica Americana informó en 1961 que en las facultades de medicina del país la nutrición no gozaba del reconocimiento, apoyo y atención adecuados".[4, 5] En otras palabras, los mismos médicos afirmaban hace cuarenta años que su formación en nutrición era insuficiente. Nada ha cambiado desde 1985 y hasta el día de hoy se siguen escribiendo artículos que documentan exactamente lo mismo.[6, 7]

Esta situación es peligrosa. Y no porque la formación de los médicos en lo que se refiere a la nutrición sea inapropiada, sino porque es prácticamente inexistente. El informe del Consejo Nacional de Investigación descubrió en 1985 que los médicos reciben, como promedio, solo veintidós horas de clase de nutrición (aproximadamente dos créditos) durante los cuatro años que permanecen en la facultad de medicina.[4] La mayoría de las facultades donde se realizaron las encuestas ofrecían menos de veinte horas presenciales de nutrición, o entre una y dos horas de crédito. En comparación, un alumno universitario de Cornell recibe entre veinticinco y cuarenta horas de crédito, o entre doscientas cincuenta y quinientas presenciales; los nutricionistas diplomados tendrán más de quinientas horas presenciales.

Pero las cosas son aún peores. La mayoría de las horas de clase dedicadas a la nutrición se imparte en el primer año, como parte de otros cursos básicos de ciencias. Los temas que integran un curso básico de bioquímica pueden incluir el metabolismo de los nutrientes o las reacciones bioquímicas en las que participan determinadas vitaminas o minerales. *En otras palabras, no es habitual que se enseñe nutrición en relación con los problemas de salud pública, como la obesidad, el cáncer, la diabetes, etc.* Conjuntamente con el informe gubernamental de 1985, el presidente de la Asociación Americana de Estudiantes de Medicina, William Kassler, escribió:[8]

En el programa oficial de estudios, la sección de nutrición se incorpora a otros cursos. Por lo general, las materias en las que se suelen impartir clases de nutrición son bioquímica, fisiología y farmacología. Lo habitual es que se estudie nutrición de una manera bastante superficial, poniendo el énfasis en la disciplina que la incluye. *Es muy posible que los alumnos finalicen el curso sin haber siquiera advertido que las clases incluían nutrición* [la cursiva es mía.] La nutrición impartida por individuos cuyo interés y experiencia se basan en otros campos nunca puede ser una enseñanza eficaz.

¡Y las cosas no hacen más que seguir empeorando! Cuando se enseña nutrición en relación con los problemas de salud pública, ¡adivina quién es el proveedor del material educativo! El Instituto Dannon, la Junta Nutricional de Huevos, la Asociación Nacional de Ganaderos de Carne Vacuna, el Consejo Nacional de Productos Lácteos, Nestlé Clinical Nutrition, los laboratorios Wyeth-Ayerst, la empresa Bristol-Myers Squibb, la corporación Baxter Healthcare y otras empresas y organizaciones que han unido sus esfuerzos para elaborar un programa de nutrición en medicina y una iniciativa para incluir la nutrición en los programas de estudios de medicina.[9, 10] ¿Crees acaso que este "equipo de estrellas" que representa a las industrias farmacéuticas y de productos de origen animal va a ser objetivo a la hora de juzgar y promocionar una nutrición óptima que, según ha demostrado la ciencia, se basa en una dieta vegetariana y de alimentos integrales que reduce la necesidad de tomar medicación? ¿O intentará proteger la dieta occidental

basada esencialmente en la carne, gracias a la cual todo el mundo cree que la solución es tomar una píldora para cada enfermedad? Estas empresas y organizaciones están elaborando programas de estudios sobre nutrición que incluyen CD, y los está ofreciendo a todas las facultades de medicina de forma gratuita –ciento doce de ellas incorporaron este programa a partir de finales de 2003–.[11] De acuerdo con su página web, "existen planes en curso para desarrollar versiones destinadas a los estudiantes universitarios de nutrición y a otros colectivos de profesionales de la salud".

La industria láctea ha financiado investigaciones sobre la enseñanza de la nutrición en las facultades de medicina,[12] así como también premios muy "prestigiosos".[13, 14] Estos esfuerzos revelan que la industria se encuentra bien preparada para potenciar sus intereses económicos cada vez que se presenta la oportunidad.

No deberías suponer que tu médico tiene más conocimientos sobre la relación de los alimentos con la salud que tus vecinos y compañeros de trabajo. Nos encontramos ante una situación en la cual doctores que no han recibido ninguna educación en nutrición aconsejan a los diabéticos que tienen sobrepeso que reemplacen las comidas con batidos de leche y azúcar, y recomiendan dietas ricas en carne y en grasas a pacientes que quieren adelgazar y mayores cantidades de leche a los que tienen osteoporosis. *La ignorancia de los médicos en el área de la nutrición es sorprendentemente dañina para la salud.*

Al parecer, en la formación médica no existen suficientes "modelos del papel que desempeña un médico que se interesa por la nutrición". Una encuesta reciente descubrió que "la escasez de modelos del papel que desempeña un médico que se interesa por la nutrición es probablemente el mayor obstáculo para enseñar nutrición a los médicos internos residentes".[12] Sospecho que estos programas carecen de médicos interesados por la nutrición porque, sencillamente, su prioridad no es contratarlos. Nadie lo sabe mejor que el doctor John McDougall.

EL DESAFÍO DEL DOCTOR MCDOUGALL

El doctor John McDougall ha defendido el enfoque de la dieta vegetariana y de alimentos integrales durante más tiempo que ningún otro médico. Ha escrito diez libros, algunos de los cuales han vendido más de medio millón de ejemplares. Sus conocimientos sobre nutrición y salud son mayores que los de cualquier otro galeno que yo conozca y, también, que los de algunos de mis colegas del mundo académico que son especialistas en esta materia. Nos encontramos recientemente en su casa del norte de California, y una de las primeras cosas que me enseñó fue su banco personal de información, compuesto por cuatro o cinco archivadores metálicos de grandes dimensiones alineados al fondo de su estudio. No puede haber muchas personas en el país que posean una colección de literatura científica sobre la dieta y las enfermedades que pueda rivalizar con la de John McDougall. Pero lo más importante es que John está muy familiarizado con el contenido de todas esas publicaciones. Suele pasar un par de horas diarias conectado a Internet, revisando los últimos artículos publicados sobre el tema. Si alguien pudiera encarnar el perfecto "modelo del papel que desempeña un médico interesado por la nutrición" en un contexto educativo, ese sería el doctor McDougall.

John fue criado con la típica dieta occidental rica en grasas y productos animales. Tal como él mismo dice, tenía cuatro fiestas al día. Pascua durante el desayuno, el Día de Acción de Gracias a la hora de la comida, Navidad en la cena y una fiesta de cumpleaños como postre. Cuando tenía dieciocho años, unos pocos meses después de haber ingresado en la universidad, sufrió un derrame cerebral. Después de recuperarse, comenzó a apreciar la vida de una manera diferente. Se convirtió en un alumno ejemplar en la universidad, luego finalizó sus estudios en la Facultad de Medicina de Michigan y, por último, hizo prácticas en Isla Grande, Hawái. Finalmente, decidió montar su consulta en la isla, donde trató a miles de pacientes, algunos de los cuales acababan de llegar de China o de Filipinas, y otros eran la cuarta generación de estadounidenses de origen chino o filipino.

John no se encontraba a gusto. Muchos de los problemas de salud de sus pacientes eran el resultado de enfermedades crónicas, como la obesidad, la diabetes, el cáncer, las enfermedades cardíacas y la artritis. Él los trataba tal como le habían enseñado —con el protocolo habitual de píldoras y procedimientos, pero muy pocos recuperaban la salud. Sus enfermedades crónicas no desaparecían, y John se percató rápidamente de que tenía grandes limitaciones como médico. Por otra parte, empezó a conocer algo más acerca de sus pacientes: la primera y la segunda generación de estadounidenses procedentes de Asia, que consumían la dieta tradicional de sus países de origen, basadas en el arroz y las verduras, eran esbeltas, estaban en buena forma y no contraían las enfermedades crónicas que afectaban a otros pacientes. Sin embargo, la tercera y la cuarta generación habían adoptado los hábitos alimentarios estadounidenses y sufrían obesidad, diabetes y todas las demás enfermedades crónicas. Gracias a estas personas, advirtió la importancia que tiene la dieta para la salud.

John observó que los pacientes no se curaban y que las píldoras y procedimientos no eran efectivos; por lo tanto, decidió que debía seguir estudiando y se apuntó a un programa para graduados en medicina (residencia) en el centro médico Queens, de Honolulu. Fue allí donde comenzó a entender los límites que había establecido la medicina oficial y la manera en que la educación médica moldeaba la forma de pensar de los doctores.

John se inscribió en dicho programa con la esperanza de descubrir cómo podía perfeccionar las píldoras y las técnicas con la ambición de ser un mejor profesional. Pero después de observar que los médicos experimentados trataban a sus pacientes con las mismas píldoras y procedimientos, se dio cuenta de que *esas autoridades de la medicina no lo hacían mejor que él*. El estado de salud de sus pacientes no solamente no evidenciaba ninguna mejoría, sino que se deterioraba cada vez más. John comenzó a tomar conciencia de que el problema residía en el sistema y no en él, de modo que se dedicó a leer las publicaciones científicas. Igual que el doctor Esselstyn, una vez que empezó a familiarizarse con la literatura, se convenció de que la dieta vegetariana y de alimentos integrales tenía el potencial de prevenir las enfermedades que acosaban a sus pacientes y también el de curarlos. No obstante, pronto habría de descubrir que sus profesores y colegas no aceptaban de buen grado esa idea.

En este ambiente, la dieta se consideraba pura charlatanería. Cuando John preguntaba: "¿Acaso la dieta no influye en las enfermedades cardíacas?", sus colegas le respondían que la ciencia era controvertida. Él continuó leyendo artículos referidos a las investigaciones científicas e intentando dialogar con sus colegas, pero solo para sentirse cada vez más frustrado:

—Cuando leía las publicaciones científicas, no encontraba ninguna controversia. Todo lo que se afirmaba en los estudios que leía era de una claridad meridiana.

A lo largo de esos años, comenzó a entender por qué tantos médicos habían afirmado que el tema de la dieta era un asunto polémico:

—Un científico que está a punto de desayunar sujeta con una de sus manos un documento que afirma que el colesterol arruinará tus arterias y te matará, y sujeta con la otra un tenedor rebosante de beicon y huevos que está a punto de llevarse a la boca. Entonces piensa: "Aquí hay algo confuso. Yo estoy confundido". Esta es la controversia. No hay otra.

John recordó una entrevista que tuvo con un hombre de treinta y ocho años, que acababa de sufrir su segundo ataque al corazón, y con su mujer. Como médico interno residente (y no como médico de familia) le preguntó al paciente qué pensaba hacer para evitar un tercer ataque cardíaco, que probablemente sería fatal.

—Tienes treinta y ocho años, una mujer joven y hermosa, y cinco hijos. ¿Qué vas a hacer para evitar dejar viuda a tu mujer y huérfanos de padre a tus hijos?

El hombre se encontraba abatido y frustrado:

—No hay nada que hacer. No fumo, no bebo, hago ejercicio y llevo la misma dieta que me dio el nutricionista después de mi primer ataque al corazón. No hay nada más que pueda hacer.

John comunicó a la pareja todo lo que había aprendido sobre la dieta. Dirigiéndose al paciente, le comentó que si se alimentaba convenientemente, tendría en sus manos la posibilidad de revertir su enfermedad. El paciente y su mujer acogieron sus palabras con entusiasmo. John estuvo hablando con ellos durante bastante tiempo y cuando abandonó la habitación se sentía muy satisfecho por haber ayudado a alguien; por fin había hecho su trabajo.

Pero esta agradable sensación duró apenas unas dos horas, hasta que le avisaron que debía acudir al despacho del médico jefe. La persona que ocupa este cargo tiene absoluta autoridad sobre los residentes. Si despide a alguno de ellos, ese médico no solo pierde su puesto de trabajo, sino también su carrera profesional. La entusiasmada pareja le había contado lo que acababa de escuchar al médico responsable del caso, quien se apresuró a desmentir todo lo que había dicho John e informó de inmediato al médico jefe lo que había sucedido. Este mantuvo una seria conversación con John. Él recuerda perfectamente sus palabras:

—Me dijo que me estaba extralimitando en mis obligaciones como residente, que tenía que tomarme la medicina más en serio y abandonar de una vez por todas esas tonterías sobre la relación de los alimentos con las enfermedades.

Además, le dejó muy claro que tanto su puesto de trabajo como su carrera estaban en peligro. En consecuencia, John se mordió la lengua durante el resto de su formación.

El día de su graduación, él y el médico jefe mantuvieron una última conversación. John lo recuerda como un hombre inteligente y de buen corazón, pero demasiado comprometido con el *sistema*. Su superior lo invitó a sentarse y le dijo:

—John, creo que eres un buen médico, quiero que lo sepas. Y también quiero que sepas que aprecio a tu familia y por eso voy a decirte algo.

Me preocupan todas esas ideas alocadas que tienes sobre los alimentos. Lo único que vas a conseguir con ellas es morirte de hambre. Si persistes en ellas, a tu consulta solo acudirá un manojo de vagabundos y de *hippies*.

John se detuvo unos instantes a poner en orden sus pensamientos y luego replicó:

—Puede que sea así, y entonces no tendré otro remedio que morirme de hambre. No puedo aconsejar a mis pacientes que se sometan a operaciones y tomen medicamentos que no son efectivos y, por otra parte, creo que usted está equivocado. No voy a atender a un manojo de vagabundos y de *hippies*, sino a personas de éxito, a individuos a los que les habrá ido bien en la vida. Todas ellas piensan: "Si soy una persona de éxito, ¿cómo puede ser que esté tan gordo?". —Al decir esto John miró la voluminosa barriga del Jefe de Medicina, y luego continuó—: Todos se preguntarán: "Si soy una persona de éxito, ¿por qué no soy capaz de controlar mi salud y mi futuro?". Ellos están esperando todo lo que yo puedo decirles y van a aceptarlo de muy buen grado.

John finalizó su formación médica oficial, durante la cual solo recibió una hora de clase de nutrición, que se basaba en aprender las fórmulas que se debía usar para los bebés. Su experiencia confirma todos los estudios que han denunciado que la formación que tienen los médicos en nutrición deja mucho que desear.

ADICTOS A LOS MEDICAMENTOS

John se ocupó también de otro ámbito importante donde la profesión médica ha perdido credibilidad: sus vinculaciones con la industria farmacéutica. La educación médica y las empresas farmacéuticas tienen estrechas alianzas desde hace bastante tiempo. John conversó con algunas personas sobre la importancia de este problema y sobre el hecho de que estas alianzas han contribuido a corromper el sistema educativo. Sus palabras fueron:

—El problema que tenemos los médicos empieza por nuestra educación. La industria farmacéutica financia todo el sistema, desde la educación hasta la investigación, y ha comprado las mentes de la profesión médica. Esto comienza el mismo día que ingresas en una facultad de medicina. Todo lo que sucede en ella cuenta con el apoyo de la industria farmacéutica.

John no es el único que critica el tipo de relaciones que la medicina oficial mantiene con esta industria. Muchos científicos afamados han publicado observaciones sarcásticas, demostrando hasta qué punto se ha corrompido el sistema. Entre las observaciones más comunes figuran las siguientes:

* La industria farmacéutica pretende congraciarse con los estudiantes de medicina ofreciéndoles obsequios que incluyen comidas, entretenimientos y viajes, además de eventos educativos (entre ellos, conferencias) que son poco más que anuncios publicitarios de medicamentos, y conferencias cuyos ponentes son portavoces de la industria.[15-17]

* Los alumnos que han terminado la carrera de medicina (médicos internos residentes) y otros médicos llegan realmente a modificar las recetas de medicamentos que prescriben a sus pacientes, basándose en la información que les ofrecen los visitadores médicos, que son los representantes de las compañías farmacéuticas.[18-20] Y esto sucede a pesar de que todo el mundo sabe que dicha información "destaca excesivamente los beneficios de los fármacos, y como resultado, las prácticas relacionadas con las recetas médicas son más inadecuadas".[17, 21, 22]

* La investigación y la medicina académica se limitan a acatar las órdenes de la industria farmacéutica. Esta situación existe por las siguientes razones: las empresas farmacéuticas tienen la posibilidad de diseñar las investigaciones (no así los investigadores) y por ello pueden amañar los estudios;[23, 24] algunos investigadores tienen participaciones financieras directas en la empresa cuyo producto están estudiando;[15, 25] la compañía farmacéutica asume la responsabilidad de reunir y cotejar los datos brutos con el fin de que los investigadores conozcan solo una parte de esos datos;[23, 26] la empresa farmacéutica puede arrogarse el derecho de vetar los hallazgos, decidir cuál de ellos se publicará y conservar los derechos editoriales sobre cualquier publicación científica que resulte de la investigación,[23, 25, 27] y por último, la compañía farmacéutica puede contratar a una empresa de comunicaciones para que redacte el artículo científico y luego encontrar investigadores deseosos de prestar su nombre para figurar como autores del estudio después de que se haya elaborado el documento.[26]

* Las principales revistas científicas se han convertido en poco más que meros vehículos de marketing para las compañías farmacéuticas. Las publicaciones médicas más importantes obtienen sus principales ingresos de los anuncios publicitarios de fármacos. Los editores no revisan concienzudamente la publicidad y las compañías suelen incluir afirmaciones engañosas sobre los medicamentos en

sus anuncios. Y lo más desconcertante acaso sea que la mayor parte de los ensayos de la investigación clínica publicados en estas revistas están financiados con dinero de las empresas farmacéuticas y, en general, se desconocen los intereses económicos de los investigadores que participan en estos proyectos.[24]

En los últimos dos años se han producido escándalos muy sonados en diversos centros médicos de reconocido prestigio, que confirman estas acusaciones. En uno de ellos, poco tiempo después de que una conocida científica descubriera que un fármaco que estaba en estudio tenía efectos secundarios considerables y que, además, había perdido su eficacia, una compañía farmacéutica y la administración de la universidad donde trabajaba se dedicaron a desacreditarla con todos los medios que estaban a su alcance.[27] Otro ejemplo es el de un científico que perdió una oportunidad de trabajo en la Universidad de Toronto por hablar de los posibles efectos secundarios de los antidepresivos.[27] Los paradigmas son innumerables.

La doctora Marcia Angell, ex editora del *New England Journal of Medicine,* escribió un sarcástico editorial titulado "¿La medicina académica está en venta?".[15]

Las relaciones entre los investigadores clínicos y la industria no se limitan a las ayudas económicas; también ofrecen una gran cantidad de acuerdos financieros. Los investigadores trabajan como asesores de compañías cuyos productos están estudiando, se suman a las juntas de consejeros y a los paneles de conferenciantes, se benefician de los acuerdos de *royalties* y patentes, aceptan figurar como autores de artículos redactados por algún empleado de las compañías interesadas, promocionan fármacos y dispositivos en simposios patrocinados por la empresa, y aceptan regalos caros y viajes a destinos lujosos. Además, muchos de ellos tienen participaciones financieras en las compañías.

La doctora Angell continúa afirmando que dichas alianzas financieras a menudo desvían significativamente la investigación, tanto en lo que se refiere al tipo de estudios que realizan como también a su forma de divulgarlos.

El hecho de que el único tipo de trabajo que recibe financiación y se da a conocer sea la investigación sobre fármacos es todavía más peligroso que las acciones fraudulentas. En el ámbito de la educación médica no existen investigaciones sobre las causas de la enfermedad ni sobre las intervenciones que no recurren a la medicación. Por ejemplo, los investigadores académicos pueden trabajar frenéticamente para encontrar una píldora que trate los síntomas de la obesidad, y sin embargo no dedicar tiempo ni dinero a elaborar un estudio que enseñe a las personas cómo tener una vida más saludable. La doctora Angell escribe:[15]

> En términos de educación, los alumnos de medicina y los médicos residentes *aprenden a basar sus tratamientos en píldoras y dispositivos con más asiduidad de lo que harían normalmente* [la cursiva es mía] bajo la tutela constante de los representantes de la industria. Como suelen argumentar los críticos de la medicina, *los médicos jóvenes aprenden que hay una pastilla para cada problema* (y un representante de una empresa farmacéutica para explicarlo) [la cursiva es mía]. También se acostumbran a recibir regalos y favores de una industria que se sirve de su amabilidad para ejercer una influencia constante sobre la educación. Los centros médicos académicos contribuyen a exagerar la importancia de los fármacos y de los dispositivos médicos cuando aceptan convertirse en puestos de avanzada para la industria.

En este contexto, ¿es posible que se hable de la nutrición de una manera honesta e imparcial? A pesar de que nuestros asesinos más importantes se pueden evitar e incluso erradicar mediante una buena nutrición, ¿te ha dicho alguna vez tu médico algo semejante? Y no lo hará mientras este ambiente persista en nuestras facultades de medicina y hospitales. No lo hará, a menos que tu médico se percate de que la práctica normal de la medicina, tal como se enseña en las universidades, no funciona y decida dedicar una cantidad importante de su tiempo a estudiar nutrición. Algo que solo hacen personas excepcionales. Los individuos así son raros.

La situación es tan mala que el doctor John McDougall afirmó: "Ya no sé en qué creer. Cuando leo en un trabajo científico que debería administrar betabloqueadores e inhibidores ACE [dos fármacos específicos para enfermos cardíacos] a mis pacientes, ya no sé si es verdad. *Y, para ser sincero, realmente no sé qué pensar, porque la investigación [sobre fármacos] está muy mancillada"* [la cursiva es mía].

¿Crees que los siguientes titulares están relacionados entre sí?:

"Los colegios informan que existen conflictos de intereses (entre las compañías farmacéuticas y los investigadores) relacionados con las investigaciones".[28]

"Las recetas de medicamentos para niños se están multiplicando, afirma un estudio".[29]

"Estudio: muchas recomendaciones han sido redactadas por médicos que tienen vinculaciones con las empresas".[30]

"Los fármacos correctamente prescritos tienen graves consecuencias; millones de personas afectadas por reacciones tóxicas".[31]

Pagamos un precio muy alto por permitir que la medicina no sea imparcial. Un estudio reciente ha descubierto que uno de cada cinco nuevos fármacos llevará una "advertencia con recuadro negro" que indicará una reacción adversa grave, previamente desconocida, que puede producir lesiones importantes e incluso la muerte, o bien será retirado del mercado al cabo de veinticinco años.[32] El 20% de todos los medicamentos de reciente aparición tiene graves efectos secundarios desconocidos, y más de 100,000 estadounidenses mueren al año por tomar *correctamente la medicación adecuada que les ha recetado su médico*.[33] ¡Esta es una de las principales causas de mortalidad en nuestro país!

EL DESTINO DEL DOCTOR MCDOUGALL

Cuando el doctor John McDougall concluyó su formación médica universitaria, se estableció en la isla hawaiana de Oahu, donde instaló su consulta. Comenzó a escribir libros sobre nutrición y salud, y se forjó una excelente reputación en el ámbito nacional. A mediados de los años ochenta, el hospital Santa Elena, del valle de Napa, en California se puso en contacto con él para ofrecerle la dirección de su centro de salud. El hospital pertenecía al grupo de los Adventistas del Séptimo Día. Probablemente recuerdes que en el capítulo 7 mencioné que este colectivo anima a sus seguidores a llevar una dieta vegetariana (si bien su consumo de productos lácteos es superior a la media). Era una oportunidad demasiado buena como para desaprovecharla, de manera que John abandonó Hawái y se instaló en California.

El hospital Santa Elena fue un buen lugar para John durante varios años. Enseñaba nutrición y la utilizaba para curar a sus pacientes, cosechando un éxito extraordinario. Trató a más de dos mil enfermos muy graves a lo largo de dieciséis años sin tener ningún problema. Nunca fue objeto de una demanda judicial, y ni siquiera recibió una carta quejándose por su atención. Pero lo más importante quizá sea que comprobó que sus pacientes recuperaban la salud. Durante ese periodo de tiempo continuó publicando libros y conservando su excelente reputación a nivel nacional. No obstante, a medida que pasaba el tiempo, comenzó a advertir que las cosas no funcionaban tan bien como al principio. Su insatisfacción fue creciendo. De aquellos días recuerda:

—Sencillamente, pensaba que no estaba progresando. En el programa siempre había entre ciento cincuenta y ciento setenta pacientes anuales, una cantidad que nunca aumentó. No teníamos ningún apoyo del hospital y cada tanto cambiábamos de administrador.

Además, había tenido algunos enfrentamientos con otros médicos del hospital. En cierto sentido, el departamento de enfermedades cardíacas se oponía a lo que John estaba haciendo con los pacientes que sufrían del corazón. John les dijo:

—Muy bien, les diré lo que vamos a hacer. Les remitiré a cada uno de mis pacientes para que tengan una segunda opinión, si ustedes me envían a sus propios pacientes.

Era una buena oferta, pero ellos no la aceptaron. En cierta ocasión John había enviado a uno de sus pacientes a la consulta de un cardiólogo. Este le había comunicado al enfermo que debía someterse a una intervención para implantarle un *by-pass*, algo que no era necesario en absoluto. Después de que se produjeran un par de incidentes semejantes, la paciencia de John llegó al límite. Finalmente, cuando se enteró de que el cardiólogo había anunciado a otro de sus pacientes que tenía que operarse, John lo llamó y le dijo:

—Quiero hablar contigo y con el paciente sobre este tema. Quiero saber en qué estudio científico te has basado para hacer esta recomendación.

El cardiólogo rechazó categóricamente su propuesta, a lo cual John respondió:

—¿Por qué no? Acabas de comunicar a este hombre que debe someterse a una operación a corazón abierto por la que vas a cobrarle entre cincuenta y cien mil dólares. ¿Cómo no vamos a discutir el caso? ¿Quizá crees que esto es justo para el paciente?

El cardiólogo insistió en su negativa, argumentando que solo conseguirían confundir al paciente. Aquella fue la última vez que recomendó cirugía cardíaca a uno de los pacientes de John.

Hasta entonces, ninguno de los otros médicos del hospital había derivado un paciente a John. Ni una sola vez. Los médicos le enviaban a sus propias esposas e hijos, pero jamás a uno de sus pacientes. Según John, el motivo era que:

—Temían lo que podría suceder cuando sus pacientes vinieran a mi consulta, es decir, lo mismo que ocurría cuando los pacientes acudían por propia voluntad. Los enfermos vendrían a consultarme sobre sus problemas cardíacos, su tensión o su diabetes. Yo les recomendaría la dieta vegetariana, ellos empezarían a reducir su medicación y pronto las cifras de sus análisis volverían a ser normales. Entonces ellos volverían a ver a su médico y le dirían: "¿Por qué diablos no me dijo usted nada de esto? ¿Por qué me dejó sufrir, gastarme un dineral y estar prácticamente a punto de morir, cuando todo lo que tenía que hacer era comer harina de avena?". Y los médicos no querían saber nada de todo esto.

Hubo otros momentos de fricción entre John y el hospital, pero la gota que colmó el vaso fue el programa de esclerosis múltiple del doctor Swank, que mencioné en el capítulo 9.

Cuando se enteró de que el doctor Swank estaba a punto de jubilarse, John decidió ponerse en contacto con él. Lo conocía desde hacía mucho tiempo y sentía un gran respeto por él, motivo por el cual le ofreció incluir su programa de esclerosis múltiple en los tratamientos de la clínica de salud del hospital Santa Elena. El doctor Swank aceptó su propuesta, y John estaba muy entusiasmado. Tal como él mismo comenta, había cuatro buenas razones para que esto fuera un acuerdo perfecto para el hospital Santa Elena:

* Coincidía con la filosofía de los adventistas: un tratamiento de las enfermedades basado en la dieta.
* Brindaría ayuda a personas que la necesitaban desesperadamente.
* El censo de sus pacientes se duplicaría, contribuyendo a desarrollar el programa.
* El coste sería prácticamente inexistente.

Recordando todo lo sucedido, John continuó:

—¿Podrías pensar en alguna razón para no llevar adelante el proyecto? ¡Era obvio que funcionaría!

De manera que presentó la propuesta a la jefa de su departamento. Después de escucharlo, ella le respondió que no consideraba que el hospital necesitara algo semejante.

—Bueno, en este momento no tenemos ninguna intención de introducir ningún programa nuevo.

John se quedó atónito y a continuación le preguntó:

—¿Puedes explicarme para qué sirve un hospital? ¿Por qué estamos aquí? Estaba convencido de que era para curar a los enfermos.

La respuesta de la jefa del departamento fue muy extraña:

—Evidentemente, para eso estamos. Pero déjame decirte que, en realidad, los enfermos de esclerosis múltiple no son pacientes deseables. Tú mismo me has dicho que a la mayoría de los neurólogos no les gusta ocuparse de este tipo de pacientes.

John no podía dar crédito a lo que acababa de escuchar. En un momento de gran tensión, afirmó:

—Espera un minuto, yo soy médico. Esto es un hospital. Nuestro trabajo es aliviar el sufrimiento de los pacientes. Ellos están enfermos. El hecho de que otros médicos no puedan ayudarlos a paliar su dolor no significa que nosotros no podamos hacerlo. Esta es la evidencia que confirma que sí podemos hacerlo. Tengo un tratamiento eficaz para personas que necesitan de mis cuidados y esto es un hospital. ¿Puedes explicarme por qué razón no vamos a atender a este tipo de pacientes? —Y continuó—: Quiero hablar con el director del hospital. Quiero explicarle por qué necesito este programa, por qué lo necesita el hospital, y también por qué lo necesitan los pacientes. Quiero que me consigas una entrevista con él.

Sin embargo, el director del hospital demostró tener una postura tan radical como la jefa del departamento. John habló con su esposa y reflexionaron juntos sobre la situación. Se suponía que tenía que renovar su contrato en un par de semanas, y finalmente decidió no hacerlo. Abandonó el hospital en términos cordiales y no guarda ningún rencor. John explica lo sucedido diciendo que tenían formas diferentes de ver la vida y prefiere recordar al hospital Santa Elena por lo que significó para él en aquel momento: un buen lugar durante dieciséis años, pero reconociendo que también estaba "implicado en las maniobras económicas de las empresas farmacéuticas".

En la actualidad, John realiza un programa de "medicina del estilo de vida" que tiene un éxito rotundo con la ayuda de su familia, escribe un boletín informativo muy popular que divulga de forma gratuita y disponible para todo el mundo (http://www.drmcdougall.com), organiza viajes en grupo con antiguos pacientes y nuevos amigos, y tiene más tiempo para hacer *windsurfing* cuando el viento arrecia en Bahía Bodega. Es un hombre con un caudal enorme de conocimientos y unas cualificaciones impresionantes, que podría mejorar la salud de millones de personas. Ninguno de sus colegas lo ha acusado jamás por "conductas médicas inadecuadas"; sin embargo, a la medicina oficial no le interesan sus servicios. Y no se cansa de recordárselo continuamente.

—Los pacientes que llegan con artritis reumatoide terminarán confinados en una silla de ruedas; ni siquiera podrán girar la llave para arrancar su coche. Yo los atiendo y al cabo de tres o cuatro semanas vuelven a ver a su médico. Cuando llegan a la consulta, le aprietan la mano con fuerza al doctor, que se limitará a decir: "Es maravilloso". El paciente, emocionado, le comunica: "Bueno, ahora quiero contarle lo que hice. Fui a ver al doctor McDougall, cambié la dieta y la artritis ha desaparecido". El médico responde parcamente: "¡Genial! No importa qué es lo que usted ha estado haciendo, siga adelante. Volveremos a vernos dentro de un tiempo". Invariablemente, esa es la respuesta. Los médicos nunca dicen: "¡Caramba! Haga usted el favor de contarme lo que ha hecho para que pueda comentárselo al próximo paciente", sino: "Todo lo que ha hecho hasta ahora es formidable". Si el paciente le comunica que ha adoptado una dieta vegetariana, el médico lo interrumpirá: "Muy bien, lo felicito. Es usted una persona muy fuerte. Muchas gracias. Nos vemos en su próxima cita". Y lo despide de la consulta lo más rápido posible. Es una actitud peligrosa, muy peligrosa.

LA RECOMPENSA DEL DOCTOR ESSELSTYN

De regreso a Ohio, el doctor Esselstyn se retiró de la cirugía activa en junio de 2000 y asumió el cargo de asesor de cardiología preventiva en el departamento de cirugía general de la clínica Cleveland. Desde entonces, sigue dedicado a la investigación y a su práctica clínica. También ha organizado sesiones de dos horas de duración en su casa, para asesorar a los nuevos pacientes cardíacos, dándoles a conocer las pruebas científicas de las investigaciones y ofreciéndoles una deliciosa comida "sana para el corazón". Y, por último, da conferencias a lo largo y ancho del país, así como también en el extranjero.

En marzo de 2002, Ess y su mujer, Ann, cuyo abuelo fundó la clínica Cleveland, redactaron el borrador de una carta que habían decidido enviar al responsable del departamento de cardiología y al director del hospital de la clínica Cleveland. La carta comenzaba diciendo que se sentían muy orgullosos de la reputación y excelencia demostrada por la clínica y por la innovación de sus procedimientos quirúrgicos. Sin embargo, todo el mundo coincidía en que la cirugía nunca sería una respuesta para la epidemia de enfermedades cardiovasculares. A través de esa carta, Ess se ofrecía formalmente a colaborar en la organización de un régimen alimentario capaz de detener, e incluso revertir, los trastornos cardíacos en el departamento de cardiología preventiva de la clínica Cleveland. El mismo régimen reflejaría la necesidad de su aplicación y podría ser gestionado por enfermeras clínicas y auxiliares médicos. Lo ideal sería, continuaba Ess, que se hiciera cargo del programa un médico joven a quien le entusiasmara la idea. Y por último, a cada paciente cardíaco de la clínica se le ofrecería la opción de seguir la terapia basada en esta dieta capaz de detener y revertir su enfermedad. El tratamiento es muy económico, no entraña ningún riesgo y permite a los pacientes tomar las riendas de su salud.

Cualquiera pensaría que ningún hospital desaprovecharía una oportunidad así de tratar a los enfermos, cuando uno de los profesionales más reconocidos en el ámbito nacional le ha ofrecido su ayuda. Sin embargo, después de haber sido uno de los cirujanos estrella de la clínica Cleveland durante décadas y de haber llevado a cabo un estudio que defendía la reversibilidad de las enfermedades del corazón con más éxito que ninguna otra actividad realizada en la clínica, y después de ofrecer amablemente un proyecto que permitiría curar a un mayor número de personas, ni el director del hospital ni el responsable del departamento tuvieron la educación de acusar recibo de esa carta. No lo llamaron ni le escribieron; lo ignoraron completamente.

Al cabo de siete semanas, Ess decidió llamar a ambos, pero ninguno de ellos respondió a la llamada. Por fin, después de siete intentos, el director del hospital se puso al teléfono. Durante muchos años, este hombre había elogiado a Ess por sus investigaciones y, aparentemente, se había mostrado muy entusiasmado con sus resultados. Ahora parecía haber cambiado de opinión. Era evidente que sabía exactamente lo que Ess pretendía y su respuesta fue que el máximo responsable del departamento de cardiología no estaba de acuerdo con su oferta. En otras palabras, escurrió el bulto. Si el director del hospital lo hubiera querido, la propuesta habría salido adelante, independientemente de lo que pensara el jefe del departamento de cardiología. Por tanto, Ess decidió hablar con él y por fin consiguió que respondiera a sus llamadas. El hombre se mostró brusco y desagradable, y dejó muy claro que no tenía ningún interés en la propuesta.

Desde entonces, Ess no ha vuelto a hablar con ninguno de estos médicos, aunque todavía tiene la esperanza de que cambien su forma de pensar a medida que un mayor número de investigaciones respalden sus afirmaciones. Paralelamente, hoy en día muchas de las personas que trabajan en la clínica siguen estando muy interesadas en el trabajo de Ess. La mayoría de ellas desearían que su régimen alimentario se utilizara más, pero los que ostentan el poder nunca lo permitirán. Dichas personas, al igual que Ess, se sienten frustradas porque el programa actual de cardiología preventiva es desastroso:

—Los pacientes siguen comiendo carne y consumiendo productos lácteos. Ni siquiera se plantean reducir sus niveles de colesterol. Todo es muy impreciso. La cardiología preventiva se enorgullece cuando los médicos son capaces de demorar la progresión de la enfermedad. ¡No estamos hablando de cáncer, por el amor de Dios!

Ahora se está produciendo una situación interesante: tal como sucedió con el doctor McDougall, muchos de los "pesos pesados" de la clínica aquejados de enfermedades cardíacas han acudido a Esselstyn para que les recomendara el tratamiento que debían seguir y los aconsejara sobre los cambios que debían introducir en su estilo de vida. Ellos saben que su método funciona y buscan voluntariamente su ayuda. Y tal como afirma Ess, todo esto podría desembocar en una crisis muy interesante:

—He tratado a varios miembros del personal directivo de la clínica, que sufrían enfermedades coronarias, incluidos los principales médicos de la institución y también varios de los miembros experimentados del consejo de administración. Uno de ellos conoce las frustraciones que hemos sufrido por haber pretendido introducir este programa dietético en la clínica y dice: "Creo que si se conociera que en la clínica Cleveland existe un tratamiento que detiene e, incluso, revierte esta enfermedad, que dicho tratamiento ha sido utilizado por los miembros más importantes del equipo médico y que ha curado a miembros del consejo de administración y, a pesar de ello, no ha sido autorizado para tratar al público en general, no nos libraríamos de una demanda judicial".

Por el momento Ess mantendrá las sesiones de asesoramiento en su propia casa con la ayuda de su mujer, porque la institución a la que entregó gran parte de su vida no desea adoptar un enfoque basado en la dieta que compita con su protocolo habitual de píldoras y procedimientos. El verano pasado Ess invirtió más tiempo del habitual produciendo heno en su granja situada al norte de Nueva York. Por mucho que le guste llevar una vida más relajada, también estaría encantado de seguir colaborando en la recuperación de los pacientes con la ayuda de la clínica Cleveland. *Sin embargo, no se lo permitirán.* En lo que a mí respecta, esto es absolutamente vergonzoso. Nosotros, el público, acudimos a los médicos y hospitales en épocas de gran necesidad. Es moralmente inexcusable que nos ofrezcan cuidados sanitarios de una calidad inferior a la que podrían brindarnos, que no protejan nuestra salud, que no curen nuestras enfermedades y que los tratamientos nos cuesten decenas de miles de dólares. Ess resume la situación del siguiente modo:

—En la actualidad, la clínica inyecta células madre con el propósito de desarrollar nuevos vasos sanguíneos para el corazón. ¿No sería más fácil detener la enfermedad? Es terrible, ¿verdad? ¡Resulta absolutamente increíble que recibamos consejos de salud de personas que se niegan a creer en lo obvio!

Después de que el éxito obtenido por curar a los pacientes con un enfoque basado en la nutrición haya generado grandes titulares, tanto a Esselstyn como a McDougall se les ha prohibido volver a formar parte de la medicina oficial. Podemos enfocar el asunto en términos de dinero —de acuerdo con John y Ess, el 80% de los ingresos del hospital Santa Elena y el 65% de los de la clínica Cleveland proceden de los tratamientos tradicionales para las enfermedades coronarias y de las intervenciones quirúrgicas, pero se trata de algo más. El hecho de que sean los pacientes quienes asuman el control de su enfermedad, y no los médicos, puede representar una amenaza intelectual para estos últimos. También puede resultar peligroso que algo tan simple como los alimentos sea más poderoso que todos los conocimientos sobre píldoras y procedimientos de alta tecnología. Y además cabe mencionar la pésima enseñanza en el ámbito de la nutrición que imparten las facultades de medicina y la influencia de la industria farmacéutica. Sea lo que sea, ha quedado claro que la industria médica de este país no protege nuestra salud como debería. McDougall extiende los brazos con las palmas hacia arriba, hace estiramientos para relajar los hombros y se limita a decir: "Es inconcebible".

18

Historias que se repiten

En 1985, mientras disfrutaba de un año sabático en Oxford, Inglaterra, tuve la oportunidad de estudiar la historia de la relación entre la dieta y la enfermedad en algunas de las bibliotecas médicas más importantes del mundo occidental. Acudí a la famosa biblioteca Bodlean, de Oxford, y a las bibliotecas londinenses del Colegio Real de Cirujanos y del Fondo Imperial para la Investigación del Cáncer. En los rincones silenciosos de estos santuarios revestidos en mármol, me emocionó encontrar autores que hace más de ciento cincuenta años habían escrito tan elocuentemente sobre la vinculación entre la alimentación y el cáncer, entre otras dolencias.

Uno de dichos autores era George Macilwain, que escribió catorce libros sobre medicina y salud. Macilwain nació y creció en Irlanda del Norte. Más tarde se trasladó a Londres, donde se convirtió en un prominente cirujano a comienzos del siglo XIX. Posteriormente sería miembro, y luego socio honorario, del Colegio Real de Cirujanos. A la edad de cuarenta años decidió adoptar una dieta vegetariana después de descubrir que "la grasa, los aceites y el alcohol" eran las principales causas del cáncer.[1] Macilwain popularizó también la teoría de la "naturaleza constitucional de la enfermedad", referida en particular a los orígenes y el tratamiento del cáncer.

El concepto de naturaleza constitucional de la enfermedad defendía que esta no es el resultado del deterioro de un órgano, de una célula ni de una reacción, así como tampoco la consecuencia de una causa externa que actúa de forma independiente. *La enfermedad se produce por el deterioro de múltiples sistemas orgánicos.* La teoría local de la enfermedad, que afirmaba que el individuo enferma cuando un único agente externo actúa en un lugar específico del cuerpo, se oponía a ese punto de vista. En aquella época se produjo una lucha encarnizada entre aquellos que creían en la dieta y los que apoyaban la cirugía y el uso cada vez mayor de los fármacos. Los defensores de la "enfermedad local" sostenían que la causa de la enfermedad era local y que, por lo tanto, se podía eliminar o tratar localmente con sustancias químicas aisladas. En contraste, aquellos que estaban a favor de la dieta y el estilo de vida defendían que la enfermedad era un síntoma derivado de las características "constitucionales" de todo el cuerpo.

Me impresionó comprobar que esos antiguos libros contenían las mismas ideas sobre la dieta y la enfermedad que habían resurgido en las batallas por la salud de los años ochenta. A medida que conocía más profundamente la obra de Macilwain, me percaté de que él era uno de mis antepasados. El apellido de soltera de mi abuela paterna era Macilwain, y esa rama de la familia había vivido en la misma región de Irlanda del Norte de donde procedía George Macilwain. Además, había historias familiares que relataban que un famoso Macilwain había abandonado la granja familiar en Irlanda para convertirse en un reconocido médico en Londres a comienzos del siglo XIX. Recordé que cuando era niño, mi padre, que había emigrado de Irlanda del Norte, hablaba del tío George, pero nunca había tomado conciencia de quién era ese hombre en realidad. A través de una investigación genealógica posterior, llegué a la conclusión prácticamente segura de que George Macilwain era mi tío tatarabuelo.

Este descubrimiento ha sido una de las historias más asombrosas de toda mi vida. Como dice mi esposa Karen: "Si existe la reencarnación . . .". Y estoy plenamente de acuerdo con ella: si he vivido una vida pasada, con toda seguridad fue en la piel de George Macilwain. Los dos tuvimos carreras similares; ambos nos dimos cuenta de la importancia que tiene la dieta para las enfermedades y también decidimos ser vegetarianos. Algunas de sus ideas, escritas hace más de ciento cincuenta años, eran tan parecidas a las mías que tuve la sensación de que podrían haber salido de mi propia boca.

Mis lecturas en esas augustas bibliotecas cargadas de historia me revelaron muchas más cosas que mi propia historia familiar. Me enteré de que los académicos han estado debatiendo sobre la naturaleza de la salud durante cientos e incluso miles de años. Hace casi dos mil quinientos años, Platón escribió un diálogo entre dos personas, Sócrates y Glauco, que discuten el futuro de sus ciudades. Sócrates afirma que las ciudades deben ser simples y que los ciudadanos han de subsistir a base de cebada y trigo, acompañados de "sabores" de aceite, aceitunas, queso y "comidas campesinas a base de cebollas y col hervidas", y de postre "higos, habas y guisantes", bayas de mirto y hayucos, y vino con moderación.[2] Sócrates afirma: "Y, con toda probabilidad, pasando sus días en calma y gozando de buena salud, los ciudadanos vivirán hasta una edad avanzada".

Pero Glauco responde que una dieta semejante solo sería apropiada para "una comunidad de cerdos", y que los ciudadanos deben vivir "de una forma civilizada". Y continúa: "Deben reclinarse en sus asientos y disfrutar de los platos y postres habituales de una cena moderna". En otras palabras, los ciudadanos deben gozar del "lujo" de comer carne. Sócrates replica: "Si lo que deseas es que contemplemos una ciudad que sufre de inflamación [. . .] También necesitaríamos grandes cantidades de todo tipo de ganado para todos aquellos a quienes les apeteciera alimentarse de ellos, ¿no es así?".

Glauco responde: "Por supuesto que sí". Entonces, Sócrates añade: "¿Y no crees que con la dieta que tú propones tendríamos mayor necesidad de visitar al médico que con la que yo mencionaba?". Glauco no puede negarlo: "Sí, así es, en efecto". Sócrates continúa diciendo que en esa ciudad de lujos escasearía la tierra, porque se necesitarían muchas más hectáreas para criar a los animales necesarios para alimentar a todos los ciudadanos. Esa escasez provocaría que se robaran las tierras entre sí, lo cual podría precipitar conatos de violencia e incluso una guerra y, en consecuencia, la necesidad de hacer justicia. Más aún, escribe Sócrates: "¿No es cierto que cuando la dejadez y las enfermedades abundan en una ciudad, los tribunales y consultas médicas trabajan más que nunca, y que a medida que montones de personas, incluso de buena cuna, se dedican ávidamente a ejercer estas profesiones, la ley y la medicina empiezan a mantener la cabeza bien alta? En otras palabras, en esta lujosa ciudad de dolencias y enfermedades, los abogados y los médicos serán la norma".[2]

En este pasaje, Platón deja las cosas muy claras: comeremos animales solamente por nuestra cuenta y riesgo. Es realmente admirable que uno de los mayores intelectuales de la historia del mundo occidental condenara el consumo de carne hace casi dos mil quinientos años, pero lo es todavía más que tan pocas personas conozcan esta historia. Casi nadie sabe, por ejemplo, que Hipócrates, el padre de la medicina occidental, defendió la alimentación como el medio principal para prevenir y tratar las enfermedades, ni tampoco que George Macilwain conocía esta verdad ni, por último, que el hombre clave en la fundación de la Sociedad Americana del Cáncer, Frederick Hoffman, también lo sabía.

¿Cómo pudo Platón predecir el futuro con tanta precisión? Él era consciente de que consumir alimentos de origen animal no conducía a la salud ni a la prosperidad verdaderas. Por el contrario, creía que ese lujo falso basado en la posibilidad de consumir animales solo daba lugar a una cultura de enfermedad, de disputas por las tierras, de abogados y médicos. ¡Esta es una descripción excelente de algunos de los desafíos que afronta nuestro país en la actualidad!

¿Cómo pudo Séneca, uno de los grandes eruditos de hace dos mil años, tutor y consejero del emperador romano Nerón, saber con tanta certeza cuál era el problema de consumir animales? El gran filósofo escribió:[2]

> Un buey satisface su hambre pastando en una superficie de alrededor de media hectárea; un bosque es suficiente para varios elefantes. El hombre, sin embargo, solo puede autoabastecerse mediante el pillaje de la tierra y del mar. ¡Caramba! ¿Acaso la naturaleza nos ha dado un estómago tan insaciable y, al mismo tiempo, un cuerpo tan insignificante? [. . .] Los esclavos de la barriga (como dice Salustio) se deben contar entre los animales inferiores, pero no entre los hombres. Mejor dicho, no entre los hombres, sino más bien entre los muertos [. . .] Podrías escribir en la puerta de sus casas: "Estos tienen una muerte anticipada".

¿Cómo pudo George Macilwain predecir el futuro cuando afirmó que la teoría local de la enfermedad no conduciría a la salud? Incluso hoy en día, no tenemos medicinas ni procedimientos que prevengan, eliminen y traten de forma eficaz las causas de ninguna de las enfermedades crónicas. Los tratamientos y métodos de prevención más promisorios han demostrado ser la dieta y los cambios en el estilo de vida, un enfoque constitucional para la salud.

¿Cómo hemos podido olvidar estas lecciones que ya se conocían en el pasado? ¿Cómo hemos llegado a preocuparnos por que los vegetarianos quizá no ingieran suficientes proteínas cuando en el pasado sabíamos que los mejores atletas de los antiguos Juegos olímpicos griegos debían consumir una dieta vegetariana? ¿Cómo hemos llegado a una situación en la cual los encargados de curar a la sociedad, nuestros médicos, saben muy poco sobre nutrición (si es que saben algo), nuestras instituciones médicas denigran al individuo y la tercera causa principal de mortalidad en Estados Unidos es el uso de fármacos y la hospitalización? ¿Cómo hemos llegado a una situación en la cual defender una dieta vegetariana puede acabar con la carrera profesional de una persona, donde los científicos gastan más tiempo intentando dominar la naturaleza que respetándola? ¿Cómo hemos llegado a una situación en la que las empresas que se benefician de nuestras enfermedades son las mismas que nos dan consejos para estar sanos y las compañías cuyos ingresos se basan en los alimentos que elegimos son las que nos indican qué debemos comer; una situación en la que el gobierno gasta el dinero público, que tanto cuesta ganar, en fomentar los ingresos de la industria farmacéutica y en la que impera la desconfianza en las políticas gubernamentales sobre alimentación, medicinas y salud? ¿Cómo hemos llegado a una situación en la cual los ciudadanos están tan confundidos respecto de lo que es sano y lo que no lo es que ya ni se ocupan de ello?

La población de nuestro país, que asciende a casi 300 millones de personas,[3] está enferma.

* En torno al 82% de los estadounidenses adultos tienen un factor de riesgo para las enfermedades cardíacas.[4]
* El 81% de los estadounidenses tomará, como mínimo, un medicamento durante una semana determinada.[5]
* El 50% de los estadounidenses toma, al menos, un fármaco recetado por el médico durante una semana determinada.[5]
* El 65% de los estadounidenses adultos tiene sobrepeso.
* El 31% de los estadounidenses adultos es obeso.
* Prácticamente uno de cada tres jóvenes estadounidenses, con edades entre seis y diecinueve años, ya tiene sobrepeso o corre el riesgo de tenerlo.
* Alrededor de 105 millones de estadounidenses adultos presentan unos niveles de colesterol en sangre que suponen un alto riesgo[7] (definido como 200 mg/dl o superior; un nivel sano de colesterol para el corazón es inferior a 150 mg/dl).
* Alrededor de 50 millones de estadounidenses tienen tensión sanguínea alta.[8]
* Más de 63 millones de estadounidenses adultos padecen de dolores en la parte inferior de la espalda (que están considerablemente relacionados con la circulación y el exceso de peso corporal, asociados directamente a la dieta y agravados por la falta de actividad física) durante un periodo determinado de 3 meses.[9]

* Más de 33 millones de estadounidenses adultos sufren migrañas o fuertes jaquecas durante un periodo de tres meses.[9]
* Un total de 23 millones de estadounidenses sufrieron problemas cardíacos en 2001.[9]
* Al menos 16 millones de estadounidenses son diabéticos.
* Más de 700,000 estadounidenses murieron debido a enfermedades cardíacas en 2000.
* Más de 550,000 estadounidenses fallecieron de cáncer en 2000.
* Más de 280,000 estadounidenses fallecieron por enfermedades cerebrovasculares (derrame cerebral), diabetes o Alzheimer en 2000.

Los norteamericanos corremos el gran riesgo de ignorar las advertencias de Platón y los demás. Y, utilizando las palabras de Séneca, nuestro país "ha anticipado su muerte". La inanición, las condiciones de insalubridad y las enfermedades contagiosas, todas ellas símbolos de empobrecimiento, se han reducido considerablemente en el mundo occidental. Lo que tenemos ahora es un serio problema con los excesos, y sin embargo, algunos de los países llamados emergentes compiten por llegar al mismo nivel de los occidentales. Hasta ahora nunca se habían visto porcentajes tan grandes de individuos que mueren debido a enfermedades vinculadas con la "prosperidad económica". ¿Es esta la prosperidad que predijo Sócrates hace dos mil quinientos años, una sociedad llena de médicos y abogados luchando por resolver los problemas causados por personas que viven lujosamente y comen carne de ganado? Nunca antes se habían registrado índices tan altos de obesidad y diabetes. Nunca antes las presiones financieras de la asistencia sanitaria habían afectado a todos los sectores de nuestra sociedad: las empresas, la educación, el gobierno e incluso las familias con una cobertura de seguro médico insuficiente. Si tenemos que decidir entre el seguro médico para nuestros maestros y los libros de texto de nuestros hijos, ¿qué elegiríamos?

Nunca antes habíamos afectado tanto al medio ambiente natural, hasta el punto de perder la capa superior del suelo, los enormes acuíferos norteamericanos y nuestra selva tropical.[10] Estamos cambiando nuestro clima tan rápidamente que muchos de los científicos más informados del mundo temen el futuro que se avecina. Nunca habíamos eliminado tantas plantas y animales de la faz de la Tierra como lo estamos haciendo ahora. Nunca habíamos introducido variedades de plantas modificadas genéticamente a tan gran escala, sin saber cuáles serán las repercusiones. Todos estos cambios en nuestro medio ambiente están influenciados por los alimentos que decidimos consumir.[11]

Los problemas creados por los excesos nutricionales empiezan a ser exponencialmente más urgentes cada año que pasa, mientras miles de millones de personas que viven en el mundo en desarrollo acumulan cada vez más poder y adoptan la dieta y el estilo de vista de vida occidental. En 1997, el director general de la Organización Mundial de la Salud, el doctor Hiroshi Nakajima, se refirió a la enorme carga futura que supondrán las enfermedades crónicas en los países en desarrollo como "una crisis de sufrimiento a escala global".[12]

Hemos estado moviéndonos a tientas durante los últimos dos mil quinientos años y hemos creado el monstruo insostenible que ahora llamamos sociedad moderna. Pero no dispondremos de otros dos mil quinientos años para recordar las enseñanzas de Platón, Pitágoras, Séneca y Macilwain; ni siquiera tendremos doscientos cincuenta años. Esta situación de emergencia representa una gran oportunidad y es, precisamente, lo que me da mucha esperanza. La gente está empezando a percibir la necesidad de un cambio y a cuestionar algunos de los supuestos más básicos sobre la comida y la salud. Se está comenzando a entender las conclusiones de la literatura científica y mejorando la calidad de vida.

Nunca antes se habían producido tantas investigaciones empíricas en apoyo de una dieta vegetariana y de alimentos integrales. Actualmente, por ejemplo, podemos obtener imágenes de las arterias del corazón y luego demostrar de forma concluyente que la dieta mencionada tiene la capacidad de revertir las enfermedades cardiovasculares, tal como lo han hecho los doctores Dean Ornish y Caldwell Esselstyn júnior.[13] Tenemos ahora el conocimiento necesario para comprender cómo funciona en realidad todo esto. Las proteínas animales aumentan los niveles de colesterol en la sangre de los animales empleados en los experimentos y de las personas más aún que las grasas saturadas y que el colesterol ingeridos a través de la dieta. Las comparaciones internacionales entre países revelan que, en las poblaciones que subsisten a base de dietas vegetarianas tradicionales, se registran menos enfermedades cardiovasculares. Y los estudios que han investigado a los individuos de una misma población demuestran que los que consumen alimentos vegetarianos y productos integrales presentan menores niveles de colesterol y también padecen menos del corazón. *Disponemos ahora de una gama amplia y profunda de evidencias que nos demuestra que la dieta vegetariana y de alimentos integrales es lo mejor para el corazón.*

Nunca antes habíamos comprendido tan profundamente que la dieta afecta a los procesos cancerosos, no solo en el ámbito celular, sino también en el de la población. Los datos publicados revelan que las proteínas animales fomentan el desarrollo de tumores. Estas proteínas aumentan los niveles de una hormona, llamada IGF-1, que es un factor de riesgo para el cáncer, y las dietas ricas en caseína (la proteína principal de la leche de vaca) permiten que un mayor número de sustancias carcinógenas se introduzcan en las células, lo cual favorece que productos carcinógenos aún más peligrosos se liguen al ADN, produciendo más reacciones mutagénicas que forman células cancerosas que, a su vez, favorecen un crecimiento más rápido de los tumores después de su formación. Los datos demuestran que una dieta basada en alimentos de origen animal aumenta la producción de hormonas reproductoras en las mujeres durante toda la vida, lo cual puede dar lugar a un cáncer de mama. *Disponemos ahora de una gama amplia y profunda de evidencias que nos demuestra que la dieta vegetariana y de alimentos integrales es lo mejor para el cáncer.*

Nunca antes habíamos contado con una tecnología que permite medir los biomarcadores asociados a la diabetes, ni con las evidencias necesarias para afirmar que la dieta vegetariana y de alimentos integrales es mucho más adecuada para reducir los niveles de azúcar, de colesterol y de insulina en sangre que ningún otro tratamiento. Los estudios intervencionistas muestran que cuando la diabetes de tipo 2 se trata mediante esta dieta, es posible revertir la enfermedad y los pacientes pueden prescindir de su medicación. Una enorme cantidad de estudios internacionales demuestra que la diabetes de tipo 1, una grave enfermedad autoinmune, está relacionada con el consumo de leche de vaca y con un destete prematuro. Sabemos ahora que nuestro sistema autoinmune puede atacar a nuestro propio cuerpo mediante un proceso de mimetismo molecular, inducido por las proteínas animales, que se abren camino hacia nuestro flujo sanguíneo. También tenemos evidencias muy tentadoras que vinculan la esclerosis múltiple al consumo de productos de origen animal, en particular los lácteos. Los estudios de intervención dietética han demostrado que la dieta puede ayudar a demorar y quizá, incluso a detener el progreso de la esclerosis múltiple. *Disponemos ahora de una gama amplia y profunda de evidencias que nos demuestra que la dieta vegetariana y de alimentos integrales es lo mejor para las enfermedades autoinmunes.*

Nunca antes habíamos tenido una gama tan amplia de evidencias que probaran que las dietas caracterizadas por una cantidad excesiva de proteínas animales pueden destruir nuestros riñones. Los cálculos renales se producen porque el consumo de proteínas animales crea cantidades excesivas de calcio y oxalato en estos órganos. Sabemos ahora que las cataratas y la degeneración macular asociada a la edad se pueden prevenir mediante alimentos que contengan grandes cantidades de antioxidantes. Por otra parte, la investigación ha demostrado que la disfunción cognitiva, la demencia vascular causada por pequeños derrames cerebrales y la enfermedad de Alzheimer están relacionadas con los alimentos que ingerimos. Los estudios sobre poblaciones humanas revelan que corremos un riesgo mayor de sufrir fracturas de cadera y osteoporosis cuando consumimos una dieta rica en alimentos animales. Las proteínas animales absorben el calcio de los huesos, creando un entorno ácido en la sangre. *Disponemos ahora de una gama amplia y profunda de evidencias que nos demuestra que la dieta vegetariana y de alimentos integrales es lo mejor para nuestros riñones, huesos, ojos y cerebro.*

Necesitamos más investigaciones y podemos hacerlas, pero ya es innegable que la dieta vegetariana y de alimentos integrales puede prevenir e incluso tratar una amplia variedad de enfermedades crónicas. Ya no se trata solamente de unas pocas personas que defienden este tipo de alimentación basándose en su propia experiencia o filosofía, o en un estudio científico ocasional que la respalda. En la actualidad existen cientos de estudios detallados, extensos y concienzudamente elaborados que apuntan en la misma dirección.

Y más aún, tengo esperanza en el futuro porque creo en nuestra capacidad de intercambiar información a lo largo y ancho del territorio nacional y también en el ámbito mundial. Hoy en día, una proporción mayor de la población mundial está alfabetizada; y una proporción mucho mayor de esa población se puede permitir el lujo de elegir los productos que desea consumir de una amplia variedad de alimentos que se pueden conseguir fácilmente. Ahora es posible disfrutar de una dieta vegetariana y de alimentos integrales variada, interesante, sabrosa y cómoda. Tengo esperanza porque las personas que habitan en ciudades pequeñas y en las regiones del país que antes estaban aisladas ahora pueden conocer rápidamente la información más vanguardista sobre la salud y ponerla en práctica.

Todo lo antedicho genera un ambiente que no tiene parangón, una atmósfera que exige un cambio. Contrariamente a lo que sucedía en 1982, cuando unos pocos colegas intentaron destruir la reputación de los científicos que habían sugerido que la dieta estaba directamente asociada al cáncer, ahora se acepta más la idea de que lo que comes puede determinar tu riesgo de padecer diversos tipos de cáncer. También he comprobado que la imagen pública del vegetarianismo ha dejado de ser considerada una práctica peligrosa para convertirse en una opción de vida sana a largo plazo. La popularidad de las dietas vegetarianas ha ido en aumento, y actualmente existe una enorme variedad y una mayor disponibilidad de alimentos vegetarianos.[14] Los restaurantes de todo el país ofrecen platos de comidas que no incluyen carne ni productos lácteos.[15] Los científicos están publicando más artículos sobre el vegetarianismo y destacando el potencial que tiene la dieta vegetariana para la salud.[16] Actualmente, más de ciento cincuenta años después de que mi tío tatarabuelo George escribiera libros sobre la dieta y la enfermedad, yo mismo estoy redactando uno sobre el mismo tema con la ayuda de mi hijo menor, Tom. El segundo apellido de Tom es McIlwain (la familia modificó la ortografía durante las dos últimas generaciones). Esto quiere decir que no solamente yo estoy escribiendo sobre las mismas ideas que Macilwain, sino que el coautor de este libro es un pariente que lleva su mismo apellido. La historia puede repetirse. No obstante, en esta ocasión, espero que en lugar de olvidar el mensaje y confinarlo a las estanterías de las bibliotecas, el mundo esté finalmente preparado para aceptarlo. Y una cosa más, creo que por fin el planeta está listo para cambiar. Hemos llegado a un punto de nuestra historia en el cual nuestros malos hábitos ya no se pueden tolerar más. Nosotros, como sociedad, estamos al borde de un gran precipicio: podemos caer en la enfermedad, la pobreza y la degradación, o encaminarnos hacia la salud, la longevidad y la abundancia. Y lo único que se necesita es tener la valentía de cambiar. ¿Cómo serán nuestros nietos dentro de cien años? Solo el tiempo lo dirá, pero espero que lo que estamos presenciando, así como también el futuro que tenemos por delante, sea beneficioso para todos.

Apéndice A

Preguntas y respuestas: efecto de las proteínas en estudios experimentales con ratas

¿Acaso el efecto de las proteínas ingeridas a través de la dieta podría deberse a otros nutrientes presentes en los alimentos administrados a las ratas?

Reducir las proteínas ingeridas a través de la dieta de un 20 a un 5% significa que hay que encontrar algo para reemplazar el 15% que falta. Nosotros recurrimos a un carbohidrato para sustituir la caseína, porque tenía el mismo contenido energético. A medida que reducíamos las proteínas de la dieta, aumentábamos la misma proporción de una mezcla de almidón y glucosa a en partes iguales.

El desarrollo inferior de los focos no se podía adjudicar a la glucosa y al almidón que se habían añadido a la dieta de bajo contenido en proteínas porque, cuando se analizan por separado, estos hidratos de carbono aumentan realmente el desarrollo de los focos.[1] En todo caso, una pequeña cantidad adicional de carbohidratos en la dieta baja en proteínas solo conseguiría aumentar la incidencia del cáncer y compensar el efecto producido por una escasa cantidad de proteínas. Esto pone de manifiesto que la prevención del cáncer mediante dietas de bajo contenido proteico es aún más asombrosa.

¿El efecto de las proteínas podría deberse a que las ratas que consumen una dieta hipoproteica ingieren menos cantidad de alimentos, es decir, menos calorías?

Muchos estudios realizados en las décadas de los treinta, los cuarenta y los cincuenta han demostrado que el desarrollo de tumores disminuye cuando se reduce la ingesta total de alimentos, o de calorías totales. Sin embargo, una revisión de los numerosos experimentos que hemos realizado demostró que los animales alimentados con dietas de bajo contenido proteico no consumían menos calorías y, no obstante, como media, en realidad consumían más calorías.[3, 4] Una vez más, esto no hace más que reforzar la capacidad de potenciar la formación de tumores, que ya se observó en la caseína.

¿Cómo era la salud general de las ratas que consumieron una dieta baja en proteínas?

Muchos investigadores han asumido durante mucho tiempo que los animales alimentados con una dieta hipoproteica no se desarrollarían saludablemente. Sin embargo, aquellos a los que se administró este tipo de dieta demostraron gozar de mejor salud en cada uno de los indicadores estudiados. Vivieron más tiempo, realizaron más actividad física, estaban más delgados y tenían un pelaje que lucía más sano a las cien semanas de comenzar el experimento, mientras que ninguna de las ratas alimentadas con una dieta rica en proteínas sobrevivió en ese mismo periodo de tiempo. Por otra parte, los animales que consumieron menos caseína a través de la dieta no solo ingirieron más calorías, sino que también las quemaron en mayor cantidad. Los de la dieta baja en proteínas consumieron más oxígeno, lo cual es necesario para quemar las calorías, y registraron niveles mayores de un tejido especial denominado tejido adiposo marrón,[5, 6] especialmente eficaz para quemar calorías. Esto se produce a través de un proceso de "termogénesis", es decir, el gasto de calorías en forma de calor corporal, fenómeno que ya se había demostrado muchos años antes.[7-11] *Las dietas de bajo contenido proteico favorecen que el organismo queme calorías, consiguiendo así que queden menos calorías disponibles que, de lo contrario, se almacenarían en forma de grasa corporal, con el consiguiente aumento de peso y, quizá también, menos calorías que podrían contribuir al desarrollo de tumores.*

¿Se observó alguna relación entre la actividad física y la dieta baja en proteínas?

Para medir la actividad física de cada grupo de ratas, comparamos durante cuánto tiempo cada una de ellas hacía ejercicio voluntariamente en la rueda acoplada a su jaula. El monitor registraba el número de veces que hacían girar la rueda. ¡A lo largo de un periodo de dos semanas, los animales alimentados con cantidades escasas de caseína[12] hicieron el doble de ejercicio! Esta observación refleja bastante bien el estado en que nos encontramos después de tomar una comida abundante en proteínas: perezosos y somnolientos. He oído que un efecto secundario de la dieta Atkins, saturada de este elemento, es el cansancio. ¿Has percibido alguna vez esta sensación después de haber tomado una comida rica en proteínas?

Apéndice B

Diseño experimental de
El estudio de China

Para el estudio, se seleccionaron sesenta y cinco condados de veinticuatro provincias (entre veintisiete) que representaban la gama completa de índices de mortalidad para siete de los cánceres más comunes. Por otra parte, ofrecían una cobertura geográfica amplia y estaban a cuatro horas de viaje de un laboratorio central. Los condados estudiados representaban:

* Las regiones costeras semitropicales del sureste de China.
* Las gélidas regiones invernales del noreste del país, cercanas a Siberia.
* Las regiones próximas al gran desierto del Gobi y a las estepas del norte.
* Las regiones del Himalaya, o cercanas a esta cadena montañosa, que recorre el país desde el extremo noroccidental hasta el lejano suroeste.

Con excepción de las áreas suburbanas de los alrededores de Shanghai, la mayoría de los condados estaban situados en la China rural, donde la población había vivido en el mismo lugar durante toda su vida y consumían exclusivamente los productos alimenticios locales. Las densidades de población variaban considerablemente, desde los 20,000 residentes nómadas del condado más remoto, próximo al gran desierto del Gobi, hasta los 1.3 millones de personas del condado situado en las afueras de Shangai.

Cuando se habla de nuestro trabajo, se dice que tiene el diseño de un estudio ecológico o de un estudio de correlación, lo que significa que comparamos la dieta, el estilo de vida y las características de la enfermedad de una serie de muestras de población, en este caso los sesenta y cinco condados. En El estudio de China, determinamos de qué manera estas características se correlacionan o asocian entre sí, estableciendo el valor medio de cada condado. Por ejemplo, ¿cómo se relaciona la grasa ingerida a través de la dieta con los índices de cáncer de mama? O ¿cómo se vinculan los niveles de colesterol en sangre con las enfermedades cardíacas coronarias? ¿O una clase determinada de ácido graso que está presente en los glóbulos rojos con el consumo de arroz? También pudimos comparar los niveles de testosterona o de estrógenos en sangre con el riesgo de contraer cáncer de mama. En el estudio llegamos a establecer miles de comparaciones diferentes.

Es importante destacar que, en esta clase de estudios, solo se comparan los valores medios de las poblaciones de los condados, no individuos con individuos (en realidad, tampoco lo hace ningún otro estudio que tenga un diseño epidemiológico). Y en lo que se refiere a estudios ecológicos, El estudio de China, con sus sesenta y cinco condados, fue inusualmente extenso. La mayoría de los trabajos semejantes solo abarcan entre diez y veinte unidades de población, como máximo.

Para realizar el estudio, se seleccionaron cien adultos de cada uno de los sesenta y cinco condados; la mitad eran hombres y la otra mitad, mujeres, y todos ellos con edades comprendidas entre los treinta y cinco y los sesenta y cuatro años. Los datos se reunieron de la siguiente manera:

* Cada persona entregó voluntariamente una muestra de sangre y respondió un cuestionario sobre la dieta y el estilo de vida.
* La mitad de las personas proporcionaron una muestra de orina.
* Los equipos de trabajo del estudio visitaron el 30% de los hogares para medir meticulosamente los alimentos consumidos por la familia durante un periodo de tres días.
* Las muestras de alimentos, que representaban las dietas típicas de cada uno de los emplazamientos del estudio, se recogieron en el

mercado local y se analizaron posteriormente en busca de factores dietéticos y nutricionales.

Una de las preguntas más importantes durante las primeras etapas de la planificación del trabajo fue cómo obtener la información sobre la dieta y la nutrición. Un método muy común es estimar de memoria el consumo de alimentos y nutrientes, pero resulta muy impreciso, en especial cuando se consumen platos combinados. ¿Acaso puedes recordar qué alimentos consumiste la semana pasada, o incluso ayer? ¿Puedes recordar la cantidad? Otro método aún más rudimentario para estimar la ingesta de alimentos es observar qué cantidad de cada uno de ellos se vende en la plaza del mercado. Estos hallazgos pueden arrojar estimaciones razonables sobre las tendencias que se evidencian en la dieta de poblaciones enteras con el paso del tiempo, pero no dan cuenta de los residuos alimentarios ni miden las cantidades individuales de consumo.

A pesar de que cada uno de estos métodos relativamente burdos puede ser útil para determinados propósitos, todavía existen errores técnicos y tendencias o prejuicios personales de considerable importancia. Y cuanto mayor es el error técnico, más difícil resulta detectar asociaciones significativas de causa-efecto.

Nosotros queríamos hacer algo mejor que medir burdamente qué alimentos se consumían y en qué cantidades. De manera que decidimos evaluar las condiciones nutricionales mediante el análisis de las muestras de sangre y de orina para identificar los indicadores (biomarcadores) de múltiples ingestas de nutrientes. Pensamos que estos análisis serían mucho más objetivos que pedir a los sujetos que recordaran lo que habían comido.

Sin embargo, reunir y analizar las muestras no fue una tarea sencilla, al menos no de la forma que hubiéramos deseado. El problema inicial fue conseguir una cantidad *suficiente* de sangre. Por motivos culturales, los chinos que residían en las regiones rurales se mostraron reacios a proporcionarnos muestras de sangre. La única posibilidad parecía ser un pinchazo en el dedo, aunque no era lo más adecuado. Un vial normal de sangre contiene cien veces más cantidad y nos habría permitido hacer análisis que hubieran puesto de manifiesto un mayor número de factores.

El doctor Junshi Chen, que pertenecía a nuestro equipo y trabajaba en el Instituto de Nutrición e Higiene de los Alimentos del Departamento de Salud, asumió la tarea poco envidiable de convencer a estos voluntarios para que nos proporcionaran un vial normal de sangre. ¡Y lo consiguió! Sir

Richard Peto, de la Universidad de Oxford, que también formaba parte de nuestro equipo de trabajo, tuvo la práctica idea de combinar las muestras individuales de sangre con el fin de hacer un fondo común de esta sustancia para cada pueblo y para cada sexo. En comparación con el método del pinchazo en el dedo, esta estrategia nos permitió reunir una cantidad de sangre entre mil doscientas y mil trescientas veces mayor.

El método de hacer grandes fondos de sangre tuvo consecuencias muy relevantes e hizo posible sacar adelante El estudio de China, tal como se conoció más tarde. Nos permitió analizar muchos más indicadores de la dieta y de la salud y esto, a su vez, hizo posible que considereramos las relaciones de una forma más exhaustiva, lo cual no hubiera sido posible de otro modo. Si deseas conocer más detalles sobre las bases teóricas y prácticas de esta forma de reunir muestras y practicar los análisis de sangre, puedes acudir a la monografía original del estudio.[1]

Una vez que recogíamos las muestras de sangre, teníamos que decidir quién se encargaría de realizar la mayor cantidad posible de análisis. Queríamos que fueran de la mejor calidad. Algunos análisis se practicaron en nuestro laboratorio de Cornell y en el del doctor Chen, en Pekín; los demás, en particular los tipos más especializados, se realizaron en alrededor de dos docenas de laboratorios situados en seis países de cuatro continentes. Los laboratorios se seleccionaron según la experiencia y el interés demostrados. Los integrantes del laboratorio se citan en la monografía original.[1]

¿CÓMO SE PODRÍA CALIFICAR LA CALIDAD DE ESTE ESTUDIO?

Como este estudio fue una de esas oportunidades que se presentan una sola vez en la vida, nuestra pretensión era que fuera la mejor investigación de este tipo. Era exhaustivo y de una calidad excelente, y su singularidad abrió nuevas oportunidades para investigar la relación de la dieta con la enfermedad. Su exhaustividad, calidad y singularidad mejoraron de forma sustancial la credibilidad y fiabilidad de los hallazgos. De hecho, en un artículo principal de la sección de ciencias, el *New York Times* se refirió a él como "el Gran Premio" de los estudios epidemiológicos.

EL CARÁCTER EXHAUSTIVO DE LOS DATOS

Este estudio fue (y todavía lo es) el trabajo más exhaustivo de todos los que se han realizado. Después de reunir, almacenar y analizar todas las muestras de sangre, orina y alimentos, y una vez tabulada y evaluada la calidad de los resultados finales (algunos resultados dudosos no se incluyeron en la publicación final), logramos estudiar 367 variables.[1] Dichas variables fueron:

* Índices de mortalidad por enfermedad en más de 48 tipos diferentes de enfermedades.[2]
* Un total de 109 indicadores nutricionales, víricos, hormonales, y otros, en sangre.
* Más de 24 factores urinarios.
* Casi 36 constituyentes de los alimentos (nutrientes, pesticidas, metales pesados . . .).
* Más de 36 nutrientes especificos y alimentos fueron evaluados en la encuestra por familia.
* 60 factores dietéticos y otros relacionados con el estilo de vida, obtenidos a través de cuestionarios.
* Y 17 factores geográficos y climatológicos.

El carácter exhaustivo del estudio no se debió simplemente a la enorme cantidad de variables, sino también a que la mayoría de ellas reveló una amplia gama de variaciones, tal como sucedió con los índices de mortalidad por cáncer. La gran diversificación de las variables reforzó nuestra capacidad de detectar asociaciones importantes entre ellas que no se habían descubierto hasta ese momento.

LA CALIDAD DE LOS DATOS

La calidad del estudio mejoró gracias a una serie de características que describiré a continuación:

* Los adultos seleccionados para este estudio fueron sujetos de entre treinta y cinco y sesenta y cuatro años de edad. Este es el rango que se utiliza con mayor frecuencia cuando se investigan las enfermedades. En este estudio no se incluyó la información sobre los certificados de muerte de las personas mayores de sesenta y cuatro años, porque esta información se consideró menos fiable.
* En cada uno de los sesenta y cinco condados analizados, se seleccionaron dos pueblos para reunir la información. Disponer de dos pueblos en cada condado, en lugar de uno solo, ofrece un promedio más fiable por condado. Esto significa que los datos son de

mejor calidad cuando los valores de dos pueblos se asemejan más entre sí que en relación con los demás condados.[3]

* Siempre que fue posible, las variables se midieron utilizando varios métodos. Por ejemplo, la cantidad de hierro se midió de cinco formas diferentes, la riboflavina (vitamina B$_2$), de tres formas distintas, y así sucesivamente. Además, en muchos casos pudimos evaluar la calidad y fiabilidad de los datos comparando variables conocidas por tener relaciones biológicas verosímiles.

* Las poblaciones estudiadas demostraron ser muy estables. Una media del 93-94% de los hombres había nacido en el condado donde residían en el momento que se realizó el estudio; el porcentaje para las mujeres era del 89%. Por otra parte, de acuerdo con los datos publicados por el Banco Mundial,[4] en la época de nuestro estudio las dietas eran muy similares a las que se consumían en años anteriores. Esta fue una situación ideal porque esos años previos representaban el momento en que se estaban formando las enfermedades.

LA SINGULARIDAD DE LOS DATOS

La forma en que utilizamos el diseño ecológico del estudio contribuyó a conferirle su carácter singular. Las críticas dirigidas contra este tipo de diseño asumen que no es lo suficientemente coherente como para determinar las asociaciones de causa y efecto cuando el objetivo es descubrir los efectos de causas únicas que arrojan resultados únicos. Pero la nutrición no funciona de este modo. Antes bien, la nutrición puede fomentar o prevenir la enfermedad mediante múltiples nutrientes y otras sustancias químicas que actúan en conjunto, como sucede en los alimentos. Un estudio ecológico es prácticamente ideal cuando se pretende conocer de qué forma los factores dietéticos actúan conjuntamente para causar la dolencia. Una de las cosas más importantes que debemos aprender son los vastos efectos de los nutrientes y de otros factores en la manifestación de la enfermedad. Para investigar estas causas profundas, fue necesario registrar la mayor cantidad posible de factores dietéticos y del estilo de vida, y luego formular hipótesis e interpretar el carácter más global de los datos.

La característica más singular de este estudio, que acaso haya hecho de él algo diferente, se asocia a las peculiaridades nutricionales de las dietas consumidas en la China rural. En cualquier otro estudio humano sobre la dieta y la salud, de cualquier diseño que sea, han participado sujetos que consumían la típica dieta occidental. Esto es verdad, incluso, cuando el estudio incluye a vegetarianos, ya que el 90% de ellos sigue consumiendo cantidades bastante importantes de leche, queso y huevos, mientras que un número significativo de vegetarianos consume habitualmente algo de pollo y pescado. Como se muestra en el gráfico B.1,[5] solo existen pequeñas diferencias en las propiedades nutricionales de las dietas no vegetarianas y vegetarianas tal como se consumen en los países occidentales.

GRÁFICO B.1: COMPARACIÓN DE LAS DIETAS VEGETARIANA Y NO VEGETARIANA ENTRE LOS OCCIDENTALES

NUTRIENTE	VEGETARIANA	NO VEGETARIANA
Grasas (% de calorías)	30-36	34-38
Colesterol (gr/día)	150-300	300-500
Carbohidratos (% de calorías)	50-55	< 50
Proteínas totales (% de calorías)	12-14	14-18
Proteínas animales (% de proteínas totales)	40-60	60-70

En China encontramos unas condiciones dietéticas sorprendentemente distintas. En Estados Unidos, las proteínas nos proporcionan el 15-17% de nuestras calorías totales y más del 80% de esta cantidad procede de los animales. En otras palabras, nos atiborramos de proteínas y obtenemos la mayor parte de ellas a través del consumo de carne y de productos lácteos. Pero en las regiones rurales de China, se consumen menos proteínas en general (9-10% de las calorías totales) y únicamente un 10% procede de alimentos de origen animal. Esto significa que existen muchas otras diferencias nutricionales importantes entre las dietas china y estadounidense, tal como se muestra en el gráfico B.2.[1]

GRÁFICO B.2: INGESTA DE NUTRIENTES EN LAS DIETAS CHINA Y ESTADOUNIDENSE

NUTRIENTE	CHINA	ESTADOS UNIDOS
Calorías (kcal/kg peso corporal/día)	40.6	30.6
Grasas totales (% de calorías)	14.5	34-38
Fibra dietética (gr/día)	33	12
Proteínas totales (gr/día)	64	91
Proteínas animales (% de calorías totales)	0.8*	10-11
Hierro total (mg/día)	34	18

* Proteínas animales que no proceden del pescado

Este fue el primer y único gran estudio que investigó un amplio abanico de hábitos alimentarios y sus consecuencias sobre la salud. El rango de la experiencia dietética china incluía dietas que eran ricas, o muy ricas, en alimentos de origen vegetal. En todos los demás estudios realizados con sujetos occidentales, las dietas eran entre ricas y muy ricas en alimentos de origen animal. Debido precisamente a esta diferencia, El estudio de China se ha distinguido de todos los demás trabajos de investigación.

CONSEGUIR QUE EL PROYECTO SE HICIERA REALIDAD

La organización y la puesta en práctica de un estudio de estas dimensiones, y de esta calidad, fue posible gracias a las aptitudes excepcionales del doctor Junshi Chen. Los emplazamientos seleccionados para el estudio estaban distribuidos a lo largo de las regiones más lejanas de China. Si lo comparamos con nuestro país, las distancias eran equivalentes a las que existen entre los cayos de Florida y Seattle, Washington, y entre San Diego, California, y Bangor, Maine. Sin embargo, trasladarse entre estos lugares era bastante más difícil que hacerlo en Estados Unidos. Por este motivo, los suministros tenían que proceder de la misma localización y las instrucciones para el estudio había que darlas *in situ*; por otra parte, era necesario estandarizarlas para poder aplicarlas en todos los sitios de recolección de muestras y datos. Y todo esto se realizó antes de que existieran los *e-mails*, los faxes y los teléfonos móviles.

Fue muy importante que los veinticuatro equipos provinciales de salud, cada uno de los cuales estaba compuesto por entre doce y quince trabajadores sanitarios, estuvieran entrenados para recolectar las muestras de sangre, orina y alimentos, así como para completar los cuestionarios de forma sistemática y estandarizada. Con el propósito de normalizar los datos recogidos, el doctor Chen dividió el país en regiones. Cada una de ellas envió a una persona a la sesión especial de capacitación que se celebró en Pekín. A su vez, dichas personas entrenaron a los equipos provinciales de salud cuando regresaron a sus provincias de origen.

Aunque el Instituto Nacional del Cáncer de Estados Unidos, perteneciente al Instituto Nacional de Salud, proporcionó los fondos iniciales para este proyecto, los salarios de los aproximadamente 350 trabajadores de la salud que participaron en él fueron abonados por el Ministerio de Salud. Estimo que la contribución china a este proyecto fue de entre 5 y 6 millones de dólares. El aporte de Estados Unidos fue de alrededor de 2.9 millones de dólares durante un periodo de diez años. Si el gobierno de este país hubiera tenido que pagar este servicio para realizar un proyecto similar en su propio suelo, le hubiera costado al menos diez veces esa cantidad, es decir, entre 50 y 60 millones de dólares.

Apéndice C

La conexión de la "vitamina" D

L a prueba más asombrosa a favor de las dietas vegetarianas es el modo
en que se integran diversos factores alimentarios y eventos biológicos
para potenciar la salud y disminuir las enfermedades. A pesar de que
los procesos biológicos son excepcionalmente complejos, estos factores
siguen actuando de forma conjunta como una red que tiene una hermosa
coreografía y la capacidad de corregirse a sí misma. Es una red admirable,
en particular en lo que atañe a su coordinación y control.

Quizá un par de analogías podrían ayudar a ilustrar este proceso. Las
bandadas de aves en vuelo o los bancos de peces moviéndose a toda velocidad son capaces de cambiar de dirección en un microsegundo sin chocar
entre sí. Al parecer tienen una conciencia colectiva que les permite conocer
hacia dónde se dirigen y dónde se detendrán a descansar. Las colonias de
hormigas y las colmenas de abejas también integran muchas de sus tareas
con gran dominio. Las actividades de estos animales nos parecen increíbles.
¿Has pensado alguna vez cómo pueden coordinar sus conductas con semejante delicadeza? Yo observo las mismas características, e incluso más, en la
forma en que realizan su magia los innumerables factores de los alimentos
vegetales para producir salud en todos los niveles de nuestro organismo, en

nuestros órganos y células, y en las enzimas y otras partículas subcelulares que se encuentran en el interior de nuestras células.

Para quienes no están familiarizados con los laboratorios de investigación biomédica, debo decir que sus paredes están a menudo cubiertas de enormes carteles que muestran miles de reacciones bioquímicas que tienen lugar en nuestro cuerpo. Estas son las conocidas; pero quedan todavía muchas más por descubrir. La interdependencia de estas reacciones resulta especialmente ilustrativa y sus implicaciones son formidables.

Un ejemplo de una parte muy pequeña de esta enorme red de reacciones es el efecto de la vitamina D y de sus metabolitos sobre muchas de las enfermedades de las que nos hemos ocupado en este libro. Esta red en particular ilustra una compleja interconexión entre los mecanismos internos de nuestras células, los alimentos que consumimos y el ambiente en el que vivimos (gráfico C.1). Aunque una parte de la vitamina D presente en nuestro cuerpo puede proceder de los alimentos que consumimos, en general podemos obtener la cantidad que necesitamos exponiéndonos al sol algunas horas por semana. En verdad, el hecho de que seamos capaces de producir nuestra vitamina D nos lleva a la idea de que no se trata de una vitamina, sino de una hormona (que se produce en una parte específica de nuestro organismo, aunque funciona en otra). Los rayos ultravioletas del sol crean vitamina D a partir de una sustancia química precursora que está presente en nuestra piel. Si nos exponemos a la luz solar el tiempo suficiente, cubrimos todas nuestras necesidades de esta vitamina.[1] Como es

GRÁFICO C.1: LA RED DE LA VITAMINA D

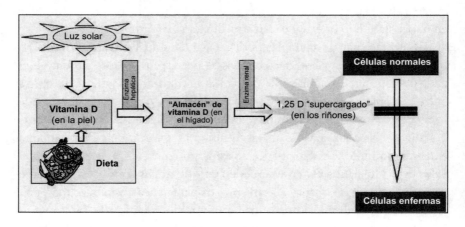

evidente, también podemos obtenerla de la leche enriquecida, de los aceites procedentes del pescado y de algunos suplementos vitamínicos.

La vitamina D fabricada en nuestra piel se desplaza luego hasta el hígado, donde, gracias a la acción de una enzima, se convierte en un metabolito de la vitamina D. La función principal de este metabolito es actuar como un almacén corporal de la vitamina D (que se acumula principalmente en el hígado, pero también en la grasa corporal).

El siguiente paso es crucial. Siempre que sea necesario, parte de la vitamina D almacenada en el hígado se desplaza hacia los riñones, donde otra enzima la convierte en un metabolito "supercargado" de la vitamina D, denominado 1,25 D. La velocidad a la cual esta reserva de vitamina D se transforma en el 1,25 D "supercargado" es una reacción crucial de esta red. El metabolito 1,25 D realiza la tarea más importante de la vitamina D en nuestro organismo.

Este metabolito 1,25 D "supercargado" es casi mil veces más activo que la vitamina D almacenada, y sobrevive únicamente entre seis y ocho horas a partir de su formación. En contraste, nuestras reservas de vitamina D sobreviven durante veinte días o más.[2, 3] Esto demuestra un importante principio que se encuentra normalmente en redes semejantes: una actividad mucho mayor, una vida mucho más corta y cantidades muy inferiores del producto final 1,25 D proporcionan un sistema muy sensible en el cual el 1,25 D puede ajustar rápidamente su actividad minuto a minuto, o microsegundo a microsegundo, siempre que exista una reserva suficiente de vitamina D. Los cambios pequeños, que marcan una gran diferencia, se pueden producir de forma muy rápida.

La relación entre la reserva de vitamina D y el 1,25 D "supercargado" es como tener un enorme depósito de gas natural enterrado debajo del patio (la vitamina D almacenada), pero utilizar solo una cantidad muy pequeña de gas para encender los quemadores de nuestra cocina. Es fundamental controlar con precaución la cantidad de gas que llega a la cocina y sincronizarla (1,25 D), independientemente de cuánto pueda haber en el depósito. No obstante, también es muy útil vigilar que el suministro de combustible del depósito sea adecuado. Del mismo modo, es esencial que la enzima de los riñones que participa en esta reacción sea, por decirlo de alguna manera, suave y sensible, ya que es la encargada de producir la cantidad adecuada del 1,25 D en el momento oportuno para que, a su vez, este desarrolle su trascendental labor.

Una de las actividades más importantes de la vitamina D, en especial mientras se convierte en el 1,25 D "supercargado", es controlar el desarrollo de una amplia variedad de enfermedades graves. Para simplificar esta afirmación, diré que podemos representarlo de manera esquemática mostrando de qué forma el 1,25 D inhibe la transformación de los tejidos sanos en tejidos enfermos.[4-12]

Hasta el momento, podemos ver que la cantidad adecuada de exposición a los rayos solares ayuda a impedir que las células enfermen porque asegura una reserva suficiente de vitamina D. Esto sugiere que ciertas enfermedades pueden ser más frecuentes en las regiones del mundo donde la luz solar es más escasa, es decir, en los países cercanos a los polos. Y, de hecho, existen muchas pruebas de ello. Para ser más específico: *en el hemisferio norte, las comunidades situadas en las regiones más septentrionales tienden a registrar más casos de diabetes tipo 1, esclerosis múltiple, artritis reumatoide, osteoporosis y cáncer de mama, de próstata y de colon, además de otras enfermedades.*

Los investigadores saben desde hace ochenta años que, por ejemplo, la esclerosis múltiple está asociada con latitudes superiores.[13] Como se muestra en el gráfico C.2, a medida que nos alejamos del ecuador, se observa una marcada diferencia en la incidencia de casos de esclerosis múltiple; la presencia de la enfermedad es cien veces mayor en el extremo norte que en el ecuador.[14] De un modo similar, en Australia hay menos luz solar y mayor prevalencia de esclerosis múltiple a medida que nos desplazamos hacia las zonas más lejanas del sur.[15] La incidencia de la dolencia es alrededor de siete veces mayor en el sur (43° S) que en el norte de Australia (19° S).[16]

La falta de sol, sin embargo, no es el único factor relacionado con estas enfermedades. Existe un contexto mayor. Lo primero que hay que analizar es el control y la coordinación de estas reacciones asociadas a la vitamina D. El control se produce en varios sitios de la red pero, como he dicho previamente, la tarea crucial es la transformación de las reservas de vitamina D en el metabolito 1,25 D "supercargado", que se produce en los riñones. En gran medida, este control se realiza mediante otra red compleja de reacciones en las que participa un "administrador" —un tipo de hormona producida por la glándula paratiroides, que se encuentra en el cuello (gráfico C.3).

Por ejemplo, cuando necesitamos más 1,25 D, la hormona paratiroidea induce la actividad enzimática de los riñones para producirla. Cuando el organismo dispone ya de la cantidad suficiente de 1,25 D, la hormona paratiroidea demora la actividad de la enzima renal. Al cabo de unos segundos, ella misma se encarga de administrar la cantidad de 1,25 D que debe haber

GRÁFICO C.2: DISTRIBUCIÓN MUNDIAL DE LA ESCLEROSIS MÚLTIPLE
PARA 120 PAÍSES

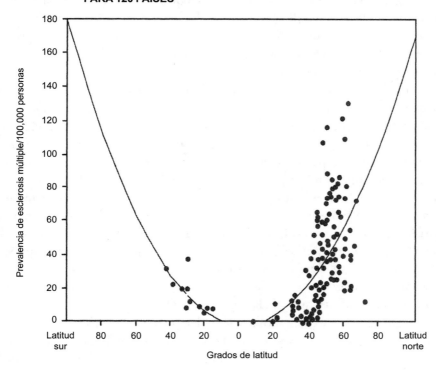

GRÁFICO C.3: FUNCIÓN DE LA HORMONA PARATIROIDEA EN LA REGULACIÓN
DEL 1,25 D "SUPERCARGADO"

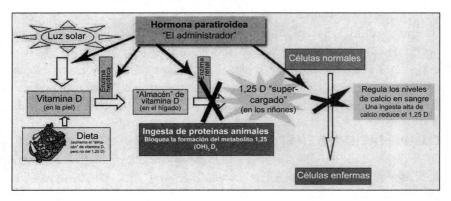

en cada momento y en cada parte del organismo. La hormona paratiroidea desempeña el papel de director en muchos otros sitios de la red, tal como lo muestran las diversas flechas. Conoce la función de cada uno de los integrantes de esta "orquesta" y, por consiguiente, controla y ajusta con gran precisión estas reacciones, tal como hace un director de orquesta durante la interpretación de una sinfonía.

En condiciones óptimas, la exposición a la luz solar puede proporcionarnos toda la vitamina D que necesitamos para producir el 1,25 D, que es de vital importancia, en el momento oportuno. Cuando hay suficiente luz solar, ni siquiera las personas mayores, que no son capaces de producir tanta vitamina D a partir del sol, tienen nada de qué preocuparse.[17] Pero ¿cuánto es "suficiente"? Con toda seguridad sabes qué cantidad de luz solar te provoca un ligero enrojecimiento en la piel; pues bien, un cuarto de esa cantidad, de dos a tres veces por semana, es más que suficiente para satisfacer nuestras necesidades de vitamina D y para almacenar una parte de ella en el hígado y en la grasa corporal.[17] Si tu piel se enrojece después de exponerla al sol durante treinta minutos, eso significa que una exposición al sol durante diez minutos tres veces por semana será suficiente para obtener una cantidad apropiada de vitamina D.

Pero si no nos exponemos a la luz solar, puede ser muy ventajoso consumir la vitamina D a través de nuestra dieta. Casi toda la vitamina D que encontramos en los alimentos que consumimos, como la leche y los cereales para el desayuno, ha sido añadida de forma artificial. Sumada a los suplementos vitamínicos, esta cantidad de vitamina D puede ser bastante significativa. También existen evidencias de que esta práctica puede ser beneficiosa en determinadas circunstancias.[18-21]

En este esquema, la luz solar y la hormona paratiroidea trabajan en conjunto y se coordinan de una forma maravillosa para conseguir que el sistema siga funcionando sin complicaciones, tanto para llenar nuestro depósito de vitamina D como para colaborar en la producción del 1,25 D que necesitamos en cada momento. Si nos planteamos si es mejor exponernos el tiempo suficiente a la luz del sol o ingerir la vitamina D que está presente en nuestros alimentos, la primera opción parece tener mucho más sentido.

COMPLICACIONES EN EL SISTEMA

Varios estudios demuestran que el riesgo de contraer diversas enfermedades aumenta cuando existen niveles bajos del 1,25 D de forma asidua. De manera que la pregunta es la siguiente: ¿cuál es la causa de que existan niveles bajos de 1,25 D? Los alimentos que contienen proteínas animales provocan una disminución considerable del 1,25 D.[22] Estas proteínas crean un ambiente ácido en la sangre que bloquea las enzimas renales, y estas no pueden producir este metabolito de importancia fundamental.[23]

Un segundo factor que influye sobre este proceso es el calcio. La presencia de este mineral en nuestra sangre, que se debe mantener dentro de un rango de valores bastante estrecho, es esencial para que los músculos y los nervios funcionen a la perfección. El 1,25 D consigue mantener los niveles de calcio en sangre en el rango conveniente, supervisando y regulando la cantidad absorbida de los alimentos que se digiere en los intestinos, la que se excreta a través de la orina y las heces, y la que se intercambia con los huesos, el gran depósito de calcio de nuestro organismo. Por ejemplo, si hay demasiado calcio en la sangre, el 1,25 D se torna menos activo y, en consecuencia, el organismo absorbe y excreta menos calcio. Se trata de un equilibrio muy sensible. A medida que aumentan los niveles de calcio presente en la sangre, el 1,25 D disminuye, y cuando los niveles de calcio son inferiores, se incrementa el 1,25 D.[10, 24] El problema es que si el consumo de calcio es innecesariamente elevado, la actividad de la enzima renal disminuye y, en consecuencia, también baja el nivel de 1,25 D.[1, 25] En otras palabras, no nos resulta conveniente consumir dietas ricas en calcio de manera continuada.

Por lo tanto, los niveles en sangre de 1,25 D descienden tanto por el consumo excesivo de proteínas de origen animal como de calcio. Los productos animales, con sus proteínas, reducen la actividad del 1,25 D. La leche de vaca, por ejemplo, es rica en proteínas como también en calcio. De hecho, en uno de los estudios más extensos que se han realizado sobre la relación de la esclerosis múltiple con niveles inferiores de 1,25 D, se descubrió que la leche de vaca es un factor tan importante como las latitudes previamente mencionadas.[26] Por ejemplo, la asociación de esta dolencia con la latitud y la luz solar, representada en el gráfico C.2, se observa asimismo en los alimentos de origen animal incluidos en el gráfico C.4.[14]

Se podría aventurar la hipótesis de que las enfermedades como la esclerosis múltiple se deben, al menos en parte, a la falta de luz solar y a una cantidad insuficiente de vitamina D. Esta hipótesis está respaldada por el hecho de que, entre las personas que viven en las zonas costeras de las regiones más septentrionales (por ejemplo, Noruega y Japón),[26] donde se consumen grandes cantidades de pescado rico en vitamina D, se observa una menor incidencia de esclerosis múltiple que entre los individuos que habitan en el interior del país. No obstante, en esas comunidades cuyo sustento

GRÁFICO C.4: DISTRIBUCIÓN MUNDIAL DEL CONSUMO DE CALORÍAS PROCEDEN-
TES DE ALIMENTOS DE ORIGEN ANIMAL PARA 120 PAÍSES[14]

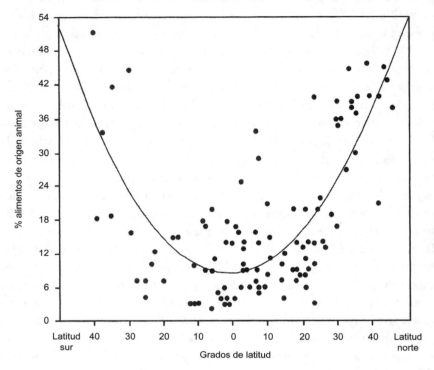

básico es el pescado y que presentan índices menores de la enfermedad, también se consume menos leche de vaca. Está demostrado que la ingesta de leche de vaca está asociada con la esclerosis múltiple[26] y la diabetes de tipo 1,[27] independientemente del consumo de pescado.

En otra reacción asociada a esta red, un mayor consumo de proteínas animales aumenta también la producción del factor de crecimiento similar a la insulina (el IGF-1, del que ya hablé en el capítulo 8 y que fomenta el desarrollo de células cancerosas).[5] En efecto, cuando se consume una dieta rica en proteínas animales, existen muchas reacciones que, actuando de forma coordinada y coherente, causan la enfermedad. Al mismo tiempo que descienden los niveles en sangre de 1,25 D, el IGF-1 se torna más activo. Estos factores se combinan para aumentar la formación de nuevas células y, al mismo tiempo, inhibir la eliminación de las células antiguas, lo cual favorece el desarrollo del cáncer (siete estudios citados[28]). Por ejemplo, las personas que presentan niveles de IGF-1 en sangre más elevados de lo normal han demostrado tener 5.1 veces más riesgo de padecer un cáncer de próstata en un estadio avanzado.[28] Si esos valores altos del IGF-1 se combinan con niveles bajos en sangre de una proteína que lo desactiva[29] (es decir, mayor actividad del IGF-1), *el riesgo de padecer cáncer de próstata en una etapa avanzada es 9.5 veces mayor.*[28] Este nivel de riesgo es alarmante. Lo fundamental en todo esto es el hecho de que los alimentos de origen animal, como la carne y los productos lácteos,[30-32] producen más cantidad de IGF-1 y menos 1,25 D. Ambos factores aumentan el riesgo de contraer cáncer.

Estos son solo algunos de los factores y eventos asociados con esta red de la vitamina D. Si los alimentos y el entorno son idóneos, estos eventos y reacciones cooperan de una manera integrada para favorecer un buen estado de salud. En contraste, varias reacciones (y no solo una) que se producen en el interior de esta red actúan como mediadoras para los efectos adversos que pueden tener lugar cuando se consumen alimentos inadecuados. Además, existen muchos factores relacionados con esos alimentos, que ya no se refieren únicamente a las proteínas ni al calcio, que intervienen también en el problema. Y por último, es bastante frecuente que no se manifieste solamente una enfermedad, sino varias.

Lo que me impresiona de todo este proceso, así como también de otras redes, es la convergencia de una cantidad tan amplia de factores que actúan a través de un sinnúmero de reacciones diferentes para producir un resultado común: la enfermedad. Y es todavía más impresionante que ese resultado no se limite a una sola. Y lo es aún más cuando esos diversos factores están presentes en un mismo tipo de alimento y este se relaciona con una o más de estas enfermedades en un plano epidemiológico. Este ejemplo nos ofrece una primera explicación de por qué los productos lácteos incrementarían el riesgo de contraer estas dolencias. No es posible que tantos mecanismos intrincados actuando en sincronía para producir el mismo resultado sean solamente un evento aleatorio, un producto del azar que no reviste ninguna importancia. La naturaleza no puede haber sido tan artera como para perfeccionar un laberinto interiormente contradictorio e inútil. Hay muchas redes semejantes en el organismo y también en el interior de las células. Sin embargo, lo más importante es que están perfectamente integradas en una dinámica mucho mayor llamada "vida".

Notas

PARTE I
Capítulo 1

1. American Cancer Society. «Cancer Facts and Figures -1998», Atlanta, GA, American Cancer Society, 1998.
2. Flegal K. M., Carroll M. D., Ogden C.L., et al. «Prevalence and trends in obesity among U.S. adults, *1999-2000*», *JAMA* 288 (2002): 1723-1727.
3. National Center for Health Statistics. «Obesity still on the rise, new data show. The U.S. Department of Health and Human Services News Release». 10 de octubre de 2003. Washington, DC, 2002.
4. Lin B. H., Guthrie J., y Frazao E. «Nutrient Contribution of Food Away from Home», *En:* E. Frazao (ed.), *America's Eating Habits: Changes and Consequences.* Washington, DC, Economic Research Service, USDA, 1999. Citado en p. 138 *En:* Information Plus. *Nutrition: a key to good health.* Wylie, TX: Information Plus, 1999.
5. Mokdad A. H., Ford E. S., Bowman B. A., et al. «Diabetes trends in the U.S.: 1990-1998», *Diabetes Care* 23 (2000): 1278-1283.
6. Centers for Disease Control and Prevention. «National Diabetes Fact Sheet: National Estimates and General Information on Diabetes in the United States, Revised Edition», Atlanta, GA: Centers for Disease Control and Prevention, 1998.
7. American Diabetes Association. «Economic consequences of diabetes mellitus in the U.S. in *1997*», *Diabetes Care* 21 (1998): 296-309. Citado en: Mokdad A. H., Ford E. S., Bowman B. A., et al. «Diabetes trends in the U.S.: 1990-1998», *Diabetes Care* 23 (2000): 1278-1283.
8. American Heart Association. «Heart Disease and Stroke Statistics -2003 Update», Dallas, TX: American Heart Association, 2002.
9. Ornish D., Brown S. E., Scherwitz L. W., et al. «Can lifestyle changes reverse coronary heart disease?», *Lancet* 336 (1990): 129-133.
10. Esselstyn C. B., Ellis S. G., Medendorp S. V., et al. «A strategy to arrest and reverse coronary artery disease: a 5-year longitudinal study of a single physician's practice», J. *Family Practice* 41 (1995): 560-568.
11. Starfield B. «Is U.S. health really the best in the world?», *JAMA* 284 (2000): 483-485.
12. Anderson R. N. «Deaths: leading causes for 2000», *National Vital Statistics Reports 50 (16)* (2002).

13. Phillips D., Christenfeld N. y Glynn L. «Increase in U.S. medication-error death between 1983 and 1993», *Lancet* 351 (1998): 643-644.

14. U.S. Congressional House Subcommittee Oversight Investigation. «Cost and quality of health care: unnecessary surgery», Washington, DC: 1976. Citado en: Leape, L. «Unnecessary surgery», *Ann. Rev. Publ. Health* 13 (1992): 363-383.

15. Lazarou J., Pomeranz B. y Corey P. N. «Incidence of adverse drug reactions in hospitalized patients», *JAMA* 279 (1998): 1200-1205.

16. World Health Organization. Technical Report Series N° 425. «International Drug Monitoring: the Role of the Hospital», Ginebra, Suiza: World Health Organization, 1966.

17. Health Insurance Association of America. *Source Book of Health Insurance Data: 1999-2000.* Washington, DC, 1999.

18. National Center for Health Statistics. *Health, United States, 2000 with Adolescent Health Chartbook.* Hyattsville, M D: National Center for Health Statistics, 2000.

19. Starfield B. *Primary Care: Balancing Health Needs, Services, and Technology.* Nueva York, NY: Oxford University Press, 1998.

20. World Health Organization. World Health Report 2000: Press release. «World Health Organization assesses the world's health systems», 21 de junio de 2000. Ginebra.

21. Coble Y. D. American Medical Association press release. «AMA decries rise in number of uninsured Americans», 30 de septiembre de 2003, Chicago, IL.

22. Campbell T. C. «Present day knowledge on aflatoxin». *Phil J Nutr* 20 (1967): 193-201.

23. Campbell T. C., Caedo J. P. Jr., Bulatao-Jayme J., et al. «Aflatoxin M_1 in human urine», *Nature* 227 (1970): 403-404.

24. Este programa se realizó en colaboración con el Departamento de Salud filipino y fue creado por la Agencia Estadounidense para el Desarrollo Internacional. La Agencia me contrató durante seis años, y el resultado fueron ciento diez "centros de nutrición de autoayuda" distribuidos por gran parte de Filipinas. Los progresos logrados se reflejaban en informes anuales realizados por el asociado Dean C. W. Engel, del Virginia Tech.

25. Hu J., Zhao X., Jia J., et al. «Dietary calcium and bone density among middle-aged and elderly women in China», *Am. J. Clin. Nutr.* 58 (1993): 219-227.

26. Hu J., Zhao X., Parpia B., et al. «Dietary intakes and urinary excretion of calcium and acids: a cross-sectional study of women in China», *Am. J. Clin. Nutr.* 58 (1993): 398-406.

27. Hu J., Zhao X., Parpia B., et al. «Assessment of a modified household food weighing method in a study of bone health in China», *European J. Clin. Nutr.* 48 (1994): 442-452.

28. Potischman N., McCulloch C. E., Byers T., et al. «Breast cancer and dietary and plasma concentrations of carotenoids and vitamin A», *Am. J. Clin. Nutr.* 52 (1990): 909-915.

29. Potischman N., McCulloch C. E., Byers T., et al. «Associations between breast cancer, triglycerides and cholesterol», *Nutr. Cancer* 15 (1991): 205-215.

30. Chen J., Campbell T. C., Li J., et al. *Diet, life-style and mortality in China. A study of the characteristics of 65 Chinese counties.* Oxford, UK; Ithaca, NY; Beijing, PRC: Oxford University Press; Cornell University Press; People's Medical Publishing House, 1990.

31. Campbell T. C. y Chen J. «Diet and chronic degenerative diseases: perspectives from China», *Am. J. Clin. Nutr.* 59 (Suppl.) (1994): 1153S-1161S.

32. Campbell T. C. «The dietary causes of degenerative diseases: nutrients vs foods». *En:* N. J. Temple y D. P. Burkitt (eds.), *Western diseases: their dietary prevention and reversibility*, pp. 119-152. Totowa, NJ: Humana Press, 1994.

33. Campbell T. C. y Chen J. «Diet and chronic degenerative diseases: a summary of results from an ecologic study in rural China» *En:* N. J. Temple and D. P. Burkitt (eds.), *Western diseases: their dietary prevention and reversibility,* pp. 67-118. Totowa, NJ: Humana Press, 1994.

34. Chittenden R. H. *Physiological economy in nutrition.* Nueva York: F.A. Stokes, 1904.

35. Chittenden R, H. *The nutrition of man.* Nueva York: F.A. Stokes, 1907.

Capítulo 2

1. Stillings B. R. «World supplies of animal protein». *En:* J. W. G. Porter and B. A. Rolls (eds.), *Proteins in Human Nutrition,* pp. 11-33. Londres: Academic Press, 1973.

2. Campbell T. C., Warner R. G. y Loosli J.K. «Urea and biuret for ruminants», en Cornell Nutrition Conference, Buffalo, NY, 1960, pp. 96-103.

3. Campbell T. C., Loosli J. K., Warner R. G., et al. «Utilization of biuret by ruminants», *J. Animal Science 22* (1963): 139-145.

4. Autret M. «World protein supplies and needs. Proceedings of the Sixteenth Easter School in Agricultural Science, University of Nottingham, 1969», *En:* R. A. Laurie (ed.), *Proteins in Human Food,* pp. 3-19. Westport, CT.: Avi Publishing Company, 1970.

5. Scrimshaw N. S. y Young V. R. «Nutritional evaluation and the utilization of protein resources». *En:* C. E. Bodwell (ed.), *Evaluation of Proteins for Humans,* pp. 1-10. Westport, CT: The Avi Publishing Co., 1976.

6. Jalil M. E. y Tahir W. M. «World supplies of plant proteins». *En:* J. W. G. Porter y B. A. Rolls (eds.), *Proteins in Human Nutrition,* pp. 35-46. Londres: Academic Press, 1973.

7. Blount W. P. «Turkey "X" Disease», *Turkeys* 9 (1961): 52, 55-58, 61,77.

8. Sargeant K., Sheridan A., O'Kelly J., et al. «Toxicity associated with certain samples of groundnuts», *Nature* 192 (1961): 1096-1097.

9. Lancaster M. C., Jenkins F. P. y Philip J. M. «Toxicity associated with certain samples of groundnuts», *Nature* 192 (1961): 1095-1096.

10. Wogan G. N. y Newberne P. M. «Dose-response characteristics of aflatoxin B_1 carcinogenesis in the rat», *Cancer Res.* 27 (1967): 2370-2376.

11. Wogan G. N., Paglialunga S., y Newberne P. M. «Carcinogenic effects of low dietary levels of aflatoxin B_1 in rats», *Food Cosmet. Toxicol.* 12 (1974): 681-685.

12. Campbell T. C., Caedo J. P., Jr., Bulatao-Jayrne J., et al. «Aflatoxin M₁ in human urine», *Nature 227* (1970): 403-404.

13. Madhavan T. V. y Gopalan C. «The effect of dietary protein on carcinogenesis of aflatoxin», *Arch. Path.* 85 (1968): 133-137.

Capítulo 3

1. Natural Resources Defense Council. «Intolerable risk: pesticides in our children's food», Nueva York: Natural Resources Defense Council, 27 de febrero de 1989.

2. Winter C., Craigmill A. y Stimmann M. «Food Safety Issues II. NRDC report and Alar», *UC Davis Environmental Toxicology Newsletter* 9 (2) (1989): I.

3. Lieberman A. J. y Kwon S. C. «Fact versus fears: a review of the greatest unfounded health scares of recent times». Nueva York: American Council on Science and Health, junio de 1998.

4. Whelan E. M. y Stare F. J. *Panic in the pantry: facts and fallacies about the food you buy.* Buffalo, NY: Prometheus Books, 1992.

5. U.S. Apple Association. «News release: synopsis of U.S. Apple Press Conference», McLean, VA: U.S. Apple Association, 25 de febrero de 1999.

6. Cassens R. G., *Nitrite-cured meat: a food safety issue in perspective.* Trumbull, CT: Food and Nutrition Press, inc., 1990.

7. Lijinsky W. y Epstein S. S. «Nitrosamines as environmental carcinogens», *Nature 225* (1970): 21-23.

8. National Toxicology Program. «Ninth report on carcinogens, revised january 2001», Washington, DC: U. S. Department of Health and Human Services, Public Health Service, enero de 2001.

9. International Agency for Cancer Research. *IARC Monographs* on *the Evaluation of the Carcinogenic Risk of Chemicals to Humans: some N-Nitroso Compounds.* Vol. 17 Lyon, Francia: International Agency for Research on Cancer, 1978.

10. Druckrey H., Janzowski R. y Preussmann R. «Organotrope carcinogene wirkungen bei 65 verschiedenen N-nitroso-verbindungen an BD-ratten», *Z. Krebsforsch.* 69 (1967): 103-201.

11. Thomas C. y So B. T. «Zur morphologie der durch N-nitroso-verbindungen erzeugten tumoren im oberen verdauungstrakt der ratte», *Arzneimittelforsch.* 19 (1969): 1077-1091.

12. Eisenbrand G., Spiegelhalder B., Janzowski C., et al. «Volatile and non-volatile N-nitroso compounds in foods and other environmental media», IARC sci. Publi. 19 (1978): 311-324.

13. National Archives and Records Administration. «Code of Federal Regulations: Title 9, Animals and Animal Products, Section 319.180 (9CFR319.180)», Washington, DC: U.S. Government Printing Office, 2001.

14. Kanfer S. «The decline and fall of the American hot dog», *Time: 86* (2 de octubre de 1972).

15. Newberne P. «Nitrite promotes lymphoma incidence in rats», *Science* 204 (1979): 1079-1081.

16. Madhavan T. V. y Gopalan C. «The effect of dietary protein on carcinogenesis of aflatoxin», *Arch. Path.* 85 (1968): 133-137.

17. Si este defecto pasa a formar parte de la primera ronda de células hijas, también pasará a las siguientes generaciones de células, con el potencial de, finalmente, convertirse en un cáncer detectable. Sin embargo, esto es una simplificación de un proceso muy complicado. Quizá dos de las omisiones más significativas son las hipótesis de que se puede necesitar más de una mutación para que se inicie y desarrolle un cáncer, y no todos los defectos genéticos terminan en cáncer.

18. Mgbodile M. U. K. y Campbell T. C. «Effect of protein deprivation of male weanling rats on the kinetics of hepatic microsomal enzyme activity», *J. Nutr.* 102 (1972): 53-60.

19. Hayes J. R., Mgbodile M. U. K. y Campbell T. C. «Effect of protein deficiency on the inducibility of the hepatic microsomal drug-metabolizing enzyme system. I. Effect on substrate interaction with cytochrome P-450», *Biochem. Pharmacol.* 22 (1973): 1005-1014.

20. Mgbodile M. U. K,. Hayes J. R. y Campbell T. C. «Effect of protein deficiency on the inducibility of the hepatic microsomal drug-metabolizing enzyme system. II. Effect on enzyme kinetics and electron transport system», *Biochem. Pharmacol.* 22 (1973): 1125-1132.

21. Hayes J. R. y Campbell T. C. «Effect of protein deficiency on the inducibility of the hepatic microsomal drug-metabolizing enzyme system. III. Effect of 3-methylcholanthrene induction on activity and binding kinetics», *Biochem. Pharmacol.* 23 (1974): 1721-1732.

22. Campbell T. C. «Influence of nutrition on metabolism of carcinogens (Martha Maso Honors Thesis)», *Adv. Nutr. Res.* 2 (1979): 29-55.

23. Preston R. S., Hayes J. R. y Campbell T. C. «The effect of protein deficiency on the in vivo binding of aflatoxin B_1 to rat liver macromolecules», *Life Sci.* 19 (1976): 1191-1198.

24. Portman R. S., Plowman K. M. y Campbell T. C. «On mechanisms affecting species susceptibility to aflatoxin», *Biochim. Biophys. Acta* 208 (1970): 487-495.

25. Prince L. O. y Campbell T. C. «Effects of sex difference and dietary protein level on the binding of aflatoxin B_1 to rat liver chromatin proteins in vivo», *Cancer Res.* 42 (1982): 5053- 5059.

26. Mainigi K. D. y Campbell T. C. «Subcellular distribution and covalent binding of aflatoxins as functions of dietary manipulation», *J. Toxicol. Eviron. Health* 6 (1980): 659-671.

27. Nerurkar L. S., Hayes J. R. y Campbell T. C. «The reconstitution of hepatic microsomal mixed function oxidase activity with fractions derived from weanling rats fed different levels of protein», *J. Nutr.* 108 (1978): 678-686.

28. Gurtoo H. L. y Campbell T. C. «A kinetic approach to a study of the induction of rat liver microsomal hydroxylase after pretreatment with 3,4 benzpyrene and aflatoxin B_1», *Biochem. Pharmacol.* 19 (1970): 1729-1735.

29. Adekunle A. A., Hayes J. R. y Campbell T. C. «Interrelationships of dietary protein level, aflatoxin B_1 metabolism, and hepatic microsomal epoxide hydrase activity», *Life Sci.* 21 (1977): 1785-1792.

30. Mainigi K. D. y Campbell T. C. «Effects of low dietary protein and dietary aflatoxin on hepatic glutathione levels in F-344 rats», *Toxicol. Appl. Pharmacol.* 59 (1981): 196-203.

31. Farber E. y Cameron R. «The sequential analysis of cancer development», *Adv. Cancer Res.* 31 (1980): 125-226.

32. La respuesta de los focos de los gráficos de este capítulo refleja, en su mayoría, el "porcentaje del volumen hepático", que integra el "número de focos" y el "tamaño de los focos", los cuales indican la tendencia a la formación de tumores. Como las respuestas de los experimentos individuales se pueden comparar unas con otras, los datos se ajustan a una escala común que refleja la respuesta producida por una dosis estándar de aflatoxina y por una dieta compuesta por un 20% de proteínas.

33. Appleton B. S. y Campbell T. C. «Inhibition of aflatoxin-initiated preneoplastic liver lesions by low dietary protein», *Nutr. Cancer* 3 (1982): 200-206.

34. Dunaif G. E. y Campbell T. C. «Relative contribution of dietary protein level and Aflatoxin B_1 dose in generation of presumptive preneoplastic foci in rat liver», *J. Natl. Cancer Inst.* 78 (1987): 365-369.

35. Youngman L. D,. y Campbell T. C. «High protein intake promotes the growth of preneoplastic foci in Fischer #344 rats: evidence that early remodeled foci retain the potential for future growth», *J. Nutr.* 121 (1991): 1454-1461.

36. Youngman L. D. y Campbell T. C. «Inhibition of aflatoxin B_1-induced gamma-glutamyl transpeptidase positive (GGT+) hepatic preneoplastic foci and tumors by low protein diets: evidence that altered GGT+ foci indicate neoplastic potential», *Carcinogenesis* 13 (1992): 1607-1613.

37. Dunaif G. E. y Campbell T. C. «Dietary protein level and aflatoxin B_1-induced preneoplastic hepatic lesions in the rat», *J. Nutr.* 117 (1987): 1298-1302.

38. Horio F., Youngman L. D., Bell R. C., et al. «Thermogenesis, low-protein diets, and decreased development of AFB1-induced preneoplastic foci in rat liver», *Nutr. Cancer* 16 (1991): 31-41.

39. Se necesita aproximadamente un 12% de proteína para maximizar el índice de crecimiento corporal, según el Conejo Nacional de Investigación de la Academia Nacional de Ciencias.

40. Subcommittee on Laboratory Animal Nutrition. *Nutrient requirements of laboratory animals. second revised edition, number 10.* Washington, DC: National Academy Press, 1972.

41. National Research Council. *Recommended dietary allowances. Tenth edition.* Washington, DC: National Academy Press, 1989.

42. Schulsinger D. A., Root M. M. y Campbell T. C. «Effect of dietary protein quality on development of aflatoxin B_1-induced hepatic preneoplastic lesions», *J. Natl. Cancer Inst.* 81 (1989): 1241-1245.

43. Youngman L. D. *The growth and development of aflatoxin B₁-induced preneoplastie lesions, tumors, metastasis, and spontaneous tumors as they are influenced by dietary protein level, type, and intervention.* Ithaca, NY: Cornell University, Ph.D. Thesis, 1990.

44. Beasley R. P. «Hepatitis B virus as the etiologic agent in hepatocellular carcinoma-epidemiologic considerations», *Hepatol.* 2 (1982): 21S-26S.

45. Blumberg B. S., Larouze B., London W. T., et al. «The relation of infection with the hepatitis B agent to primary hepatic carcinoma», *Am. J. Pathol.* 81 (1975): 669-682.

46. Chisari F. V., Ferrari C. y Mondelli M. U. «Hepatitis B virus structure and biology», *Microbiol. Pathol.* 6 (1989): 311-325.

47. Hu J., Cheng Z., Chisari F. V., et al. «Repression of hepatitis B virus (HBV) transgene and HBV-induced liver injury by low protein diet», *Oncogene* 15 (1997): 2795-2801.

48. Cheng Z., Hu J., King J., et al. «Inhibition of hepatocellular carcinoma development in hepatitis B virus transfected mice by low dietary casein», *Hepatology* 26 (1997): 1351-1354.

49. Hawrylewicz E. J., Huang H. H., Kissane J. Q., et al. «Enhancement of the 7, 12-dimethylbenz (a) anthracene (DMBA) mammary tumorigenesis by high dietary protein in rats», *Nutr. Reps. Int.* 26 (1982): 793-806.

50. Hawrylewicz E. J. «Fat-protein interaction, defined 2-generation studies». *En:* C. Ip, D. F. Birt, A. E. Rogers y C. Mettlin (eds.), *Dietary fat and cancer*, pp. 403-434. Nueva York: Alan R. Liss, Inc., 1986.

51. Huang H. H., Hawrylewicz E. J., Kissane J. Q., et al. «Effect of protein diet on release of prolactin and ovarian steroids in female rats», *Nutr. Rpts. Int.* 26 (1982): 807-820.

52. O'Connor T. P., Roebuck B. D. y Campbell T. C. «Dietary intervention during the post-dosing phase of L-azaserine-induced preneoplastic lesions», *J. Nat. Cancer Inst* 75 (1985): 955-957.

53. O'Connor T. P., Roebuck B. D., Peterson F., et al. «Effect of dietary intake of fish oil and fish protein on the development of L-azaserine-induced preneoplastic lesions in rat pancreas», *J. Natl Cancer Inst* 75 (1985): 959-962.

54. He Y., *Effects of carotenoids and dietary carotenoid extracts on aflatoxill B₁-induced mutagenesis and hepatocarcinogenesis.* Ithaca, NY: Cornell University, Ph.D. Thesis, 1990.

55. He Y. y Campbell T. C. «Effects of carotenoids on aflatoxin B₁-induced mutagenesis in S. typhimurium TA 100 and TA 98», *Nutr. Cancer* 13 (1990): 243-253.

Capítulo 4

1. Li J. Y., Liu B. Q., Li G. Y., et al. «Atlas of cancer mortality in the People's Republic of China. An aid for cancer control and research», *Int. J. Epid.* 10 (1981): 127-133.

2. Higginson J. «Present trends in cancer epidemiology», *Proc. Can. Cancer Conf.* 8 (1969): 40-75.

3. Wynder E. L. y Gori G. B. «Contribution of the environment to cancer incidence: an epidemiologic exercise», *J. Natl. Cancer Inst.* 58 (1977): 825-832.

4. Doll R. y Peto R. «The causes of cancer: Quantitative estimates of avoidable risks of cancer in the Unites States today», *J. Natl Cancer Inst* 66 (1981): 1192-1265.

5. Fagin D., nota de prensa «Breast cancer cause still elusive study: no clear link between pollution, breast cancer on LI», 6 de agosto de 2002.

6. Había ochenta y dos índices de mortalidad, pero aproximadamente un tercio de esos índices eran duplicados de la misma enfermedad en personas de diferente edad.

7. La ingesta de calorías de China es para un varón adulto de sesenta y cinco kilos que realiza una "actividad física ligera". Los datos comparables para un varón norteamericano se han ajustado para un peso de sesenta y cinco kilos.

8. SerVaas C. «Diets that protected against cancers in China», *The Saturday Evening Post*, octubre de 1990: 26-28.

9. Todos los índices de mortalidad disponibles se han incluido en una matriz para que resulte fácil determinar la relación entre ellos. A cada comparación se le asignó un más o un menos, dependiendo de si estaban directa o inversamente relacionada, y se añadió a dos listas diferentes. Cada entrada individual de las listas estaba directamente relacionada con el resto de las entradas de su lista e inversamente relacionada con las de la lista contraria. La mayoría, aunque no todas, de esas correlaciones, eran estadísticamente significativas.

10. Campbell T. C., Chen J., Brun T., et al. «China: from diseases of poverty to diseases of affluence. Policy implications of the epidemiological transition», *Ecol. Food Nutr.* 27 (1992): 133-144.

11. Chen J., Campbell T. C., Li J., et al. *Diet, life-style and mortality in China. A study of the characteristics of 65 Chinese counties.* Oxford, UK; Ithaca, NY; Beijing, PRC: Oxford University Press; Cornell University Press; People's Medical Publishing House, 1990.

12. Lipid Research Clinics Program Epidemiology Committee. «Plasma lipid distributions in selected North American population. The Lipid Research Clinics Program Prevalence Study», *Circulation* 60 (1979): 427-439.

13. Campbell T. C., Parpia B. y Chen J. «Diet, lifestyle, and the etiology of coronary artery disease: The Cornell China Study», *Am. J. Cardiol.* 82 (1998): 18T-21T.

14. Los datos relativos a las mujeres son de los pueblos SA, LC y RA, y a los hombres de los pueblos SA, QC y NB, como se ve en el monográfico (Chen, et al. 1990).

15. Sirtori C. R., Noseda G. y Descovich G. C. «Studies on the use of a soybean protein diet for the management of human hyperlipoproteinemias». *En:* M. J. Gibney y D. Kritchevsky (eds.), *Current Topics in Nutrition and Disease, Volume 8: Animal and Vegetable Proteins* in *Lipid Metabolism and Atherosclerosis.*, pp. 135-148. Nueva York, NY: Alan R. Liss, Inc., 1983.

16. Carroll K. K. «Dietary proteins and amino acids-their effects on cholesterol metabolism». *En:* M. J. Gibney y D. Kritchevsky (eds.), *Animal and Vegetable Proteins in Lipid Metabolism and Atherosclerosis,* pp. 9-17. Nueva York, NY: Alan R. Liss, Inc., 1983.

17. Terpstra A. H. M., Hermus R. J. J. y West C. E. «Dietary protein and cholesterol metabolism in rabbits and rats». *En:* M. J. Gibney y D. Kritchevsky (eds.), *Animal*

and Vegetable Proteins in Lipid Metabolism and Atherosclerosis, pp. 19-49. Nueva York: Alan R. Liss, Inc., 1983.

18. Kritchevsky D., Tepper S. A., Czarnecki S. K., et al. «Atherogenicity of animal and vegetable protein. Influence of the lysine to arginine ratio», *Atherosclerosis* 41 (1982): 429-431.

19. Las grasas de la dieta se pueden expresar como un porcentaje del peso total de la dieta o como un porcentaje del total de las calorías. Muchos investigadores la expresan como un porcentaje del total de las calorías porque, primariamente, consumimos los alimentos para satisfacer nuestras necesidades de calorías, no nuestras necesidades de peso. Yo haré lo mismo a lo largo del libro.

20. National Research Council. Diet, *Nutrition and Cancer.* Washington, DC: National Academy Press, 1982.

21. United States Department of Health and Human Services. *The Surgeon General's Report on Nutrition and Health.* Washington, DC: Superintendent of Documents, U.S. Government Printing Office, 1988.

22. National Research Council, and Committee on Diet and Health. *Diet and health: implications for reducing chronic disease risk.* Washington, DC: National Academy Press, 1989.

23. Expert Panel. *Food, nutrition and the prevention of cancer, a global perspective.* Washington, DC: American Institute for Cancer Research/World Cancer Research Fund, 1997.

24. Las excepciones incluyen aquellos alimentos a los que se les ha extraído la grasa artificialmente, como por ejemplo la leche desnatada.

25. Armstrong D. y Doll R. «Environmental factors and cancer incidence and mortality in different countries, with special reference to dietary practices», *Int. J. Cancer* 15 (1975): 617-631.

26. U. S. Senate. «Dietary goals for the United States, 2nd Edition», Washington, DC: U.S. Government Printing Office, 1977.

27. Committee on Diet Nutrition and Cancer. *Diet, nutrition and cancer: directions for research.* Washington, DC: National Academy Press, 1983.

28. También hubo una serie de informes políticos y amplios estudios humanos, que empezaron en esa misma época, estuvieron sometidos a discusión pública y se fundaron o interpretaron en relación con la grasa de la dieta y esas enfermedades. Entre ellos, se incluyen las directrices sobre la dieta elaboradas por el gobierno en 1980, el Estudio de salud de las enfermeras de Harvard, los informes iniciales del Estudio del Corazón de Framingham realizado en los años sesenta, el Estudio de Ancel Keys sobre los siete países, la prueba sobre los múltiples factores de riesgo y otros.

29. Carroll K. K., Braden L. M., Bell J. A., et al. «Fat and cancer», *Cancer* 58 (1986): 1818-1825.

30. Drasar B. S. y Irving D. «Environmental factors and cancer of the colon and breast», *Br. J. Cancer* 27 (1973): 167-172.

31. Haenszel W. y Kurihara M. «Studies of Japanese Migrants: mortality from cancer and other disease among Japanese and the United States», *J. Natl Cancer Inst* 40 (1968): 43-68.

32. Higginson J. y Muir C. S. «Epidemiology in Cancer». *En:* J. E. Holland y E. Frei (eds.), *Cancer Medicine,* pp. 241-306. Philadelphia, PA: Lea and Febiger, 1973.

33. La correlación entre las grasas y las proteínas animales consumidas era de un 84% por gramos de grasa ingerida y de un 70% por grasa como porcentaje de calorías.

34. Kelsey J. L., Gammon M. D. y Esther M. J. «Reproductive factors and breast cancer», *Epidemiol.* Revs. 15 (1993): 36-47.

35. de Stavola B. L., Wang D. Y., Allen D. S., et al. «The association of height, weight, menstrual and reproductive events with breast cancer: results from two prospective studies on the island of Guernsey (United Kingdom)», *Cancer Causes and Control* 4 (1993): 331-340.

36. Rautalahti M., Albanes D., Virtamo J., et al. «Lifetime menstrual activity-indicator of breast cancer risk», (1993): 17-25.

37. No fue posible detectar estadísticamente una asociación entre los niveles de hormonas en sangre y el riesgo de contraer cáncer de mama en este grupo de mujeres, porque las muestras de sangre se tomaron de forma aleatoria en sus ciclos menstruales y los índices de cáncer de mama fueron muy bajos, minimizando así la habilidad de detectar tal asociación, incluso cuando era real.

38. Key T. J. A. Chen J, Wang D. Y., et al. «Sex hormones in women in rural China and in Britain», *Brit. J. Cancer 62* (1990): 631-636.

39. Estos biomarcadores incluyen cobre en el plasma, nitrógeno en la urea, estradiol, prolactina, testosterona e, inversamente, la hormona sexual globulina, cada una de las cuales ha demostrado estar asociada con el consumo de proteína animal en estudios previos.

40. Para el total de fibra de la dieta la media de China y de Estados Unidos se situaba en 33.3 y 11.1 gramos por día respectivamente. Los índices medios de los condados son de 7.7-77.6 gramos al día en China, comparados con los 2.4-26.6 del 90% de los estadounidenses.

41. La correlación de la proteína procedente de los vegetales era -0.53, y de la proteína animal -0.12.

42. En principio, utilizando la "prevalencia del cáncer en las familias" como el control más efectivo para medir las causas de los diversos tipos de cáncer, lo que permite estudiar el efecto aislado de un factor de la dieta.

43. Guo W., Li J., Blot W. J., et al. «Correlations of dietary intake and blood nutrient levels with esophageal cancer mortality in China», *Nutr. Cancer* 13 (1990): 121-127.

44. Todos los efectos de estos antioxidantes solo pueden demostrarse cuando las concentraciones de antioxidantes se ajustan a los niveles de LDL de los individuos. Esto no se conocía cuando se llevó a cabo el estudio, por lo que no se empleó este ajuste.

45. Kneller R. W., Guo W., Hsing A. W., et al. «Risk factors for stomach cancer in sixty-five Chinese counties», *Cancer Epi. Biomarkers prev.* 1 (1992): 113-118.

46. Information Plus. *Nutrition: a key to good health.* Wylie, TX: Information Plus, 1999.

47. Westman E. C., Yancy W. S., Edman J. S., et al. «Carbohydrate Diet Program», *Am. J. Med.* 113 (2002): 30-36.

48. Atkins R. C. *Dr. Atkins' New Diet Revolution.* Nueva York, NY: Avon Books, 1999.

49. Wright J. D., Kennedy-Stephenson J., Wang C. Y., et al. «Trends in Intake of Energy and Macronutrients -United States, 1971-2000», *Morbidity and mortality weekly report* 53 (6 de febrero de 2004): 80-82.

50. Noakes M. y Clifton P. M. «Weight loss and plasma lipids», *Curr. Opin. Lipidol.* 11 (2000): 65-70.

51. Bilsborough S. A. y Crowe T. C. «Low-carbohydrate diets: what are the potential short- and longterm health implications?», *Asia Pac. J. Clin. Nutr.* 12 (2003): 396-404.

52. Stevens A., Robinson D. P., Turpin J., et al. «Sudden cardiac death of an adolescent during dieting», *South. Med. J.* 95 (2002): 1047-1049.

53. Patty A. «Low-carb fad claims teen's life -Star diet blamed in death», *The Daily Telegraph (Sydney, Australia).* 2 de noviembre de 2002: 10.

54. Atkins, 1999, página 275.

55. Atkins afirma que una mezcla de antioxidantes puede prevenir contra las enfermedades coronarias, el cáncer y los estragos de la edad, una afirmación refutada por varios extensos estudios realizados recientemente (capítulo 11).

56. Atkins, 1999, página 103.

57. Bone J. «Diet doctor Atkins 'obese', had heart problems: coroner: Widow angrily denies that opponents' claims that heart condition caused by controversial diet», *Ottawa Citizen,* 11 de febrero de 2004: A11.

58. Campbell T. C. «Energy balance: interpretation of data from rural China», *Toxicological Sciences* 52 (1999): 87-94.

59. Horio F., Youngman L. D., Bell R. C., et al. «Thermogenesis, low-protein diets, and decreased development of AFB1-induced preneoplastic foci in rat liver», *Nutr. Cancer* 16 (1991): 31-41.

60. Krieger E., Youngman L. D. y Campbell T. C. «The modulation of aflatoxin (AFB1) induced preneoplastic lesions by dietary protein and voluntary exercise in Fischer 344 rats», *FASEB J.* 2 (1988): 3304 Abs.

61. La asociación citada entre consumo total de proteínas procedentes de los animales y las plantas se ha tomado de manuscritos revisados.

62. Campbell T. C., Chen J., Liu C., et al. «Non-association of aflatoxin with primary liver cancer in a cross-sectional ecologic survey in the People's Republic of China», *Cancer Res.* 50 (1990): 6882-6893.

PARTE II
Capítulo 5

1. Adams C. F. «How many times does your heart beat per year?» Consultado el 20 de octubre de 2003.

2. National Heart, Lung, and Blood Institute. «Morbidity and Mortality: 2002 Chart Book on Cardiovascular, Lung, and Blood Diseases», Bethesda, MD: National Institutes of Health, 2002.

3. American Heart Association. «Heart Disease and Stroke Statistics-2003 Update», Dallas, TX: American Heart Association, 2002.

4. Braunwald E. «Shattuck lecture-cardiovascular medicine at the turn of the millennium: triumphs, concerns and opportunities», *New Engl. J. Med.* 337 (1997): 1360-1369.

5. American Cancer Society. «Cancer Facts and Figures-1998», Atlanta, GA: American Cancer Society, 1998.

6. Anderson R. N. «Deaths: leading causes for 2000», *National Vital Statistics Reports 50 (16)* (2002).

7. Enos W. E., Holmes R. H. y Beyer J. «Coronary disease among United States soldiers killed in action in Korea», *JAMA* 152 (1953): 1090-1093.

8. Esselstyn C. J. «Resolving the coronary artery disease epidemic through plant-based nutrition», *Prev. Cardiol.* 4 (2001): 171-177.

9. Antman E. M. y Braunwald E. «Acute myocardial infarction». *En:* E. Braunwald (ed.), *Heart disease, a textbook of cardiovascular disease,* Vol. II (Fifth Edition), pp. 1184-1288. Philadelphia: WB. Saunders Company, 1997.

10. Esselstyn C. J. «Lecture: Reversing heart disease», 5 de diciembre de 2002. Ithaca, NY: Cornell University, 2002.

11. Ambrose J. A. y Fuster V. «Can we predict future acute coronary events in patients with stable coronary artery disease?», *JAMA* 277 (1997): 343-344.

12. Forrester J. S. y Shah P. K. «Lipid lowering versus revascularization: an idea whose time (for testing) has come», *Circulation* 96 (1997): 1360-1362.

13. Ahora denominado Instituto Nacional del Corazón, los Pulmones y la Sangre, perteneciente al Instituto Nacional de la Salud, en Bethesda, Maryland.

14. Gofman J. W., Lindgren F., Elliot H., et al. «The role of lipids and lipoproteins in atherosclerosis», *Science* 111 (1950): 166.

15. Kannel W. B., Dawber T. R., Kagan A., et al. «Factors of risk in the development of coronary heart disease -six-year follow-up experience», *Ann. Internal Medi.* 55 (1961): 33-50.

16. Jolliffe N. y Archer M. «Statistical associations between international coronary heart disease death rates and certain environmental factors», *J. Chronic Dis.* 9 (1959): 636-652.

17. Scrimgeour E. M., McCall M. G., Smith D. E., et al. «Levels of serum cholesterol, triglyceride, HDL cholesterol, apolipoproteins A-l and B, and plasma glucose, and prevalence of diastolic hypertension and cigarette smoking in Papua New Guinea Highlanders», *Pathology* 21 (1989): 46-50.

18. Campbell T. C., Parpia B. y Chen J. «Diet, lifestyle, and the etiology of coronary artery disease: The Cornell China Study», *Am. J. Cardiol.* 82 (1998): 18T-2IT.

19. Kagan A., Harris B. R., Winkelstein W., et al. «Epidemiologic studies of coronary heart disease and stroke in Japanese men living in japan, Hawaii and California», *J. Chronic Dis.* 27 (1974): 345-364.

20. Kato H., Tillotson J., Nichaman M. Z., et al. «Epidemiologic studies of coronary heart disease and stroke in japanese men living in japan, Hawaii and California: serum lipids and diet», *Am. J. Epidemiol.* 97 (1973): 372-385.

21. Morrison L. M. «Arteriosclerosis». *JAMA* 145 (1951): 1232-1236.

22. Morrison L. M. «Diet in coronary atherosclerosis», *JAMA* 173 (1960): 884-888.

23. Lyon T. P., Yankley A., Gofman J. W., et al. «Lipoproteins and diet in coronary heart disease», *California Med.* 84 (1956): 325-328.

24. Gibney M. J. y Kritchevsky D., eds. *Current Topics in Nutrition and Disease, Volume* 8: *Animal and Vegetable Proteins in Lipid Metabolism and Atherosclerosis.* Nueva York, NY: Alan R. Liss, Inc., 1983.

25. Sirtori C. R., Noseda G. y Descovich G. C. «Studies on the use of a soybean protein diet for the management of human hyperlipoproteinemias». *En:* M. J. Gibney and D. Kritchevsky (eds.), *Current Topics in Nutrition and Disease, Volume* 8: *Animal and Vegetable Proteins in Lipid Metabolism and Atherosclerosis.,* pp. 135-148. Nueva York, NY: Alan R. Liss, Inc., 1983.

26. G. S. Myers, personal communication, cited by Groom, D. «Population studies of atherosclerosis», *Ann. Internal Med.* 55(1961):51-62.

27. Centers for Disease Control «Smoking and Health: a national status report», *Morbidity and Mortality Weekly Report* 35 (1986): 709-711.

28. Centers for Disease Control. «Cigarette smoking among adults -United States, 2000», *Morbidity and Mortality Weekly,* Report 51 (2002): 642-645.

29. Edades entre veinticinco y setenta y cuatro años.

30. Marwick C. «Coronary bypass grafting economics, including rehabilitation. Commentary», *Curr. Opin. Cardiol.* 9 (1994): 635-640.

31. Página 1319 en Gersh B. J., Braunwald E. y Rutherford J. D. «Chronic coronary artery disease». *En:* E. Braunwald (ed.), *Heart Disease: A Textbook of Cardiovascular Medicine, Vol. 2 (Fifth Edition)*, pp. 1289-1365. Philadelphia, PA: W.B. Saunders, 1997.

32. Ornish D. «Avoiding revascularization with lifestyle changes: the Multicenter Lifestyle Demonstration Project», *Am. J. Cardiol.* 82 (1998): 72T-76T.

33. Shaw P. J., Bates D. Cartlidge N. E. F., et al. «Early intellectual dysfunction following coronary bypass surgery», *Quarterly J. Med.* 58 (1986): 59-68.

34. Cameron A. A. C., Davis K. B. y Rogers W. J. «Recurrence of angina after coronary artery bypass surgery. Predictors and prognosis (CASS registry)», *J. Am. Coll. Cardiol.* 26 (1995): 895-899.

35. Página 1320 en Gersh B. J., Braunwald E. y Rutherford J. D. «Chronic coronary artery disease», en E. Braunwald (ed.), Heart Disease: A Textbook of cardiovascular Medicine, Vol. 2 (Fifth Edition), pp. 1289-1365. Philadelphia, PA: W.B. Saunders, 1997.

36. Kirklin J. W., Naftel D. C., Blackstone E. H., et al. «Summary of a consensus concerning death and ischemic events after coronary artery bypass grafting», *Circulation* 79 (Suppl I) (1989): 181-191.

37. Página 1368-9 en Lincoff A. M. y Topol E. J. «Interventional catherization techniques». *En:* E. Braunwald (ed.), *Heart Disease: A Textbook of Cardiovascular Medicine*, pp. 1366-1391. Philadelphia, PA: W.B. Saunders, 1997.

38. Hirshfeld J. W., Schwartz J. S., Jugo R., et al. «Restenosis after coronary angioplasty: a multivariate statistical model to relate lesion and procedure variables to restenosis», *J. Am. Coll. Cardiol.* 18 (1991): 647-656.

39. Information Plus. *Nutrition: a key to good health*. Wylie, TX: Information Plus, 1999.
40. Naifeh S. W. *The Best Doctors in America,* 1994-1995. Aiken, SC: Woodward & White, 1994.
41. Esselstyn C. B., Jr. «Foreword: changing the treatment paradigm for coronary artery disease», *Am. J. Cardiol.* 82 (1998): 2T-4T.
42. Esselstyn C. B., Ellis S. G., Medendorp S. V., et al. «A strategy to arrest and reverse coronary artery disease: a 5-year longitudinal study of a single physician's practice», *J. Family Practice* 41 (1995): 560-568.
43. Esselstyn C. J. «Introduction: more than coronary artery disease», *Am. J. Cardiol.* 82 (1998): 5T-9T.
44. El volumen de la sangre está relacionado con el cuarto poder del radio. Así, una reducción de un 7% en el bloqueo se asocia con aproximadamente un 30% más de volumen de sangre en circulación, aunque no es posible obtener una precisión mayor.
45. Comunicación personal con el doctor Esselstyn, el 15 de septiembre de 2003.
46. Ornish D., Brown S. E., Scherwitz L. W., et al. «Can lifestyle changes reverse coronary heart disease?», *Lancet* 336 (1990): 129-133.
47. Ratliff N. B. «of rice, grain, and zeal: lessons from Drs. Kempner and Esselstyn», *Cleveland Clin. J. Med.* 67 (2000): 565-566.
48. American Heart Association. «AHA Dietary Guidelines. Revision 2000: A Statement for Healthcare Professionals from the Nutrition Committee of the American Heart Association». *Circulation* 102 (2000): 2296-2311.
49. National Cholesterol Education Program. «Third report of the National Cholesterol Education Program (NCEP) expert panel on detection, evaluation and treatment of high blood cholesterol in adult (adult treatment panel IIl): executive summary», Bethesda, MD: National Institutes of Health, 2001.
50. Castelli W. «Take this letter to your doctor», *Prevention* 48 (1996): 61-64.
51. Schuler G., Hambrecht R., Schlierf G., et al. «Regular physical exercise and low-fat diet», *Circulation* 86 (1992): 1-11.

Capítulo 6

1. Flegal K. M., Carroll M. D., Ogden C. L., et al. «Prevalence and trends in obesity among U.S. adults, 1999-2000», *JAMA* 288 (2002): 1723-1727.
2. Ogden C. L., Flegal K. M., Carroll M. D., et al. «Prevalence and trends in overweight among U.S. children and adolescents», *JAMA* 288 (2002): 1728-1732.
3. Dietz W. H. «Health consequences of obesity in youth: childhood predictors of adult disease», *Pediatrics* 101 (1998): 518-525.
4. Fontaine K. R. y Barofsky I. «Obesity and health-related quality of life», *Obesity Rev.* 2 (2001): 173-182.
5. Colditz G. A. «Economic costs of obesity and inactivity», *Med. Sci. Sports Exerc.* 31 (1999): S663-S667.
6. Adcox S. «New state law seeks to cut down obesity», *Ithaca Journal,* 21 de septiembre de 2002: 5A.

7. Ellis F. R. y Montegriffo V. M. E. «Veganism, clinical findings and investigations», *Am. J. Clin. Nutr.* 23 (1970): 249-255.

8. Berenson, G., Srinivasan, S., Bao, W., Newman, W. P. R., Tracy, R. E. y Wattigney, W. A. «Association between multiple cardiovascular risk factors and atherosclerosis to children and young adults. The Bogalusa Heart Study», *New Engl. J. Med.,* 338: 1650-1656, 1998.

9. Key T. J., Fraser G. E., Thorogood M., et al. «Mortality in vegetarians and non vegetarians: detailed findings from a collaborative analysis of 5 prospective studies», *Am. J. Clin. Nutri.* 70 (Suppl.) (1999): 516S-524S.

10. Bergan J. G. y Brown P. T. «Nutritional status of "new" vegetarians», *J. Am. Diet. Assoc.* 76 (1980): 151-155.

11. Appleby P. N., Thorogood M., Mann J., et al. «Low body mass index in non meat eaters: the possible roles of animal fat, dietary fibre, and alcohol», *Int. J. Obes.* 22 (1998): 454-460.

12. Dwyer J. T. «Health aspects of vegetarian diets», *Am. J. Clin. Nutr.* 48 (1988): 712-738.

13. Key T. J. y Davey G. «Prevalence of obesity is low in people who do not eat meat», *Brit. Med. journ.* 313 (1996): 816-817.

14. Shintani T. T., Hughes C. K., Beckham S., et al. «Obesity and cardiovascular risk intervention through the ad libitum feeding of traditional Hawaiian diet», *Am. J. Clin. Nutr.* 53 (1991): 1647S-1651S.

15. Barnard R. J. «Effects of life-style modification on serum lipids», *Arch. Intern. Med.* 151 (1991): 1389-1394.

16. McDougall J., Litzau K., Haver E., et al. «Rapid reduction of serum cholesterol and blood pressure by a twelve-day, very low fat, strictly vegetarian diet», *Am. Coll. Nutr.* 14 (1995): 491-496.

17. Ornish D., Scherwitz L. W., Doody R. S., et al. «Effects of stress management training and dietary changes in treating ischemic heart disease», *JAMA* 249 (1983): 54-59.

18. Shintani T. T., Beckham S., Brown A. C., et al. «The Hawaii diet: ad libitum high carbohydrate, low fat multi-cultural diet for the reduction of chronic disease risk factors: obesity, hypertension, hypercholesterolemia, and hyperglycemia», *Hawaii Med. Journ.* 60 (2001): 69-73.

19. Nicholson A. S., Sklar M., Barnard N. D., et al. «Toward improved management of NIDDM: a randomized, controlled, pilot intervention using a low fat, vegetarian diet», *Prev. Med.* 29 (1999): 87-91.

20. Ornish D., Scherwitz L. W., Billings J. H., et al. «Intensive lifestyle changes for reversal of coronary heart disease», *JAMA* 280 (1998): 2001-2007.

21. Astrup A., Toubro S., Raben A., et al. «The role of low-fat diets and fat substitutes in body weight management: what have we learned from clinical studies?», *J. Am. Diet. Assoc.* 97 (suppl) (1997): S82-S87.

22. Duncan K. H., Bacon J. A. y Weinsier R. L. «The effects of high and low energy density diets on satiety, energy intake, and eating time of obese and non obese subjects», *Am. J. Clin. Nutr.* 37 (1983): 763-767.

23. Heaton K. W. «Food fibre as an obstacle to energy intake», *Lancet* (1973): 1418-1421.

24. Levin N., Rattan J. y Gilat T. «Energy intake and body weight in ovo-lacto vegetarians», *J. Clin. Gastroenterol.* 8 (1986): 451-453.

25. Campbell T. C. «Energy balance: interpretation of data from rural China», *Toxicological sciences* 52 (1999): 87-94.

26. Poehlman E. T., Arciero P. J., Melby C. L., et al. «Resting metabolic rate and postprandial thermogenesis in vegetarians and non vegetarians», *Am. J. Clin. Nutr.* 48 (1988): 209-213.

27. El estudio de Poehlman et al., mostró un alto consumo de oxígeno y unos niveles de velocidad del metabolismo más altos, pero fue malinterpretado por los autores. Tuvimos resultados similares en experimentos con ratas.

28. Fogelholm M. y Kukkonen-Harjula K. «Does physical activity prevent weight gain - a systematic review», *Obesity Rev.* 1 (2000): 95-111.

29. Ravussin E., Lillioja S., Anderson T. E., et al. «Determinants of 24-hour energy expenditure in man. Methods and results using a respiratory chamber», *J. Clin. Invest.* 78 (1986): 1568-1578.

30. Thorburn A. W. y Proietto J. «Biological determinants of spontaneous physical activity», *Obesity Rev.* 1 (2000): 87-94.

31. Krieger E., Youngman L. D. y Campbell T. C. «The modulation of aflatoxin (AFBI) induced preneoplastic lesions by dietary protein and voluntary exercise in Fischer 344 rats», *FASEB J.* 2 (1988): 3304 Abs.

32. Heshka S. y Allison D. B. «Is obesity a disease?», *Int. J. Obesity Rel. Dis.* 25 (2001): 1401- 1404.

33. Kopelman P. G. y Finer N. «Reply: is obesity a disease?», *Int. J. Obes.* 25 (2001): 1405-1406.

34. Campbell T. C. «Are your genes hazardous to your health?», *Nutrition Advocate* 1 (1995): 1-2, 8.

35. Campbell T. C. «Genetic seeds of disease. How to beat the odds», *Nutrition Advocate* 1 (1995): 1-2,8.

36. Campbell T. C. «The 'Fat Gene' dream machine», *Nutrition Advocate* 2 (1996): 1-2.

Capítulo 7

1. Mokdad A. H., Ford E. S., Bowman B. A., et al. «Diabetes trends in the U.S.: 1990-1998», *Diabetes Care* 23 (2000): 1278-1283.

2. Centers for Disease Control and Prevention. «National Diabetes Fact Sheet: General Information and National Estimates on Diabetes in the United States, 2000», Atlanta, GA: Centers for Disease Control and Prevention.

3. Griffin K. L. «New lifestyles: new lifestyles, hope for kids with diabetes», *Milwaukee journal sentinel,* 22 de julio de 2002: IG.

4. American Diabetes Association. «Type 2 diabetes in children and adolescents», *Diabetes Care* 23 (2000): 381-389.

5. Himsworth H. P. «Diet and the incidence of diabetes mellitus», *Clin. Sci.* 2 (1935): 117-148.
6. West K. M. y Kalbfleisch J. M. «Glucose tolerance, nutrition, and diabetes in Uruguay, Venezuela, Malaya, and East Pakistan», *Diabetes* 15 (1966): 9-18.
7. West K. M. y Kalbfleisch J. M. «Influence of nutritional factors on prevalence of diabetes», *Diabetes* 20 (1971): 99-108.
8. Fraser G. E. «Associations between diet and cancer, ischemic heart disease, and all-cause mortality in non-Hispanic white California Seventh-day Adventists», *Am. J. Clin. Nutr.* 70 (Suppl.) (1999): 532S-538S.
9. Snowdon D. A. y Phillips R. L. «Does a vegetarian diet reduce the occurrence of diabetes?», *Am. J. Publ. Health* 75 (1985): 507-512.
10. Tsunehara C. H., Leonetti D. L. y Fujimoto W. Y. «Diet of second generation Japanese-American men with and without non-insulin-dependent diabetes», *Am. J. Clin. Nutri.* 52 (1990): 731-738.
11. Marshall J., Hamman R. F. y Baxter J. «High-fat, low-carbohydrate diet and the etiology of non-insulin-dependent diabetes mellitus: the San Luis Valley Study», *Am. J. Epidemiol.* 134 (1991): 590-603.
12. Kittagawa T., Owada M., Urakami T., et al. «Increased incidence of non-insulin-dependent diabetes mellitus among Japanese schoolchildren correlates with an increased intake of animal protein and fat», *Clin. Pediatr.* 37 (1998): 111-116.
13. Trowell H. «Diabetes mellitus death-rates in England and Wales 1920-1970 and food supplies», *Lancet* 2 (1974): 998-1002.
14. Meyer K. A., Kushi L. H., Jacobs D. R., Jr., et al. «Carbohydrates, dietary fiber, and incident Type 2 diabetes in older women», *Am. J. Clin. Nutri.* 71 (2000): 921-930.
15. Anderson J. W. «Dietary fiber in nutrition management of diabetes». En: G. Vahouny, V. y D. Kritchevsky (eds.), *Dietary Fiber: Basic and Clinical Aspects,* pp. 343-360. Nueva York: Plenum Press, 1986.
16. Anderson J. W., Chen W. L. y Sieling B. «Hypolipidemic effects of high-carbohydrate, high fiber diets», *Metabolism* 29 (1980): 551-558.
17. Story L., Anderson J. W., Chen W. L., et al. «Adherence to high-carbohydrate, high-fiber diets: long-term studies of non-obese diabetic men», *Journ. Am. Diet. Assoc.* 85 (1985): 1105- 1110.
18. Barnard R. J., Lattimore L., Holly R. G., et al. «Response of non-insulin-dependent diabetic patients to an intensive program of diet and exercise», *Diabetes Care* 5 (1982): 370-374.
19. Barnard R. J., Massey M. R., Cherny S., et al. «Long-term use of a high-complex-carbohydrate, high-fiber, low-fat diet and exercise in the treatment of NIDDM patients», *Diabetes Care* 6 (1983): 268-273.
20. Anderson J. W., Gustafson N. J., Bryant C. A., et al. «Dietary fiber and diabetes: a comprehensive review and practical application», *J. Am. Diet. Assoc.* 87 (1987): 1189-1197.
21. Jenkins D. J. A., Wolever T. M. S., Bacon S., et al. «Diabetic diets: high carbohydrate combined with high fiber», *Am. J. Clin. Nutri.* 33 (1980): 1729-1733.

22. Diabetes Prevention Program Research Group. «Reduction in the incidence of Type 2 diabetes with lifestyle intervention or Metformin», *New Engl. J. Med.* 346 (2002): 393-403.
23. Tuomilehto J., Lindstrom J., Eriksson J. G., et al. «Prevention of Type 2 diabetes mellitus by changes in lifestyle among subjects with impaired glucose tolerance», *New Engl. J. Med.* 344 (2001): 1343-1350.

Capítulo 8

1. Estrógeno pesente de forma libre.
2. La actividad del estrógeno se debe a más de una analogía, pero normalmente se refiere al estradiol. Yo utilizaré el término general "estrógeno" para incluir todos los esteroides y hormonas femeninas relacionadas cuyos efectos son paralelos a la actividad del estradiol. Una pequeña cantidad de testosterona en las mujeres también muestra el mismo efecto.
3. Wu A. H., Pike M. C. y Stram D. O. «Meta-analysis: dietary fat intake, serum estrogen levels, and the risk of breast cancer», *J. Nat. Cancer Inst.* 91 (1999): 529-534.
4. Bernstein L. y Ross R. K. «Endogenous hormones and breast cancer risk», *Epidemiol. Revs.* 15 (1993): 48-65.
5. Pike M. C., Spicer D. V., Dahmoush L., et al. «Estrogens, progestogens, normal breast cell proliferation, and breast cancer risk», *Epidemiol. Revs.* 15 (1993): 17-35.
6. Bocchinfuso W. P., Lindzey J. K., Hewitt S. C., et al. «Induction of mammary gland development in estrogen receptor-alpha knockout mice», *Endocrinology* 141 (2000): 2982-2994.
7. Atwood C. S., Hovey R. C., Glover J. P., et al. «Progesterone induces side-branching of the ductal epithelium in the mammary glands of peripubertal mice», *J. Endocrinol.* 167 (2000): 39-52.
8. Rose D. P. y Pruitt B. T. «Plasma prolactin levels in patients with breast cancer», *Cancer* 48 (1981): 2687-2691.
9. Dorgan J. F., Longcope C., Stephenson H. E., Jr., et al. «Relation of prediagnostic serum estrogen and androgen levels to breast cancer risk», *Cancer Epidemiol Biomarkers Prev* 5 (1996): 533-539.
10. Dorgan J. F., Stanczyk F. Z., Longcope C., et al. «Relationship of serum dehydroepiandrosterone (DHEA), DHEA sulfate, and 5-androstene-3 beta, 17 beta-diol to risk of breast cancer in postmenopausal women», *Cancer Epidemiol Biomarkers Prev* 6 (1997).
11. Thomas H. V., Key T. J., Allen D. S., et al. «A prospective study of endogenous serum hormone concentrations and breast cancer risk in post-menopausal women on the island of Guernsey», *Brit. J. Cancer* 76 (1997): 410-405.
12. Hankinson S. E., Willett W., Manson J. E., et al. «Plasma sex steroid hormone levels and risk of breast cancer in postmenopausal women», *J. Nat. Cancer Inst.* 90 (1998): 1292-1299.

13. Rosenthal M. B., Barnard R. J., Rose D. P., et al. «Effects of a high-complex-carbohydrate, low-fat, low-cholesrerol diet on levels of serum lipids and estradiol», *Am. J. Med.* 78 (1985): 23-27.

14. Adlercreutz H. «Western diet and Western diseases: some hormonal and biochemical mechanisms and associations», *Scand. J. Clin. Lab. Invest.* 50 (Suppl. 201) (1990): 3-23.

15. Heber D., Ashley J. M., Leaf D. A., et al. «Reduction of serum estradiol in postmenopausal women given free access to low-fat high-carbohydrate diet», *Nutrition* 7 (1991): 137-139.

16. Rose D. P., Goldman M., Connolly J. M., et al. «High-fiber diet reduces serum estrogen concentrations in premenopausal women», *Am. J. Clin. Nutr.* 54 (1991): 520-525.

17. Rose D. P., Lubin M. y Connolly J. M. «Effects of diet supplementation with wheat bran on serum estrogen levels in the follicular and luteal phases of the menstrual cycle», *Nutrition* 13 (1997): 535-539.

18. Tymchuk C. N., Tessler S. B. y Barnard R. J. «Changes in sex hormone-binding globulin, insulin, and serum lipids in postmenopausal women on a low-fat, high-fiber diet combined with exercise», *Nutr. Cancer* 38 (2000): 158-162.

19. Key T. J. A., Chen J., Wang D. Y., et al. «Sex hormones in women in rural China and in Britain», *Brit. J. Cancer* 62 (1990): 631-636.

20. Prentice R., Thompson D., Clifford C., et al. «Dietary fat reduction and plasma estradiol concentration in healthy postmenopausal women», *J. Natl. Cancer Inst.* 82 (1990): 129-134.

21. Boyar A. P., Rose D. P. y Wynder E. L. «Recommendations for the prevention of chronic disease: the application for breast disease», *Am. J. Clin. Nutr.* 48 (3 Suppl) (1988): 896-900.

22. Nandi S., Guzman R. C. y Yang J. «Hormones and mammary carcinogenesis in mice, rats and humans: a unifying hypothesis», *Proc. National Acad. Sci* 92 (1995): 3650-3657.

23. Peto J., Easton D. F., Matthews F. E., et al. «Cancer mortality in relatives of women with breast cancer, the OPCS study», *Int. J. Cancer* 65 (1996): 275-283.

24. Colditz G. A., Willett W., Hunter D. J., et al. «Family history, age, and risk of breast cancer. Prospective data from the Nurses' Health Study», *JAMA* 270 (1993): 338-343.

25. National Human Genome Research Institute. «Learning About Breast Cancer».

26. Futreal P. A., Liu Q., Shattuck-Eidens D., et al. «BRCAl mutations in primary breast and ovarian carcinomas», *Science* 266 (1994): 120-122.

27. Miki Y., Swensen J., Shattuck-Eidens D., et al. «A strong candidate for the breast and ovarian cancer susceptibility gene BRCA1», *Science* 266 (1994): 66-71.

28. Wooster R., Bignell G., Lancaster J., et al. «Identification of the breast cancer susceptibility gene BRCA2», *Nature* 378 (1995): 789-792.

29. Tavtigian S. V., Simard J., Rommens J., et al. «The complete BRCA2 gene and mutations in chromosome 13q-linked kindreds». *Nat. Genet.* 12 1996): 333-337.

30. Ford D., Easton D., Bishop D. T., al. «Risks of cancer in BRCA1 mutation carriers», *Lancet* 343 (1994): 692-695.

31. Antoniou A., Pharoah P. D. P. , Narod S., et al. «Average risks of breast and ovarian cancer associated with BRCA1 or BRCA2 mutations detected in case series unselected for family history: a combined analysis of 22 studies», *Am. J. Hum. Genet.* 72 (2003): 1117-1130.

32. Newman B., Mu H., Butler L. M., et al. «Frequency of breast cancer attributable to BRCA1 in a population-based series of American women», *JAMA* 279 (1998): 915-921.

33. Peto J., Collins N., Barfoot R., et al. «Prevalence of BRCA1 and BRCA2 gene mutations in patients with early-onset breast cancer», *J. Nat. Cancer Inst.* 91 (1999): 943-949.

34. Tabar L., Fagerberg G., Chen H. H., et al. «Efficacy of breast cancer screening by age. New results from the Swedish Two-County Trial», *Cancer* 75 (1995): 2507-2517.

35. Bjurstram N., Bjorneld L., Duffy S. W., et al. «The Gothenburg Breast Cancer Screening Trial: first results on mortality, incidence, and mode of detection for women ages 39-49 years at randomization», *Cancer* 80 (1997): 2091-2099.

36. Frisell J., Lidbrink E., Hellstrom L., et al. «Follow-up after 11 years: update of mortality results in the Stockholm mammographic screening trial», *Breast Cancer Res. Treat.* 1997, 45 (1997): 263-270.

37. Greenlee R. T., Hill-Harmon M. B., Murray T., et al. «Cancer statistics, 2001», *CA Cancer J. Clin.* 51 (2001): 15-36.

38. Cairns J. «The treatment of diseases and the war against cancer», *Sci. Am.* 253 (1985): 31-39.

39. Cuzick J. y Baum M. «Tamoxifen and contralateral breast cancer», *Lancet* 2 (1985): 282.

40. Cuzick J., Wang D. Y. y Bulbrook R. D. «The prevention of breast cancer», *Lancet* 1 (1986): 83-86.

41. Fisher B., Costantino J. P., Wickerham D. L., et al. «Tamoxifen for prevention of breast cancer: report of the National Surgical Adjuvant Breast and Bowel Project P-l Study», *J. Nat. Cancer Inst.* 90 (1998): 1371-1388.

42. Freedman A. N., Graubard B. I., Rao S. R., et al. «Estimates of the number of U.S. women who could benefit from tamoxifen for breast cancer chemoprevention», *J. Nat. Cancer Inst.* 95 (2003): 526-532.

43. Powles T., Eeles R., Ashley S., et al. «Interim analysis of the incidence of breast cancer in the Royal Marsden Hospital tamoxifen randomised chemoprevention trial», *Lancet* 352 (1998): 98-101.

44. Veronesi U., Maisonneuve P., Costa A., et al. «Prevention of breast cancer with tamoxifen: preliminary findings from the Italian randomised trial among hysterectomised women», *Lancet* 352 (1998): 93-97.

45. Cuzick J. «A brief review of the current breast cancer prevention trials and proposals for future trials», *Eur J. Cancer* 36 (2000): 1298-1302.

46. Cummings S. R., Eckert S., Krueger K. A., et al. «The effect of raloxifene on risk of breast cancer in postmenopausal women: results from the MORE randomized trial», *JAMA* 281 (1999): 2189-2197.

47. Dorgan J. F., Hunsberger S. A., McMahon R. P., et al. «Diet and sex hormones in girls: findings from a randomized controlled clinical trial», *J. Nat. Cancer Inst.* 95 (2003): 132-141.

48. Ornish D., Scherwitz L. W., Billings J. H., et al. «Intensive lifestyle changes for reversal of coronary heart disease», *JAMA* 280 (1998): 2001-2007.

49. Esselstyn C. B., Ellis S. G., Medendorp S. V., et al. «A strategy to arrest and reverse coronary artery disease: a 5-year longitudinal study of a single physician's practice», *J. Family Practice* 41 (1995): 560-568.

50. Hildenbrand G. L. G., Hildenbrand L. C., Bradford K., et al. «Five-year survival rates of melanoma patients treated by diet therapy after the manner of Gerson: a retrospective review», *Alternative Therapies in Health and Medicine* 1 (1995): 29-37.

51. Youngman L. D. y Campbell T. C. «Inhibition of aflatoxin Bl-induced gamma-glutamyl transpeptidase positive (GGT+) hepatic preneoplastic foci and tumors by low protein diets: evidence that altered GGT+ foci indicate neoplastic potential», *Carcinogenesis* 13 (1992): 1607-1613.

52. Ronai Z., Gradia S., El-Bayoumy K., et al. «Contrasting incidence of ras mutations in rat mammary and mouse skin tumors induced by anti-benzo phenanthrene-3,4-diol-l,2-epoxide», *Carcinogenesis* 15 (1994): 2113-2116.

53. Jeffy B. D., Schultz E. U., Selmin O., et al. «Inhibition of BRCA-1 expression by benzo[a]pyrene and diol epoxide», *Mol. Carcinogenesis* 26 (1999): 100-118.

54. Gammon M. D., Santella R. M., Neugut A. I., et al. «Environmental toxins and breast cancer on Long Island. I. Polycyclic aromatic hydrocarbon DNA adducts», *Cancer Epidemiol Biomarkers Prev* 11 (2002): 677-685.

55. Gammon M. D., Wolff M. S., Neugut A. I., et al. «Environmental toxins and breast cancer on Long Island. II. Organchlorine compound levels in blood», *Cancer Epidemiol Biomarkers Prev* 11 (2002): 686-697.

56. Humphries K. H. y Gill S. «Risks and benefits of hormone replacement therapy: the evidence speaks», *Canadian Med. Assoc. Journ.* 168 (2003): 1001-1010.

57. Writing Group for the Women's Health Initiative Investigators. «Risks and benefits of estrogen plus progestin in healthy postmenopausal women: principal results from the Women's Health Initiative Randomized Controlled Trial», *JAMA* 288 (2002): 321-333.

58. Hulley S., Grady D., Bush T., et al. «Randomized trial of estrogen plus progestin for secondary prevention of coronary heart disease in postmenopausal women. Heart and Estrogen/progestin Replacement Study (HERS) Research Group», *JAMA* 280 (1998): 605-613.

59. Aunque este descubrimiento no es estadísticamente significativo, su coherencia con el descubrimiento del ensayo WHI es sorprendente.

60. International Agency for Cancer Research. «Globocan» (consultado el 18 de octubre de 2002), http://www-dep.iarc/globocan.html.

61. Kinzler K. W. y Vogelstein B. «Lessons from Heredity. Colorectal Cancer», *Cell* 87 (1996): 159-170.

62. Ferlay J., Bray F., Pisani P., et al. *GLOBOCAN 2000: Cancer incidence, mortality and prevalence worldwide, Version 1.0.* Lyon, Francia: IARCPress, 2001.

63. Existe una versión limitada del documento de Ferlay et al. disponible en http://www.dep.iarc.fr/globocan/globocan.htm, actualizada por última vez el 2 de marzo de 2001.

64. Expert Panel. *Food, nutrition and the prevention of cancer, a global perspective.* Washington, DC: American Institute for Cancer Research/World Cancer Research Fund, 1997.

65. Armstrong D. y Doll R. «Environmental factors and cancer incidence and mortality in different countries, with special reference to dietary practices», *Int. J. Cancer* 15 (1975): 617-631.

66. Burkitt D. P. «Epidemiology of cancer of the colon and the rectum», *Cancer* 28 (1971): 3-13.

67. Jansen M. C. J. F., Bueno-de-Mesquita H. B., Buzina R., et al. «Dietary fiber and plant foods in relation to colorectal cancer mortality: The Seven Countries Study», *Int. J. Cancer* 81 (1999): 174-179.

68. Whiteley L. O. y Klurfeld D. M. «Are dietary fiber-induced alterations in colonic epithelial cell proliferation predictive of fiber's effect on colon cancer?», *Nutr. Cancer* 36 (2000): 131-149.

69. La mayor parte de estas asociaciones no eran estadísticamente significativas, pero la coherencia de la asociación inversa entre la fibra y el cáncer colorrectal era impresionante.

70. Campbell T. C., Wang G., Chen J., et al. «Dietary fiber intake and colon cancer mortality in The People's Republic of China». *En:* D. Kritchevsky, C. Bonfield y J. W. Anderson (eds.), *Dietary Fiber,* pp. 473-480. Nueva York, NY: Plenum Publishing Corporation, 1990.

71. Trock B., Lanza E. y Greenwald P. «Dietary fiber, vegetables, and colon cancer: critical review and meta-analysis of the epidemiologic evidence», *J. Nat. Cancer Inst.* 82 (1990): 650-661.

72. Howe G. R., Benito E., Castelleto R., et al. «Dietary intake of fiber and decreased risk of cancers of the colon and rectum: evidence from the combined analysis of 13 case-control studies», *J. Nat. Cancer Inst.* 84 (1992): 1887-1896.

73. Bingham S. A., Day N. E., Luben R., et al. «Dietary fibre in food and protection against colorectal cancer in the European Prospective Investigation into Cancer and Nutrition (EPIC): an observational study», *Lancet* 361 (2003): 1496-1501.

74. O'Keefe S. J. D., Ndaba N. y Woodward A. «Relationship between nutritional status, dietary intake patterns and plasma lipoprotein concentrations in rural black South Africans», *Hum. Nutr. Clin. Nutr.* 39 (1985): 335-341.

75. Sitas F. «Histologically diagnosed cancers in South Africa, 1988», *S. African Med. J.* 84 (1994): 344-348.

76. O'Keefe S. J. D., Kidd M., Espitalier-Noel G., et al. «Rarity of colon cancer in Africans is associated with low animal product consumption, not fiber», *Am. J. Gastroenterology* 94 (1999): 1373-1380.

77. McKeown-Eyssen G. «Epidemiology of colorectal cancer revisited: are serum triglycerides and/or plasma glucose associated with risk?», *Cancer Epidemiol Biomarkers Prev* 3 (1994): 687-695.

78. Giovannucci E. «Insulin and colon cancer», *Cancer Causes and Control* 6 (1995): 164-179.

79. Bruce W. R., Giacca A. y Medline A. «Possible mechanisms relating diet and risk of colon cancer», *Cancer Epidemiol Biomarkers Prev* 9 (2000): 1271-1279.

80. Kono S., Honjo S., Todoroki I., et al. «Glucose intolerance and adenomas of the sigmoid colon in Japanese men (Japan)», *Cancer Causes and Control* 9 (1998): 441-446.

81. Schoen R. E., Tangen C. M., Kuller L. H., et al. «Increased blood glucose and insulin, body size, and incident colorectal cancer», *J. Nat. Cancer Inst.* 91 (1999): 1147-1154.

82. Bruce W. R., Wolever T. M. S. y Giacca A. «Mechanisms linking diet and colorectal cancer: the possible role of insulin resistance», *Nutr. Cancer* 37 (2000): 19-26.

83. Lipkin M. y Newmark H., «Development of clinical chemoprevention trials", *J. Nat. Cancer Inst.* 87 (1995): 1275-1277.

84. Holt P. R., Atillasoy E. O., Gilman J., et al. «Modulation of abnormal colonic epithelial cell proliferation and differentiation by low-fat dairy foods. A randomized trial», *JAMA* 280 (1998): 1074-1079.

85. Mobarhan S. «Calcium and the colon: recent findings», *Nutr. Revs.* 57 (1999): 124-126.

86. Alberts D. S., Ritenbaugh C., Story J. A., et al. "Randomized, double-blinded, placebo-controlled study of effect of wheat bran fiber and calcium on fecal bile acids in patients with resected adenomatous colon polyps», *J. Nat. Cancer Inst.* 88 (1996): 81-92.

87. Chen J., Campbell T. C., Li J., et al. *Diet, life-style and mortality in China. A study of the characteristics of 65 Chinese counties.* Oxford, UK; Ithaca, NY; Beijing, PRC: Oxford University Press; Cornell University Press; People's Medical Publishing House, 1990.

88. Jass J. R. «Colon cancer: the shape of things to come», *Gut* 45 (1999): 794-795.

89. Burt R. W. «Colon cancer screening». *Gastroenterology* 119 (2000): 837-853.

90. Winawer S. J., Zauber A. G., Ho M. N., et al. «Prevention of colorectal cancer by colonoscopic polypectomy», *New Engl. J. Med.* 329 (1993): 1977-1981.

91. Pignone M., Rich M., Teutsch S. M., et al. «Screening for colorectal cancer in adults at average risk: a summary of the evidence for the U.S. Preventive Services Task Force», *Ann. Internal Med.* 137 (2002): 132-141.

92. Scott R. J. y Sobol H. H. «Prognostic implications of cancer susceptibility genes: Any news?», *Recent Results in Cancer Research* 151 (1999): 71-84.

93. Lee M. L., Wang R. T., Hsing A. W., et al. «Case-control study of diet and prostate cancer in China», *Cancer Causes and Control* 9 (1998): 545-552.

94. Villers A., Soulie M., Haillot O., et al. «Prostate cancer screening (III): risk factors, natural history, course without treatment», *Progr. Urol.* 7 (1997): 655-661.
95. Stanford J. L. «Prostate cancer trends 1973-1995», Bethesda, MD: SEER Program, National Cancer Institute, 1998.
96. Chan J. M. y Giovannucci E. L. «Dairy products, calcium, and vitamin D and risk of prostate cancer», *Epidemiol. Revs.* 23 (2001): 87-92.
97. Giovannucci E. «Dietary influences of 1,25 (OH)2 vitamin D in relation to prostate cancer: a hypothesis», *Cancer Causes and Control* 9 (1998): 567-582.
98. Chan J. M., Stampfer M. J., Ma J., et al. «Insulin-like growth factor-I (IGF-I) and IGF binding protein-3 as predictors of advanced-stage prostate cancer», *J. Nat. Cancer Inst* 94 (2002): 1099-1109.
99. Doi S. Q., Rasaiah S., Tack I., et al. «Low-protein diet suppresses serum insulin-like growth factor-I and decelerates the progression of growth hormone-induced glomerulosclerosis», *Am. J. Nephrol.* 21 (2001): 331-339.
100. Heaney R. P., McCarron D. A., Dawson-Hughes B., el al. «Dietary changes favorably affect bond remodeling in older adults», *J. Am. et Diet. Assoc.* 99 (1999): 1228-1233.
101. Allen N. E., Appleby P. N., Davey G. K., et al. «Hormones and diet: low insulin-like growth factor-I but normal bioavailable androgens in vegan men», *Brit. J. Cancer* 83 (2000): 95-97.
102. Cohen P., Peehl D. M. y Rosenfeld R. G. «The IGF axis in the prostate», *Horm. Metab. Res.* 26 (1994): 81-84.

Capítulo 9

1. Mackay I. R. «Tolerance and immunity», *Brit. Med. Journ.* 321 (2000): 93-96.
2. Jacobson D. L., Gange S. J., Rose N. R., et al. «Short analytical review. Epidemiology and estimated population burden of selected autoimmune diseases in the United States», *Clin. Immunol. Immunopath.* 84 (1997): 223-243.
3. Davidson A. y Diamond B. «Autoimmune diseases», *New Engl. J. Med.* 345 (2001): 340-350.
4. Aranda R., Sydora B. C., McAllister P. L., et al. «Analysis of intestinal lymphocytes in mouse colitis mediated by transfer of CD4+, CD45RB[high] T cells to SCID recipients», *J. Immunol.* 158 (1997): 3464-3473.
5. Folgar S., Gatto E. M., Raina G., et al. «Parkinsonism as a manifestation of multiple sclerosis», *Movement Disorders* 18 (2003): 108-113.
6. Cantorna M.T. «Vitamin D and autoimmunity: is vitamin D status an environmental factor affecting autoimmune disease prevalence?», *Proc. Soc. Exp. Biol. Med.* 223 (2000): 230-233.
7. DeLuca H. F. y Cantorna M. T. «Vitamin D: its role and uses in immunology», *FASEB J.* 15 (2001): 2579-2585.
8. Winer S., Astsaturov I., Cheung R. K., et al. «T cells of multiple sclerosis patients target a common environmental peptide that causes encephalitis in mice», *J. Immunol.* 166 (2001): 4751-4756.

9. Davenport C. B. «Multiple sclerosis from the standpoint of geographic distribution and race», *Arch. Neurol. Psychiatry* 8 (1922): 51-58.

10. Alter M., Yamoor M. y Harshe M. «Multiple sclerosis and nutrition», *Arch. Neurol.* 31 (1974): 267-272.

11. Carroll M. «Innate immunity in the etiopathology of autoimmunity», *Nature Immunol.* 2 (2001): 1089-1090.

12. Karjalainen J., Martin J. M., Knip M., et al. «A bovine albumin peptide as a possible trigger of insulin-dependent Diabetes Mellitus», *New Engl. Journ. Med.* 327 (1992): 302-307.

13. Akerblom H. K. y Knip M. «Putative environmental factors and Type 1 diabetes», *Diabetes/Metabolism Revs.* 14 (1998): 31-67.

14. Naik R. G. y Palmer J. P. «Preservation of beta-cell function in Type 1 diabetes», *Diabetes Rev.* 7 (1999): 154-182.

15. Virtanen S. M., Rasanen L., Aro A., et al. «Infant feeding in Finnish children less than 7 yr of age with newly diagnosed IDDM. Childhood diabetes in Finland Study Group», *Diabetes Care* 14 (1991): 415-417.

16. Savilahti E., Akerblom H. K., Tainio V. M., et al. «Children with newly diagnosed insulin dependent diabetes mellitus have increased levels of cow's milk antibodies», *Diabetes Res.* 7 (1988): 137-140.

17. Yakota A., Yamaguchi T., Ueda T., et al. «Comparison of islet cell antibodies, islet cell surface antibodies and anti-bovine serum albumin antibodies in Type 1 diabetes», *Diabetes Res. Clin. Pract.* 9 (1990): 211-217.

18. Hammond-McKibben D. y Dosch H. M. «Cow's milk, bovine serum albumin, and IDDM: can we settle the controversies?», *Diabetes Care* 20 (1997): 897-901.

19. Akerblom H. K., Vaarala O., Hyoty H., et al. «Environmental factors in the etiology of Type 1 diabetes», *Am. J. Med. Genet. (Semin. Med. Genet.)* 115 (2002): 18-29.

20. Gottlieb M. S. y Root H. F. «Diabetes mellitus in twins», *Diabetes* 17 (1968): 693-704.

21. Barnett A. H., Eff C., Leslie R. D. G., et al. «Diabetes in identical twins: a study of 200 pairs», *Diabetologia* 20 (1981): 87-93.

22. Borch-Johnsen K., Joner G., Mandrup-Poulsen T., et al. «Relation between breast feeding and incidence rates of insulin-dependent diabetes mellitus: a hypothesis», *Lancet* 2 (1984): 1083-1086.

23. Perez-Bravo F., Carrasco E., Gutierrez-Lopez M. D., et al. «Genetic predisposition and environmental factors leading to the development of insulin-dependent diabetes mellitus in Chilean children», *J. Mol. Med.* 74 (1996): 105-109.

24. Kostraba J. N., Cruickshanks K. J., Lawler-Heavner J., et al. «Early exposure to cow's milk and solid foods in infancy, genetic predisposition, and risk of IDDM», *Diabetes* 42 (1993): 288-295.

25. Pyke D. A. «The *genetic perspective: putting research into practice*». EN: *Diabetes 1988*, Amsterdam, 1989, pp. 1227-1230.

26. Kaprio J., Tuomilehto J., Koskenvuo M., et al. «Concordance for Type 1 (insulin-dependent) and Type 2 (non-insulin-dependent) diabetes mellitus in a population-based cohort of twins in Finland», *Diabetologia* 35 (1992): 1060-1067.

27. Dahl-Jorgensen K., Joner G. y Hanssen K. F. «Relationship between cow's milk consumption and incidence of IDDM in childhood», *Diabetes Care* 14 (1991): 1081-1083.

28. El porcentaje de diabetes tipo 1 debida al consumo de leche de vaca es del 96%.

29. LaPorte R. E., Tajima N., Akerblom H. K., et al. «Geographic differences in the risk of insulin dependent diabetes mellitus: the importance of registries», *Diabetes Care* 8 (Suppl. 1) (1985): 101-107.

30. Bodansky H. J., Staines A., Stephenson C., et al. «Evidence for an environmental effect in the aetiology of insulin dependent diabetes in a transmigratory population», *Brit. Med. Journ.* 304 (1992): 1020-1022.

31. Burden A. C., Samanta A. y Chaunduri K. H. «The prevalence and incidence of insulin-dependent diabetes in white and Indian children in Leicester city (UK)», *Int. J. Diabetes Dev. Countries* 10 (1990): 8-10.

32. Elliott R. y Ong T. J. «Nutritional genomics», *Brit. Med. Journ.* 324 (2002): 1438-1442.

33. Onkamo P., Vaananen S., Karvonen M., et al. «Worldwide increase in incidence of Type 1 diabetes - the analysis of the data on published incidence trends», *Diabetologia* 42 (1999): 1395-1403.

34. Gerstein H. C. «Cow's milk exposure and Type 1 diabetes mellitus: a critical overview of the clinical literature», *Diabetes Care* 17 (1994): 13-19.

35. Kimpimaki T., Erkkola M., Korhonen S., et al. «Short-term exclusive breastfeeding predisposes young children with increased genetic risk of Type 1 diabetes to progressive beta-cell autoimmunity», *Diabetologia* 44 (2001): 63-69.

36. Virtanen S. M., Laara E., Hypponen E., et al. «Cow's milk consumption, HLA-DQB1 genotype, and Type 1 diabetes», *Diabetes* 49 (2000): 912-917.

37. Monetini L., Cavallo M. G., Stefanini L., et al. «Bovine beta-casein antibodies in breast- and bottle-fed infants: their relevance in Type 1 diabetes», *Diabetes Metab. Res. Rev.* 17 (2001): 51-54.

38. Norris J. M. y Pietropaolo M. «Review article. Controversial topics series: milk proteins and diabetes», *J. Endocrinol. Invest.* 22 (1999): 568-580.

39. Reingold S. C. «Research Directions in Multiple Sclerosis», National Multiple Sclerosis Society, 25 de noviembre de 2003.

40. Ackermann A. «Die multiple sklerose in der Schweiz», *Schweiz. med. Wchnschr.* 61 (1931): 1245-1250.

41. Swank R. L. «Multiple sclerosis: correlation of its incidence with dietary fat», *Am. J. Med. Sci.* 220 (1950): 421-430.

42. Dip J. B. «The distribution of multiple sclerosis in relation to the dairy industry and milk consumption», *New Zealand Med. J.* 83 (1976): 427-430.

43. McDougall J. M., 2002. *Multiple sclerosis stopped by McDougall/Swank Program.*

44. McLeod J. G., Hammond S. R. y Hallpike J. F. «Epidemiology of multiple sclerosis in Australia. With NSW and SA survey results», *Med. J. Austr.* 160 (1994): 117-122.

45. Lawrence J. S., Behrend T., Bennett P. H., et al. «Geographical studies of rheumatoid arthritis», *Ann. Rheum. Dis.* 25 (1966): 425-432.

46. Keen H. y Ekoe J. M. «The geography of diabetes mellitus», *Brit. Med. Journ.* 40 (1984): 359-365.

47. Swank R. L. «Effect of low saturated fat diet in early and late cases of multiple sclerosis», *Lancet* 336 (1990): 37-39.

48. Swank R. L. «Treatment of multiple sclerosis with low fat diet», *A.M.A. Arch. Neurol. Psychiatry* 69 (1953): 91-103.

49. Swank R. L. y Bourdillon R. B. «Multiple sclerosis: assessment of treatment with modified low fat diet», *J. Nerv. Ment. Dis.* 131 (1960): 468-488.

50. Swank R. L. «Multiple sclerosis: twenty years on low fat diet», *Arch. Neurol.* 23 (1970): 460- 474.

51. Agranoff B. W. y Goldberg D. «Diet and the geographical distribution of multiple sclerosis», *Lancet* 2 (7888) (2 de noviembre de 1974): 1061-1066.

52. Malosse D., Perron H., Sasco A., et al. «Correlation between milk and dairy product consumption and multiple sclerosis prevalence: a worldwide study», *Neuroepidemiology* 11 (1992): 304-312.

53. Malosse D. y Perron H. «Correlation analysis between bovine populations, other farm animals, house pets, and multiple sclerosis prevalence», *Neuroepidemiology* 12 (1993): 15-27.

54. Lauer K. «Diet and multiple sclerosis», *Neurology* 49 (suppl 2) (1997): 555-561.

55. Swank R. L., Lerstad O., Strom A., et al. «Multiple sclerosis in rural Norway. Its geographic distribution and occupational incidence in relation to nutrition», *New Engl. J. Med.* 246 (1952): 721-728.

56. Dalgleish A. G. «Viruses and multiple sclerosis», *Acta Neurol. Scand.* Suppl. 169 (1997): 8-15.

57. McAlpine D., Lumsden C. E. y Acheson E. D., *Multiple Sclerosis: a reappraisal.* Edinburgo y Londres: E&S Livingston, 1965.

58. Alter M., Liebowitz U. y Speer J. «Risk of multiple sclerosis related to age at immigration to Israel», *Arch. Neurol.* 15 (1966): 234-237.

59. Kurtzke J. F., Beebe G. W. y Norman J. E., Jr. «Epidemiology of multiple sclerosis in U.S. veterans: 1. Race, sex, and geographic distribution», *Neurology* 29 (1979): 1228-1235.

60. Ebers G. C., Bulman D. E., Sadovnick A. D., et al. «A population-based study of multiple sclerosis in twins», *New Engl. J. Med.* 315 (1986): 1638-1642.

61. Acheson E. D., Bachrach C. A. y Wright F. M. «Some comments on the relationship of the distribution of multiple sclerosis to latitude solar radiation and other variables», *Acta Psychiatrica Neurologica Scand.* 35 (Suppl. l47) (1960): 132-147.

62. Warren S. y Warren K. G. «Multiple sclerosis and associated diseases: a relationship to diabetes mellitus», *J. Canadian Sci. Neurol.* 8 (1981): 35-39.

63. Wertman E., Zilber N. y Abransky O. «An association between multiple sclerosis and Type 1 diabetes mellitus», *J. Neurol.* 239 (1992): 43-45.

64. Marrosu M. G., Cocco E., Lai M., et al. «Patients with multiple sclerosis and risk of Type 1 diabetes mellitus in Sardinia, Italy: a cohort study», *Lancet* 359 (2002): 1461-1465.

65. Buzzetti R., Pozzilli P., Di Mario U., et al. «Multiple sclerosis and Type 1 diabetes», *Diabetologia* 45 (2002): 1735-1736.

66. Lux W. E. y Kurtzke J. F. «Is Parkinson's disease acquired? Evidence from a geographic comparison with multiple sclerosis», *Neurology* 37 (1987): 467-471.

67. Prahalad S., Shear E. S., Thompson S. D., et al. «Increased Prevalence of Familial Autoimmunity in Simplex and Multiplex Families with Juvenile Rheumatoid Arthritis», *Arthritis Rheumatism* 46 (2002): 1851-1856.

68. Cantorna M. T., Munsick C., Bemiss C., et al. «1,25-Dihydroxycholecalciferol Prevents and Ameliorates Symptoms of Experimental Murine Inflammatory Bowel Disease», *J. Nutr.* 130 (2000): 2648-2652.

69. Cantorna M. T., Woodward W. D., Hayes C. E., et al. «1,25-Dihydroxyvitamin D3 is a positive regulator for the two anti-encephalitogenic cytokines TGF-B1 and IL-4», *J. Immunol.* 160 (1998): 5314-5319.

70. Cantorna M. T., Humpal-Winter J. y DeLuca H. F. «Dietary calcium is a major factor in 1,25-dihydroxycholecalciferol suppression of experimental autoimmune encephalomyelitis in mice», *J. Nutr.* 129 (1999): 1966-1971.

71. Multiple Sclerosis International Federation. «Alternative Therapies», 25 de noviembre de 2003.

Capítulo 10

1. Frassetto L. A., Todd K. M., Morris C., Jr., et al. «Worldwide incidence of hip fracture in elderly women: relation to consumption of animal and vegetable foods», *J. Gerontology* 55 (2000): M585-M592.

2. Abelow B. J., Holford T. R. y Insogna K. L. «Cross-cultural association between dietary animal protein and hip fracture: a hypothesis», *Calcif. Tissue Int.* 50 (1992): 14-18.

3. Wachsman A. y Bernstein D. S. «Diet and osteoporosis», *Lancet,* 4 de mayo de 1968 (1968): 958- 959.

4. Barzel U. S. «Acid loading and osteoporosis», *J. Am. Geriatr. Soc.* 30 (1982): 613.

5. Sherman H. C. «Calcium requirement for maintenance in man», *J. Biol. Chem.* 39 (1920): 21-27.

6. La proteína animal incluye más aminoácidos que contienen en azufre. Cuando se digieren y metabolizan, estos aminoácidos producen un ácido que debe ser excretado por el hígado. Un informe reciente mostró una correlación notable del 84% entre el consumo de proteína de origen animal y la excreción de azufre en el ácido úrico.

7. Brosnan J. T. y Brosnan M. E. «Dietary protein, metabolic acidosis, and calcium balance». *En:* H. H. Draper (ed.), *Advances in Nutritional Research,* pp. 77-105. Nueva York: Plenum Press, 1982.

8. Frassetto L. A., Todd K. M., Morris R. C., Jr., et al. «Estimation of net endogenous noncarbonic acid production in humans from diet potassium and protein contents», *Am. J. Clin. Nutri.* 68 (1998): 576-583.

9. Margen S., Chu J. Y., Kaufmann N. A., et al. «Studies in calcium metabolism. I. The calciuretic effect of dietary protein», *Am. J. Clin. Nutr.* 27 (1974): 584-589.

10. Hegsted M., Schuette S. A., Zemel M. B., et al. «Urinary calcium and calcium balance in young men as affected by level of protein and phosphorus intake». *J. Nutr.* 111 (1981): 553-562.

11. Kerstetter J. E. y Allen L. H. «Dietary protein increases urinary calcium», *J. Nutr.* 120 (1990): 134-136.

12. Westman E. C., Yancy W. S., Edman J. S., et al. «Carbohydrate Diet Program», *Am. J. Med.* 113 (2002): 30-36.

13. Sellmeyer D. E., Stone K. L., Sebastian A., et al. «A high ratio of dietary animal to vegetable protein increases the rate of bone loss and the risk of fracture in postmenopausal women», *Am. J. Clin. Nutr.* 73 (2001): 118-122.

14. Hegsted D. M. «Calcium and osteoporosis», *J. Nutr.* 116 (1986): 2316-2319.

15. Heaney R. P. «Protein intake and bone health: the influence of belief systems on the conduct of nutritional science», *Am. J. Clin. Nutr.* 73 (2001): 5-6.

16. Cummings S. R. y Black D. «Bone mass measurements and risk of fracture in Caucasian women: a review of findings for prospective studies», *Am. J. Med.* 98 (Suppl 2A) (1995): 25-245.

17. Marshall D., Johnell O. y Wedel H. «Meta-analysis of how well measures of bone mineral density predict occurrence of osteoporotic fractures», *Brit. Med. Journ.* 312 (1996): 1254- 1259.

18. Lips P. «Epidemiology and predictors of fractures associated with osteoporosis», *Am. J. Med.* 103(2A) (1997): 35-115.

19. Lane N. E. y Nevitt M. C. "Osteoarthritis, bone mass, and fractures: how are they related?», *Arthritis Rheumatism* 46 (2002): 1-4.

20. Lucas F. L., Cauley J. A., Stone R. A., et al. «Bone mineral density and risk of breast cancer: differences by family history of breast cancer», *Am. J. Epidemiol.* 148 (1998): 22-29.

21. Cauley J. A., Lucas F. L., Kuller L. H., et al. «Bone mineral density and risk of breast cancer in older women: the study of osteoporotic fractures», *JAMA* 276 (1996): 1404-1408.

22. Mincey B. A. «Osteoporosis in women with breast cancer», *Curr. Oncol. Rpts.* 5 (2003): 53- 57.

23. Riis B. J. «The role of bone loss», *Am. J. Med.* 98 (Suppl 2A) (1995): 25-295.

24. Ho S. C. «Body measurements, bone mass, and fractures: does the East differ from the West?», *Clin. Orthopaed. Related Res.* 323 (1996): 75-80.

25. Aspray T. J., Prentice A., Cole T. J., et al. «Low bone mineral content is common but osteoporotic fractures are rare in elderly rural Gambian women», *J. Bone Min. Res.* 11 (1996): 1019-1025.

26. Tsai K. S. «Osteoporotic fracture rate, bone mineral density, and bone metabolism in Taiwan», *J. Formosan Med. Assoc.* 96 (1997): 802-805.

27. Wu A. H., Pike M. C. y Stram D. O. «Meta-analysis: dietary fat intake, serum estrogen levels, and the risk of breast cancer», *J. Nat. Cancer Inst.* 91 (1999): 529-534.

28. UCLA Kidney Stone Treatment Center. «Kidney Stones-Index», marzo de 1997.

29. Stamatelou K. K., Francis M. E., Jones C. A., et al. «Time trends in reported prevalence of kidney stones», *Kidney Int.* 63 (2003): 1817-1823.

30. Este tipo de piedra del riñón, genéticamente raro, es el resultado de la incapacidad del riñón de reabsorber la cisteína, un aminoácido.

31. Ramello A., Vitale C. y Marangella M. «Epidemiology of nephrolothiasis», *J. Nephrol.* 13 (Suppl 3) (2000): 565-570.

32. Robertson W. G., Peacock M. y Hodgkinson A. «Dietary changes and the incidence of urinary calculi in the U.K. between 1958 and 1976», *Chron. Dis.* 32 (1979): 469-476.

33. Robertson W. G., Peacock M., Heyburn P. J., et al. «Risk factors in calcium stone disease of the urinary tract», *Brit. J. Urology* 50 (1978): 449-454.

34. Robertson W. G. «Epidemiological risk factors in calcium stone disease», *Scand. J. Urol. Nephrol. suppl.* 53 (1980): 15-30.

35. Robertson W. G., Peacock M., Heyburn P. J., et al. «Should recurrent calcium oxalate stone formers become vegetarians?», *Brit. J. Urology* 51 (1979): 427-431.

36. Esta información se mostró en el seminario del doctor Robertson realizado en Toronto.

37. Robertson W. G. «Diet and calcium stones», *Miner Electrolyte Metab.* 13 (1987): 228-234.

38. Cao L. C., Boeve E. R., de Bruijn W. C., et al. «A review of new concepts in renal stone research», *Scanning Microscopy* 7 (1993): 1049-1065.

39. Friedman D. S., Congdon N., Kempen J., et al. «Vision problems in the U.S.: prevalence of adult vision impairment and age-related eye disease in America», Bethesda, MD: Prevent Blindness in America. National Eye Institute, 2002.

40. Foote C. S., *Photosensitized oxidation and singlet oxygen: consequences in biological systems.* Vol. 2 Nueva York: Academic Press, 1976.

41. Seddon J. M., Ajani U. A., Sperduto R. D., et al. «Dietary carotenoids, vitamins A, C, and E, and advanced age-related macular degeneration», *JAMA* 272 (1994): 1413-1420.

42. Eye Disease Case-Control Study Group. «Antioxidant status and neovascular age-related macular degeneration», *Arch. Ophthalmol.* 111 (1993): 104-109.

43. Los otro cuatro grupos de alimentos eran el brócoli, la zanahoria, la batata y el calabacín, que mostraban una reducción de la enfermedad del 53, 28, 33 y 44%, respectivamente. Estas reducciones eran estadísticamente significativas de un modo solo aproximado o marginal.

44. Berman E. R., *Biochemistry of the eye. (Perspectives in vision research),* Nueva York, N. Y.: Plenum Publishing Corporation, 1991.

45. Lyle B. J., Mares-Perlman J. A., Klein B. E. K., et al. «Antioxidant intake and risk of incident age-related nuclear cataracts in the Beaver Dam Eye Study», *Am. J. Epidemiol.* 149 (1999): 801-809.

46. Bates C. J., Chen S. J., Macdonald A., et al. «Quantitation of vitamin E and a carotenoid pigment in cataracterous human lenses, and the effect of a dietary supplement», *Int. J. Vitam. Nutr. Res.* 66 (1996): 316-321.

47. Varma S. D., Beachy N. A. y Richards R. D. «Photoperoxidation of lens lipids: prevention by vitamin E», *Photochem. Photobiol.* 36 (1982): 623-626.

48. Talan J. «Alzheimer's diagnoses can be two years late», *Ithaca Journal:* 8A.

49. Petersen R. C., Smith G. E., Waring S. C., et al. «Mild cognitive impairment», *Arch. Neurol.* 56 (1999): 303-308.

50. Kivipelto M., Helkala E. L., Hanninen T., et al. «Midlife vascular risk factors and late-life mild cognitive impairment. A population based study», *Neurology* 56 (2001): 1683-1689.

51. Breteler M. M. B., Claus J. J., Grobbee D. E., et al. «Cardiovascular disease and distribution of cognitive function in elderly people: the Rotterdam Study», *Brit. Med. Journ.* 308 (1994): 1604-1608.

52. Haan M. N., Shemanski L., Jagust W. J., et al. «The role of APOE e4 in modulating effects of other risk factors for cognitive decline in elderly persons», *JAMA* 282 (1999): 40-46.

53. Sparks D. L., Martin T. A., Gross D. R., et al. «Link between heart disease, cholesterol, and Alzheimer's Disease: a review», *Microscopy Res. Tech.* 50 (2000): 287-290.

54. Slooter A. J., Tang M. X., van Duijn C. M., et al. «Apolipoprotein E e4 and risk of dementia with stroke. A population based investigation», *JAMA* 277 (1997): 818-821.

55. Messier C. y Gagnon M. «Glucose regulation and cognitive functions: relation to Alzheimer's disease and diabetes», *Behav. Brain Res.* 75 (1996): 1-11.

56. Ott A., Stolk R. P., Hofman A., et al. «Association of diabetes mellitus and dementia: the Rotterdam Study», *Diabetologia* 39 (1996): 1392-1397.

57. Kannel W. B., Wolf P. A., Verter J., et al. «Epidemiologic assessment of the role of blood pressure in stroke», *JAMA* 214 (1970): 301-310.

58. Launer L. J., Masaki K., Petrovitch H., et al. «The association between midlife blood pressure levels and late-life cognitive function», *JAMA* 274 (1995): 1846-1851.

59. White, L., Petrovitch, H., Ross, G. W., Masaki, K. H., Abbott, R. D., Teng, E. L., Rodriquez, B. L., Blanchette, P. L., Havlik, R., Wergowske, G., Chiu, D., Foley, D. J., Murdaugh, C. y Curb, J. D. «Prevalence of dementia in older Japanese-American men in Hawaii. The Honolulu-Asia Aging Study», *JAMA,* 276: 955-960, 1996.

60. Hendrie H. C., Ogunniyi A., Hall K. S., et al. «Incidence of dementia and Alzheimer Disease in 2 communities: Yoruba residing in Ibadan, Nigeria and African Americans residing in Indianapolis, Indiana», *JAMA* 285 (2001): 739-747.

61. Chandra V, Pandav R, Dodge H. H., et al. «Incidence of Alzheimer's disease in a rural community in India: the Indo-U.S. Study». *Neurology* 57 (2001): 985-989.

62. Grant W. B. «Dietary links to Alzheimer's Disease: 1999 Update», *J. Alzheimers Dis* 1 (1999): 197-201.

63. Grant W. B. «Incidence of dementia and Alzheimer disease in Nigeria and the United States», *JAMA* 285 (2001): 2448.

64. Este estudio, recientemente publicado, es más interesante que otros porque la vitamina E se midió de un modo más discriminatorio al considerar el hecho de que esta vitamina está contenida en la grasa de la sangre. Por tanto, unos niveles altos de vitamina E en sangre pueden, a veces, deberse a unos niveles altos de grasa en la sangre [*Am. J. Epidemiol.* 150 (1999); 37-44].

65. Los efectos de la vitamina C y el selenio en un estudio de Perkins [*Am. J. Epidemiol.* 150 (1999): 37-44] no fueron estadísticamente significativos en un modelo de regresión logística, según los autores. Yo no estoy de acuerdo con sus conclusiones, porque la tendencia inversa (altos niveles de antioxidante en sangre, menor pérdida de memoria) era impresionante y claramente significativa. Los autores fallaron a la hora de dirigir este descubrimiento en sus análisis.

66. Ortega R. M., Requejo A. M., Andres P., et al. «Dietary intake and cognitive function in a group of elderly people», *Am. J. Clin. Nutr.* 66 (1997): 803-809.

67. Perrig W. J., Perrig P. y Stahelin H. B. «The relation between antioxidants and memory performance in the old and very old», *J. Am. Geriatr. Soc.* 45 (J 997): 718-724.

68. Gale C. R., Martyn C. N. y Cooper C. «Cognitive impairment and mortality in a cohort of elderly people», *Brit. Med. Journ.* 312 (1996): 608-611.

69. Goodwin J. S., Goodwin J. M. y Garry P. J. «Association between nutritional status and cognitive functioning in a healthy elderly population», *JAMA* 249 (1983): 2917-2921.

70. Jama J. W., Launer L. J., Witteman J. C. M., et al. «Dietary antioxidants and cognitive function in a population-based sample of older persons: the Rotterdam Study», *Am. J. Epidemiol.* 144 (1996): 275-280.

71. Martin A., Prior R., Shukitt-Hale B., et al. «Effect of fruits, vegetables or vitamin E-rich diet on vitamins E and C distribution in peripheral and brain tissues: implications for brain function», *J. Gerontology* 55A (2000): B144-B151.

72. Joseph J. A., Shukitt-Hale B., Denisova N. A., et al. «Reversals of age-related declines in neuronal signal transduction, cognitive, and motor behavioral deficits with blueberry, spinach, or strawberry dietary supplementation», *J. Neurosci.* 19 (1999): 8114-8121.

73. Gillman M. W., Cupples L. A., Gagnon D., et al. «Protective effect of fruits and vegetables on development of stroke in men», *JAMA* 273 (1995): 1113-1117.

74. Kalmijn S., Launer L. J., Ott A., et al. «Dietary fat intake and the risk of incident dementia in the Rotterdam Study», *Ann. Neurol.* 42 (1997): 776-782.

75. La tendencia al Alzheimer no era estadísticamente significativa, quizá debido a los pocos casos de la enfermedad.

76. Clarke R., Smith D., Jobst K. A., et al. «Folate, vitamin B12, and serum total homocysteine levels in confirmed Alzheimer disease», *Arch. Neurol.* 55 (1998): 1449-1455.

77. McCully K. S. «Homocysteine theory of arteriosclerosis: development and current status». En: A. M. Gotto, Jr. y R. Paoletti (eds.), *Atherosclerosis reviews*, Vol. 11, pp. 157-246. Nueva York: Raven Press, 1983.

78. Hay un obstáculo potencial en esta lógica, sin embargo. Los niveles de homocisteína están regulados en parte por las vitaminas B, especialmente el ácido fólico y la vitamina B_{12}, y las personas que presentan una deficiencia de esas vitaminas pueden tener unos niveles mayores de homocisteína. La gente que no consume

alimentos animales corren el riesgo de tener unos niveles bajos de vitamina B_{12}, y por tanto altos de homocisteína. No obstante, como se dijo en el capítulo 11, esto está más relacionado con nuestra separación de la naturaleza, y no con una deficiencia de las dietas vegetarianas.

PARTE III

1. http://www.southbeachdiet.com.

Capítulo 11

1. Atkins R. C. *Dr. Atkins' New Diet Revolution,* Nueva York, NY: Avon Books, 1999.
2. The Alpha-Tocopherol Beta Carotene Cancer Prevention Study Group «The effect of vitamin E and beta carotene on the incidence of lung cancer and other cancers in male smokers», *New Engl. J. Med.* 330 (1994): 1029-1035.
3. Omenn G. S., Goodman G. E., Thornquist M. D., et al. «Effects of a combination of beta carotene and vitamin A on lung cancer and cardiovascular disease», *New Engl. J. Med.* 334 (1996): 1150-1155.
4. U. S. Preventive Services Task Force. «Routine vitamin supplementation to prevent cancer and cardiovascular disease: recommendations and rationale», *Ann. Internal Med.* 139 (2003): 51-55.
5. Morris C. D. y Carson S. «Routine vitamin supplementation to prevent cardiovascular disease: a summary of the evidence for the U.S. Preventive Services Task Force», *Ann. Internal Med.* 139 (2003): 56-70.
6. Kolata G. «Vitamins: more may be too many (Science Section)», *The New York Times,* 29 de abril de 2003: 1, 6.
7. U. S. Department of Agriculture. «USDA Nutrient Database for Standard Reference», Washington, DC: U. S. Department of Agriculture, Agriculture Research Service, 2002.
8. Holden J. M., Eldridge A. L., Beecher G. R., et al. «Carotenoid content of U.S. foods: an update of the database», *J. Food Comp. Anal.* 12 (1999): 169-196.
9. El listado exacto de alimentos en la base de datos era: ternera picada, 80% de carne magra con un 20% de grasa, cruda; cerdo, fresco, molido, crudo; pollo, asado o frito, carne y piel, crudo; leche, en polvo, entera; espinacas, crudas; tomates, rojos, maduros, crudos, promedio anual; habas, grandes, semillas maduras, crudas; guisantes, verdes, crudos; patatas, rojas, carne y piel, crudas.
10. Mozafar A. «Enrichment of some B-vitamins in plants with application of organic fertilizers», *Plant and soil* 167 (1994): 305-311.
11. Brand D. y Segelken R. «Largest scientific effort in Cornell's history announced», *Cornell Chronicle,* 9 de mayo de 2002.
12. Ashrafi K., Chang F. Y., Watts J. L., et al. «Genome-wide RNAi analysis of Caenorhabitis elegans fat regulatory genes», *Nature* 421 (2003): 268-272.
13. Shermer M. «Skeptical sayings. Wit and wisdom from skeptics past and present», *Skeptic* 9 (2002): 28.

14. Realmente nunca me ha gustado poner estos puntos específicos en el inicio, promoción y progreso de la enfermedad crónica, porque estos puntos son completamente arbitrarios en cada etapa de la enfermedad crónica. Lo que resulta importante es saber si esa enfermedad crónica puede estar con nosotros el resto de nuestra vida, y si prospera, si lo hará de forma continua y fluida.

15. Hildenbrand G. L. G., Hildenbrand L. C., Bradford K., et al. «Five-year survival rates of melanoma patients treated by diet therapy after the manner of Gerson: a retrospective review», *Alternative Therapies in Health and Medicine* 1 (1995): 29-37.

16. McDougall J. A., *McDougall's Medicine, A Challenging second Opinion*. Piscataway, NJ: New Century Publishers, Inc., 1985.

17. Swank R. L. «Multiple sclerosis: twenty years on low fat diet», *Arch. Neurol.* 23 (1970): 460- 474.

18. Swank R. L. «Effect of low saturated fat diet in early and late cases of multiple sclerosis», *Lancet* 336 (1990): 37-39.

PARTE IV
Capítulo 13

1. Colen B. D. «To die in Tijuana; a story of faith, hope and laetrile», *The Washington Post Magazine,* 4 de septiembre de 1977: 10.

1. Burros M. «The sting? America's supplements appetite; scientists are dubious, but America's appetite for food supplements keeps growing», *The Washington Post,* 2 de agosto de 1979: E1.

2. Hilgartner S., *Science on Stage. Expert advice as public drama.* Stanford, CA: Stanford University Press, 2000.

3. National Research Council. *Diet, Nutrition and Cancer.* Washington, DC: National Academy Press, 1982.

4. U.S. Senate. «Dietary goals for the United States, 2nd Edition», Washington, DC: U.S. Government Printing Office, 1977.

5. American Council of Science and Health. 01/08/04.

6. Mindfully.org. 01/08/2004.

7. American Society for Nutritional Sciences. 01/08/04.

Capítulo 14

1. National Research Council. *Diet, Nutrition and Cancer.* Washington, DC: National Academy Press, 1982.

2. United States Federal Trade Commission. «Complaint counsel's proposed findings of fact, conclusions of law and proposed order (Docket No. 9175)», Washington, DC: United States Federal Trade Commission, 27 de diciembre de 1985.

3. Associated Press. «Company news; General Nutrition settles complaint», *The New York Times,* 14 de junio de 1988: D5.

4. Willett W. «Diet and cancer: one view at the start of the millennium», *Cancer Epi. Biom. Prev.* 10 (2001): 3-8.

5. Belanger C. F., Hennekens C. H., Rosner B., et al. «The Nurses' Health Study», *Am. J. Nursing* (1978): 1039-1040.

6. Marchione M. «Taking the long view; for 25 years, Harvard's Nurses' Health Study has sought answers to women's health. *Milwaukee Journal-Sentinel*, July 16, 2001: 01G.

7. Carroll K. K. «Experimental evidence of dietary factors and hormone-dependent cancers», *Cancer Res.* 35 (1975): 3374-3383.

8. Chen J., Campbell T. C., Li J., et al. *Diet, life-style and mortality in China. A study of the characteristics of 65 Chinese counties.* Oxford, UK; Ithaca, NY; Beijing, PRC: Oxford University Press; Cornell University Press; People's Medical Publishing House, 1990.

9. Hu F. B., Stampfer M. J., Manson J. E., et al. «Dietary protein and risk of ischemic heart disease in women», *Am. Journ. Clin. Nutr.* 70 (1999): 221-227.

10. Holmes M. D., Hunter D. J., Colditz G. A., et al. «Association of dietary intake of fat and fatty acids with risk of breast cancer», *JAMA* 281 (1999): 914-920.

11. U.S. Department of Agriculture. «Agriculture Fact Book», Washington, DC: U. S. Department of Agriculture, 1998. Citado en: *Information Plus Nutrition: a key to good health.* Wylie, TX: Information Plus, 1999.

12. Mientras que el porcentaje aproximado de calorías procedentes de la grasa ha bajado ligeramente, el consumo diario de grasa, en gramos, ha permanecido estable o ha subido.

13. Information Plus. *Nutrition: a key to good health.* Wylie, TX: Information Plus, 1999.

14. Wegmans.com. 01/19/04.

15. Mardiweb.com. «Cheesecake». 01/19/04.

16. Anonymous. «Center to Coordinate Women's Health Study», *Chicago* Sun-Times, 12 de octubre de 1992: 14N.

17. Prentice R. L., Kakar F., Hursting S., et al. «Aspects of the rationale for the Women's Health Trial», *J. Natl. Cancer Inst.* 80 (1988): 802-814.

18. Henderson M. M., Kushi L. H., Thompson D. J., et al. «Feasibility of a randomized trial of a low fat diet for the prevention of breast cancer: dietary compliance in the Women's Health Trail Vanguard Study», *Prev. Med.* 19 (1990): 115-133.

19. Self S., Prentice R., Iverson D., et al. «Statistical design of the Women's Health Trial», *Controlled Clin. Trials* 9 (1988): 119-136.

20. Armstrong D. y Doll R. «Environmental factors and cancer incidence and mortality in different countries, with special reference to dietary practices», *Int. J. Cancer* 15 (1975): 617-631.

21. Campbell T. C. «The dietary causes of degenerative diseases: nutrients vs foods». *En:* N. J. Temple y D. P. Burkitt (eds.), *Western diseases: their dietary prevention and reversibility*, pp. 119-152. Totowa, NJ: Humana Press, 1994.

22. White E., Shattuck A. L., Kristal A. R., et al. «Maintenance of a low-fat diet: follow-up of the Women's Health Trail», *Cancer Epi. Biom. Prev.* 1 (1992): 315-323.

23. Willett W. C., Hunter D. J., Stampfer M. J., et al. «Dietary fat and fiber in relation to risk of breast cancer. An 8-year follow-up», *J. Am. Med. Assoc.* 268 (1992): 2037-2044.

24. Willett W. «Dietary fat and breast cancer», *Toxicol. Sci.* 52 [Suppl] (1999): 127-146.

25. Hunter D. J., Spiegelman D., Adami H. O., et al. «Cohort studies of fat intake and the risk of breast cancer: a pooled analysis», *New Engl. J. Med.* 334 (1996): 356-361.

26. Missmer S. A., Smith-Warner S. A., Spiegelman D., et al. «Meat and dairy consumption and breast cancer: a pooled analysis of cohort studies», *Int. J. Epidemiol.* 31 (2002): 78-85.

27. Rockhill B., Willett W. C., Hunter D. J., et al. «Physical activity and breast cancer risk in a cohort of young women», *J. Nat. Cancer Inst.* 90 (1998): 1155-1160.

28. Smith-Warner S. A., Spiegelman D., Adami H. O., et al. «Types of dietary fat and breast cancer: a pooled analysis of cohort studies», *Int. J. Cancer* 92 (2001): 767-774.

29. Hunter D. J., Morris J. S., Stampfer M. J., et al. «A prospective study of selenium status and breast cancer risk», *JAMA* 264 (1990): 1128-1131.

30. Smith-Warner S. A., Spiegelman D., Yaun S. S., et al. «Intake of fruits and vegetables and risk of breast cancer: a pooled analysis of cohort studies», *JAMA* 285 (2001): 769-776.

31. Mukamal K. J., Conigrave K. M., Mittleman M. A., et al. «Roles of drinking pattern and type of alcohol consumed in coronary heart disease in men», *New Engl. J. Med.* 348 (2003): 109-118.

32. Tanasescu M., Hu F. B., Willett W. C., et al. «Alcohol consumption and risk of coronary heart disease among men with Type 2 diabetes mellitus», *J. Am. Coll. Cardiol.* 38 (2001): 1836-1842.

33. Smith-Warner S. A., Spiegelman D., Yaun S. S., et al. «Alcohol and breast cancer in women. A pooled analysis of cohort studies», *JAMA* 279 (1998): 535-540.

34. He K., Rimm E. B., Merchant A., et al. «Fish consumption and risk of stroke in men», *JAMA* 288 (2002): 3130-3136.

35. Albert C. M., Hennekens C. H., O'Donnell C. J., et al. «Fish consumption and risk of sudden cardiac death», *JAMA* 279 (1998): 23-28.

36. U.S. Department of Agriculture. «USDA Nutrient Database for Standard Reference», Washington, DC: U.S. Department of Agriculture, Agriculture Research Service, 2002.

37. Hu F. B., Stampfer M. J., Rimm E. B., et al. «A prospective study of egg consumption and risk of cardiovascular disease in men and women», *JAMA* 281 (1999): 1387-1394.

38. Hu F. B., Manson J. E. y Willett W. C. «Types of dietary fat and risk of coronary heart disease: a critical review», *J. Am. Coll. Nutr.* 20 (2001): 5-19.

39. Mitchell S. «Eggs might reduce breast cancer risk», *United Press International,* 21 de febrero de 2003.

40. Steinmetz, K. A. y Potter. J. D. «Egg consumption and cancer of the colon and rectum», *Eur. J. Cancer Prev.,* 3: 237-245, 1994.

41. Giovannucci E., Rimm E. B., Stampfer M. J., et al. «Intake of fat, meat, and fiber in relation to risk of colon cancer in men», *Cancer Res.* 54 (1994): 2390-2397.

42. Fuchs C. S., Giovannucci E., Colditz G. A., et al. «Dietary fiber and the risk of co-lorectal cancer and adenoma in women», *New Engl. J. Med.* 340 (1999): 169-176.

43. Higginson J. «Present trends in cancer epidemiology», *Proc. Can. Cancer Conf.* 8 (1969): 40-75.

44. Burkitt D. P. «Epidemiology of cancer of the colon and the rectum», *Cancer* 28 (1971): 3-13.

45. Trowell H. C. y Burkitt D. P., *Western diseases: their emergence and prevention.* Londres: Butler & Tanner, Ltd., 1981.

46. Boyd N. F., Martin L. J., Noffel M., et al. «A meta-analysis of studies of dietary-fat and breast cancer risk», *Brit. J. Cancer* 68 (1993): 627-636.

47. Campbell T. C. «Animal protein and ischemic heart disease», *Am. J. Clin. Nutr.* 71 (2000): 849-850.

48. Hu F. B. y Willett W. «Reply to TC Campbell», *Am. J. Clin. Nutr.* 71 (2000): 850.

49. Morris C. D. y Carson S. «Routine vitamin supplementation to prevent cardio-vascular disease: a summary of the evidence for the U.S. Preventive Services Task Force», *Ann. Internal Med.* 139 (2003): 56-70.

50. U.S. Preventive Services Task Force. «Routine vitamin supplementation to prevent cancer and cardiovascular disease: recommendations and rationale», *Ann. Internal Med.* 139 (2003): 51-55.

Capítulo 15

1. Putman J. J. y Allshouse J. E. «Food Consumption, Prices, and Expenditures, 1970-95», Washington, DC: United States Department of Agriculture, 1997. Citado en: Information Plus. *Nutrition: a key to good health.* Wylie, TX: Information Plus, 1999.

2. National Dairy Council, 15 de julio de 2003.

3. Dairy Management Inc. «What is Dairy Management Inc.?», 12 de febrero de 2004.

4. Dairy Management Inc. Press release. «Dairy checkoff 2003 unified marketing plan budget geared to help increase demand in domestic and international markets», Rosemont, IL: 24 de enero de 2003.

5. National Watermelon Promotion Board, 12 de enero de 2004.

6. Dairy Managerment Inc. «2001 Annual Report», Dairy Management, Inc., 2001.

7. United States Department of Agriculture. «Report to Congress on the National Dairy Promotion and Research Program and the National Fluid Milk Processor Promotion Program», 2000.

8. United States Department of Agriculture. «Report to Congress on the National Dairy Promotion and Research Program and the National Fluid Milk Processor Promotion Program», 2003.

9. Nutrition Explorations, julio de 2003.

10. Powell A. «School of Public Health hosts food fight: McDonald's, dairy industry, dietary reformers face off at symposium», *Harvard Gazette,* 24 de octubre de 2002.

11. Ha Y. L., Grimm N. K. y Pariza M. W. «Anticarcinogens from fried ground beef: heat-altered derivatives of linoleic acid», *Carcinogensis* 8 (1987): 1881-1887.

12. Ha Y. L., Storkson J. y Pariza M. W. «Inhibition of benzo (a)pyrene-induced mouse for estomach neoplasia by conjugated denoic derivatives of linoleum acid», *Cancer Res.* 50 (1990): 1097-1101.

13. Aydin R., Pariza M. W. y Cook M. E. «Olive oil prevents the adverse effects of dietary conjugated linoleic acid on chick hatchability and egg quality», *J. Nutr.* 131 (2001): 800-806.

14. Peters J. M., Park Y., Gonzalez F. J., et al. «Influence of conjugated linoleic acid on body composition and target gene expression in peroxisome proliferator-activated receptor alpha-null mice», *Biochim. Biophys. Acta* 1533 (2001): 233-242.

15. Ntambi J. M., Choi Y., Park Y., et al. «Effect of conjugated linoleum acid (CLA) on immune responses, body composition and stearoyl-CoA desaturase», *Can. J. Appl. Physiol.* 27 (2002): 617-627.

16. Ip C., Chin S. F., Scimeca J. A., et al. «Mammary cancer prevention by conjugated dienoic derivative of linoleic acid», *Cancer Res.* 51 (1991): 6118-6124.

17. Ip C., Cheng J., Thompson H. J., et al. «Retention of conjugated linoleic acid in the mammary gland is associated with tumor inhibition during the post-initiation phase of carcinogenesis», *Carcinogensis* 18 (1997): 755-759.

18. Yaukey J. «Changing cows' diets elevates milks' cancer-fighting», *Ithaca Journal,* 12 de noviembre de 1996: 1.

19. Belury M. A. «Inhibition of carcinogenesis by conjugated linoleic acid: potential mechanisms of action», *J. Nutr.* 132 (2002): 2995-2998.

20. Ip C., Banni S., Angioni E., et al. «Conjugated linoleic acid-enriched butter fat alters mammary gland morphogenesis and reduces cancer risk in rats», *J. Nutr.* 129 (1999): 2135-2142.

21. Griinari J. M., Corl B. A., Lacy S. H., et al. «Conjugated Iinoleic acid is synthesized endogenously in lactating dairy cows by D_9 desaturase», *J. Nutr.* 130 (2000): 2285-2291.

22. Ip C., Dong Y., Thompson H. J., et al. «Control of rat mammary epithelium proliferation by conjugated linoleic acid», *Nutr. Cancer* 39 (2001): 233-238.

23. Ip C., Dong Y., Ip M.M., et al. «Conjugated linoleic acid isomers and mammary cancer prevention», *Nutr. Cancer* 43 (2002): 52-58.

24. Giovannucci E. «Insulin and colon cancer», *Cancer Causes and Control* 6 (1995): 164-179.

25. Mills P. K., Beeson W. L., Phillips R. L., et al. «Cohort study of diet, lifestyle, and prostate cancer», *Cancer* 64 (1989): 598-604.

26. Busca el término "licopeno" en http://www.ncbi.nlm.nih.gov

27. Christian M. S., Schulte S. y Hellwig J. «Developmental (embryo-fetal toxicity/teratogenecity) toxicity studies of synthetic crystalline lycopene in rats and rabbits», *Food Chem. Toxicol.* 41 (2003): 773-783.

28. Giovannucci E., Rimm E., Liu Y., et al. «A prospective study of tomato products, lycopene, and prostate cancer risk», *J. Nat. Cancer Inst.* 94 (2002): 391-398.
29. Gann P. H. y Khachik F. «Tomatoes or lycopene versus prostate cancer: is evolution anti reductionist?», *J. Nat. Cancer Inst.* 95 (2003): 1563-1565.
30. Tucker G. «Nutritional enhancement of plants», *Curr. Opin.* 14 (2003): 221-225.
31. He Y., *Effects of carotenoids and dietary carotenoid extracts* on *aflatoxin B₁ induced mutagenesis and hepatocarcinogenesis.* Ithaca, NY: Cornell University, PhD Thesis, 1990.
32. He Y. y Campbell T. C. «Effects of carotenoids on aflatoxin B₁ induced mutagenesis in S. typhimurium TA 100 and TA 98», *Nutr. Cancer* 13 (1990): 243-253.
33. Giovannucci E., Ascherio A., Rimm E. B., et al. «Intake of carotenoids and retinol in relation to risk of prostate cancer», *Nat. Cancer Inst.* 87 (1995): 1767-1776.
34. U.S. Department of Agriculture. «USDA Nutrient Database for Standard Reference», Washington, DC: U.S. Department of Agriculture, Agriculture Research Service, 2002.
35. Eberhardt M. V., Lee C. Y. y Liu R. H. «Antioxidant activity of fresh apples», *Nature* 405 (2000): 903-904.

Capítulo 16

1. Food and Nutrition Board, and Institute of Medicine. «Dietary reference intakes for energy, carbohydrates, fiber, fat, fatty acids, cholesterol, protein, and amino acids (macronutrients)», Washington, DC: The National Academy Press, 2002.
2. National Academy of Sciences. Press Release. «Report offers new eating and physical activity targets to reduce chronic disease risk», 5 de septiembre de 2002. Washington, DC: National Research Council, Institute of Medicine.
3. Wegmans Company. *Recipe and nutrient facts.*
4. U.S. Department of Agriculture. «USDA Nutrient Database for Standard Reference», Washington, DC: U.S. Department of Agriculture, Agriculture Research Service, 2002.
5. La CDR se ha expresado como una cantidad singular de proteínas, 0.8 gramos de proteína por kilo de peso corporal. Asumiendo un consumo diario de 2,000 calorías en una persona de setenta kilos, estos 0.8 gramos equivaldrían al 10-11% del total de las calorías (70 kg x 0.8 gr/kg x 4 cal/gr x 1/2,200 cal x 100 = 10.2%)
6. Wright J. D., Kennedy-Stephenson J., Wang C. Y., et al. «Trends in intake of Energy and Macro nutrients - United States, 1971-2000», *Morbidity and mortality weekly report* 53, 6 de febrero de 2004: 80-82.
7. Boseley S. «Sugar industry threatens to scupper WHO», *The Guardian,* 21 de abril de 2003.
8. Brundtland G. H. «Sweet and sour; The WHO is accused by the sugar industry of giving unscientific nutrition advice. But its recommendations are based on solid evidence, says Gro Harlem Brundtland», *New Scientist,* 3 de mayo de 2003: 23.
9. International Life Sciences Institute. *ILSI North America.*
10. Kursban M., *Commentary: conflicted panel makes for unfit guidelines.* Physicians Committee for Responsible Medicine.

11. Chaitowitz S. *Court rules against USDA's secrecy and failure to disclose conflict of interest in setting nutrition policies.* Physicians Committee for Responsible Medicine.
12. He estado varios años en el panel de consejeros científicos del Comité de Médicos para una Medicina Responsable.
13. National Academy of Sciences, and Institute of Medicine. «Dietary Reference Intakes for Energy, Carbohydrates, Fiber, Fat, Fatty Acids, Cholesterol, Protein, and Amino Acids [summary statement]», Washington, DC: National Academy Press, septiembre de 2002.
14. National Institutes of Health, febrero de 2004.
15. National Institutes of Health «National Institutes of Health. Summary of the FY 2005 President's Budget», 2 de febrero de 2004.
16. National Institutes of Health. *NIH Disease Funding Table: Special Areas of Interest.*
17. Calculado a partir de la *Disease Funding Table* del NIH: áreas especiales de interés. Consulta las referencias previas.
18. National Cancer Institute. «FY 1999 Questions and Answers provided for the record for the FY 1999 House Appropriations Subcommittee», 15 de julio de 2003.
19. National Cancer Institute. *FY 2001 Congressional justification.*
20. Angell M. «The pharmaceutical industry-to whom is it accountable?», *New Engl. J. Med. 342* (2000): 1902-1904.
21. National Cancer Institute, *FY 2004 Congressional justification.*
22. Demas A. *Food Education in the Elementary Classroom as a Means of Gaining Acceptance of Diverse Low Fat Foods in the School Lunch Program* [PhD Dissertation]. Ithaca, NY: Cornell University, 1995:325pp.

Capítulo 17

1. Austoker J. «The "treatment of choice": breast cancer surgery 1860-1985», *Soc. Soc.* Hist. *Med. Bull.(Londres)* 37 (1985): 100-107.
2. Naifeh S. W., *The Best Doctors in America,* 1994-1995. Aiken, S.C.: Woodward & White, 1994.
3. McDougall J. A. y McDougall M. A., *The McDougall Plan.* Clinton, NJ: New Win Publishing, Inc., 1983.
4. Committee on Nutrition in Medical Education. «Nutrition Education in U.S. Medical Schools», Washington, DC: National Academy of Sciences, 1985.
5. White P. L., Johnson O. C. y Kibler M. J. «Council on Foods and Nutrition, American Medical Association-its relation to physicians», *Postgraduate Med.* 30 (1961): 502-507.
6. Lo C. «integrating nutrition as a theme throughout the medical school curriculum», *Am.J. Clin. Nutr.* 72 (Suppl) (2000): 8825-8895.
7. Pearson T. A., Stone E. J., Grundy S. M., et al. «Translation of nutrition science into medical education: the Nutrition Academic Award Program», *Am. J. Clin. Nutr.* 74 (2001): 164-170.

8. Kassler W. J. «Appendix F: Testimony of the American Medical Student Association», Washington, DC: National Academy of Sciences, 1985.

9. Zeisel S. H. y Plaisted C. S. «CD-ROMs for Nutrition Education», *J. Am. Coll. Nutr.* 18 (1999): 287.

10. Dos o tres sugerencias reputadas también han patrocinado este programa, pero sospecho que los administradores de estas agencias pensaron que era necesario asociarse con un proyecto de educación médica para sus propios intereses, a pesar de la dudosa lista de organizaciones.

11. http://www.med.unc.edu/nutr/nimlFAQ.htm#anchor197343

12. Weinsier R. L., Boker J. R., Brooks C. M., et al. «Nutrition training in graduate medical (residency) education: a survey of selected training programs», *Am. J. Clin. Nutr.* 54 (1991): 957-962.

13. Young E. A. «National Dairy Council Award for Excellence in Medical/Dental Nutrition Education Lecture, 1992: perspectives on nutrition in medical education», *Am. J. Clin. Nutr.* 56 (1992): 745-751.

14. Kushner R. F. «Will there be a tipping point in medical nutrition education?», *Am. J. Clin. Nutr.* 77 (2003): 288-291.

15. Angell M. «Is academic medicine for sale?», *New Engl. J. Med.* 342 (2000): 1516-1518.

16. Moynihan R. «Who pays for the pizza? Redefining the relationships between doctors and drug companies 1: Entanglement», *Brit. Med. journ.* 326 (2003): 1189-1192.

17. Moynihan R. «Who pays for the pizza? Redefining the relationships between doctors and drug companies. 2. Disentanglement», *Brit. Med. Journ.* 326 (2003): 1193-1196.

18. Avorn J., Chen M. y Hartley R. «Scientific versus commercial sources of influence on the prescribing behavior of physicians», *Am. J. Med.* 73 (1982): 4-8.

19. Lurie N., Rich E. C., Simpson D. E., et al. «Pharmaceutical representatives in academic medical centers: interaction with faculty and housestaff», *J. Gen. Intern. Med.* 5 (1990): 240-243.

20. Steinman M. A., Shlipak M. G. y McPhee S. J. «Of principles and pens: attitudes and practices of medicine housestaff toward pharmaceutical industry promotions», *Am. J. Med.* 110 (2001): 551-557.

21. Lexchin J. «Interactions between physicians and the pharmaceutical industry: what does the literature say?», *Can. Med. Assoc. J.* 149 (1993): 1401-1407.

22. Lexchin J. «What information do physicians receive from pharmaceutical representatives?», *Can. Fam. Physician* 43 (1997): 941-945.

23. Baird P. «Getting it right: industry sponsorship and medical research», *Can. Med. Assoc. journ.* 168 (2003): 1267-1269.

24. Smith R. «Medical journals and pharmaceutical companies: uneasy bedfellows», *Brit. Med. journ.* 326 (2003): 1202-1205.

25. Chopra S. S. «Industry funding of clinical trials: benefit or bias?», *JAMA* 290 (2003): 113-114.

26. Healy D. «In the grip of the python: conflicts at the university-industry interface», *Sci. Engineering Ethics* 9 (2003): 59-71.

27. Olivieri N. F. «Patients' health or company profits? The commercialization of academic research», *Sci. Engineering Ethics* 9 (2003): 29-41.

28. Johnson L. «Schools report research interest conflicts», The *Ithaca Journal,* 24 de octubre de 2002: 3A.

29. Agovino T. «Prescription use by children multiplying, study says», *The Ithaca journal,* 19 de septiembre de 2002: 1A.

30. Associated Press. «Survey: many guidelines written by doctors with ties to companies», *The Ithaca Journal,* 12 de febrero de 2002.

31. Weiss R. «Correctly prescribed drugs take heavy toll; millions affected by toxic reactions», *The Washington Post,* 15 de abril de 1998: A01.

32. Lasser K. E., Allen P. D., Woolhandler S. J., et al. «Timing of new black box warnings and withdrawls for prescription medications», *JAMA* 287 (2002): 2215-2220.

33. Lazarou J., Pomeranz B. y Corey P. N. «Incidence of adverse drug reactions in hospitalized patients», *JAMA* 279 (1998): 1200-1205.

Capítulo 18

1. Macilwain G. *The General Nature and Treatment of Tumors.* Londres, UK: John Churchill, 1845.

2. Williams H., *The Ethics of Diet. A Catena of Authorities Deprecatory of the Practice of Flesh-Eating.* Londres: E. Pitman, 1883.

3. U.S. Census Bureau. «U.S. Popclock Projection», marzo de 2004.

4. Centers for Disease Control. «Prevalence of adults with no known risk factors for coronary heart disease-behavioral risk factor surveillance system, 1992», *Morbidity and mortality weekly report* 43, 4 de febrero de 1994: 61-63,69.

5. Kaufman D. W., Kelly J. P., Rosenberg L., et al. «Recent patterns of medication use in the ambulatory adult population of the United States: the Slone survey», *J. Am. Med. Assoc.* 287 (2002): 337-344.

6. Flegal K. M., Carroll M. D., Ogden C. L., et al. «Prevalence and trends in obesity among U.S. adults, 1999-2000», *JAMA* 288 (2002): 1723-1727.

7. American Heart Association. «High blood cholesterol and other lipids-statistics», marzo de 2004.

8. Wolz M., Cutler J., Roccella E. J., et al. «Statement from the National High Blood Pressure Education Program: prevalence of hypertension», *Am.J. Hypertens.* 13 (2000): 103-104.

9. Lucas J. W., Schiller J. S. y Benson V. «Summary health statistics for U.S. Adults: National Health Interview Survey, 2001», National Center for Health Statistics. Vital Health Stat. 10(218), 2004.

10. Robbins J. *The Food Revolution.* Berkeley, California: Conari Press, 2001.

11. Recomiendo fervientemente la lectura de *The Food Revolution*, de John Robbins, que detalla de manera convincente la conexión entre nuestra dieta y el medio ambiente.
12. World Health Organization, «The World Health Report 1997: Press Release. Human and social costs of chronic diseases will rise unless confronted now, WHO Director-General says», Geneva, Switzerland: World Health Organization, 1997.
13. Ornish, D., Brown, S. E., Scherwitz, L. W., Billings, J. H., Armstrong, W. T., Ports, T. A., Mclanahan, S. M., Kirkeeide, R. L., Brand, R. J. y Gould, K. L. «Can lifestyle changes reverse coronary heart disease?», *Lancet,* 336: 129-133, 1990. Esselstyn, C. B., Ellis, S. G., Medendorp, S. V. y Crowe, T. D. «A strategy to arrest and reverse coronary artery disease: a 5-year longitudinal study of a single physician's practice», *J. Family Practice,* 41: 560-568, 1995.
14. Vegetarian Resource Group. «How Many Vegetarians Are There?», marzo de 2004.
15. Herman-Cohen V. «Vegan revolution», *Ithaca journal (reprinted from LA Times),* 11 de agosto de 2003: 12A.
16. Sabate J., Duk A. y Lee C. L. «Publication trends of vegetarian nutrition articles in biomedical literature, 1966-1995», *Am. J. Clin. Nutr.* 70 (Suppl) (1999): 6015-6075.

APÉNDICE A

1. Boyd J. N., Misslbeck N., Parker R. S., et al. «Sucrose enhanced emergence of aflatoxin BI (AFB) induced GGt positive rat hepatic cell foci», *Fed. Proc.* 41 (1982): 356 Abst.
2. Tannenbaum A. y Silverstone H. «Nutrition in relation to cancer», *Adv. Cancer Res.* 1 (1953): 451-501.
3. Youngman L. D., *The growth and development of aflatoxin B_1 induced preneoplastic lesions, tumors, metastasis, and spontaneous tumors as they are influenced by dietary protein level, type, and intervention,* Ithaca, NY: Cornell University, Ph.D. Thesis, 1990.
4. Youngman L. D. y Campbell T. C. «Inhibition of aflatoxin Bl-induced gamma-glutamyl transpeptidase positive (GGT +) hepatic preneoplastic foci and tumors by low protein diets: evidence that altered GGT+ foci indicate neoplastic potential», *Carcinogenesis* 13 (1992): 1607-1613.
5. Horio F., Youngman L. D., Bell R. C., et al. «Thermogenesis, low-protein diets, and decreased development of AFB1-induced preneoplastic foci in rat liver», *Nutr. Cancer* 16 (1991): 31-41.
6. Bell R. C., Levitsky D. A. y Campbell T. C. «Enhanced thermogenesis and reduced growth rates do not inhibit GGT+ hepatic preneoplastic foci development», *FASEBJ.* 6 (1992): 1395 Abs.
7. Miller D. S. y Payne P. R. «Weight maintenance and food intake», *J. Nutr.* 78 (1962): 255-262.
8. Stirling J. L. y Stock M. J. «Metabolic origins of thermogenesis by diet», *Nature* 220 (1968): 801-801.

9. Donald P., Pitts G. C. y Pohl S. L. «Body weight and composition in laboratory rats: effects of diets with high or low protein concentrations», *Science* 211 (1981): 185-186.

10. Rothwell N. J., Stock M. J. y Tyzbir R. S. «Mechanisms of thermogenesis induced by low protein diets», *Metabolism* 32 (1983): 257-261.

11. Rothwell N. J. y Stock M. J. «Influence of carbohydrate and fat intake on diet-induced thermogenesis and brown fat activity in rats fed low protein diets», *J. Nutr* 117 (1987): 1721-1726.

12. Krieger E., Youngman L. D. y Campbell T. C. «The modulation of aflatoxin (AFB1) induced preneoplastic lesions by dietary protein and voluntary exercise in Fischer 344 rats», *FASEBJ.* 2 (1988): 3304 Abs.

APÉNDICE B

1. Chen J., Campbell T. C., Li J., et al. *Diet, life-style and mortality in China. A study of the characteristics of 65 Chinese counties,* Oxford, UK; Ithaca, NY; Beijing, PRC: Oxford University Press; Cornell University Press; People's Medical Publishing House, 1990.

2. Había ochenta y dos índices de mortalidad, pero aproximadamente un tercio de ellos eran duplicados de la misma enfermedad en personas de diferente edad.

3. Esto también significa que no se obtiene gran información al concluir los valores de 11 individuos del condado. Únicamente hay un índice de enfermedad en cada condado; así, solo es necesario tener un número por cualquiera de las variables comparadas con el índice de enfermedad.

4. Piazza A., *Food consumption and nutritional status in the People's Republic of China.* Londres: Westview Press, 1986.

5. Messina M. y Messina V. *The Dietitian's Guide to Vegetarian Diets. Issues and Applications.* Gaithersburg, MD: Aspen Publishers, Inc., 1996.

APÉNDICE C

1. Holick M. F. *En:* M. E. Shils, J. A. Olson, M. Shike, et. al (eds.), *Modern nutrition. En: health and disease, 9th ed.,* pp. 329-345. Baltimore, MD: Williams and Wilkins, 1999.

2. Barger-Lux M. J., Heaney R., Dowell S., et al. «Vitamin D and its major metabolites: serum levels after graded oral dosing in healthy men», *Osteoporosis Int.* 8 (1998): 222-230.

3. La media de vida biológica del almacenamiento de vitamina D es de entre diez y diecinueve días, el tiempo promedio que tarda en desaparecer.

4. Colston K. W., Berger U. y Coombes R. C. «Possible role for vitamin D in controlling breast cancer cell proliferation», *Lancet* 1 (1989): 188-191.

5. Nieves J., Cosman F., Herbert J., et al. «High prevalence of vitamin D deficiency and reduced bone mass in multiple sclerosis», *Neurology* 44 (1994): 1687-1692.

6. Al-Qadreh A., Voskaki I., Kassiou C., et al. «Treatment of osteopenia in children with insulin dependent diabetes mellitus: the effect of 1-alpha hydroxyvitamin D3», *Eur. J. Pediatr. 155* (1996): 15-17.

7. Cantorna M. T., Hayes C. E. y DeLuca H. F. «1,25-Dihydroxyvitamin D₃ reversibly blocks the progression of relapsing encephalomyelitis, a model of multiple sclerosis», *Proc. National Acad. Sci.* 93 (1996): 7861-7864.

8. Rozen F., Yang X. F., Huynh H., et al. «Antiproliferative action of vitamin D-related compounds and insulin-like growth factor-binding protein 5 accumulation», *J. Nat. Cancer Inst.* 89 (1997): 652-656.

9. Cosman F., Nieves J., Komar L., et al. «Fracture history and bone loss in patients with MS», *Neurology* 51 (1998): 1161-1165.

10. Giovannucci E., Rimm E., Wolk A., et al. «Calcium and fructose intake in relation to risk of prostate cancer», *Cancer Res.* 58 (1998): 442-447.

11. Peehl D. M., Krishnan A. V. y Feldman D. «Pathways mediating the growth-inhibitory action of vitamin D in prostate cancer», *J. Nutr.* 133 (Suppl) (2003): 2461-2469.

12. Zella J. B., McCary L. C. y DeLuca H. F. «Oral administration of 1,25-dihydroxy-vitamin D₃ completely protects NOD mice from insulin-dependent diabetes mellitus», *Arch. Biochem. Biophys.* 417 (2003): 77-80.

13. Davenport C. B. «Múltiple sclerosis from the standpoint of geographic distribution and race», *Arch. Neurol. Pschiatry* 8 (1922): 51-58.

14. Alter M., Yamoor M. y Harshe M. «Multiple sclerosis and nutrition», *Arch. Neurol.* 31 (1974): 267-272.

15. Van der Mei I. A., Ponsonby A. L., Blizzard L., et al. «Regional variation in multiple sclerosis prevalence in Australia and its association with ambivalent ultraviolet radiation», *Neuroepidemiology* 20 (2001): 168-174.

16. McLeod J. G., Hammond S. R. y Hallpike J. F. «Epidemiology of multiple sclerosis in Australia. With NSW and SA survey results», *Med. J. Austr* 160 (1994): 117-122.

17. Holick M. F. «Vitamin D: a millennium perspective», *J. Cell. Biochem.* 88 (2003): 296-307.

18. MacLaughlin J. A., Gange W., Taylor D., et al. «Cultured psoriatic fibroblasts from involved and uninvolved sites have a partial, but not absolute resistance to the proliferation-inhibition activity of 1,25-dihydroxyvitamin D», *Proc. National Acad. Sci.* 52 (1985): 5409-5412.

19. Goldberg P., Fleming M. C. y Picard E. H. «Multiple sclerosis: decreased relapse rate through dietary supplementation with calcium, magnesium and vitamin D», *Med. Hypoth.* 21 (1986): 193-200.

20. Andjelkovic Z., Vojinovic J., Pejnovic N., et al. «Disease modifying and immunomodulatory effects of high dose la (OH)D₃ in rheumatoid arthritis patients», *Clin. Exp. Rheumatol.* 17 (1999): 453-456.

21. Hypponen E., Laara E., Reunanen A., et al. «Intake of vitamin D and risk of Type 1 diabetes: a birth-cohort study», *Lancet* 358 (2001): 1500-1503.

22. Breslau N. A., Brinkley L., Hill K. D., et al. «Relationship of animal protein-rich diet to kidney stone formation and calcium metabolism», *J. Clin. Endocrinol. Metab.* 66 (1988): 140-146.

23. Langman C. B. «Calcitriol metabolism during chronic metabolic acidosis», *Semin. Nephrol.* 9 (1989): 65-71.

24. Chan J. M., Giovannucci E. L., Andersson S. O., et al. «Dairy products, calcium, phosphorus, vitamin D, and risk of prostate cancer (Sweden)», *Cancer Causes and Control* 9 (1998): 559-566.

25. Byrne P. M., Freaney R. y McKenna M. J. «Vitamin D supplementation in the elderly: review of safety and effectiveness of different regimes», *Calcified Tissue Int.* 56 (1995): 518-520.

26. Agranoff B. W. y Goldberg D. «Diet and the geographical distribution of multiple sclerosis», *Lancet* 2 (7888), 2 de noviembre de 1974: 1061-1066.

27. Akerblom H. K., Vaarala O., Hyoty H., et al. «Environmental factors in the etiology of Type 1 diabetes», *Am. J. Med. Genet. (Semin. Med. Genet.)* 115 (2002): 18-29.

28. Chan J. M., Stampfer M. J., Ma J., et al. «Insulin-like growth factor-I (IGF-I) and IGF binding protein-3 as predictors of advanced-stage prostate cancer», *J. Natl Cancer Inst.* 94 (2002): 1099-1109.

29. Cohen P., Peehl D. M. y Rosenfeld R. G. «The IGF axis in the prostate», *Horm. Metab. Res.* 26 (1994): 81-84.

30. Doi S. Q., Rasaiah S., Tack I., et al. «Low-protein diet suppresses serum insulin-like growth factor-1 and decelerates the progression of growth hormone-induced glomerulosclerosis», *Am. J. Nephrol.* 21 (2001): 331-339.

31. Heaney R. P., McCarron D. A., Dawson-Hughes B., et al. «Dietary changes favorably affect bond remodeling in older adults», *J. Am. Diet. Assoc.* 99 (1999): 1228-1233.

32. Allen N. E., Appleby P. N., Davey G. K., et al. «Hormones and diet: low insulin-like growth factor-1 but normal bioavailable androgens in vegan men», *Brit. J. Cancer* 83 (2000): 95-97.

Índice temático

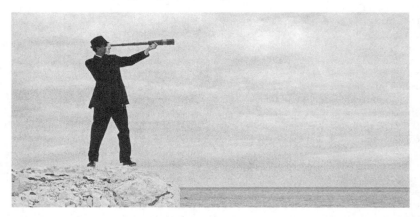

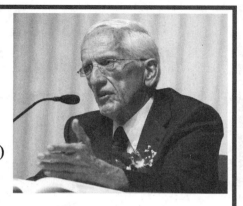
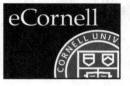

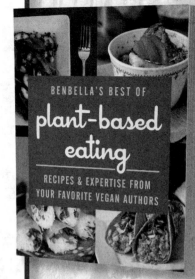
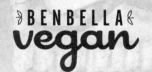